KRANKENERNÄHRUNG

EIN DIÄTETISCHES LEHRBUCH

Von

PROF. DR. HANS GLATZEL

FLENSBURG

Mit 7 Abbildungen und 44 Tabellen

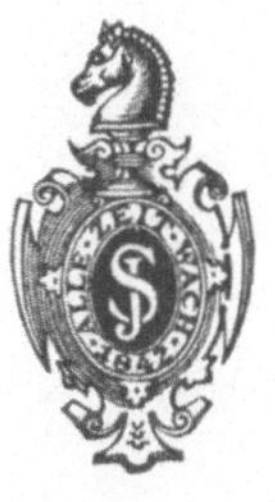

SPRINGER-VERLAG

BERLIN · GÖTTINGEN · HEIDELBERG

1953

ISBN 978-3-642-87233-4   ISBN 978-3-642-87232-7 (eBook)
DOI 10.1007/978-3-642-87232-7

Meinen klinischen Lehrern

LUDOLF KREHL
1861—1937

HERMANN STRAUB
1882—1938

VORWORT

Vom Krankenbett her und für das Krankenbett ist dieses Buch geschrieben. Immer wird die ärztliche Erfahrung Grundlage und Maßstab der Krankenernährung bleiben müssen. Entscheidende Fortschritte verdankt die Diätetik aber vor allen Dingen den Ergebnissen der Ernährungsphysiologie. Ernährungsphysiologische Erkenntnisse und naturphilosophische Überzeugungen, kultische Riten und Volkssitten können Anregungen und Hinweise geben für die Ernährung des gesunden und kranken Menschen und unvoreingenommen nach allen Seiten sollte sich der Arzt dafür offen halten. Zu Richtlinien für das ärztliche Handeln dürfen solche Anregungen und Hinweise aber nur dann werden, wenn sie ihre Bewährungsprobe am Krankenbett bestanden haben.

Die Erfahrung scheint zu lehren daß es dem Leser ernährungsphysiologisch-klinischer Gemeinschaftswerke oft schwer fällt, die Brücke zu schlagen zwischen den Ausführungen des Physiologen und den Ausführungen des Klinikers. Die Nahtstellen passen nicht genau aneinander; Lücken bleiben offen. Die Ernährungsphysiologie weiß z. B. kaum etwas zu sagen über jene Stoffe, die den Nahrungsmitteln ihren Duft und ihren Geschmack geben und in vielen Fällen entscheidend sind für den therapeutischen Erfolg. Auf der anderen Seite ist sich der Kliniker oft genug nicht klar über die ernährungsphysiologische Unhaltbarkeit seiner Deutungen. In diesem Buch wurde versucht, durch Zusammenfassung der für jede Kostform maßgebenden ernährungsphysiologischen und klinischen Gesichtspunkte diesen Schwierigkeiten zu begegnen.

Wenn eigene Abschnitte die Ernährung der schwangeren und stillenden Frau und die Ernährung des alten Menschen zum Inhalt haben, dann war auch dafür die Erfahrung entscheidend. Fragen nach diesen Dingen werden immer wieder laut; die meisten Lehrbücher geben jedoch keine hinreichende Antwort darauf. Ähnliche Erwägungen ließen den Abschnitt „Nahrungsmittel" entstehen. Man kann darüber streiten, ob es einem Nicht-Kinderarzt erlaubt ist, über Kinderernährung zu schreiben. Die Kinderernährung ist jedoch ein Teilgebiet der Krankenernährung, und so schien es doch angebracht, ihr auch in dem hier gegebenen Rahmen einen Platz einzuräumen.

Zu Dank verpflichtet ist der Verfasser jenen Kollegen, die sich der Mühe unterzogen haben, den in ihr Fachgebiet fallenden Teil des Manuskripts durchzusehen und mit sachkundigem Rat zu helfen. Dieser Dank gebührt Herrn Dr. *Johannes Auffenberg*, Chefarzt der Chirurgischen Abteilung des Franziskus-Hospitals in Flensburg, Herrn Professor Dr. *Hans Jacobi*-Essen, seinerzeit Direktor der Universitäts-Frauenklinik Straßburg, Herrn Professor Dr. *Johannes Jochims*, Direktor der Städtischen Kinderklinik in Lübeck und Herrn Diplom-Ingenieur *Rudolf Sieh*, Leiter des Lebensmitteluntersuchungsamtes der Stadt Flensburg. Frau *Jolanthe Nolde* in Seebüll-Neukirchen hat sorgfältig und verständnisvoll die Korrekturen gelesen, stilistische Unebenheiten beseitigt und das Sachverzeichnis angelegt.

Mühe und Arbeit aller Beteiligten aber wären umsonst gewesen, hätte nicht der Springer-Verlag immer wieder Wege gefunden, die Schwierigkeiten, die sich dem Erscheinen der „Krankenernährung" entgegenstellten — die erste Anregung von Verlegerseite kam schon im Herbst des Jahres 1947 — anzupacken und zu überwinden.

Flensburg, im Januar 1953.   **Hans Glatzel.**

INHALTSVERZEICHNIS

I. NOTWENDIGKEIT UND VORAUSSETZUNGEN DER KRANKENERNÄHRUNG

Unzertrennlich sind Nahrung und Ernährung mit dem Fortbestand des Lebens verbunden, beim kranken Menschen nicht anders als beim gesunden. Der Kreis jener, die einer in besonderer Weise zusammengesetzten und zubereiteten Kost, einer Krankenkost im eigentlichen Sinne bedürfen, umschließt jedoch nur einen Teil aller Kranken: die Schwerkranken und Hochfieberhaften, die Kranken mit Störungen spezieller Stoffwechselvorgänge im weitesten Sinn — vom Herz- und Nierenkranken bis zum Zuckerkranken — und die Kranken mit Störungen der Verdauungsorgane.

Die Ernährungsbehandlung ist ein Behandlungsverfahren neben der Arzneibehandlung, der seelischen Behandlung und der physikalischen Behandlung mit Strahlen, Wasser, Wärme und Kälte, Gymnastik und Massage. Worauf das Hauptgewicht der therapeutischen Bemühungen im Einzelfall liegt, hängt von der Art der Krankheit, den gegebenen Möglichkeiten und den Kenntnissen und Anschauungen des Arztes ab. Es gibt Krankheiten, bei denen die Ernährungsbehandlung im Mittelpunkt der Therapie steht und unersetzliche Voraussetzung des therapeutischen Erfolgs ist. Die akute Nephritis, der Diabetes mellitus, die akute Enteritis, Mangelkrankheiten aller Art sind Beispiele dafür. Bei anderen steht und fällt der therapeutische Erfolg nicht so ausschließlich mit der Ernährung. Diese stellt, richtig gesteuert, aber doch eine Unterstützung anderer therapeutischer Maßnahmen dar, während ihre Nichtbeachtung die Gesundung erschweren und verzögern kann. Wir denken an Herzinsuffizienz, Thyreotoxicose, Blutdruckkrankheit, Polycythämie und die akuten Infektionskrankheiten.

Wie mit jeder Behandlung erreicht man auch mit der Ernährungsbehandlung sein Ziel um so rascher, sicherer und angenehmer, je mehr man (im Rahmen des Notwendigen) den Gewohnheiten und Neigungen des Kranken folgt. Jede Therapie, die an den Heroismus und die Entsagungskraft des Kranken oder an seine wirtschaftliche Leistungsfähigkeit allzu hohe Anforderungen stellt, verurteilt sich selbst zur Erfolglosigkeit.

Erstaunlich ist die verschiedene Wirkung der Ernährungsbehandlung in der Hand verschiedener Ärzte. An den Methoden der Ernährungstherapie selbst liegt das nicht; entscheidend ist die Handhabung: der eine Arzt hält nichts von Ernährungstherapie und erreicht nichts, weil seine Anordnungen unklar, unzuträglich für den Kranken und undurchführbar für die Küche sind. Der andere macht Wunderkuren und schwört auf nichts höher als auf Ernährung. Wie überall in der Medizin werden die Extremisten der Wirklichkeit des Lebens nicht gerecht. Die Diätmonomanen, die alles und jedes mit Diät und nur mit Diät heilen wollen, schießen ebenso am Ziel vorbei wie die Diätophoben, die jede Art von Krankenernährung für nutzlose Spielerei halten.

Es sind dieselben Grundsätze, nach denen die Krankenkost in wirtschaftlich geordneten wie in wirtschaftlich beschränkten Zeiten gestaltet werden muß. Unverändert bleiben die Forderungen, die sie erfüllen muß. Die Erfüllung der in gesicherten klinischen Erfahrungen und Experimenten wurzelnden Forderungen gelingt in wirtschaftlich nicht beengten Zeiten natürlich sehr viel leichter und vollkommener und in einer für den Kranken sehr viel angenehmeren Art und Weise. Die Not zwingt zu Kompromissen. Wenn wir Kompromisse machen, dürfen wir nur niemals vergessen, daß es eben Kompromisse sind — und zum großen Teil schlechte.

Die Not beschränkt nicht nur die Möglichkeiten einer zweckentsprechenden Gestaltung der Krankenkost. Die gleiche Not bringt ein Anwachsen von Krankheiten, die den Kreis jener Menschen, die einer Krankenkost bedürfen, noch weiter ziehen. Im Rahmen des allgemeinen Anstiegs der Infektionskrankheiten erlebten wir z. B. in den Nachkriegsjahren eine sprunghafte Zunahme der Tuberkulose und der Darm-Krankheiten. Die Bemühungen um Beseitigung der Hungerschäden kämpfen mit so besonders großen Schwierigkeiten, weil die einzigen wirklichen Heilmittel eben jene Nahrungsmittel sind, deren Fehlen die krankhaften Störungen hervorruft. Man wird in Notzeiten auch besonders sorgfältig alle Umstände erwägen — die bisherige Nahrungsversorgung des Kranken, die Indikationen für eine einschränkende Ernährung, die Möglichkeit, andere Heilverfahren an die Stelle der Diätbehandlung treten zu lassen —, ehe man schon in gesunden Tagen knappe Nährstoffe wie Eiweiß, Fett, Vitamin A usw. dem krank gewordenen Menschen noch schärfer entzieht.

Eine „einfache", „unspezifische", „quantitative" Unterernährung gibt es nicht. Bei Brennwertmangel werden alle verfügbaren Brennwertträger zur Deckung des Brennwertbedarfs herangezogen. Sie stehen damit für andere Aufgaben nicht mehr in hinreichender Menge zur Verfügung; die unvermeidliche Folge ist dann ein „spezifischer" Mangel, eine „spezifische" Störung.

Ein Beispiel: Die Kost enthalte 70 g Eiweiß, 50 g Fett, 100 g Kohlenhydrate, insgesamt also rund 1200 Kalorien. Bei höherer Kohlenhydratzufuhr wäre diese Eiweiß- und Fettmenge voll ausreichend. Tatsächlich muß es aber bei einer solchen Ernährung auf die Dauer zu Eiweißmangelsymptomen kommen, weil aus Brennwertmangel das Nahrungseiweiß zur Abdeckung des Brennwertbedarfs herangezogen wird und deshalb für seine spezifischen, nur durch Eiweiß erfüllbaren Aufgaben (Ersatz abgenutzten Körpereiweißes, Hormonbildung u. a.) nicht mehr zur Verfügung steht.

Bei der Hungerkrankheit im engeren Sinn steht ursächlich der Eiweißmangel im Vordergrund. Gewiß ist es nicht das Eiweiß allein. Von den spezifischen Auswirkungen einer unzureichenden Fettzufuhr wissen wir zwar noch wenig. Vitamin A- und D-Mangelschäden wie Nachtblindheit, schlecht heilende Wunden, Neigung zu Haut- und Schleimhauterkrankungen, Osteomalacie und Rachitis sind jedoch nicht selten in Zeiten, in denen es an Fetten als den Trägern dieser Vitamine fehlt. Fraglich ist die praktische Bedeutung eines Mangels an Vitamin C und B_1. Die Hungerkost des deutschen „Normalverbrauchers" der Notjahre mit ihren oft weniger als 1000 cal täglich enthielt in Kartoffeln, Kohl und dem hoch ausgemahlenen Brot noch ausreichende Mengen dieser Vitamine. Eindeutige Vitamin B_1- und C-Mangelerscheinungen größeren Ausmaßes sind jedenfalls nicht beobachtet worden oder doch nur dort, wo gleichzeitig Störungen der Magen-Darm-Funktion bestanden. Stark abgesunken war der Calcium- und Phosphorgehalt unserer deutschen Kost nach 1945. Mit Mangelsymptomen von dieser Seite her muß gerechnet werden, wenn wir auch noch nicht sicher wissen, welche von den vielen Unterernährungs- und Krankheitserscheinungen darauf bezogen werden müssen.

II. ALLGEMEINE GRUNDLAGEN DER KRANKEN-ERNÄHRUNG

1. Hunger und Durst

Der körperlich und geistig gesunde Mensch will essen und trinken, was ihm schmeckt, und so lange es ihm schmeckt. Er folgt seinem Hunger, seinem Verlangen nach Nahrung, und läßt sich dabei leiten von seinem Appetit, d. h. dem durch Erfahrung gebildeten Verlangen nach bestimmten Nahrungsmitteln.

Hunger und Durst sind zuständliche Leibempfindungen, die lokalisiert in der Kehle und Magengrube und diffus als vitale Allgemeinzustände erlebt werden. Langdauerndes Hungerhaben bedingt tiefgreifende körperliche und seelische Veränderungen, die z. B. *Schenck* auf Grund seiner Beobachtungen im Selbstversuch sorgfältig und anschaulich geschildert hat. Quälender als völlige Nahrungsabstinenz ist knappe Ernährung. Wie in diesem Zustand nicht nur die körperliche Leistungsfähigkeit sinkt, sondern auch die seelische Struktur sich auflöst und alle Bindungen und Hemmungen sich lockern, das wissen wir in Deutschland aus unmittelbarer Anschauung.

Untrennbar verbunden mit den Hungerempfindungen ist eine

eigentümlich dranghafte, motorische Unruhe. Ursprünglich un-
koordiniert und ungerichtet, nicht aus einer Folge zweckdienlicher
Handlungen bestehend, wird sie durch die Erfahrung allmählich in
zweckgerichtete Bahnen gelenkt. „Akuter" Hunger macht jedes Lebewesen wacher, spannkräftiger, sinnesschärfer.

Nicht nur der stoffliche Bedarf des Organismus, auch Gewohnheit und Mode, Affekte und Triebe, Sinnesempfindungen angenehmer
und unangenehmer Art, Erinnerungen und assoziative Verknüpfungen
wirken mit beim Erwachen und Verschwinden von Hunger, Durst und
Appetit. Mehr oder minder bewußt, mehr oder minder willentlich steuer-
bar sind diese Faktoren immer und überall lebendig, wo Hunger, Durst
und Appetit sich rühren. So ist es verständlich, daß trotz aller For-
schungsarbeit kein einziger physischer oder psychischer Einzelfaktor,
keine einzige feste „Schwelle" irgendwelcher Art gefunden werden
konnte und auch nicht gefunden werden kann, die mit dem Hunger als
Trieb und Erlebnis gesetzmäßig verknüpft ist. Eine große Rolle spielen
z. B. Vorgänge im Kohlenhydrathaushalt. Welche Stoffe den Ausschlag geben und worin die „Hungerschwelle" dieser Art besteht,
wissen wir aber nicht. Sicher ist es nicht der Blutzuckerspiegel.
Hungerkontraktionen des Magens, Magensaft- und Speichelabscheidung
begleiten den Hunger, verursachen ihn aber nicht. Sättigung hat
mit dem Nahrungsvolumen und der Magensaftabscheidung „etwas
zu tun" (mehr läßt sich mit gutem Gewissen nicht sagen). Jede
„Schwelle", deren Überschreitung ein Erwachen des Hungers bedeuten kann, ist labil und wird bestimmt durch die Konstellation
einer ganzen Anzahl von Faktoren. Auch ein umschriebenes,
zentralnervöses Gebiet, das man mit Fug und Recht als das Hunger-
zentrum bezeichnen könnte, gibt es nicht.

Wieweit der Hunger die Größe der Nahrungsaufnahme tatsächlich
bestimmt, entscheidet innerhalb weiter Grenzen der bewußte Wille.
Der bewußte Wille erhebt den Menschen über das Tier, nimmt ihm
andererseits aber auch dessen triebgebundene Sicherheit. Er bringt
mit der Fähigkeit zu bewußter Gestaltung der Ernährung gleichzeitig
in höherem Maße die Gefahr der Schädigung durch Mangel und Übermaß. Gegen solche Gefahren ist das Tier besser gewappnet. Wenn
auch sein Hunger zu gewissen Zeiten (Brunst, Wanderzeit, Winterruhe)
zurücktritt, so schützt er es durch die zwingende Gewalt der Emp-
findungen im ganzen doch recht zuverlässig vor Unterernährung.
Einem schädlichen Überfressen ist dadurch vorgebeugt, daß unter
natürlichen Verhältnissen (nicht unter den Bedingungen der Domesti-
kation!) ein Überfressen entweder gar nicht möglich ist, oder daß das
Tier die unerwünschten Folgen des Überfressens so nachhaltig zu
spüren bekommt, daß es sie künftig vermeidet.

Infolge des Kraft- und Zeitaufwands, den die Nahrungssuche und das Fressen in freier Wildbahn erfordern, werden z. B. der Fliegenschnäpper, die schließlich nur noch die besten Kräuter äsende Wildgans und die fischende Robbe allmählich müde und ruhebedürftig. Junge Tauben überfressen sich, wenn sie an einen Napf mit sehr beliebtem Futter geraten; sie gehen dann beiseite, erbrechen einen Teil des Kropfinhaltes und lernen so allmählich, wieviel der Kropf fassen kann. Viele Tiere, insbesondere Fisch- und Fleischfresser, fressen bis zum Räumlich-Unmöglichen; es dauert dann 1—2 Tage, bis sie wieder auf Nahrungssuche ausgehen. In der Zwischenzeit fühlen sie sich aber offenbar recht wohl und schlafen oder dösen vor sich hin. Bei Seeschwalben, Eisvögeln, überhaupt bei vielen Vögeln, wird nicht nur der Magen, sondern auch die Speiseröhre bis obenhin gefüllt. Der Schwanz eines eben noch verschluckbaren Fisches ragt so lange aus dem Schnabel heraus, bis der Kopf im Magen allmählich verdaut ist. Im Gegensatz zum Säugetier macht das dem Vogel keine Unannehmlichkeiten. Ein wirklich schädliches Übermaß verzehrt das Tier anscheinend nur unter Verhältnissen, in die es durch den Menschen versetzt und an die es nicht angepaßt ist. So frißt eine bestimmte Fledermausart am vollen Mehlwurmnapf, bis sie nicht mehr fliegen kann. Im Freien wäre das tödlich. Dort frißt sie aber ausschließlich im Fluge. Eine andere Fledermausart, die natürlicherweise auch landet, um etwa vom Fensterbrett tote Fliegen in Massen aufzulesen, frißt sich jedoch niemals ganz voll. *Thienemann* berichtet von einer Beobachtung bei Jungstörchen der Vogelwarte Rossitten, die bis kurz vor Beginn der Wanderung stets im Zwinger gehalten worden waren und niemals Gelegenheit zum Fliegen gehabt hatten. „Ich bot meinen Pfleglingen einige hingeworfene Fische. Manche nahmen, manche nahmen nicht, aber einer stopfte sich den Schlund von oben bis unten voll und stand nun beschwert da, während seine Kameraden oben in der Luft bereits ihre schönen Kreise zogen. Kurz entschlossen schritt er unter einen Apfelbaum, brach seinen lästigen Ballast aus und erhob sich erleichtert, um an den Luftspielen teilzunehmen."

Der Widerstreit zwischen Lustverlangen und Sättigung läßt sich auch an Ratten beobachten. Sie können nicht Maß halten, wenn ihnen ein geschmacklich sehr zusagendes, aber nur beschränkt bekömmliches Nahrungsmittel wie Fleisch in unbegrenzter Menge angeboten wird. Fällt jedoch diese Verführung durch angenehme Sinnesreize weg, dann kommt es auch bei ungewohnter Nahrung zu keiner Überfütterung. Man hat z. B. Ratten neben ihrem gewohnten Futter Zucker und Alkohol angeboten. Es zeigte sich, daß die Tiere stets gleichviel Alkohol zu sich nahmen und ihre Brennwertaufnahme um die im Alkohol enthaltenen Kalorien, ihre Wasseraufnahme um die im Alko-

hol enthaltene Flüssigkeit redizierten. Solange die Tiere zur Alkohol-
aufnahme nicht gezwungen wurden, nahmen sie auch nur so viel
zu sich, daß ihre Spontanaktivität unverändert blieb; erst bei er-
zwungenem Trinken sank diese beträchtlich ab. Bei Zuckerfütterung
wurde immer gleichviel Zucker gefressen und die Brennwert- und
Wasserzufuhr mit dem übrigen Futter vermindert, allerdings nicht
ganz entsprechend dem Zuckerverzehr, so daß die Brennwert- und
Wasserzufuhr bei Zuckerfütterung (infolge des angenehmen Geschmacks
des Zuckers?) doch noch etwas höher lag. Daß aber die Hunger-
regulation bei Ratten vor allem durch den Stoffbedarf gesteuert
wird, bestätigt die weitere Beobachtung, daß die Tiere nur bei Zufütterung von Zucker, nicht aber bei Zufütterung von (ebenfalls sehr
gern genommenem) Saccharin, von dem übrigen Futter weniger fraßen.
Grundsätzlich gleich wie beim Menschen gibt es also auch beim Tier
ein Fressen aus Verlangen nach Lust und erst aus dem Zusammenspiel von Trieb und Erfahrung ergibt sich das der Situation
am besten angepaßte Verhalten.

Was für den Hunger gilt, gilt für den Durst. Auch das Erwachen
und Verschwinden des Durstes wird durch eine Konstellation von
Faktoren, nicht durch Überschreiten einer einzigen ganz bestimmten „Schwelle" bestimmt. Ein schädliches Zuwenig an Wasser gibt
es bei freigestellter Zufuhr nicht, weil der Durst, zwingender noch
als der Hunger, unwiderstehlich nach Stillung verlangt — teleologisch
gesehen sehr zweckmäßig, denn Wasserverluste von 10% des Bestandes
bedeuten bereits eine ernste Gefährdung der Gesundheit, Verluste
von 20% bedeuten Lebensgefahr. In heroischen Selbstversuchen ärztlicher Forscher hat sich herausgestellt, daß gewohnheitsmäßiges Trinken
exzessiver Wassermengen — täglich bis zu 18 l! — schwere Regulationsstörungen im Sinne eines Diabetes insipidus mit kaum unterdrück-
barem Zwangstrinken zur Folge hat. Im allgemeinen genügt aber die
Ausscheidung durch Nieren und Haut, um den gesunden Menschen
mit ausreichender Sicherheit vor einer Wasserüberladung der Gewebe,
vor „Wasservergiftung" zu schützen. Das früher so gern zitierte
Münchener Bierherz verdankt seine Entstehung nicht dem Wasser,
sondern dem Alkohol und dem Nährwert des Bieres, die den Bier-
trinker träge und fettleibig werden lassen.

Obwohl also Erwachen und Verschwinden von Hunger und Durst
den Menschen vor einem Zuviel und Zuwenig nicht zuverlässig schützen, kommt es beim körperlich und geistig Gesunden, der seine
Nahrungswahl einigermaßen frei bestimmen kann, nur sehr selten zu
Situationen, die ein ärztliches Eingreifen mit Geboten und Verboten
notwendig machen. Ganz anders liegen die Dinge beim Kranken.

Wodurch unterscheiden sich Hunger, Appetit und Durst der Kranken vom Hunger, Appetit und Durst der Gesunden? In vielen Fällen gewiß durch gar nichts. In anderen sind Hunger und Appetit übermäßig stark; die Kranken werden kaum satt. Wir denken an die Rekonvaleszenten nach Typhus und Pneumonie, an Diabetiker, Ulcus- und Bandwurmkranke, Kranke mit Stirnhirntumoren und Hirnverletzungen, Arteriosklerotiker, Cushing-Kranke und an die sinnlose Gefräßigkeit von Schizophrenen und Idioten. In wieder anderen Fällen sind Hunger und Appetit gering bis zur völligen Nahrungsverweigerung. Fehlendes Nahrungsverlangen ist einer der empfindlichsten Indikatoren für Störung der vitalen Funktionen. Schließlich ändert das Nahrungsverlangen gelegentlich seine Richtung: Bisher erstrebenswerte Dinge verlieren jeden Reiz, werden verabscheut, andere werden heiß begehrt, ohne daß der Kranke selbst einen Grund dafür nennen kann. Das kommt nicht nur bei Schwangeren, sondern auch bei körperlich und seelisch Kranken vor. Bei Herz- und Zuckerkranken — um nur zwei Beispiele für den Durst zu nennen — ist der „ewige" Durst ein frühes Krankheitszeichen; bei vielen endokrin Kranken fehlt er ganz.

Es fragt sich, ob das Nahrungsverlangen des Kranken immer den richtigen Weg für die Therapie zeigt. Die „Zweckmäßigkeit von Krankheitssymptomen" ist ja ein altes klinisches Problem: Muß das Symptom als Ausdruck krankmachender Kräfte und krankhafter Funktionsabläufe bekämpft oder als Ausdruck des Heilbestrebens unterstützt und verstärkt werden? Sollen wir also dem Verlangen des Kranken nach viel oder wenig Nahrung, nach diesem oder jenem Nahrungsmittel folgen oder sollen wir ihm entgegenwirken? Wir halten es auf Grund klinischer Erfahrung z. B. für zweckmäßig, dem Diabetiker trotz seines Verlangens die Brennwertzufuhr einzuschränken, dem ödematösen Herzkranken trotz seines quälenden Durstes wenig zu trinken zu geben. Es hat sich als zweckmäßig erwiesen, den einen hungerlosen Kranken ruhig hungern zu lassen und den anderen mit allen Mitteln zum Essen zu bewegen. Eine vergangene Zeit sprach gerne von „instinktgemäßer Ernährung des Kranken" und meinte damit Anpassung an Begehr und Widerwillen. Diese Auffassung sah in jedem Nahrungsverlangen und jeder Nahrungsablehnung den Ausdruck eines den Bedarf anzeigenden „Instinkts", dem der Arzt folgen müsse. Gewiß, Hunger und Hungerlosigkeit zeigen uns oft den richtigen Weg. Aber liegt darin ein Gesetz, das zur Richtschnur des therapeutischen Handelns werden kann? Wollen wir akut Nierenkranke und Fettleibige essen lassen, soviel sie wollen? Wollen wir der Abneigung des Tuberkulösen, des *Simmonds*- und *Addison*-Kranken gegen das Essen nachgeben und zusehen, wie die

Unterernährung ihr Dahinschwinden beschleunigt? Wie stellen wir uns therapeutisch zur Hunger- und Appetitlosigkeit des Pneumonie- und Typhuskranken?

Tausendfach lehrt die klinische Erfahrung, daß gleiche Symptome — Fieber, Blutdrucksteigerung, Durchfall, um nur einige wenige zu nennen — im einen Fall therapeutisch erwünscht sind, während sie im andern unerwünscht erscheinen und Gegenstand therapeutischer Gegenmaßnahmen sein müssen. „Die Sonne ist gut, ist auch nicht gut; der Regen ist gut, ist auch nicht gut" (*Paracelsus*). Wollen wir wirklich dem Kohlenhydrathunger des Diabetikers schrankenlos willfahren, wo die klinische Erfahrung gelehrt hat, daß Toleranzüberschreitungen die Toleranz verschlechtern? Wollen wir dem dekompensierten Herzkranken freistellen, wieviel Salz er essen will, wo wir aus Erfahrung wissen, daß dadurch seine überlasteten Kreislauforgane noch stärker belastet, seine Gewebe noch wassersüchtiger werden? „Da der Fieberkranke nur relativ wenig Kalorien zu sich nimmt, werden die einen diese Tendenz zu verstärken suchen und ihm alle Kalorien entziehen. Die andern können sagen: ‚Trotz des Fiebers nimmt der Kranke noch Kalorien zu sich, wir müssen versuchen, diese Richtung zu verstärken und ihm möglichst viel Kalorien aufzwingen.'" Zu diesem Ergebnis sind *Dennig* und *Breitzke* in einer Untersuchung an Fieberkranken mit frei gewählter Nahrung gekommen, wobei sich auch ergeben hatte, daß unbekannte Speisen, z. B. Gemüsepreßsäfte, meist abgelehnt wurden; „andererseits wurden wohl auch sonst begehrte, aber für gewöhnlich nicht ohne weiteres erreichbare Speisen vorgezogen (z. B. Bohnenkaffee)."

Mit einer einzigen Ausnahme aber ist die These von der „Instinktsicherheit" — besser: Triebsicherheit — des Kranken zu Fall gebracht. Sie ist keine Sicherheit mehr, und wir stehen wieder, wo wir vorher standen, nämlich vor der Frage: Wann müssen wir den Hunger und die Hungerlosigkeit bekämpfen, wann sie unterstützen? Diese Schwierigkeit wundert uns nicht, wenn wir daran denken, wie vielfach der Hunger bedingt sein kann. Der Arzt darf dem Verlangen seines Kranken ebensowenig grundsätzlich nachgeben, wie sich ihm grundsätzlich entgegenstellen. Ob der Kranke essen und trinken soll, wann er essen und trinken soll und was er essen und trinken soll — die Entscheidung darüber erfordert in jedem Fall ärztliches Wissen und Können.

Ernährungsphysiologen, Reformer und Dichter haben die Triebunsicherheit des Menschen mit bewegten Worten beklagt. Wollen wir diese Unsicherheit, die ihn hilflos erscheinen läßt gegenüber jedem Tier, wirklich beklagen und das Tier wirklich um seine Triebsicherheit beneiden? Das Ineinanderfließen triebhafter und bewußter Willensvorgänge nimmt dem Menschen die Geborgenheit des ausschließlich durch seine Triebe geleiteten und damit triebsicheren Tieres. Triebsicherheit aber heißt Triebherrschaft, heißt Ausschaltung der bewußten Verstandes- und Willenstätigkeit. Der Mensch ist triebunsicher, unvollkommener als das Tier, weil Bewußtsein und Verstand die Triebe, die auch in ihm lebendig sind, nicht ungehemmt ablaufen lassen. Sein Verstand gibt ihm zwar Einsicht in sein Tun. In seiner Unvollkommenheit gibt er ihm aber niemals die unbeirrbare Sicherheit, die dem Tier sein Trieb gibt. Der Mensch ist verstandesunsicher, weil sein Verstand nicht hinreicht, das Leben in seiner ganzen Verschlungenheit zu durchdringen.

Dem Nahrungsverlangen des Kranken stehen ernährungstherapeutische Notwendigkeiten gegenüber, die sich aus klinischer Erfahrung und Experiment ergeben haben. Eine Hauptaufgabe der Diätetik, der Wissenschaft und Kunst der Krankenernährung, besteht darin, die Ansprüche beider Seiten so gut wie möglich zu befriedigen. Die Diätetik muß die ernährungstherapeutischen Forderungen auch dort durchsetzen, wo sie nicht den Neigungen des Kranken entgegenkommen. Je mehr Überwindung und Verzicht wir dem Kranken aber zumuten, desto größer sind die Widerstände, die er der Durchführung der ernährungstherapeutischen Maßnahmen entgegenstellt. Wir müssen dem Kranken unsere Kostverordnungen möglichst „schmackhaft" machen, wenn wir Erfolg haben wollen, ihm die notwendigen Einschränkungen erleichtern und einseitige Kostformen möglichst genießbar machen. Cito, Tuto et Jucunde! — für keine andere Therapieform ist die letzte dieser drei alten Forderungen so entscheidend wie für die Ernährungstherapie.

2. Die Gestaltung nahrungs- und wasserknapper Kostformen

Durst quält, Hunger tut weh. Auf dem Gebiet des Hungers haben wir in Deutschland ausgiebige Erfahrungen und wissen, daß man sich an den Zustand des niemals wirklich gestillten Hungers nicht gewöhnt. Auch bei völliger Nahrungsenthaltung ist es keineswegs so, wie oft gesagt wird, daß das Verlangen nach Nahrung ganz verschwindet. In Wunschphantasien und Gier nach Nahrung bricht es immer wieder hervor. Im ganzen läßt sich Durst viel schwerer und kürzer aushalten als Hunger. Hungerkünstler, Hungerstreik und hungernde Asketen hat es zu allen Zeiten gegeben — Durstkünstler, Durststreik und durstende Asketen niemals. Für das Ertragen von Hunger und Durst ist es auch keineswegs einerlei, ob man aus freiem Willen für eine Idee oder eine Leistung hungert oder unter äußerem Druck in auswegloser Lage und unter Bedrohung durch den Hungertod.

Hunger und Durst, d. h. Nahrungs- und Wasserentzug, nehmen einen breiten Raum ein in der Behandlung der Zuckerkranken und Fettleibigen, der Herz- und Nierenkranken, der frischoperierten Magen-Darm-Kranken, der Kranken mit akut infektiösen Durchfällen und anderen akuten Infektionen, mit Eklampsie und gewissen allergischen Krankheiten. Kann man den Kranken dazu bringen, daß er an die Heilkraft des planmäßigen, „dosierten" Hungerns und Durstens glaubt — um das grausame Wort Hungern zu vermeiden, sprechen wir lieber vom Fasten —, daß er ergriffen und beschwingt wird von dieser Idee, dann haben wir schon viel gewonnen. Der Erfolg der Fasten-Sanatorien und Naturheilanstalten beruht auf dem Zusammenschweißen der Kranken zu einer gläubigen Gemeinde, wo der Glaubensstarke den Kleingläubigen mitreißt und bei überraschend geringer Beeinträchtigung der körperlichen und geistigen Leistungsfähigkeit und der Stimmung oft erstaunliche Fastenleistungen vollbracht werden. In Gesellschaft hungert und durstet es sich viel leichter als allein. Schwierigkeiten erwachsen vor allen Dingen im Krankenhaus, wenn der Nebenmann mit sichtbar bestem Appetit alles ißt und trinkt, was ihm schmeckt. Wir vergessen oft, was wir da von den Kranken, besonders von den kranken Kindern, an Entsagungskraft und Willensstärke verlangen.

Die Ernährungsbehandlung soll die Qual des Hungerns und Durstens erleichtern. Dazu gehört, daß man den Kranken kennt, seine Eigenheiten, seine Umgebung, und dazu gehören Phantasie und Nachdenken. Viel tut geschickte Ablenkung durch ein spannendes Buch, durch Radio, Spiele, fesselnde Arbeit, Gespräch, Spazierengehen, Gymnastik und Sport. Der karge Speisezettel bei milden Hungerkuren soll nicht durch Abwechslung, Reichhaltigkeit und Erlesenheit der Speisen die Enthaltsamkeit noch erschweren. Viel vermag die Gewohnheit. Man kann sich ebenso an viel wie an wenig essen und trinken gewöhnen, entbehrt aber auch bei reizloser Kost nur ungern die Empfindung der Sättigung. Manche haben es gern, daß ihnen die Kost wenigstens den Magen einigermaßen füllt, während andere, wenn sie schon hungern sollen, stärkere Belastungen der Verdauungsorgane durch unverdauliche Nahrungsstoffe lieber vermeiden. Zur Füllung des Magens eignen sich die wenig nahrhaften und brennwertarmen Gemüse, roh und gekocht. Die Industrie bringt für diesen Zweck Präparate auf den Markt wie Decorpa (getrockneter Pflanzenschleim, der im Magen aufquillt) und Nestargel (Johannisbrotkernmehl). Steckrüben und Kohl, in Deutschland allgemein bekannte Mittel, um über die Unzulänglichkeit einer Kost hinwegzutäuschen, lassen sich in gleicher Funktion vielleicht auch bei der Krankenernährung verwenden.

Dem Durstenden bringen Eisstückchen, die im Munde zergehen, Mundspülen mit frischem Wasser (das natürlich nicht geschluckt werden darf), Eintauchen der Hände und Arme in kaltes Wasser, auch saure Drops und Mentholdragees Erleichterung.

Erst zuletzt greifen wir zum Medikament. Gelegentlich werden Pervitin und andere „Weckamine" und (zur Durstbekämpfung) Neu-Cesol, ein Carbonsäurederivat, gerne genommen. Es gibt Erwachsene und Kinder, denen man mit Baldrian und Hopfenpräparaten, bei stärkeren Beschwerden mit kleinen Dosen von Luminal oder Brom das Durchhalten erleichtern kann.

3. Die Bekämpfung von Hunger- und Appetitlosigkeit

Die Bekämpfung von Hunger- und Appetitlosigkeit gehört zu den schwierigsten, aber auch zu den dankbarsten Aufgaben der Diätetik. Eine Durstlosigkeit dagegen, die therapeutisch bekämpft werden muß, kennt die Klinik nicht.

In der Behandlung der Appetitlosigkeit muß nicht allein die Köchin, sondern auch die Pflegerin ihre Künste spielen lassen. Man ißt nicht nur mit dem Mund, sondern auch mit den Augen. Der Kranke ist oft empfindlich und reizbar oder gleichgültig und teilnahmslos, in jedem Fall aber ohne „gesunden" Appetit. Das Essen ist ihm eine tägliche Last und Qual. Das gemeinsame Ziel von Arzt, Pflegerin und Köchin liegt darin, es zu einer Freude zu machen, denn was die täglichen Freuden des Essens für die Gesundung bedeuten, kann gar nicht hoch genug geschätzt werden.

Als allgemeine Grundsätze gelten: Rücksicht auf Geschmacksrichtung und Verlangen, soweit es mit den therapeutischen Notwendigkeiten irgend vereinbar ist — sorgfältiges Zubereiten und differenziertes Abschmecken. Der Eigengeschmack der Nahrungsmittel soll durch die Zubereitung nicht verdeckt, sondern herausgehoben werden — „Appetitliches" Anrichten — Abwechslung und kleine Portionen. Der gehäuft volle Teller und der mit unfehlbarer Regelmäßigkeit alle 7 Tage wiederkehrende Speisenzettel können dem gesündesten Menschen den Appetit verderben. — Gutes Zureden, aber kein unnötiges Reden vom Essen und kein Drängen zum Essen. — Die Hausfrau, die stundenlang am Herd steht, hat bei Tisch keine Lust zum Essen mehr. Aus dem gleichen Grunde verliert der Kranke die Lust, wenn Essensdüfte schon stundenlang vor der Mahlzeit durchs Zimmer ziehen.

Zerwühlte Betten und abgegessenes Geschirr, benutzte Stuhlschüsseln und unsaubere Wäsche, schlechte Gerüche und „unappetitliche" Geräusche sind alles andere als appetitanregend. Dem einen schmeckt es besser in Gesellschaft, dem andern in der Stille. Bettruhe ist für viele Kranke unvermeidlich. Denken wir aber daran, daß körperliche Bewegung und frische Luft altbewährte Mittel sind, den darniederliegenden Appetit zu wecken! Und schließlich: Kummer und Sorgen, Trauer und Verärgerung, Befürchtungen und Ängste, Konflikte aller Art können die Eßlust schwinden lassen. Jede Ablenkung der Aufmerksamkeit — nicht zuletzt spannende Lektüre beim Essen — wirkt in gleicher Richtung. Man braucht an diese Dinge nur zu denken, um auf die richtige Spur zu kommen und wundert sich dann nicht mehr, daß die Psychotherapie gelegentlich Erfolge erzielt, wo alle diätetisch-medikamentösen Behandlungsversuche versagt haben.

Was die Gestaltung der Nahrung selbst anlangt, so spielt dabei die Verwendung von appetitanregenden Geschmacks- und Geruchsreizen eine hervorragende Rolle. Die schmeckenden und duftenden Stoffe der Nahrungsmittel — die Lebensmittelchemie spricht von „Aroma- und Extraktivstoffen" — sind es, die die Befriedigung des Hungertriebes erst zum Genuß machen und eben damit das Individuum am sichersten vor Unterernährung schützen. Was wäre eine Kost, die nach nichts schmeckt, nach nichts duftet und lediglich aus Eiweißstoffen, Fetten, Kohlenhydraten, Vitaminen und Mineralien besteht! Wie zwingend das Bedürfnis nach Duft- und Geschmacksstoffen ist, sahen wir in Kriegszeiten nur zu häufig: Da ließ einer sein Essen stehen, obwohl er eigentlich Hunger hatte und chronisch unterernährt war. Er konnte das ewige Einerlei nicht mehr essen — ewig denselben Kohl, ewig dieselbe Grütze. Bei geistig arbeitenden und mehr abgespannten als körperlich erschöpften Menschen erlebte man das vor allem. Es waren dieselben, die peinlich berührt und beschämt waren, wenn sie an sich selbst feststellten, daß ein leckerer Bratenduft ungeahnte Gefühlsaufwallungen erregte. Duft- und Schmeckstoffe sind jedenfalls nicht minder lebensnotwendig als Eiweiß, Fett und Vitamine.

Woher kommt eigentlich dieses Bedürfnis nach Duft- und Schmeckstoffen? Der indische Kuli lebt tagaus tagein von dem gleichen Reis, der ägyptische Fellache von seiner Hirse, der Tibetaner von seiner Tsamba. Jeder ist dabei voll leistungsfähig für die Arbeit, die von ihm verlangt wird. Wir Europäer des 20. Jahrhunderts dagegen sind bei einförmiger Kost nicht mehr leistungsfähig und verweigern sie auf die Dauer. Man hat die Frage gerne auf das ethische Gleis geschoben und von der Degeneration und Reizgier einer überzivilisierten Menschheit gesprochen, vom bösen Beispiel der oberen und von der „sozialen Eitelkeit" der unteren Schichten. Gewiß ist das starke Bedürfnis nach Geschmacksreizen ein Begleitsymptom unserer Zivilisation. Zivilisation bedeutet aber nicht Verlust sondern Austausch von Kräften und Fähigkeiten, Verlust einer Kraft oder

Fähigkeit für Gewinn einer anderen und der Biologe weiß, daß biologische Erscheinungen aus biologischen Ursachen entstehen.

Auf der Suche nach den biologischen Ursachen des „Reizbedürfnisses" — wenn wir das Bedürfnis nach Duft- und Schmeckstoffen so nennen wollen — kommt uns altes ärztliches Erfahrungsgut zu Hilfe. Die unter der Bezeichnung „Stomachica" und „Tonica" zusammengefaßten Medikamente sind jahrhundertealte Bestandteile der Pharmakopöe und wären längst vergessen, wenn sie nicht einem wirklichen Bedürfnis entsprächen. In der Hauptsache enthalten sie Chinarinde, Enzianwurzel, Ingwer, Pommeranzenschalen, Hefeextrakt, Fleischextrakt, Malzextrakt und Condurango.

Die pharmakologische Gemeinsamkeit dieser chemisch heterogenen Stoffe liegt einerseits darin, daß sie Arzneien sind, die starke, meist ausgesprochen angenehme Geschmacks- und Geruchsreize setzen. Auf der anderen Seite wirken sie anregend, kräftigend, „tonisierend" Diesen Fähigkeiten verdanken sie ihre Anwendung gegen Abspannung und Ermüdung, gegen körperliche und seelische Erschöpfungszustände. Gewisse Stoffe, die ähnliche Geruchs- und Geschmacksempfindungen auslösen wie eine „kräftige", „differenzierte" Nahrung, vermögen also anzuregen und zu kräftigen. Im Gegensatz zu den sogenannten Genußgiften fehlt ihnen die negative Phase und eine Gewöhnung in dem Sinn, daß der gleiche Effekt auf die Dauer nur mit steigenden Dosen erreicht werden kann. Die Pharmakologie weiß mit den Duft- und Schmeckstoffen wenig anzufangen, weil ihre Wirkungen bisher nicht richtig faßbar sind. Sie verweist deshalb die Stomachica und Tonica auf einen bescheidenen Platz unter den Arzneien, ganz im Gegensatz zum praktischen Arzt, in dessen Arzneirepertoir sie an vorderster Stelle rangieren.

Moderne ärztliche Erfahrung liegt in gleicher Richtung. Sie betrifft die aus Notzeiten bekannten Klagen geistig arbeitender Menschen über erschwertes Auffassungsvermögen, Mangel an Spannkraft, Unternehmungslust und Konzentrationsfähigkeit, über Nachlassen der Reaktions- und Merkfähigkeit und Gedächtnisschwäche. Wir wissen, daß bei solchen Erscheinungen der Eiweißmangel eine große Rolle spielt. Trotzdem kann man sie nicht selten mit ein paar Ratschlägen wenigstens bessern: Vergeßt nicht, daß man aus Knochen eine „kräftige" Brühe machen kann! Zerkocht nicht das Fleisch im Eintopf, sondern macht daraus lieber eine ordentliche Tunke! Streicht das Butterbrot dünner und eßt dafür Bratkartoffeln! Warum nehmen viele „Sportkanonen" unmittelbar vor dem Wettkampf eine Tasse „kräftige" Brühe? Warum essen die Hamburger in den Frühstückslokalen der Börse gebratene Steaks und nicht Kochfleisch?

In diesem Zusammenhang scheint auch die Verschiebung des Nahrungsmittelverzehrs ganzer Völker bedeutungsvoll zu sein.

Der steigende Verzehr konzentrierter Eiweiß- und Fettträger in allen Ländern abendländischer Zivilisation wird verständlich, wenn wir die gleichzeitigen Änderungen der Lebensformen und Lebensforderungen in Betracht ziehen. Konzentrierte Eiweiß- und Fettträger haben neben anderen die schätzenswerte Eigenschaft, die meisten und stärksten Duft- und Schmeckstoffe zu liefern. Unsere Urgroßväter wußten auch noch nichts von Worchestersauce und Maggi. Damals war es nur ein kleiner Kreis von Menschen, denen eine differenzierte Küche wirklich Bedürfnis war. Die Kost der andern war einfach, abwechslungsarm, wenig differenziert. Heute werden von sehr viel mehr Menschen als damals stärkste Konzentrationsfähigkeit und Spannkraft, rasches Reaktions- und Auffassungsvermögen, ständige Bereitschaft und Wendigkeit verlangt. Andere Leistung — andere Ernährung. Sollte es wirklich Zufall oder Naturentfremdung und „Degeneration" sein, wenn heute das Bedürfnis nach anregenden Stoffen gewachsen ist? Eine abwechslungsreiche, durch Duft- und Schmeckstoffe reizvolle Kost ist unter unseren Lebens- und Arbeitsbedingungen keineswegs ein Luxus. Sie ist nicht nur Quelle leistungssteigernder Lust, sondern eine (von vielen) biologische Voraussetzung der Leistungsfähigkeit.

Ein Teil der Duft- und Schmeckstoffe ist in den Rohnahrungsmitteln enthalten, ein anderer entsteht bei der Zubereitung, und ein dritter wird in Gestalt von Gewürzen hinzugefügt. Neben der Umfangsverminderung der Nahrung und der Erhöhung der Verdaulichkeit ist der Gewinn von Duft- und Schmeckstoffen ein wesentlicher Grund dafür, daß die Menschheit ihre Nahrung seit Jahrtausenden mit Feuer zubereitet. Entstehen doch die geschätztesten von ihnen beim Backen, Braten und Rösten. Denken wir an die Unterschiede zwischen Wiener Schnitzel und Kochfleisch, zwischen Pellkartoffeln und Bratkartoffeln, zwischen Brotkrume und Brotkruste und an die gastronomische Bedeutung der Mehlschwitzen und Tunken! Zu Zeiten *Brillat-Savarins* war die Kunst der Tunkenbereitung entscheidend für die Qualifizierung eines Kochs. Auch Kaffee und Kakao werden geröstet, und die anregende Wirkung des Kaffees ist keineswegs auf seinen Kaffeingehalt beschränkt.

Über die chemische Natur der Duft- und Schmeckstoffe wissen wir wenig. Da es sich um eine Gruppe von Stoffen handelt, deren Gemeinsamkeit lediglich in gleichartigen Wirkungen auf den Organismus besteht, liegt die Annahme nahe, es handele sich um chemisch durchaus verschiedenartige Verbindungen. Eine große Rolle scheinen Kohlenhydrate, ätherische Öle, Diacetyle und organische Säuren in fetthaltigen Nahrungsmitteln zu spielen, Azetaldehyd, Azetate, Formiate und organische Säuren in Früchten, Aldehyde in Gemüsen, organische Säuren im Tee, heterocyklische Merkaptane im

Kaffee. Die Bedeutung von histaminähnlichen Körpern und anderen Abkömmlingen des Eiweißstoffwechsels läßt sich noch nicht übersehen.

Nicht viel besser steht es um die physiologischen Wirkungen der Duft- und Schmeckstoffe. Entgegen einer weitverbreiteten Meinung regen nur wenige die Magensaft- und Speichelabsonderung an; die Mehrzahl der einheimischen Gewürzkräuter tut es beispielsweise nicht. Vom Kochsalz wissen wir, daß es die Abscheidung eines Speichels hervorruft, der die Stärke schneller verzuckert und in der geschmacklich angenehmsten Konzentration diese Wirkung am intensivsten entfaltet. Anregend auf Speichel- und Magensaftsekretion wirken die Röststoffe des Fleisches und Kaffees, Fleisch- und Hefeextrakte, Pfeffer, Meerrettich, Paprika, Nelken und Alkohol. Senf und Zucker in hoher Konzentration hemmen dagegen die Magensaftabscheidung. Die Resorption im Magen — resorbiert werden dort nur Wasser, Kochsalz und Alkohol — soll durch Senf, Pfefferminze und Pfeffer, weniger stark durch Bitterstoffe angeregt werden. Rettich fördert die Gallensekretion und die Motorik der Gallenwege, Senf und Pfeffer intensivieren die Pankreassekretion. Organische Säuren (Zitronensäure, Milchsäure, vielleicht auch Essigsäure) hemmen die Eisenresorption im Dünndarm. Der Sättigungswert einer Nahrung ist mit den Duft- und Geschmacksstoffen zweifellos verknüpft, läßt sich objektiv jedoch nicht erfassen. Mit der Magensaftabscheidung und der Verweildauer der Speisen im Magen hat er nur bedingt etwas zu tun. „Es besteht für mich kein Zweifel, daß auch die Riech- und Geschmacksstoffe, die ich auch zu den Wirkstoffen rechne, in irgendeiner Weise an Fermentumsetzungen beteiligt sind. Nur so ist die verschiedene Geruchs- und Geschmackswirkung optischer Antipoden allgemein verständlich. Die Physiologie des Geruchs- und Geschmackssinnes wird neue Wege gehen müssen, um zu einer befriedigenden Klassifikation der Geruchs- und Geschmacksstoffe zu kommen" (*Flaschenträger*).

Wenn sich auch die Wirkungen der Duft- und Schmeckstoffe noch nicht exakt objektivieren lassen, so ergeben sich aus den Beobachtungen des Alltags doch praktische Konsequenzen. Die Duft- und Schmeckstoffe sind mehr als belanglose Begleiter der Nahrung. Wo die Ernährung so rationell wie möglich gestaltet werden soll, ist die Geschmacksfrage jedenfalls so wichtig wie die Eiweiß-, Vitamin- und Mineralfrage.

Mit den Gewürzen sind wir bereits ins Gebiet der Arznei gelangt. Medikamente können die ernährungstherapeutischen Maßnahmen zur Bekämpfung von Hunger- und Appetitlosigkeit aber immer nur unterstützen, niemals ersetzen. Die „reflektorische" Verordnung von Chinatropfen und Condurango, die sich jede weitere Überlegung spart, ist für alle Beteiligten zwar recht bequem, hilft jedoch gar nichts oder doch nur so viel, als sie die therapeutischen Bemühungen des Arztes dem Kranken sinnfällig zum Ausdruck bringt.

Unter den küchenüblichen Gewürzen gibt es, wie gesagt, viele, die seit Jahrhunderten als Arzneien zur Bekämpfung von Hunger- und Appetitlosigkeit gebräuchlich sind. Die Neuzeit hat das Insulin und das Nebennierenrindenhormon hinzugefügt — Medikamente, die im Gegensatz zu den Stomachica und Tonica keine Geruchs- und Geschmacksreize setzen.

Von dem Heißhunger nach Insulinüberdosierung ausgehend wurde versucht, diese Wirkung zur Bekämpfung der Appetitlosigkeit auszunützen. Es stellte sich dabei als zweckmäßig heraus, mit 2mal tgl. 5 Einheiten (am besten etwa 1 Stde. vor der Mahlzeit) zu beginnen. Die Dosierung muß langsam gesteigert werden, weil sich Gegenregulationen einspielen, die zur Folge haben, daß nach einigen Wochen selbst hohe Insulindosen — manche Kliniker gingen bis zu fünfmal 30 Einheiten täglich — wirkungslos bleiben. Ob es möglich ist, durch diese Behandlung Ansatz von Körpersubstanz und Kohlenhydratanreicherung in der Leber zu erzielen, ist umstritten. Fest steht, daß viele Magersüchtige und Thyreotoxiker, das Hauptkontingent der Appetitlosen, gegen Insulin sehr empfindlich sind und in unangenehme hypoglykämische Zustände geraten. Bei Lungentuberkulösen kann es unter Insulin zu Temperatursteigerung und Aktivierung der spezifischen Prozesse kommen. Aber auch abgesehen von solchen unerwünschten Nebenwirkungen haben sich die Erwartungen, die man in dieser Hinsicht an das Insulin (Altinsulin wie Depotinsulin) geknüpft hatte, nicht erfüllt. Kritische Kliniker vertreten mit guten Gründen die Meinung, es sei überhaupt noch niemand gelungen, überzeugende Beweise für eine appetitanregende Wirkung des Insulins beizubringen. Mindestens die überwiegende Mehrzahl aller Appetitlosen bekommt jedenfalls auch durch Insulin keinen Appetit, und die Zahl der einwandfrei Nichtreagierenden wäre noch größer, wenn die appetitlosen Kranken ohne jede sonstige Änderung ihrer Lebens- und Ernährungsgewohnheiten ausschließlich mit Insulin behandelt würden. Erinnern wir uns an die komplexe Bedingtheit des Hungertriebs und die Tatsache, daß Hypoglykämie so wenig gleichbedeutend ist mit Hunger wie Hunger mit Hypoglykämie (s. S. 4), dann ist einleuchtend, daß die Wirkung des Insulins bei der Bekämpfung von Hunger und Appetitlosigkeit nur sehr begrenzt sein kann.

Noch weniger als das Insulin hat sich das Nebennierenrindenhormon bewährt. Eingeführt in dem Gedanken, über eine allgemeine „Tonisierung" und Hebung des Gesamtzustandes auch den Appetit zu heben, spielt diese Indikation heutzutage keine Rolle mehr.

4. Hygiene der Ernährung

Aufgabe der Hygiene ist die Erhaltung der Gesundheit. Die Ernährungshygiene im engeren Sinn hat zum Gegenstand die Verhütung jener Gefahren, denen wir durch die Nahrung auch dann ausgesetzt sind, wenn sie alle notwendigen Nährstoffe in der richtigen Menge und im richtigen Verhältnis enthält. Verdorbene, verunreinigte und verfälschte Nahrungsmittel, Konservierungs- und Schönungsmittel, Schädlingsbekämpfungsmittel, die Düngung, die Kochtöpfe, schlechtes Kochen und schlechte Essensgewohnheiten sind solche Gefahrenherde. Um nicht Zusammengehöriges auseinanderzureißen, wird von dem Verderb und den Verunreinigungen und Verfälschungen der einzelnen Nahrungsmittel erst im Zuge der Gesamtdarstellung der Nahrungsmittel die Rede sein.

Die Verderbnisstoffe, die aus den Nährstoffen selbst entstehen, sind durchaus verschiedenartig und verschiedenwertig: die einen sind harmlos und stören höchstens den Genuß, andere führen zu dyspeptischen Erscheinungen und Vergiftungen. Die Eiweißabbauprodukte (biogene Amine, Fettsäuren) im Warm- und Kaltblüterfleisch gehören zu den gefürchtetsten. *Eppinger* mißt ihnen bei der Entstehung von Leberkrankheiten Bedeutung bei. Das letzte Wort ist hier noch nicht gesprochen. Immerhin muß man doch bei jeder akuten Gastroenteritis an die Möglichkeit einer Nahrungsmittelvergiftung denken — die Diagnose ist oft schwierig — mehr vielleicht als bisher an die Solaninvergiftung durch unreife neue und auskeimende alte Kartoffeln. Die letztgenannte zeigt sich in Brennen im Hals, Erbrechen, Durchfällen, Benommenheit, gelegentlich Krämpfen, verläuft aber sonst gutartig. In fettknappen Zeiten sah man Saponinvergiftungen durch Bucheckernöl.

Verunreinigte Nahrungsmittel machen oft ähnliche Krankheitserscheinungen wie verdorbene. Meist ist es die Verunreinigung mit Bakterien, unter denen die Erreger der Paratyphus B-Gruppe obenan stehen (Paratyphus B *Schottmüller*, *Gärtner* und *Breslau* in Milch, Warm- und Kaltblüterfleisch, Kartoffelsalat, Trinkwasser, Speiseeis). Typhus abdominalis-, Paratyphus A-, Ruhrinfektionen und Botulinusintoxikationen sind seltener. Mutterkornvergiftungen — Ergotismus mit dyspeptischen Symptomen, Gangrän, Krämpfen, Lähmungen und psychotischen Störungen — kommen in Deutschland kaum mehr vor. Lange hat es gedauert, bis man die Ursache der seit 1924 in Ostpreußen auftretenden Haffkrankheit in Abwässergiften entdeckte, die durch Aale und Zander in den menschlichen Organismus gelangen.

Absichtliche Verunreinigungen nennen wir Verfälschungen. Da die Fälschungsmöglichkeiten unbegrenzt sind und Geschäftssinn erfinderisch macht, kommt in Fällen von Gesundheitsschädigung der Arzt über einen Verdacht nicht hinaus. Die Klärung des Tatbestandes ist Sache des Toxicologen und Lebensmittelchemikers. Die meisten Verfälschungen sind hygienisch unbedenklich und schädigen den Verbraucher nur an seinem Geldbeutel. Mehl wird z. B. gelegentlich mit Sand „verlängert", mit Unkrautsamen, Kornrade, Taumellolch, Mutterkorn oder auch mit Mehl aus gebeiztem Getreide, das zu Quecksilber- und anderen Schwermetallvergiftungen Anlaß gibt. Hackfleisch, Sülze und Wurst bestehen oft aus minderwertigen Innereien (Milz, Lungen, Drüsen, Speiseröhre). Butter mit Margarine-, Mehl-, Kartoffelbreizusatz und mehr als 18% Wasser ist verfälscht. Schweinefett wird mit Rindertalg, Baumwollsamenöl, gehärteten Fetten, Stärke, Kreide, Ton und Wasser „verlängert"; Stärkemehl läßt sich mit Gips, Kreide, Schwerspat und Ton „strecken". Ein ideales Feld für Fälschungen sind die Marmeladen. Obstrückstände und Steckrüben, künstliche Aromen, Farbstoffe und Süßstoffe, Gelatine, Sirup, Agar-Agar und viel Wasser geben in passender Mischung eine Substanz, die oft und gerne als Marmelade verkauft wird. Keineswegs selten sind Verfälschungen des Zuckers mit Gips, Mehl, Kreide, Wasser und Schmutz, des Honigs mit Zucker (und durch Zuckerverfütterung an die Bienen), mit Wasser (mehr als 22% Gesamtwassergehalt) und künstlicher Farbe des Kaffees mit „Ersatz"-Stoffen aus Getreide, Farbstoffen und Glasurmitteln, des Kakaos mit Kakaoschalenpulver, Mehl und Stärke, des Tees mit Blättern von Weidenröschen, Bärentrauben, Heidelbeeren, Erdbeeren, Brombeeren und Holunder. Verfälschte Gewürze enthalten Mehl, Kleie, gemahlene Ölkuchen, gemahlene Dattelkerne, Rinden- und Holzmehl, gemahlene Haselnuß-, Walnuß- und Mandelschalen. Die Reihe ließe sich beliebig verlängern. Nahrungsmittelfälschungen jedenfalls sind ein fruchtbares Feld für erfindungsreiche Betrüger.

Im Gegensatz zu den alt-ehrwürdigen Konservierungsverfahren der Abkühlung, Erhitzung und Trocknung stammt die Verwendung chemischer Mittel zur Hemmung von Keimwachstum und Fermentwirkungen in der Hauptsache aus neuerer Zeit.

Die ältesten „chemischen" Konservierungsmittel sind Zucker, Kochsalz, Salpeter, Essig, Weinsäure, Zitronensäure und Speiseöl. Da die modernen chemischen Konservierungsmittel gesundheitlich nicht immer harmlos sind, ergibt sich die Notwendigkeit, den Verbraucher vor Schädigung durch diese Stoffe zu schützen. In einem Verordnungsentwurf wurden von *Diemair* Richtlinien für die Verwendung chemischer Konservierungsmittel aufgestellt; sie sind in der Tabelle 1 wiedergegeben.

Tabelle 1. Richtlinien für die Verwendung chemischer
Konservierungsmittel (nach *Diemair*).

Lebensmittel	Konservierungsmittel	Höchstzulässige Gewichtsmenge des Konservierungsmittels in 100 g der Lebensmittel mg
Zubereitungen von Fischen und Krustentieren	Ester[1], in Mischungen untereinander	50
	und Hexamethylentetramin	25
	oder Mischung aus Ester und Hexamethylentetramin	75
Lachs	Ester......................	25
	oder Mischung aus Benzoesäure und p-Chlorbenzoesäure auch in Form ihrer Natriumsalze	50
Appetitsild, Anchovis, Gabelbissen	Borsäure	500
	oder Benzoesäure	500
Kaviar	Hexamethylentetramin	100
	oder Borsäure	500
Krabben, Krabbenkonserven	Borsäure	900
Flüssiges Eigelb	Benzoesäure	1000
	oder benzoesaures Natrium	1200
	oder Ester	800
Margarine	Benzoesäure	200
	oder benzoesaures Natrium	240
	oder Ester	80
Gemüsedauerware: Aufguß für Gurken und rote Rüben	Benzoesäure	200
	oder benzoesaures Natrium	240
	oder Ester	80
Obsterzeugnisse: Obstsäfte (Fruchtmuttersäfte) zur Weiterverarbeitung, ausgenommen Kirschsäfte aller Art, Orangensaft, Zitronensaft	benzoesaures Natrium	180
	oder Ameisensäure (25%ige Lösung)	1000
	oder schweflige Säure	125 SO_3
	oder Kaliumpyrosulfit	435
	oder Ester	90
Kirschsäfte aller Art, Orangensaft, Zitronensaft	benzoesaures Natrium	180
	oder Ameisensäure (25%ige Lösung)	1600
	oder schweflige Säure	125 SO_2
	oder Kaliumpyrosulfit..........	435
	oder Ester.................	90

[1] Unter der Bezeichnung „Ester" sind zu verstehen die p-Oxybenzoesäure-äthyl- und Propylester auch in Form der Natriumverbindungen und in Mischungen untereinander.

2*

Lebensmittel	Konservierungsmittel	Höchstzulässige Gewichtsmenge des Konservierungsmittels in 100 g der Lebensmittel mg
Obstkonfitüren, Marmeladen, Pflaumenmus	Benzoesäure, benzoesaures Natrium, Ameisensäure, Ester, in wäßrigen oder weingeistigen Lösungen zum Benetzen von Pergamentpapier, das zum Bedecken der Oberfläche des fertigen Erzeugnisses in dem Lieferungsgefäß dient..............	—
Obstsaft zum unmittelbaren Genuß, ausgenommen Traubensaft	schweflige Säure .... oder Kaliumpyrosulfit..........	12,5 SO_2 45
Trockenobst	schweflige Säure	200 SO_2

Der wasserbindende Zucker dient zur Frischhaltung von Obst und Obstsäften. Obstsaft mit 30 % Zucker gärt nicht mehr; bei 60 % Zucker hört auch das Wachstum der Bakterien auf, weil der Zucker ihnen das lebensnotwendige Wasser entzieht. Selbst mit großen Mengen gezuckerten Obstes und Obstsaftes wird jedoch nicht so viel Zucker verzehrt, daß bei gesunden Menschen Gesundheitsschäden (s. S. 303) entstehen.

Entgegen einer oft sehr affektvoll vertretenen Meinung steht es mit dem Kochsalz nicht anders. 40 bis 50 g Kochsalz und mehr scheidet der gesunde Organismus im Laufe von 24 Stunden ohne Schwierigkeiten aus, sofern ihm nur das nötige Wasser zur Verfügung steht. Das sind aber Mengen, die selbst bei üppigem Genuß salzkonservierter Nahrungsmittel nicht erreicht werden. Wie Zucker wirkt Kochsalz (schon in 6–10proz. Lösung) durch Entziehung und Bindung von Wasser konservierend. Wie mit Zucker erzielt man aber auch mit Salz lediglich Wachstumshemmung, nicht Vernichtung der Keime. Die (mit wasserlöslichen Extraktivstoffen angereicherte) „Salzlake" stellt, wenn sie zu dünn wird, sogar einen sehr guten Nährboden für Kleinlebewesen dar. Eine Rolle spielt das Kochsalz heute noch bei der Frischhaltung von Warmblüterfleisch, Kaltblüterfleisch und Butter. Das Einsalzen von Gemüse dagegen hat man zugunsten besserer Konservierungsverfahren aufgegeben. Uralt ist das Pökeln, d. h. das Haltbarmachen von Fleisch mit Kochsalz, Salpeter und Gewürzen. Mit dem Salz zusammen hemmt der Salpeter die Fäulnis und Entstehung übelriechender Stoffe und gibt (durch Stickoxydhämoglobinbildung) dem Fleisch eine frischrote, kochbeständige Farbe. Pökellake enthält 15—20% Kochsalz und 1—2% Salpeter (KNO_3) — hygienisch unbedenkliche Mengen, wenn man in Betracht zieht, daß Natriumnitrit ($NaNO_2$) je Dosis bis 1,0 g, tgl. offizinell ist.

Das Konservierungsmittel soll die Nähr- und Geschmackswerte erhalten, unschädlich sein und billig sein. Ein Mittel, das diese Forderungen für alle Nahrungsmittel erfüllt, existiert nicht. Die verschiedene Beschaffenheit und Empfindlichkeit der Nahrungsmittel und die Verschiedenartigkeit ihrer Besiedlung mit Kleinlebewesen bedingt, daß es ein Universalmittel gar nicht geben kann. Da überdies für manche Nahrungsmittel die Aufgabe der Konservierung noch nicht befriedigend gelöst ist, ist die Suche nach neuen Konservierungsmitteln immer noch im Fluß.

Die meisten modernen Konservierungsmittel sind Säuren, die teils als solche zugesetzt werden, teils in den Nahrungsmitteln sich bilden.

Harmlos ist die Essigsäure ($CH_3 \cdot COOH$) in Essigsäurekonserven (2—3% Essigsäure) und die Milchsäure ($CH_3 \cdot CH(OH) \cdot COOH$) in Sauermilch, Sauerkraut, sauren Gurken und Bohnen. Mit steigender („freiwilliger" oder künstlicher) Säuerung hört die Milchsäuregärung von selbst auf, weil die Milchsäurebazillen bei Milchsäure-Konzentrationen über 1,5% nicht mehr lebensfähig sind. — Borsäure und Borax (H_3BO_3 und $Na_2B_4O_7 + 10 H_2O$), früher viel benutzt, werden wegen ihrer geringen Konservierungskraft nur noch selten angewandt. Borsäure ist in Deutschland auch nur noch für ganz wenige Konserven erlaubt. Sie wird langsam ausgeschieden, häuft sich im Körper an, verdirbt den Appetit (therapeutische Verwendung als Entfettungsmittel!) und ist im ganzen doch wohl keineswegs harmlos. — Salizylsäure ($C_6H_4(OH)COOH$) und Benzoesäure (C_6H_5COOH) finden trotz offiziellen Verbotes im Haushalt Verwendung. Unangenehme Erscheinungen (Übelkeit, Ohrensausen, Hämaturie u. a.) sind von der klinischen Salizylsäuretherapie her bekannt. Es besteht jedoch kein Anlaß, gegen die im Vergleich dazu doch sehr kleinen haushaltüblichen Mengen ernstliche Bedenken vorzubringen. Eher können die Salizylate mittelbar gesundheitsschädlich werden, indem sie die schlechte Beschaffenheit von Nahrungsmitteln verdecken. — Nicht ganz so harmlos wie die Salizylsäure ist die schweflige Säure (H_2SO_3). Sie wird zur Haltbarmachung von Konserven („Hacksalz", „Präservesalz") und zum Bleichen von Trockenobst und Trockengemüse benutzt. Schon nach Dosen von 10 mg — sie schmecken leicht durch — sollen manche Menschen Magen- und Darmstörungen bekommen. Größere Schäden, insbesondere Schäden nach der Resorption, sind aber niemals einwandfrei nachgewiesen worden. Die Gefahr mittelbarer

Schädigung durch Tarnung verdorbener Nahrungsmittel (frischrotes Aussehen des Fleisches wie bei der Salpeterkonservierung) wiegt auch hier am schwersten. — Von Schädigung durch Ameisensäure (H · COOH) in den Mengen, die in konservierten Obstsäften enthalten sind (etwa 2 %), ist nichts bekannt. Ein Abkömmling der Ameisensäure, der Formaldehyd (H · COH; Formalin enthält etwa 40 % Formaldehyd) wirkt adstringierend und erschwert dadurch auch die Verdauung und Ausnutzung des konservierten Nahrungsmittels. Nach der Resorption wird er größtenteils verbrannt, zu einem kleinen Teil als Ameisensäure ausgeschieden, ohne dabei den Organismus zu schädigen. Im übrigen spielt Formaldehyd als Konservierungsmittel praktisch heute keine Rolle mehr. Ameisensäure, Formaldehyd, Essigsäure, Phenole, Kresole, Azeton und Methylalkohol sind Stoffe, die auch beim Räuchern in das Räuchergut eindringen und keimwidrig wirken. Bei den niedrigen Konzentrationen dieser Stoffe in den geräucherten Nahrungsmitteln sind gesundheitliche Schädigungen nicht zu befürchten. — Wasserstoffsuperoxyd (H_2O_2) hat die Eigenschaft, sich während seiner Wirkung zu zersetzen, so daß die Nahrungsmittel frei von dem Konservierungsmittel werden. — Vom Alkohol (Äthylalkohol C_2H_5OH), einem leicht verbrennlichen Stoff, dessen keimwidrige Wirkung gelegentlich benutzt wird, wird später noch die Rede sein (s. S. 416).

„Gift in der Nahrung!" Dem Kampf gegen die chemischen Konservierungsmittel liegt in vielen Fällen eine rational nicht begründbare Antipathie zugrunde, eine „instinktive" Abwehr gegen „unnatürliche", „entwertete", „vergiftete" Nahrung. So verständlich, ja notwendig solche Bestrebungen sind, so sollten sie doch nicht den Blick für die Wirklichkeit trüben und verschweigen, daß Beweise für gesundheitsschädliche Wirkungen der chemischen Konservierungsmittel in der zulässigen Dosierung nicht beigebracht werden konnten. Es geht auch nicht an, aus der Überempfindlichkeit einzelner Menschen, aus der Wirkung eines Stoffs auf den kranken Organismus — sie muß in der Krankenernährung selbstverständlich in jedem Falle sorgfältig geprüft werden — und aus der Wirkung großer Mengen eines Stoffs auf die Wirkung kleiner, im täglichen Leben vorkommender Mengen beim großen Durchschnitt der Gesunden zu schließen. Dosis facit venenum! Verwendung unschädlicher Mittel und strenge Durchführung berechtigter Verbote ist selbstverständlich notwendig. Konservierungsverfahren, auch chemische Konservierungsmittel aber sind unentbehrlich, solange Lebensmittel gelagert, aufbewahrt und auf weite Strecken versandt werden müssen.

Um die Nahrungsmittel verlockender zu machen, kann man sie färben und bleichen — „schönen". Früchte und Gemüse werden saftig grün gefärbt, Marmeladen blutrot und an Himbeeren erinnernd, Butter goldgelb wie Sommer und Sonne, Teigwaren gelb wie Eier und Puddingpulver gibt es in allen Regenbogenfarben. Wo da die bewußte Täuschung anfängt, ist schwer zu sagen. Gibt es doch viele Zeitgenossen, die fest davon überzeugt sind, daß gelbe Butter vitaminreicher ist, daß gelbe Teigwaren Eier in sich haben und daß frischrotes Fleisch unbedingt auch frisch ist. Nicht immer sind die Folgen der „Schönung" ganz harmlos. Giftige Grünstoffe und andere früher übliche und nicht unbedenkliche Substanzen sind heute zwar verboten. Da die Industrie aber immer wieder neue findet, muß man stets auf der Hut sein. Untersuchungen aus jüngster Zeit ergaben z. B., daß das zur Butterfärbung verwandte „Buttergelb" ein Azofarbstoff im Tierversuch Krebs entstehen läßt. In Deutschland ist die Verwendung von Buttergelb aber schon seit vielen Jahren verboten. Das Bleichen von Mehl, Grütze, Graupen, Heringen u. a. mit Wasserstoffsuperoxyd ist hygienisch unbedenklich.

Die Schädlingsbekämpfungsmittel, mit denen pflanzliche Nahrungsmittel während des Wachstums und der Lagerung in Berührung kommen, haften unter Umständen auch noch an der tischfertigen Nahrung. Pflanzenschutzmittel, die stark wirkende Stoffe enthalten — Kupferkalkbrühe, arsen- und nikotinhaltige Spritzmittel, Bleiarsenat, Quecksilberpräparate —, sind heute noch unentbehrlich. Die Blüten oder Früchte der Nutzpflanzen werden mit dem Schutzmittel bespritzt. Bis zur Ernte haben Wind und Regen zwar das meiste davon wieder heruntergefegt, so daß der reifen Frucht nur noch geringe Mengen anhaften. In 500 g Äpfeln, die während der Reifezeit zweimal mit Arsenpräparaten behandelt worden waren, fanden sich aber z. B. immer noch 0,14—1,0 mg Arsen (offizinelle Tagesdosis 0,5—5,0 mg). Schwere Arsenvergiftungen durch Traubenschutzmittel kommen nicht selten bei Weinbauern vor. In neuester Zeit wurden sie gehäuft im Kaiserstuhlgebiet bei Freiburg i. B. beobachtet, wo aus den ausgepreßten, mit Wasser angesetzten und dann noch einmal gepreßten Trauben der „Haustrunk" der Weingärtner hergestellt wird. Das Getränk dient zum eigenen Gebrauch und enthält von den ausgepreßten Traubenresten her mehr Arsen als der erste Saft. Die Gefahr der Vergiftung ist gestiegen, seitdem zwecks intensiverer Wirkung gegen die Schädlinge mit fester haftenden Schutzmitteln gearbeitet wird. Vor einigen Jahren ist übrigens auch in Deutschland ein arsenfreies Traubenschutzmittel eingeführt worden.

Strychnin- und Thalliumvergiftungen sieht man, wenn der für Mäuse- und Rattenvergiftung vorbehandelte Weizen versehentlich verzehrt wird. In gleicher Weise schaden die arsen-, kupfer-

und quecksilberhaltigen Saatgutbeizen — gebeiztes Getreide ist als Brotgetreide nicht mehr verwendbar — und andere Mittel zur Schädlingsvertreibung und Schädlingsvernichtung in Getreide und Mehl (Blausäure, schweflige Säure, Fluorverbindungen).

Offensichtlich sind neue Präparate von der Art des Gesarol (Dichlor-diphenyl-trichlormethylmethan = DDT), dazu berufen, die hygienisch bedenklichen Bekämpfungsmittel zu ersetzen.

Unsachliche Motive hüben und drüben erschweren die Beantwortung der Frage nach gesundheitlicher Schädigung durch mineralische, d. h. „künstliche" Düngung. Mineralgedüngtes Gemüse und Getreide soll minderwertig sein, Kalidüngung soll Krebs, Arteriosklerose und andere Krankheiten erzeugen. Sicher ist zunächst eines: die Reste von Mineraldünger, die gelegentlich einmal an der tischfertigen Nahrung haften können, sind viel zu klein, als daß sie eine Gefahr bilden könnten. Es fragt sich nur, ob durch Mineraldüngung die stoffliche Zusammensetzung der Nutzpflanzen selbst so verändert wird, daß der Verzehr dieser Pflanzen die Gesundheit gefährden kann. *v. Noorden* und andere Diätetiker, auch erfahrene Köche, halten mineralgedüngtes Gemüse für geschmacklich und geruchlich minderwertig. In der Tat kann intensive Mineraldüngung das Aussehen und die chemische Zusammensetzung der Pflanze verändern: „Fette" Gemüse und Riesenformen entstehen dabei, es steigt der Kaliumgehalt der Kartoffeln bei starker Kalidüngung, der Schwefelgehalt bei Sulfatdüngung, der Stärkegehalt bei Phosphatdüngung und anderes resultiert daraus. Es hat sich bisher aber niemals wahrscheinlichmachen lassen, daß die Mineraldüngung gesundheitsschädliche Stoffe in der Pflanze entstehen läßt oder anreichert. Wenn man Ratten mit Kalisalpeter füttert in Mengen, die das Vielfache dessen erreichen, was für den Menschen beim Verzehr salpetergedüngter Pflanzen in Frage kommt, und wenn man dann bei diesen Ratten eine Neigung zu Thrombose und Gangrän feststellt, dann besagt das natürlich nicht das geringste über den Einfluß von kaligedüngtem Brotgetreide auf den menschlichen Organismus. Untersuchungen und Schlußfolgerungen dieser Art sind gar nicht selten. Vor einigen Jahren verglichen *Dost, Schotola* und *Schupahn* zwei Gruppen von Säuglingen. Die der ersten Gruppe bekamen ausschließlich stallmistgedüngte, die der zweiten Gruppe stallmist- und mineralgedüngte Gemüse. Es fand sich bei den Kindern der zweiten Gruppe ein höherer Vitamin A- und Vitamin C-Gehalt im Blut, stärkere Gewichtszunahme, bessere statische Entwicklung, leichterer Zahndurchbruch und bessere Hämoglobinbildung — Befunde, die „offenbar nicht auf kalorischer Grundlage erklärt werden können. Sie dürften vielmehr den Einflüssen organischer und anorganischer Wirkstoffe auf Aufbau- und Energiestoffwechsel zuzuschreiben sein" (*Dost-Schupahn*).

Ob die Mineraldüngung in der bisher gehandhabten Form alle Bedürfnisse des Ackerbodens und der Wirtschaft optimal erfüllt oder andere Düngungsverfahren, etwa die aus der anthroposophischen Wissenschaft stammende biologisch-dynamische Wirtschaftsweise, den Vorzug verdienen, ist eine Frage, die die Landwirtschaft zu entscheiden hat. Fest steht, daß gesundheitliche Bedenken gegen mineralgedüngte pflanzliche Nahrungsmittel bis heute sachlich nicht begründbar sind. Selbstverständlich muß man die Dinge im Auge behalten. Man muß aber auch verhindern, daß sachunkundige Schwärmer haltlose Behauptungen propagieren und grundlos Unruhe ins Volk tragen. Schließlich kann man sogar mit Stallmist und Jauche die Menschen krank machen. Wir brauchen nur an die Wurmkrankheiten und die Paratyphus B-Infektionen zu denken.

Die Küchengeräte sind aus Holz, Glas, Ton (eigentlichem Ton, Steingut, Porzellan), Aluminium, Kupfer, Zink, Zinn, Nickel, Silber und Eisen. Hygienisch vollkommen unbedenklich sind Geräte aus Holz, Glas, Ton und emailliertem Metall (vorausgesetzt, daß der Emailleüberzug lückenlos ist).

Bei glasierten und emaillierten Gefäßen entsteht die Gefahr der Bleivergiftung, sobald die schadhaft gewordene Glasur lösliche Bleiverbindungen enthält. Im übrigen ist die Gefahr der früher viel verbreiteten Bleivergiftung sehr gering geworden, seitdem bleihaltige Eß-, Trink- und Kochgeschirre verboten sind und kein Küchengeschirr mehr als $1^0/_{00}$, kein anderer Haushaltungsgegenstand mehr als 1% Blei enthalten darf. Immer noch sieht man aber gelegentlich Bleivergiftungen durch Konservendosen und, unter Umständen epidemieartig gehäuft, durch bleihaltiges Wasser. Das Blei im Trinkwasser entstammt den Bleirohren, aus denen ein Teil jeder Wasserleitung gebaut wird. In den neuen Bleirohren bildet sich indessen bald eine Schicht von Bleioxyd, die jede weitere Bleiabgabe an das Wasser praktisch völlig verhindert, sofern nicht beim langen Stehen in der Leitung der Kohlensäuregehalt des Wassers eine solche doch ermöglicht. Aus einer lange nicht benutzten Wasserleitung soll man deshalb vorsichtshalber zuerst 3 bis 4 Eimer voll ablaufen lassen.

Die Behauptungen von der Gefährlichkeit des Aluminiums haben ihren Ursprung in Konkurrenzkämpfen der amerikanischen Industrie und sind in Wirklichkeit gegenstandslos. Selbst bei langer Koch- und Aufbewahrungsdauer saurer Speisen ist Aluminium so gut wie unlöslich und eines der am besten geeigneten Küchenmetalle. Es überzieht sich rasch mit einer festhaftenden Oxydschicht, die alle weiteren Oxydationen verhindert.

Kupfer und Zink bildet mit Säuren, die in den Nahrungsmitteln enthalten sind oder bei der Zubereitung entstehen, lösliche Salze; mit ihnen gelangen die Metalle in die tischfertigen Speisen. So nimmt Johannisbeer- und Stachelbeersaft in Zinkgefäßen schon nach kurzer Zeit einen unangenehmen Geschmack an. Die mit der Nahrung aufgenommenen, aus den Kochtöpfen stammenden löslichen Metallverbindungen sind mengenmäßig indes sehr viel kleiner als jene, die bei gewerblichen Vergiftungen in Betracht kommen. Man wird diese Tatsache und die Vieldeutigkeit gastrointestinaler Krankheitssymptome bedenken, wenn die Frage: Nahrungsmittelvergiftung durch Metalle? zur Entscheidung steht.

Lösliche Zinnverbindungen, gesundheitlich unschädlich, stammen aus Stanniol und Konservendosen. Wegen ihrer Widerstandsfähigkeit und Unangreifbarkeit unbedenklich sind Geräte aus Nickel und Silber.

Eisen erfreut sich in der Küche geringer Beliebtheit, nicht wegen Gesundheitsschädlichkeit — es ist praktisch ungiftig —, sondern weil es durch Rost zerstört und unansehnlich wird. Zum Schutz vor Rost wird das Eisen verchromt, verzinnt oder emailliert; es gibt dann einwandfreie und brauchbare Küchengeräte. Rostfreie Stähle werden wegen ihrer Widerstandsfähigkeit gegen Feuchtigkeit und Säuren geschätzt. Sie sind Chrom- und Nickellegierungen des Eisens (Nirosta, Chromargan), die nur von heißer Schwefelsäure und Salzsäure angegriffen werden, weder Farbe noch Geschmack noch Duft der Speisen beeinflussen und von hoher Lebensdauer sind.

Den Bäcker, den Schlachter und die Köchin erwähnt man im allgemeinen nicht unter den gesundheitsschädlichen „Faktoren" der Ernährung. So ganz selten ist es aber doch nicht, daß schlecht ausgebackenes nasses Brot, zu wenig abgehangenes Fleisch, halbgare Hülsenfrüchte und massiv-unauflösliche Klöße mehr Beschwerden machen als irgendein chemisches Konservierungsmittel. Und was läuft alles unter der harmlos verlockenden Bezeichnung Wurst!

Es schadet zwar nicht der Gesundheit, aber der Stimmung und Freudigkeit (und mittelbar damit doch wieder der Gesundheit), wenn uns die Küche die kleinen Freuden des Alltags verdirbt, keine Mühe an die Gestaltung des Speisezettels wendet und angebrannte versalzene Suppen, halbverkohlte Kartoffeln, langweilig fades Gemüse, hoffnungslos zähes Fleisch und lauwarmen Tee serviert.

Schließlich die Hygiene des Essens! Viel hängt schon von der Einteilung und dem Zeitpunkt der Mahlzeiten ab. Allgemeinverbindliche Regeln gibt es schon für den Gesunden nicht, geschweige denn für den Kranken. Dazu sind die Arbeitsbedingungen, die äußeren Lebensformen und die individuellen Eigentümlichkeiten zu verschieden. Die Entscheidung kann immer nur für einen bestimmten Menschen unter bestimmten äußeren Bedingungen getroffen werden.

Für den Mitteleuropäer des 20. Jahrhunderts genügen in „guten" Zeiten drei Mahlzeiten am Tag. In Notzeiten, wenn an die Stelle konzentrierter, hochwertiger Nahrung große Mengen minderwertiger Nahrungsmittel treten, macht die begrenzte Fassungskraft der Verdauungsorgane häufigere Mahlzeiten nötig. Häufige Mahlzeiten und voluminöse Nahrung belasten aber stärker und länger! Womöglich sollte die Hauptmahlzeit am Ende des Arbeitstages liegen. Die übliche kurze Mittagspause gewährt nicht die nach einer umfangreichen Mahlzeit nötige Ruhe. Jedes Tier ruht, wenn es gefressen hat, weil die Verdauungsorgane jetzt reichlich mit Blut versorgt werden müssen. Stärkere Durchblutung der Verdauungsorgane aber heißt geringere Durchblutung und geringere Leistungsbereitschaft anderer Gebiete, vor allem der Muskulatur und des Gehirns. Post coenam stabis seu mille passus meabis ist eine weise Mahnung nur für fettleibige, vielessende Römer und ihre Nachfolger.

Nicht ohne Not soll man Änderungen im gewohnten Rhythmus der täglichen Mahlzeiten erzwingen, denn jede Umstellung ist Anspannung und Belastung. Freilich lassen sie sich nicht immer vermeiden. Bei gewissen Magen-Darmkranken z. B. sind häufige und kleine Mahlzeiten zweckmäßiger als wenige große. Bei Zuckerkranken muß man unter Umständen auf Verlegung der Mahlzeiten dringen, um das Zusammenfallen der alimentären Hyperglykämie mit einem im 24-Stunden-Rhythmus liegenden Blutzuckermaximum zu vermeiden.

An die durch Nachtarbeit bedingte Verschiebung der Mahlzeiten können sich viele Menschen nicht gewöhnen. Größere nächtliche Mahlzeiten fügen sich offenbar schlecht in die kaum veränderbare 24-Stunden-Rhythmik (Überwiegen des Glykogenaufbaues in der Nacht, der Gallen- und Harnstoffbildung und des Glykogenabbaues am Tage). Unser Wissen von der 24-Stunden-Rhythmik des menschlichen Organismus steckt noch in den Anfängen. Immerhin kennen wir Kranke mit deutlichen Verschiebungen: Kreislauf- und Hungerödemkranke, Ulkuskranke, Leberkranke, Arteriosklerotiker und innersekretorisch Kranke. Man wird auf die tages- und jahreszeitliche Rhythmik in der Diätetik künftig mehr Rücksicht nehmen müssen als bisher.

In der subjektiven „Bekömmlichkeit" sehen wir ein gutes, wenn auch nicht absolut zuverlässiges Kriterium der Verträglichkeit, d. h. der Angepaßtheit der Nahrung an die Bedürfnisse und die Leistungsfähigkeit des Organismus. Die Unterschiede von Mensch zu Mensch sind erstaunlich; die Krankenernährung muß sie beachten. Freilich tun Erziehung und Gewöhnung sehr viel. Kinder sind in ihren Neigungen und Abneigungen heftiger als Erwachsene. Es gibt aber auch unter den Erwachsenen nicht wenige, die, unerzogen und undiszipliniert, aus Gewohnheit, Bequemlichkeit und Vorurteil dieses oder jenes einfach nicht essen „können": keinen Fisch, keinen Spinat, keine Milch usf.

Am eindrucksvollsten treten Unverträglichkeiten als allergische Reaktionen in Erscheinung (Asthmaanfall, Migräne, *Quinckesches* Ödem, Urtikaria, Ekzem, Colica mucosa). Der Kreis der Nahrungsmittelantigene ist nicht unbegrenzt. Wir haben jedoch keine befriedigende Erklärung dafür, warum Erdbeeren, Krabben, Milch und Eier so häufig, Fische und Hülsenfrüchte so selten, Warmblüterfleisch so gut wie nie als Antigene wirksam werden. Wir verfügen auch noch nicht über hinreichende Prüfungsmethoden der Verdauungsorgane auf ihre Bereitschaft zu Überempfindlichkeitsreaktionen. Leukozytenzählungen und Blutsenkungsbestimmungen vor und nach dem Verzehr des fraglichen Nahrungsmittels und Prüfungen der Hautreaktion geben keine überzeugenden Resultate. Erweist sich die Haut als überempfindlich, als „Schockorgan" gegenüber einem bestimmten Nahrungsmittelantigen, so ist damit noch lange nicht gesagt, daß auch der Magen-Darmkanal als „Schockorgan" auf dieses Nahrungsmittel reagiert. Auf sichergestellte Nahrungsmittelallergien muß selbstverständlich im Rahmen jeder Krankenkost Rücksicht genommen werden.

Viele Regeln und Glaubenssätze gibt es für das, was man nicht zusammen essen soll. Wirklich begründet ist nur wenig. Zumeist sind es Verallgemeinerungen von Einzelbeobachtungen. *E. Bleuler*, der Züricher Psychiater, sah in solchen Regeln Musterbeispiele für das „autistisch-undisziplinierte Denken in der Medizin" und hat schon 1919 gesagt, was darüber zu sagen ist.

„Von einer früheren Ärztegeneration teils sanktioniert, teils inspiriert, gab und gibt es noch eine Menge Vorschriften über die Speiseaufnahme. Zu fetten Speisen darf man ja kein Wasser trinken, wohl aber Wein. Bei der Menstruation ist u. a. Salat sehr gefährlich, „weil er kältet". Als ich von Zürich nach Bern kam, fand ich daselbst unter gleichen Umständen ganz andere Dinge gefährlich, und bei den Geisteskranken allerorts sah ich, daß man sich gerade dann ausgezeichnet befand, wenn man sich um alle solche Vorschriften nicht kümmerte. Sauerkraut war in Zürich eine der bei jeder Gelegenheit, wo man sich um die Nahrungsaufnahme kümmern konnte, verpönten, weil schwer verdaulichen Speisen. In Bern war es nicht nur an sich leicht verdaulich, sondern es half noch andere Sachen verdauen (gestützt auf gelehrte chemische Überlegungen, nicht etwa populären Vorstellungen folgend). Bei „Diarrhoe" — ein Sammelbegriff, der natürlich nicht nur in bezug auf Pathologie, sondern auch in bezug auf die Behandlung in viele scharf getrennte Unterabteilungen zerfallen sollte . . ., bei Diarrhoe sind natürlich Bohnen verpönt, aber auch Gurkensalat. Nun hatte ich einmal als Assistenzarzt starke „Diarrhoe" und auf den Mittagstisch kamen Bohnen und Gurkensalat. Da letzterer von den anderen Anwesenden nicht genommen wurde, machte ich das Experiment, nicht nur meine Portion Bohnen, sondern auch eine große Schüssel Gurkensalat allein auszuessen. Die Folge, wenn nicht der Erfolg, war sehr gut, und die weiteren Erfahrungen haben meinen Glauben an die Schädlichkeit der Gurken bei Diarrhoe ganz vernichtet . . . Es mag ganz recht sein, wenn man darauf dringt, daß man das Obst erst ißt, wenn es reif ist; aber daß man, wie in meiner Jugend die Ärzte sagten und wie in Kinderbüchern gedruckt stand, davon die Ruhr bekomme, das ist doch nicht wahr. Ich war in meiner Schulzeit der einzige, der sich an die Vorschrift hielt, und gerade ich allein bekam die Ruhr. Und wenn die Polizei in Zürich auf der Gemüsebrücke nach unreifem Obst fahndete und es aus großer Sorge für das körperliche Heil der Einwohner in den Fluß warf, so blieb ein Teil einige hundert Meter weiter unten im Rechen einer Fabrik hängen, wo es von den Arbeitern sorgfältig aufgefangen und natürlich verwertet wurde. In Rheinau hatten wir viele Obstbäume in den Gärten der Anstalt; die Geisteskranken hatten selbstverständlich nie die Geduld zu warten, bis das Obst reif war, und ganze Schürzen voll wurden in unreifem Zustande verzehrt, ohne daß ich auch nur ein einziges Mal eine ernstere Störung bei einem solchen Kranken gesehen hätte."

Das Verbot, auf rohe Stachelbeeren und Kirschen Wasser oder Bier zu trinken, scheint indessen doch nicht so ganz grundlos zu sein. Man kann zwar straflos dagegen verstoßen, ohne dafür büßen zu müssen. Aus Gründen, die wir nicht durchschauen, kommt es aber in einzelnen Fällen zu Ileuserscheinungen. Bei der Laparotomie findet man dann stark überdehnte Dünndärme ohne mechanische Behinderung der Passage. Entgegen einer verbreiteten Vorstellung scheint es weniger die Quellung des Obstes zu sein als eine bakterielle Zersetzung und Gärung, die diesen Krankheitszustand hervorrufen. Man müßte ihn danach als Gärungsileus bezeichnen.

In den Nachkriegsjahren sah man Ileus nicht ganz selten als Folge minderwertiger voluminöser Kost. Er kam bei älteren Menschen häufiger vor als bei jüngeren (schlechtere Anpassungsfähigkeit der Verdauungsorgane?). Aus Hunger und dem Bestreben, die Gelegenheit nach Kräften auszunützen, schlangen die immer hungrigen Menschen in kurzer Zeit geradezu unwahrscheinliche Mengen in sich hinein. 5 l Gemüseeintopf hat man aus einem solchen Magen herausgeholt! Es entsteht dort in kurzer Zeit, teils durch das Nahrungsvolumen selbst, teils durch Gase, ohne eigentliche Passagebehinderung eine akute Überdehnung des Magens, des Dünndarms oder des Dickdarms, die oft tödlich verläuft. Aus gleicher Ursache entstehen auch mechanische Darmverschlüsse. Man hat sie schon im ersten Weltkrieg beobachtet. Hier sind es pflanzliche Nahrungsmittel — Grütze und Graupen, Brot unkontrollierbarer Zusammensetzung, Kartoffeln, Hülsenfrüchte, Pilze, Rüben, Dörrobst und frisches Obst —, die in großen Mengen roh oder halbgar verzehrt werden, aufquellen, sich zusammenballen und die Darmpassage verlegen. Toxische Wirkungen resorbierter Nahrungsstoffe mögen dazukommen. Eine scharfe Trennung der beiden Ileusformen ist nicht immer möglich. Für die Krankenernährung ergibt sich daraus, wie wichtig, ja lebensentscheidend es ist, schlecht bekömmliche Nahrungsmittelkombinationen und übergroße Mengen minderwertiger Nahrung zu vermeiden.

„Gut gekaut ist halb verdaut." Langsames Essen in Ruhe und Entspannung und gründliches Kauen sind Voraussetzungen der Bekömmlichkeit. Unangenehme Dinge erörtert man besser erst nach Tisch. Wo Magen und Darm nicht voll leistungsfähig sind, ist gründliches Kauen und Einspeicheln doppelt nötig.

Der erste Akt der Verdauung hängt von der Leistungsfähigkeit des Gebisses, die Leistungsfähigkeit des Gebisses aber zu einem großen Teil wieder von der Nahrung ab. Neuere Untersuchungen haben nämlich gezeigt, daß die Zahnkaries dort beginnt, wo in den Rillen der Zähne aus Nahrungsresten Milchsäure entsteht. Die Milchsäure zerstört den Zahnschmelz und bahnt dadurch dem kariösen Prozeß den Weg. Harte, grobe Nahrung aber schleift die Unebenheiten der Zahnoberfläche ab. Sie verhindert so das Zurückbleiben von Nahrungsresten, die zum Nährboden für milchsäurebildende Mikroorganismen werden. Am anfälligsten gegen Karies ist der fissuren- und rillenreiche Rachitikerzahn. Jeder weiß: „Vor dem Schlafen, nach dem Essen Zähneputzen nicht vergessen." Die Notwendigkeit regelmäßiger Mund- und Zahnpflege steht außer Frage. Trotzdem genießt die Zahnbürste heute mit Recht nicht mehr das hohe Ansehen vergangener Jahrzehnte, wo sie zum Symbol der Zivilisation geworden war. Zahnkaries und Paradentose kommen nicht bloß vom schlechten Zähneputzen. Die Ernährung — ihre mechanische Beschaffenheit und ihr Vitamin-D-Gehalt in erster Linie — steht in der Prophylaxe der Zahnkaries vor der Zahnbürste.

Während des ersten Weltkrieges hat man den hungernden Deutschen

das von dem Amerikaner *Fletcher* erfundene „Fletschern" empfohlen:
„30 Bissen, die ungefähr 2500 Kauakte oder andere Mundbewegungen
innerhalb 30 Minuten benötigen, befriedigen den Appetit vollkommen."
Fletschern sollte den Nahrungsbedarf vermindern und die Resorption
verbessern. Leider stimmt weder das eine noch das andere. Man wird
mit dieser Methode zwar bald satt — nicht aber satt, weil der Bedarf
früher gedeckt ist, sondern weil man von der endlosen Kauerei müde
geworden ist.

Allgemein bekannt ist die schlechte Bekömmlichkeit sehr heißer
und sehr kalter Speisen. Im Mund findet zwar schon eine Angleichung an die Körpertemperatur statt. Sie genügt aber nicht
zum völligen Temperaturausgleich, der erst im Magen erreicht wird.
Gibt man z. B. 250 ccm Fleischbrühe von 2° C mit der Sonde in
den Magen, dann kühlt sich die Innentemperatur des Magens rasch
von 37° auf 21—24° C ab, um ihren ursprünglichen Wert innerhalb
von 30—40 Min. wieder zu erreichen. Bei einer Temperatur der Fleischbrühe von 63° C steigt die Mageninnentemperatur auf 41—43° C, erreicht ihren ursprünglichen Wert aber bereits wieder nach 15—20 Min.
Kalte Flüssigkeiten werden also schlechter bewältigt als heiße. Sie
werden auch rascher in den Darm entleert und regen dort die Peristaltik an (Leibschmerzen und Durchfälle nach einem kalten Trunk!).
Ob allein durch gewohnheitsmäßigen Genuß sehr heißer und kalter
Speisen Gastritiden entstehen, ist sehr fraglich. Sicher aber entsteht
dadurch keine Ulkuskrankheit, und für die so oft wiederholte Behauptung, 80 % aller Köche und Köchinnen seien ulkuskrank, existiert auch
nicht der Schatten eines Beweises. Wenn schon nicht beim Gesunden,
so wird man doch beim Magen- und Darmkranken alles vermeiden,
was krankhafte Störungen verschlimmern kann und ihm deshalb den
Genuß übermäßig heißer wie übermäßig kalter Speisen und Getränke
in jedem Fall untersagen.

Trinken zum Essen pflegte man früher den Kindern zu verbieten.
Die Erwachsenen ließen sich das nicht gefallen. Gründe für solche
Verbote sind nicht ersichtlich, denn nur sehr große Wassermengen,
die auch den Appetit verderben, beeinträchtigen die Verdauung. Wo
nicht besondere, in der Art der Krankheit liegende Gründe dagegen
sprechen, besteht keine Veranlassung, das Trinken zum Essen zu beschränken.

Bei der Hygiene der Ernährung dürfen wir die Hygiene des Stuhlgangs nicht vergessen. Erziehung zur Regelmäßigkeit und Pünktlich-
keit — Stuhlgang „nach der Uhr" — ist erstes Gebot. Täglich ein
Stuhlgang ist für Gesunde und Kranke dringend erwünscht. Zahllose
Menschen kämpfen über Jahre und Jahrzehnte einen zähen Kampf
darum. Die habituelle Obstipation ist eine Volkskrankheit. Viele sind

bedauernswerte Opfer ihrer Erziehung, ihres Berufs, ihrer Ernährungsweise. Stuhldränge — und nicht anders Harndränge — werden oft aus keinem andern Grund verheimlicht und unterdrückt, als weil es „unpassend" und „unanständig" ist, den Drang einzugestehen. In der Gesundheitspflege und schon gar in der Gesundheitspflege des Kranken gibt es aber nichts „Unpassendes" und „Unanständiges" und vor allem nichts, was nicht Gegenstand ernsthafter Bemühungen sein könnte.

5. Küchentechnische Hinweise

In guten Zeiten eine gute Krankenkost zuwege zu bringen, ist nicht leicht; in Notzeiten ist es ein Kunststück. Es kann hier nicht unsere Aufgabe sein, umfassende Anweisungen für die Diätküche zu geben. Eine Reihe von bewährten Kochbüchern erfüllt sie aufs beste (s. Schrifttum). Wir wollen nur auf einige Dinge hinweisen, die die Küche angehen und oft vernachlässigt werden.

An erster Stelle steht die genaueste Ausführung der therapeutischen Vorschriften hinsichtlich Art und Menge der Nahrungsmittel. In der Auswahl der Nahrungsmittel ist die Diätküche gegenüber der Allgemeinküche beschränkt. Manchen Kranken ist tierisches Eiweiß, anderen Kochsalz oder sonst ein gewohnter Nahrungsbestandteil verboten. Andere sind nur in begrenzter, meist sogar genau vorgeschriebener Menge erlaubt. Die Erfahrung lehrt, daß man die Notwendigkeit solcher Beschränkungen dem Kranken, der pflegenden Schwester und der Köchin gegenüber nicht eindringlich genug betonen kann.

Der Kranke ist weniger leistungsfähig und widerstandsfähig als der Gesunde. Im Rahmen der speziellen therapeutischen Notwendigkeiten muß deshalb die Kost einerseits den Organismus schonen, andererseits aber nur so weit und so lange, als es der Krankheitszustand wirklich erfordert. Von der Wahl des richtigen Zeitpunkts für den Übergang von „Schonkost" zu „Übungskost" hängt mehr für den Erfolg der ganzen Behandlung ab, als man gemeinhin glaubt. Krankenkost, „Diät", ist nicht eo ipso gleichbedeutend mit reizlosen Suppen und Breien. Dieser alte und immer noch lebenskräftige Aberglaube sollte endlich ausgerottet werden.

Ob Schonkost oder Übungskost — auf alle Fälle muß die Kost des Kranken im Rahmen des therapeutisch Notwendigen und Erlaubten möglichst hochwertig sein. Die Hochwertigkeit hängt nicht nur von der Auswahl der Nahrungsmittel ab, sondern auch von ihrer Zubereitung und Behandlung in der Küche. In knappen Zeiten darf nichts in den Abfalleimer wandern, was noch irgend verwertet werden kann. Resteverwertung und „Kampf dem Verderb" sind

Schlagworte, die Dinge bezeichnen, deren Beachtung zu allen Zeiten wichtig ist. Man hat z. B. ausgerechnet, daß in Deutschland vor dem Kriege allein durch unsachgemäßes und eiliges Schälen jährlich 1—2 Millionen Tonnen Kartoffeln verlorengingen!

Gewiß sollen Ärzte und Diätköchinnen keine Lebensmittelchemiker sein. Sie müssen aber wenigstens einiges Grundsätzliche von den Veränderungen der Nahrungsmittel bei Lagerung und Zubereitung wissen, um nicht Täuschungen zu unterliegen über das, was sie ihren Kranken wirklich zukommen lassen. An dieser Stelle soll nur ein gedrängter Überblick gegeben werden. Bezüglich Einzelheiten verweisen wir auf Abschnitt V (Von den Nahrungsmitteln).

Sammeln und Aufbewahren der Nahrung gehören zu den ursprünglichsten Tätigkeiten des Menschen — und nicht des Menschen allein. Lagern und über lange Zeit Aufbewahren lassen sich in der neuzeitlichen Ernährungswirtschaft nicht vermeiden. Die Veränderungen der eigentlichen Nährwerte, des Geschmacks, des Duftes und der Bekömmlichkeit entstehen sowohl durch fermentative Selbstzersetzung (Autolyse) wie durch die Lebenstätigkeit von Kleinlebewesen (Schimmelpilze, Sproßpilze, Bakterien). Autolytische und mikrobiologische Vorgänge greifen ineinander. Die wirkenden Fermente gehören zu den Hydrolasen (Proteasen, Lipasen, Carbohydrasen) und zu den Desmolasen (Zymasen, Oxydoreduktasen, Peroxydasen, Katalasen). Neben einfachen Eiweiß-, Fett- und Kohlenhydratspaltungen spielen Fäulnis und Gärung die Hauptrolle.

Eiweißreiche Nahrungsmittel werden leichter von Fäulniskeimen, kohlenhydratreiche Nahrungsmittel leichter von Schimmel- und Gärungskeimen angegriffen. Bei der Eiweißfäulnis bilden sich Peptone, freie Aminosäuren und andere Stoffe, die im einzelnen nicht alle bekannt und für den menschlichen Organismus zum großen Teil unzuträglich sind. Milchsäureerzeugende Keime drängen die Fäulniskeime zurück. Aus den Kohlenhydraten entstehen dabei, je nach Art des Zerfalls, Milchsäure, Essigsäure, Buttersäure, Alkohol, Kohlensäure und schleimige Stoffe. Während die Lagerung den Mineralgehalt der Nahrungsmittel unberührt läßt, schwinden die Vitamine dahin. Der Verlust an Vitamin C steigt mit der Lagerungsdauer und der Lagerungstemperatur (besonders bei den Blattgemüsen), während sich die Verluste an Vitamin A, B_1, B_2 und D erst nach monatelanger Lagerung bemerkbar machen.

Wärme, Wasser, vielfach auch Sauerstoff sind die Voraussetzungen autolytischer und bakterieller Umsetzungen. Kälte, Wasserentzug, vielfach auch Sauerstoffentzug, erhöhen demnach die Haltbarkeit. Weit hinaus über das haushaltübliche Aufbewahren im kühlen

Keller hat sich die Kältekonservierung als Kühllagerung (bei 0 bis
+ 5° C, unter Umständen in kohlensäurehaltiger Atmosphäre) und
Gefrierkonservierung (bei — 12° bis — 15° C) für alle Arten von
Nahrungsmitteln ausgezeichnet bewährt und ständig Boden gewonnen. Wenn auch die aufgetauten Nahrungsmittel schnell verderben,
so behalten sie doch in gefrorenem Zustand ihre Nährstoffe (einschließlich des empfindlichen Vitamin C) über lange Zeit fast unverändert bei.

Neuerdings wurden auch die alten Trocknungsverfahren für
Fleisch, Milch, Obst und Gemüse so vervollkommnet, daß die Nährstoffe zum größten Teil erhalten bleiben und hochwertige Produkte
entstehen, die mit dem Dörrgemüse des ersten Weltkriegs, dem berüchtigten „Stacheldraht", nicht mehr in einem Atem genannt werden
dürfen. Während durch die Trocknung Eiweiß, Fett und Kohlenhydrate nicht verändert werden, steigen die Vitamin-A-Verluste mit der
Trocknungstemperatur. Die Vitamine der B-Gruppe und Vitamin D
bleiben erhalten; Vitamin C geht zum größten Teil zugrunde (nach
einjähriger Lagerung sind Trockenkonserven praktisch Vitamin-C-frei).
Wasserentzug durch Wasserbindung an andere Stoffe — Salz, Zucker —
verändert die Nahrungsmittel in ihrer nährstoffmäßigen Zusammensetzung recht erheblich, weil mit dem Wasser lösliche Eiweißstoffe,
Kohlenhydrate, wasserlösliche Vitamine und wasserlösliche anorganische Stoffe entzogen werden. Diese Verfahren, seit Jahrhunderten
bekannt und viel geübt, treten deshalb jetzt mehr in den Hintergrund.

Gebräuchlich ist das Einsalzen noch in Verbindung mit dem
Räuchern. Es macht das Fleisch (Warm- und Kaltblüterfleisch,
Speck) aufnahmefähiger für die konservierenden Stoffe des Rauchs
(teerähnliche Stoffe, Ameisensäure, Essigsäure u. a.), Keimfreiheit
wird dabei nicht erreicht! In gut durchgeräucherten Stücken bleiben
die Nährstoffe des Fleisches weitgehend erhalten. Bei der „Schnell-
räucherung" wird Fleisch mit rohem Holzessig behandelt. Dieses
minderwertige Verfahren gibt dem Fleisch nur einen Rauchgeschmack,
schützt es jedoch nicht vor Verderb. Luftabschließende Ölkonser-
vierung wird praktisch nur noch für Ölsardinen benutzt.

Nährstoffverluste durch Kleinlebewesen lassen sich auch unterbinden, wenn man diese radikal entfernt oder durch ihresgleichen,
durch chemische Mittel oder durch Hitze abtötet. Ein Mittel unterstützt alle diese Maßnahmen: Es ist einfach, wirkungsvoll, oft vergessen und mißachtet und heißt Sauberkeit. Die Notzeiten mit
ihrem Mangel an heißem Wasser, Putzmitteln und Scheuertüchern
gaben uns dafür einen drastischen Anschauungsunterricht.

Radikal entfernen lassen sich Kleinlebewesen nur aus Flüssigkeiten. Die Filterung des Trinkwassers, der Milch und roher Frucht-

säfte („Kaltentkeimung") beruht auf diesem Prinzip. Nährwertverluste werden dabei vermieden.

Die milchsäurebildenden Bazillen unterdrücken andere Keime
und konservieren auf diese Weise die Milch als Dickmilch, den Kohl
als Sauerkraut, das Fleisch als „Sauerbraten". Entsprechend der Milchsäurebildung nehmen die Kohlenhydrate ab. Auch das Vitamin C
schwindet — bei gleichen Lagerungsbedingungen — in gesäuerten
Nahrungsmitteln aber weniger stark als in ungesäuerten.

Groß ist die Zahl der chemischen Konservierungsmittel.
Im allgemeinen kann man sagen, daß sie nennenswerte Nährwert-
verminderungen der Nahrungsmittel nicht verursachen. Eine Ausnahme macht nur wieder das Vitamin C, das durch viele von ihnen
zerstört wird. Die verschiedenen Methoden sind bereits genannt
(s. S. 18ff.). Auf Einzelheiten kommen wir bei Besprechung der Nahrungsmittel in Abschnitt V zurück.

Eines der wirkungsvollsten Konservierungsmittel ist die Hitze.
Bei 60° C hört die Fermenttätigkeit auf; die meisten Keime gehen
zugrunde. Längere Erhitzung auf 110° C und mehr vernichtet selbst
die Dauerformen der Kleinlebewesen.

Hitze in verschiedener Form ist gleichzeitig eines der wirkungsvollsten Mittel der Nahrungszubereitung: Rösten = Erhitzen am
Feuer, am Spieß oder auf dem Gitterrost (Grillen); Backen = Erhitzen
in heißer Luft oder im Fett schwimmend; Braten = Erhitzen mit Fett
in der Pfanne; Kochen = Erhitzen im Wasser; Dämpfen = Erhitzen
im Dampf bei geschlossenem Topf; Schmoren = Anbraten, dann weiter
dämpfen; Dünsten = Dämpfen auf Zwischeneinsatz, unter dem Ein-
satz Fett oder Wasser.

Alle Verfahren der eigentlich küchentechnischen Zubereitung, die
ältesten nicht anders wie die modernsten, haben den Zweck, die
Nahrungsmittel durch Verminderung des Volumens und Löslichmachen
der Inhaltsstoffe geruchlich und geschmacklich reizvoller und an-
sprechender und leichter verdaulich zu machen. Neben der Wärme-
wirkung spielen in der Küche die Reinigungsverfahren (Entfernung
von unverdaulichen Nahrungsbestandteilen und Verunreinigungen),
die mechanischen Verfahren (Schroten, Vermahlen, Zerreiben, Klopfen)
und die biochemischen Verfahren eine Rolle. Beim Erwärmen werden
zunächst Gase frei (Kohlensäure, Schwefelwasserstoff, Phosphor-
wasserstoff, Merkaptane, niedere Fettsäuren). Dann kommt es zur
Gerinnung des Eiweißes — geronnenes Eiweiß wird leichter verdaut
als rohes Eiweiß —, zur Lockerung und Erweichung der Stützsub-
stanzen und unter Austritt von Wasser und wasserlöslichen Nährstoffen zu Volumenverminderung. Die Pektine, stark quellbare Kohlenhydrate, die im Wasserhaushalt der Pflanzen eine große Rolle spielen,

lösen sich beim Erhitzen in Wasser unter Gallertbildung und ermöglichen z. B. das „Gelieren" von Früchten.

Die Küche verändert den Nährstoff- und Wassergehalt der Rohnahrungsmittel. Während beim Erhitzen ohne Wasser die Nährwertverluste durch unmittelbare Verbrennung der organischen Substanz entstehen, sind es beim Kochen mit Wasser vorwiegend Verluste an wasserlöslichen stickstoffhaltigen Stoffen, Kohlenhydraten, Vitaminen und anorganischen Stoffen. Diese Verluste sind um so größer, je länger und wasserreicher gekocht wird, je feiner zerteilt und lockerer das Nahrungsmittel ist und je leichter löslich die Nährstoffe sind.

Mengenmäßig fallen nur die Mineral- und Vitaminverluste, bei gewissen Obst- und Gemüsesorten auch die Kohlenhydratverluste ins Gewicht. Unter den anorganisch gebundenen Stoffen sind es vor allem die Natrium-, Kalium- und Chlorverbindungen. Nach neueren Untersuchungen scheinen aber auch sie viel geringer zu sein, als man bisher annahm (Verluste bis zu etwa 25% gegen 75% nach älteren Untersuchungen). Kalzium- und Magnesiumverbindungen lösen sich in Wasser so gut wie gar nicht. Von den Spurenelementen wissen wir noch zu wenig. Die Verluste an Vitamin A können im Durchschnitt auf 5—10% veranschlagt werden, an Vitamin B_1 auf 5—25% (wenn das Kochwasser fortgegossen wird, auf 50%; in saurer Lösung weniger als in alkalischer), an Vitamin B_2 auf 25% (und zwar nur dann, wenn das Kochwasser fortgegossen wird). Vitamin D bleibt vollkommen erhalten, während Vitamin C durch offenes Kochen, langdauerndes Kochen, wiederholtes Aufwärmen und Warmhalten (Kochkiste!) bis auf kleine Reste zerstört werden kann und beim Weggießen des Kochwassers zum größten Teil wegschwimmt.

In Zeiten chronischen Feuerungsmangels und der Gas- und Elektrizitätssperrstunden kann die Küche nur zu ganz bestimmten Zeiten arbeiten. Aufwärmen und langes Warmhalten lassen sich dabei oft gar nicht umgehen. Die Nährwertverluste können zu einem Teil dadurch ausgeglichen werden, daß man das Gemüse nicht im ganzen kocht, sondern ein Viertel bis ein Drittel der Gesamtmenge zurückbehält und erst kurz vor der Essenausgabe dem gekochten Teil beimischt.

Alles in allem geht also bei der küchenmäßigen Zubereitung der Nahrungsmittel zweifellos ein Teil der Nährstoffe verloren. Wir tauschen gegen diesen Nachteil jedoch soviele Vorteile für die Verdauung ein, daß wir die Küche wohl als einen Ort der Umwertung, nicht aber, wie von Rohkostfanatikern behauptet wird, als einen Ort der Entwertung der Nahrungsmittel bezeichnen müssen.

Bei vielen Kranken soll die Kost leicht verdaulich sein. Alles was kompakt, stark verkrustet, reich an unverdaulichen Bestandteilen und von Fett durchzogen ist, ist schwer verdaulich. Fett zum Essen wird von den Verdauungsorganen leichter und schneller bewältigt als Fett im Essen, das die anderen Nährstoffe einhüllt und zunächst dem Zugriff der Verdauungssäfte entzieht. Fetttriefende Kartoffelpuffer, Erbsen, die auf dem Teller klappern, Fleisch zäh wie Sohlenleder, steinharte Klöße und naßklumpiges Brot sind keine Krankenkost. Ob ein Gericht leicht oder schwer verdaulich ist, hängt oft nur von der Zubereitung ab. Bratkartoffeln hier und Bratkartoffeln dort sind ganz verschiedene Dinge. Auflauf — Pudding — Fleischragout — Beefsteak — Gemüseeintopf — der Name des Gerichts allein besagt hinsichtlich seiner Eignung als Krankenkost noch wenig. Unter gleichen Namen verbergen sich Dinge von erstaunlicher Verschiedenheit. So kann man nicht allgemeinverbindlich sagen: dieses Gericht ist dem Kranken erlaubt, jenes verboten. Man muß sich ansehen, wie die Küche kocht, um dann vielleicht das unter gleichem Namen laufende Gericht ein und demselben Kranken hier zu erlauben und dort zu verbieten.

Über den Kampf gegen Hunger- und Appetitlosigkeit haben wir bereits gesprochen. Ohne leistungsfähige Küche ist er von vornherein verloren. Phantasie und Findigkeit werden in der Krankenküche ganz groß geschrieben. Gerne macht die Küche für den Mangel an Abwechslung die ärztlichen Vorschriften verantwortlich, die nur eine beschränkte Nahrungswahl erlauben. Sie hat damit bis zu einem gewissen Grade recht. Dazu kommen oft wirtschaftlich bedingte Beschränkungen. Das Beispiel gut geleiteter Diätküchen zeigt aber, daß sich selbst in Not- und Hungerzeiten mit Kunst und Geschick erträgliche Lösungen finden lassen.

Nicht minder wichtig als geschickte Nahrungswahl ist verständnisvolles und „differenziertes" Abschmecken. Es soll nicht alles „überein" schmecken — eine Selbstverständlichkeit, gegen die viel gesündigt wird. Gewiß haben es die Diätköchinnen schwer, weil ihnen in vielen Fällen die gebräuchlichen Mittel des Abschmeckens genommen sind. Wir brauchen nur an die kochsalzfreie Kost zu denken. Gewürze und Gewürzkräuter spielen deshalb in der Krankenkost eine noch größere Rolle als in der Kost des Gesunden. Neben den seit Jahrhunderten küchenüblichen ausländischen Gewürzen sind die heimischen „Küchenkräuter" willkommen. Sie gerieten weitgehend in Vergessenheit, weil sie weniger intensive Wirkungen entfalten und schwerer erreichbar waren als die ausländischen Gewürze. Während des letzten Krieges wurde der Anbau heimischer Gewürzpflanzen in Deutschland planmäßig ausgedehnt und hinsichtlich ihrer Wachstumsbedingungen und Verwendungsmöglichkeiten in eigens dafür geschaffenen Versuchsanstalten systematisch erforscht.

Zu den Küchenkräutern (s. auch Abschnitt V, 10) gehören: Basilikum (zu Bohnen und Kohl), Beifuß (zu allen Kohlarten), Bohnenkraut, Borretsch, Dill (zu Möhren, Gurken, Salat), Estragon (zu Rettichen), Fenchel, Kerbel (zu Suppen, Möhren, Rettichen und Radieschen), Knoblauch, Koreander, Kümmel, Lauch, Liebstöckel, Majoran (zu Erbsbrei, Mohrrüben, Sauerkraut), Meerrettich, Mohn, Petersilie, Pfefferminze, Pimpinelle, Salbei, Sauerampfer, Schnittlauch, Sellerie, Senf, Thymian, Tripmadam, Wacholderbeeren, Waldmeister, Wermut, Zitronenmelisse und Zwiebeln. Im Sommer verwendet man sie am besten frisch und läßt sie zum einen Teil mitkochen, zum andern setzt man sie dem fertigen Gericht zu. Im Winter kommen nur getrocknete und gepulverte Kräuter in Betracht. Wie überall ist Zuviel vom Übel, und die Küchenkräuter verfehlen ihren Zweck, wenn das ganze Essen schließlich „nach Apotheke" schmeckt. Vielseitig brauchbar zum Abschmecken sind auch Pilze, Rettiche und Radieschen, Hefeextrakt, Tomatenextrakt, Essig, Zitronen, Senf und gemischte Würzen, wie das altbewährte Maggi und andere, deren Zusammensetzung allerdings genau bekannt sein muß. Mit Fruchtsaft, Wein oder Kognak und Kakao werden viele Gerichte reizvoller und verlockender. Künstliche „Aromen", deren farbenprächtige Fülle die Auslagen unserer Lebensmittelgeschäfte füllt, können gelegentlich helfen; sie befriedigen geschmacklich und geruchlich auf die Dauer aber doch nicht — ganz abgesehen davon, daß man in der Regel nicht weiß, woraus sie bestehen.

Obwohl es heute in fast jedem Krankenhaus eine Diätassistentin gibt, ist die Diäternährung im Krankenhaus seit je ein schwieriges Kapitel. Der Hauptgrund liegt darin, daß die Kost im Großbetrieb viel schwerer mit Hingebung und Liebe bereitet und auf die Geschmacksrichtung des einzelnen Kranken zugeschnitten werden kann als im Einzelhaushalt. Früher gab es auch in deutschen Krankenhäusern Auswahlessen und Diät à la carte. Diese Zeiten sind vorbei. Um so wichtiger ist ein gut redigierter, allgemein verbindlicher Speisenzettel! Wo der Kranke und seine Angehörigen von sich aus eingreifen, indem sie aus eigenen Mitteln und nach eigenem Gutdünken die gelieferte Krankenkost „ergänzen" und „verbessern", hört jede Ernährungsbehandlung auf. Strenge Kontrollen und Vertrautheit mit den üblichen Schlichen und Methoden des „Nebenbeiessens" sind unentbehrlich.

Eine zweite Schwierigkeit, die vielerorts die Ernährungstherapie im Krankenhaus erschwert, ist die Disharmonie zwischen Küche und Verwaltung. Diese Klippe fällt im Einzelhaushalt weg, weil die

Hausfrau beide Instanzen in Personalunion vereinigt. Die Diätköchin strebt, entsprechend den ärztlichen Anordnungen, nach bestmöglicher Ernährung des Kranken — die Krankenhausverwaltung, außerstande, die therapeutischen Notwendigkeiten beurteilen zu können, ist naturgemäß geneigt, vieles Notwendige für überflüssigen Luxus zu halten und den Kostenpunkt über Gebühr in den Vordergrund zu stellen. Ohne guten Willen von beiden Seiten bleibt die Diätverpflegung das nur allzu bekannte traurig-groteske Kapitel. Vom Arzt und von der Köchin muß Einsicht in die Notwendigkeiten der Wirtschaft und Verwaltung, von der wirtschaftlichen Leitung nicht nur käufmännisches Geschick, vorausschauende Planung und Wendigkeit, sondern auch Einsicht in die Notwendigkeiten der Krankenernährung beigesteuert werden.

Als Organisation ist die Diätküche aus der alten Teeküche hervorgegangen, in der die Stationsschwester die Kost für ihre Kranken zurechtmachte. Den Anforderungen der modernen Ernährungstherapie konnte die Teeküche nicht mehr genügen, weil Güte und Zuverlässigkeit der Krankenernährung dabei ganz von den Zufälligkeiten des Wissens, Könnens und Interesses der Schwester abhing und das, was in der Teeküche vor sich ging, den Augen des Arztes entzogen war. So störend es auch von alten Stationsschwestern empfunden wird, wenn der Arzt ihre Bemühungen um „Verbesserung" der aus der Diätküche kommenden Krankenkost mißbilligt, so notwendig ist es, dieses altehrwürdige Verfahren zu unterbinden. Die verantwortliche Diätköchin muß die Kochkunst von Grund auf beherrschen und genau wissen, worauf es bei jeder Kostform ankommt. Sie muß die besonderen Bedürfnisse und Wünsche des Kranken kennen und sie mit den ärztlichen Vorschriften und den lieferbaren Speisen in Einklang bringen. Diese Forderungen bedingen einen verhältnismäßig großen Personalstab. Für die Versorgung von 150 diätbedürftigen Kranken rechnet man im allgemeinen 4—5 geschulte Kräfte und 2—3 Hausangestellte, bei größeren Ansprüchen auf 20 Kranke 1 geschulte Kraft und auf 40—50 Kranke 1 Hilfskraft. Räumliche Trennung von Hauptküche und Diätküche ist wegen der verschiedenen Art der Nahrungszubereitung, wegen der wirtschaftlichen Trennung und — last not least — wegen der Selbständigkeit der Küchenleiterinnen dringend erwünscht.

Selbstverständlich muß der Arzt von Ernährung und Nahrungsmittel — auch von neuartigen Nahrungsmitteln und Ersatznahrungsmitteln —, von Krankenernährung und Kochkunst etwas verstehen, wenn er Diättherapie treiben will. Spezielle küchentechnische Kenntnisse wird man von ihm nicht verlangen — dazu sind seine übrigen Aufgaben zu vielseitig und zeitraubend. Er muß aber den Mut haben, Lücken seines Wissens zuzugeben und von der Köchin und

Schwester lernen, wenn er nicht Gefahr laufen will, seine Autorität durch undurchführbare und unzweckmäßige Anordnungen zu untergraben. Große Diätetiker haben zu allen Zeiten von der Küche und ihren Geheimnissen sehr viel verstanden.

III. DIE FORMEN DER KRANKENKOST

Die spezielle Form der Krankenkost ergibt sich aus der Art und dem Stadium der Krankheit. Das besagt, daß mit der klinischen Diagnose wohl die allgemeine Richtung der Ernährungsbehandlung festgelegt ist, daß die Krankheitsdiagnose aber nicht automatisch die Verordnung einer bestimmten Kostform nach sich zieht. Ob man einen Nierenkranken hungern und dursten läßt oder ihm nur das Eiweiß einschränkt, ob man dem Herzkranken das Kochsalz und dem Hypertoniker das Fleisch entzieht, ob der Durchfallkranke Breikost oder schlackenreiche Kost bekommt — das hängt vom augenblicklichen Zustand des Kranken ab, nicht von der klinischen Diagnose der Krankheit. Die Kost kann im Verlaufe ein und derselben Krankheit niemals unverändert ein und dieselbe bleiben. Bei aller Anpassung an Geschmacksrichtung und Gewohnheit des Kranken liegt die Kunst des Arztes darin, im richtigen Augenblick die richtigen, der Neigung des Kranken unter Umständen auch entgegenlaufenden diätetischen Verordnungen zu geben. Strengster Eiweißentzug kann beim gleichen Nierenkranken heute richtig und notwendig, einige Monate später falsch und schädlich sein. In diesem Sinn allein darf es in den folgenden Ausführungen verstanden werden, wenn die Indikationen der Kostformen schlagwortartig in Form kurzer Diagnosen angegeben werden. Der Notwendigkeit diätetischer Berücksichtigung des wechselnden Zustands des Kranken werden wir daneben soweit wie möglich Rechnung tragen.

Heupke und nach ihm *Mellinghoff* sprechen von „quantitativen" und von „qualitativen" Diäten und verstehen unter jenen solche Kostformen, „deren Haupteigenschaften in einer Stoffwechselwirkung zu erblicken sind ... Sie erhalten ihren Charakter durch die stoffliche Zusammensetzung ihrer Grundelemente.... Die Wirkungen der qualitativen Diäten vollziehen sich vornehmlich vor der Resorption, im äußeren Milieu des Körpers. Auswahl und Zusammensetzung der Nahrungsmittel und die Zubereitungsweise der Speisen wird in erster Linie von ihrer Verdaulichkeit abhängig gemacht." Abgesehen davon, daß die Unmöglichkeit einer scharfen Trennung von „quantitativen" und „qualitativen" Kostformen in der Natur der Sache liegt und die Trennung logisch-begrifflich nicht sehr überzeugend ist—eine Kostform, deren Kennzeichen in der stofflichen Zusammensetzung der Grundkost liegen, könnte man mit demselben Recht zu den qualitativen wie zu den quantitativen Diäten rechnen —, scheint mir mit einer solchen Aufgliederung für Theorie und Praxis nicht viel gewonnen zu sein.

Von bestimmten Kostformen erwarten wir bestimmte Auswirkungen auf den kranken Organismus: Substanzansatz, Abmagerung, Kochsalzverarmung, Leberschonung, Stuhlförderung usw. Die diätetisch erstrebten sind aber nicht die einzigen Auswirkungen einer Kostform. Ändert sich der Brennwertgehalt, dann ändert sich z. B. zwangsläufig auch der Kohlenhydrat- oder Fettgehalt, das Fett-Kohlenhydrat-Verhältnis, der Vitaminbedarf und anderes mehr. Eine obst- und gemüsereiche Kost ist gleichzeitig brennwertärmer, eiweiß- und kochsalzärmer, kalzium- und vitamin C-reicher als die übliche Durchschnittskost. Wie sich bei alledem der Gehalt der Nahrung an Spurenelementen und noch unbekannten Stoffen ändert, entzieht sich unserer Kenntnis. Jede Koständerung bedeutet Umstellung zahlreicher Stoffwechselregulationen, deren letzte Auswirkungen wir nicht übersehen können. Man soll deshalb eine Diätbehandlung nur anfangen, wenn sie wirklich angezeigt ist und auch dann dem Kranken keine unnötigen Beschränkungen auferlegen. „Je weniger ein Arzt von Diättherapie versteht, um so mehr verbietet er." Dieses Wort eines erfahrenen Klinikers gilt immer noch. Und man könnte hinzufügen: Je mehr ein Arzt von Diättherapie versteht, um so weniger Nährpräparate braucht er.

Wir müssen uns auch bewußt bleiben, daß wir vermutlich noch gar nicht alle lebensnotwendigen Nährstoffe kennen. Der Kreis der als lebensnotwendig erkannten Nährstoffe, d. h. der im chemischen Sinn reinen Nahrungsbestandteile, die der Organismus zur Aufrechterhaltung seiner Funktionen benötigt, hat sich mit fortschreitender Forschung ständig erweitert. Erst waren es nur die Energieträger: Eiweiß, Fette und Kohlenhydrate, mit denen man alle Bedürfnisse des Organismus befriedigen zu können glaubte. Dann wurde die Notwendigkeit der Mineralien, der anorganischen Stoffe, der „Asche" für das Leben entdeckt; sie macht rund 5% des Körpergewichts aus. Um die Jahrhundertwende begann die Erforschung der Vitamine, und noch später fing man an, die Bedeutung der nur in kleinsten Mengen im Körper enthaltenen Elemente, der „Spurenelemente", zu erkennen. Während Mineralien und Vitamine in der Diätetik heute in gleicher Linie mit Eiweiß, Fetten und Kohlenhydraten rangieren, spielen die Spurenelemente praktisch-diätetisch noch keine Rolle, und zwar einfach deswegen, weil wir noch zu wenig von ihnen wissen. Wasserstoff, Sauerstoff, Kohlenstoff, Stickstoff, Phosphor, Schwefel, Chlor, Natrium, Kalium, Kalzium und Magnesium kommen in größeren Mengen im Körper vor (allein die ersten 5 machen

99% der Körpersubstanz aus); Jod und Eisen stehen schon auf der Grenze zu den Spurenelementen. Für den Menschen lebensnotwendige Spurenelemente sind Kobalt, Kupfer, Mangan, Silizium, Zink; vielleicht lebensnotwendig sind Aluminium, Arsen, Chrom, Gold, Molybdän, Nickel, Titan, Radium, Uran und Zinn. Was die Forschung der Zukunft auf dem Gebiet der Nährstoffe noch entdecken wird, wissen wir nicht. *Kollath* z. B. glaubt, für das Wirksamwerden der Vitamine seien gewisse Wuchsstoffe bestimmend. Er nennt sie Auxone. Bei mechanischer Verfeinerung der Nahrungsmittel (Mehl, Zucker, Öl, tierische Fette) soll es zu ,,Hypauxonosen'' kommen in Gestalt verbreiteter Zivilisationskrankheiten.

Man hat die Nährstoffe gegliedert in Energieträger (energy bearing food = Eiweiß, Fette und Kohlenhydrate) und in Schutzstoffe (protecting food = Vitamine, Mineralstoffe und Wasser). Abgesehen davon, daß Eiweiß und Fette auch Schutzstoff-Funktionen besitzen, scheint uns für eine solche Einteilung kein Bedürfnis zu bestehen.

Die therapeutischen Kostformen verdanken ihre Entstehung teils der unbefangenen, ärztlichen oder laienhaften Beobachtung und Erfahrung am Krankenbett, teils der klinischen Pathologie und Anwendung experimentell gewonnener Ergebnisse und teils weltanschaulich-religiösen Gedanken und Vorstellungen von Leben und Krankheit.

Die Berechtigung, aus allen Quellen Erkenntnisse zu schöpfen, ist nicht zu bestreiten. Ausschlaggebend ist allein der Heilerfolg, und zwar ganz unabhängig davon, wer oder was den Weg dazu führt. Erste Voraussetzung für die Empfehlung eines diätetischen Heilverfahrens muß deshalb der Nachweis, mindestens aber die Wahrscheinlichmachung seiner Heilwirkung sein. Keine gelehrte Abhandlung über theoretische Grundlagen und keine Begeisterung über ,,Natürlichkeit'' kann den nüchtern-sachlichen Erfolgsnachweis ersetzen. Daß er oft schwer zu erbringen ist, ändert nichts an der Unumstößlichkeit der Forderung. *Martini* und vor ihm schon *Bleuler* haben mit Nachdruck auf diese Dinge hingewiesen, die bei Medizinern ebenso unbekannt wie unbeliebt zu sein pflegen. Ginge man nicht so oft lediglich nach dem bekannten ,,klinischen Eindruck'' — manche Diätvorschrift wäre nie bekannt geworden und manche andere, pietätvoll von einem Lehrbuch ins andere übernommene Vorschrift ruhte längst im Schoße der Vergessenheit.

In unserer Darstellung der therapeutischen Kostformen passen wir uns den klinischen Bedürfnissen an und sehen bewußt von einer Gliederung nach systematischen Gesichtspunkten ab. Eine systematische Einteilung ist entweder nach Krankheitsgruppen oder nach der stofflichen Zusammensetzung der Kostformen denkbar. Bei einer Einteilung nach Krankheitsgruppen wären zahlreiche Wiederholungen unvermeidlich, weil ja die gleiche Kostform oft bei mehreren Krankheiten angezeigt ist. Eine konsequente, der stofflichen Zusammensetzung entsprechende Einteilung würde andererseits die Einordnung jener Kostformen erschweren, deren Besonderheiten weniger in der stofflichen Zusammensetzung als in ihrer Zubereitung liegen.

Wir werden in unserer Darstellung zunächst die durch besondere stoffliche Zusammensetzung gekennzeichneten Kostformen betrachten:

1. Brennwertreiche und brennwertarme Kostformen.
2. Kostformen mit Entzug einzelner Nährstoffe.
3. Basenüberschüssige und säureüberschüssige Kostformen.
   Dann folgen jene Kostformen, die sich in erster Linie durch die Zubereitung der Nahrungsmittel charakterisieren:
4. Kostformen bei Krankheiten der Verdauungsorgane.
5. Kostformen der künstlichen Ernährung.

Obwohl Kinder, Greise, schwangere und stillende Frauen nicht zu den Kranken gehören, muß sich der Arzt doch häufig mit ihrer Ernährung befassen. Wir halten es deshalb für angebracht, im Anschluß an die eigentlichen Krankenkostformen eine Darstellung der wichtigsten Gesichtspunkte für die Ernährung der Kinder, Greise, Schwangeren und Stillenden zu geben.

Man wird vielleicht eine zusammenfassende Betrachtung der physiologischen Grundlagen der Ernährung vermissen. Wir haben davon abgesehen, weil wir meinen, daß sie unseren Rahmen überschreitet und überdies das deutsche Schrifttum ausgezeichnete Darstellungen aus neuester Zeit besitzt. Statt dessen werden die wichtigsten Tatsachen der Ernährungsphysiologie jeweils dort Berücksichtigung finden, wo sie zum Verständnis der therapeutischen Maßnahmen notwendig sind.

Was bei allen Nährstoffen wiederkehrt, ist die Bedarfsfrage, d. h. die Frage nach den optimalen und nach den minimalen, zur bloßen Lebens und Bestandserhaltung notwendigen Mengen an Brennwerten und Nährstoffen sowie die Frage nach den eben noch erträglichen Höchstmengen. Unabänderlich feste Zahlenwerte, die für alle Menschen unter allen Umständen gelten, gibt es nicht. Wieviel Mißverständnisse, Verwirrungen und nutzlose Diskussionen würden vermieden, wenn diese Grundtatsache nicht immer wieder in Vergessenheit geriete! Minimal- und Optimalbedarf hängen von der

Individualität ab, von der geforderten Leistung (Dauer und Intensität der Muskelarbeit, Art und Intensität der geistigen Tätigkeit), von den klimatischen Bedingungen (Makro- und Mikroklima), vom Lebensalter und von der nährstoffmäßigen Zusammensetzung der Gesamtkost. Da wir uns mit der Krankenernährung in Deutschland befassen, werden uns klimatisch bedingte Bedarfsschwankungen hier nur am Rande beschäftigen. Wenn nicht ausdrücklich anders angegeben, beziehen sich alle unsere Bedarfsangaben auf den erwachsenen Menschen.

1. Brennwertreiche und brennwertarme Kostformen

Brennwertreiche Kost soll Ansatz, brennwertarme Kost soll Schwund von Körpersubstanz erzielen. Bei freigewählter Kost und gleichbleibenden äußeren Lebensbedingungen hält der gesunde Erwachsene sein Gewicht über Jahre hin auf gleicher Höhe. Der Appetit allein kann das nicht zustande bringen. 1 g Fett täglich zuviel gegessen und angesetzt — eine Menge, die weit unter dem bleibt, was der Appetit noch anzeigt — würde im Laufe eines Jahres 365 g, zusammen mit dem 3—4mal so großen Wasseransatz, der jeden Fettansatz begleitet, mindestens 1,5 kg ausmachen! Die Konstanz des Körpergewichts ist bedingt durch das Gleichgewicht der vegetativen Regulationen. Die Einflußmöglichkeiten der Umwelt — und zu ihnen gehört auch die Therapie — scheinen mit zunehmendem Lebensalter abzunehmen. Jeder Mensch hat sein individuelles Höchstgewicht, das auch bei übermäßiger Nahrungszufuhr nicht überschritten wird und sein Mindestgewicht, dessen Unterschreitung mit dem Leben nicht mehr vereinbar ist. Willkürlich läßt sich das Körpergewicht nur innerhalb dieser Grenzwerte verschieben, und von der Breite dieses Rahmens hängt das Ausmaß der diätetischen Behandlungsmöglichkeiten ab. Eine zuverlässige Beurteilung der therapeutischen Erfolgsaussichten ist vor Beginn der Behandlung nur selten möglich. Beim einen Menschen lassen sich verhältnismäßig leicht dauerhafte Gewichtsveränderungen von 5—10 kg erzielen; beim andern ist der Erfolg einer wochenlangen mühsamen Diätbehandlung bei freigestellter Kost in wenigen Tagen dahin.

a) Brennwert- und eiweißreiche Kost. Kräftigungskost

Eine brennwert- und eiweißreiche Kost soll dem Organismus mehr Brennwerte und Eiweiß zuführen, als zur Erhaltung des Status quo notwendig sind. Daß der Bedarf an den übrigen Nährstoffen dabei mindestens voll gedeckt sein muß, versteht sich von selbst. Was heißt aber: mehr Brennwerte und Eiweiß als notwendig?

Als täglichen Mindestbedarf an Brennwerten rechnet die Physiologie für einen 65—70 kg schweren Mann mit ruhiger sitzender Arbeit im allgemeinen 2400 cal brutto. Das entspricht einem Grundumsatz von 1700 cal und, wenn man 8% der Brennwertzufuhr als unausgenutzt abzieht, einem täglichen Brennwertbedarf von 2300 cal netto. Diese Zahlen gründen sich

1. auf Verbrauchsstatistiken,

2. auf Berechnungen der Umsatzhöhe aus der Kohlensäureausscheidung,

3. auf direkte Umsatzbestimmungen in Versuchskammern und

4. auf kurzfristige Bestimmungen der einzelnen Komponenten des Umsatzes.

Die verschiedenen Berechnungen ergeben etwas verschiedene Werte. Keine aber ist ganz fehlerfrei:

Zu 1.: Die Behauptung, der Nahrungsmittelverbrauch entspräche im großen Durchschnitt dem tatsächlichen physiologischen Bedarf, ist unbewiesen.

Zu 2.: Die Kohlensäureausscheidung hängt nicht nur vom Umsatz ab.

Zu 3.: Bei langer Versuchsdauer und enger Kammer kann die Versuchsperson die erforderliche Ruhe nicht die ganze Zeit über einhalten.

Zu 4.: Die Annahme, die erhaltenen Teilwerte eines kurzfristigen Versuchs seien konstant über den ganzen Tag und könnten die Einzelwerte beim Zusammentreffen verschiedener Faktoren (Ernährung, Arbeit usw.) einfach addiert werden, um den tatsächlichen Gesamtumsatz zu erhalten, ist unbewiesen. Trotz allem findet man meist die Auffassung vertreten: Der Ruhe-Nüchternumsatz (Grundumsatz) repräsentiert den Energieaufwand zur Erhaltung der lebenswichtigen Funktionen und als solcher den tiefsten überhaupt möglichen Umsatz. In der Annahme, die Mehraufwendungen durch Ernährung (spezifisch-dynamische Wirkung der Nahrung) und Arbeit beeinflußten weder sich gegenseitig noch den Grundumsatz, werden dann zur Errechnung des Gesamtumsatzes die einzelnen Faktoren addiert. Bei der Errechnung des Arbeitsaufwandes durch Muskelarbeit wird berücksichtigt, daß der Wirkungsgrad der Muskelarbeit 20—25%, höchstens 35% beträgt und daß der trainierte Körper die gleiche Arbeit mit geringerem Energieaufwand leistet als der untrainierte. Auf diese Weise ergeben sich z. B. Bedarfswerte (je 24 Stdn.) von rund 3000 cal für Männer bei mäßiger Muskelarbeit, von 5000 und mehr cal bei schwerster Muskelarbeit. Die überschlagsweise Berechnung des Brennwertbedarfs unter Zugrundelegung nur des Grundumsatzes kommt zu etwa denselben

Werten. Ein Beispiel: der Tagesbedarf setzt sich zusammen aus 8 Stdn. Schlaf $= {}^2/_6$ Grundumsatz, 8 Stdn. Freizeit $= {}^3/_6$ Grundumsatz, 8 Stdn. Arbeit $= {}^4/_6$ Grundumsatz, insgesamt ${}^9/_6$ Grundumsatz. Das ergibt für den mäßig schwer arbeitenden Mann 2985 cal.

Der Wirkungsgrad ist gegeben durch den Quotienten:

$$\frac{\text{Geleistete Arbeit}}{\text{Aufgewandte Energie}} = \frac{\text{Geleistete Arbeit}}{\text{Gesamtumsatz} - \text{Erhaltungsumsatz}}$$

Erhaltungsumsatz und Grundumsatz sind nicht dasselbe, da jener außer dem Grundumsatz noch den Betrag für die spezifisch dynamische Wirkung der Nahrung und die Ausnutzungsverluste (10 bzw. 9 % des Grundumsatzes) in sich schließt. Unter Berücksichtigung von spezifisch-dynamischer Nahrungswirkung und Ausnutzungsverlust stehen für Ruheumsatz wie für Arbeitsumsatz nur 84 % der verzehrten Nahrungsenergien zur Verfügung.

Von der Art der Nahrung scheint der Wirkungsgrad weitgehend unabhängig zu sein. Abhängig ist er jedoch vom Trainingszustand, von der Art der Arbeit und von Begleitumständen wie Kälte und Hitze, Staub, Sauerstoffmangel, Kohlensäureanreicherung in der Luft. „Zieht man vom Arbeitsumsatz noch die für die Leerbewegung (z. B. Heben und Senken des Körpers beim Heben von Gewichten) benötigte Energie ab, so erhält man den „reinen Wirkungsgrad", der in einem breiten Bereich von der Arbeitsschwere unabhängig ist. Bei sehr schwerer Arbeit sinkt er ab, weil dann z. B. durch Beanspruchung von Hilfsmuskeln zur Versteifung des Körpers zusätzlich Energie benötigt wird." *(Lang.)*

Zum Vergleich ein paar Zahlen aus der Technik: es beträgt der Wirkungsgrad der Dampfmaschine 8—10 %, des Ottomotors 20 %, des Dieselmotors 35—40 %, der Gasturbine über 40 %.

Gegen die oben genannten Methoden der Bedarfsbestimmung bestehen, wie gesagt, nicht unerhebliche Bedenken. Hier haben neue Untersuchungen (*Wachholder* und Mitarbeiter, *Achelis* und Mitarbeiter) zu wichtigen Erkenntnissen geführt. Zunächst der Ruhe-Nüchternumsatz (Grundumsatz): Nach körperlicher Arbeit sinkt er reaktiv

Tabelle 2. Wirkungsgrad bei verschiedener Art der Arbeit. (Nach *Lang*)

Art der Arbeit	Optimaler Wirkungsgrad in %
Schwimmen	3
Feilen	9,4
Gewichtheben	8,4 bis 14,0
Kurbeln	18,0 bis 22,0
Radfahren	21,6 bis 30,0
Gehen	23,0
Rudern	25,0
Ziehen	24,0 bis 33,0
Steigen	22,0 bis 34,3

tiefer ab als nach körperlicher Ruhe. Einschränkung der Ernährung hat außerdem ein Absinken des Grundumsatzes je kg Körpergewicht zur Folge, vorausgesetzt, daß der Organismus sich langsam an die knappe Kost gewöhnen kann. Der Grundumsatz ist also keine konstante Größe. Auch die spezifisch-dynamische Umsatzsteigerung nach Nahrungszufuhr (s. S. 69) wird durch Kosteinschränkungen erniedrigt. Dank derartiger Anpassungsregulationen — Abnahme des Körpergewichts mit Schwund aktiver Zellsubstanz, Erniedrigung des Grundumsatzes je kg Körpergewicht und Abschwächung der spezifisch-dynamischen Nahrungswirkung — werden z. B. bei einer Kürzung der Zufuhr um 450 cal (Kürzung von 2200 auf 1750 cal) 320 cal wieder eingespart. Damit ist freilich das Äußerste an Einsparungsmöglichkeiten erreicht. Am Energieaufwand für äußere Arbeit läßt sich durch Kürzung der Nahrungszufuhr nichts einsparen. Im Gegenteil: Setzt man die Brennwertzufuhr von 2200 auf 1800 cal herunter, dann nimmt sowohl der Brennwertverbrauch während der Arbeit wie auch der Brennwertverbrauch nach der Arbeit zu, so daß ein Teil der Einsparung am Grundumsatz als Steigerung des Arbeitsumsatzes wieder verloren geht.

Praktisch-diätetisch von entscheidender Bedeutung ist die Frage, wie weit sich die verschiedenen Posten, die die Höhe des Gesamtbedarfs ausmachen — Grundumsatz, spezifisch-dynamischer Umsatz, Arbeitsumsatz — gegenseitig beeinflussen. Da der Grundumsatz als Folge körperlicher Arbeit reaktiv absinkt (um 10% und mehr), am stärksten, wenn er von vornherein hoch lag und intensive Arbeit geleistet wurde — bei von vornherein tiefliegendem Grundumsatz bleibt die reaktive Senkung nach Arbeit aus —, ist es bei ausreichender Ernährung nicht zulässig, Grundumsatz und Arbeitsumsatz einfach zu addieren. Die additive Bedarfsberechnung gibt unter diesen Umständen zu hohe Werte. Ähnlich verhält es sich mit der spezifisch-dynamischen Steigerung durch Nahrungszufuhr. Infolge ihres geringen Wertes bei knapper Ernährung führt unter diesen Umständen die einfache Addition der üblichen Werte zu überhöhten Endergebnissen. Unter Berücksichtigung dieser Tatsachen und eines Ausnutzungsverlustes der Nahrung von nur 8% — er beträgt bei minderwertiger Kost freilich viel mehr! — liegt das zur Substanzerhaltung als Dauerzufuhr erforderliche Bedarfsminimum für Männer mittlerer Körpergröße, mittleren Alters und mittleren Gewichts (65 kg) mit ruhiger sitzender Tätigkeit bei 2000 cal brutto für 24 Stunden (je kg 31 cal, je qm Oberfläche 1360 cal). Das wären rund 400 cal weniger als nach den älteren Angaben der Physiologie. Für Untergewichtige liegt der Grundumsatz (je qm Oberfläche und je kg Körpergewicht) und daher auch das Nahrungsbedarfsminimum tiefer (bei

50 kg Gewicht 1800 cal brutto). Ältere Menschen müßten eigentlich mit weniger auskommen können, da ja der Grundumsatz mit zunehmendem Alter sinkt (z. B. Grundumsatz bei Männern im Alter von 20 Jahren 998 cal je qm Oberfläche und 24 Stunden, im Alter von 60 Jahren 857 cal). Es scheint aber, daß sie ihn bei Körperarbeit und Nahrungsaufnahme weniger gut kompensatorisch herabsetzen können.

Die temperaturabhängigen Umsatzschwankungen sind gering: 10 Grad Außentemperatur machen rund 3% Umsatzänderungen aus, und zwar so, daß mit steigender Außentemperatur der Umsatz sinkt. Im subtropischen Klima sollen Europäer einen um 5—10%, im tropischen Klima einen um 10—15% erniedrigten Grundumsatz haben. Der Grundumsatz der Eskimos und Bewohner des nördlichen Kanada soll 20% über den uns gewohnten Werten liegen.

Im praktischen Leben und in der Diätetik kommt es weniger auf die bloße Erhaltung des Lebens, als auf die Erhaltung der Gesundheit und Leistungsfähigkeit an. Dazu ist eine Zufuhr von mindestens 2150 anstatt 2000 cal brutto erforderlich. Jede Leistungssteigerung, die größeren kalorischen Aufwand erfordert, als die Nahrung an Kalorien zuführt, hat notwendig Abbau von Körpersubstanz und Leistungsminderung zur Folge. Die enge Parallelität z. B. zwischen Kohlenförderung und Kalorienzufuhr und zwischen der Leistung von Stahlwerksarbeitern und ihrer Kalorienzufuhr in den Jahren 1939—1947 ist höchst eindrucksvoll. Wird die notwendige Energiezufuhr nicht erreicht, dann kommt es zunächst zu hypotonischen und hypoglykämischen Erscheinungen.

Der für geistige Arbeit notwendige über den Ruhe-Nüchtern-Bedarf hinausgehende Mehraufwand konnte bisher nicht befriedigend erfaßt werden, obwohl die Erfahrung die Unentbehrlichkeit eines solchen Mehraufwandes für jede konzentrierte geistige Leistung lehrte. Den Stoffumsatz der Hirnrinde bei intensiver geistiger Arbeit veranschlagt *Wachholder* auf das 5—6fache des maximal beanspruchten Skelettmuskels (bezogen auf die Gewichtseinheit). „Ein derart hoher Stoffwechsel, der denjenigen der anderen Organe mehrfach übertrifft, kann nur befriedigt werden bei voller Blutdruckhöhe und voller Blutzuckerkonstanz, wie man beides erst bei einer kalorisch mehr als gerade nur ausreichenden Ernährung findet. Zur Erhaltung der geistigen Leistungsfähigkeit ist demnach für stark beanspruchte Geistesarbeiter eine besonders hohe Ernährungseinstufung erforderlich" (*Wachholder*).

Höhere Leistung bedingt also höheren Umsatz und ist deshalb auf die Dauer nur bei höherer Brennwertzufuhr möglich. Die Behauptung, wir alle samt und sonders hätten früher „viel zu viel" gegessen, ist biologisch unbewiesen und erscheint gerade im Hin-

blick auf den hohen Energiebedarf bei geistiger Tätigkeit und die immer
stärker gestiegene geistige Beanspruchung des modernen Menschen
noch unbegründeter. Tiere verlieren ihre Bewegungslust, wenn man
ihnen das Futter kürzt, und erst wenn die Futtermenge erheblich
über dem Erhaltungsminimum liegt, zeigen sie normale spontane
Aktivität.

Als Anhaltspunkte für die Höhe der optimalen Energiezufuhr
können die (nach dem eben Ausgeführten eher zu hoch als zu tief
liegenden) Richtwerte des National Research Council der USA zugrunde gelegt werden.

	Mann 70 kg	Frau 56 kg
bei sitzender Beschäftigung	2500	2100 (Kal. brutto)
bei mittelschwerer Arbeit	3000	2500 „ „
bei schwerer Arbeit	4500	3000 „ „

Zum Vergleich diene der Brennwert (Kalorien je kg) einiger technischer
Brennstoffe:

Holz (lufttrocken)	3500	Benzin	7400
Preßtorf	3800	Benzol	8500
Ruhr-Steinkohle	7500	Heizöl	8500
Koks	7000	Alkohol	5050

Bei Schwerstarbeitern und im Hochgebirge werden täglich bis zu
9000—10000 Kalorien umgesetzt. Die gesundheitlich zuträgliche obere
Grenze der Brennwertzufuhr liegt also sehr hoch. Sie wird zunächst
bestimmt durch die Leistungsfähigkeit der Verdauungsorgane. Konzentrierte Nahrung ermöglicht höhere Brennwertzufuhr als eine an
unverdaulichen Bestandteilen reiche Kost. Erbrechen, schlechtere
Ausnutzung und Steigerung der Verbrennungen — die alten Physiologen prägten dafür den Begriff der „Luxuskonsumption" — sind
die Mittel, mit denen der Organismus auf überschüssige Brennwertzufuhr reagiert. Dauernde Überernährung stellt eine unzuträgliche
Überlastung des Organismus dar, die sich, je nach der individuellen
Verfassung des Menschen, in Störungen der „schwachen Punkte" der
Verdauung und des Stoffwechsels auswirkt.

Die Ernährung ist nun nicht nur ein energetisches, sondern auch ein stoffliches Problem. Mit einer Mindestmenge an
Energie, an Brennwerten, ist es nicht getan. Entscheidend für Existenz und Leistungsfähigkeit ist es, in welcher Form die Energie
zugeführt wird.

Ohne Eiweiß läßt sich auch mit größter Energiezufuhr der Tod
nicht aufhalten. Leben und Eiweißabbau sind unzertrennlich verkoppelt. Aus dem Nahrungseiweiß entstehen Zellplasma und Kern-
substanzen, Fermente und Hormone, Hämoglobin und Vitaminträger
und viele andere lebenswichtige Stoffe.

Der Sammelbegriff „Eiweiß" umfaßt eine große Zahl verschiedener Eiweißkörper. Alle diese Eiweißkörper sind Verbindungen mit sehr hohem Molekulargewicht — bis zu einer Million — und bestehen aus verschiedenen Kombinationen von etwa 25 Aminosäuren (s. S. 55).

Aus der großen Zahl möglicher Kombinationen der Aminosäuren — bei 20 Aminosäuren 2,4 mal 10^{18} Variationsmöglichkeiten — erklärt sich die Organ- und Individualspezifität der Eiweißkörper. Auf die Fragen des intermediären Aminosäurenstoffwechsels (Eiweißsynthesen, Desaminierung, Transaminierung, Decarboxylierung, Harnstoffsynthese)

Tabelle 3. Molekulargewicht einiger Eiweißkörper

Lactalbumin	17 400
Lactoglobulin	41 500
Ovalbumin	44 000
Serumalbumin	68 000
Hämoglobin	68 000
Casein	96 000
Serumgloublin	167 000

können und brauchen wir im Rahmen diätetischer Überlegungen nicht einzugehen. Zwischen allen Umsetzungen des Eiweißstoffwechsels besteht im gesunden Organismus ein dynamisches Gleichgewicht. Es wird nerval und hormonal gesteuert, in erster Linie durch das Hypophysenvorderlappensystem. Es wird außerdem gesteuert durch einen Wirkstoff von Vitamincharakter (Vitamin B_{12}), den Animal-protein-factor, der für die Größe des Bedarfs an essentiellen Aminosäuren von Bedeutung ist (s. S. 56).

Im ruhenden, nüchternen und gesunden Organismus werden, wenn ausreichend Kohlenhydrate und Fette zur Verfügung stehen, innerhalb von 24 Stdn. rund 15 g Eiweiß abgebaut („Abnutzungsquote", absolutes N-Minimum = je Tag und kg Körpergewicht i. M. 36 mg Stickstoff). Kohlenhydrate erweisen sich dabei den Fetten gegenüber als bessere „Eiweißsparer" — freilich nur für begrenzte Zeit (einige Tage!). Der Eiweißabbau steigt sofort an, wenn man versucht, das abgebaute Eiweiß durch Eiweißzufuhr zu ersetzen. Eine Zufuhr von 13—26 g genügt daher noch keineswegs zur Erhaltung des Bestandes. Im günstigsten Fall (ausreichende Brennwertzufuhr, biologisch hochwertiges Eiweiß, s. unten) sind dazu mindestens 30 g erforderlich („Physiologisches Eiweißminimum"). Je höher die Abnutzungsquote liegt, desto mehr Eiweiß muß zugeführt werden, um ausgeglichene Bilanzen zu erreichen. Wenn gelegentlich berichtet wurde, man könne (unter europäischen Lebensbedingungen!) auch mit geringeren Eiweißmengen auskommen (z. B. *Hindhede* mit 25 g, *Röse* mit 21—23 g), dann fragt es sich, ob damit wirklich der Bedarf gedeckt, die Eiweißbilanz ausgeglichen, der Eiweißbestand des Organismus quantitativ und qualitativ erhalten werden konnte. Jene Versuche waren wohl langfristig, aber doch von Perioden höherer Eiweißzufuhr unterbrochen, in denen der Bestand des Organismus wieder ergänzt werden konnte. In einem Selbstversuch *Süßkinds* mit täglich 33 g Eiweiß und 2300 cal erfolgte der körperliche und seelische Zusammenbruch erst nach 15 Monaten! Die Kost des deutschen „Normalverbrauchers" enthielt, wenn man die (meist nicht voll belieferten) Kartensätze zugrundelegt, im Frühjahr 1947 täglich 28 g Eiweiß (davon 5 g tierisches Eiweiß), die Kost des Schwerarbeiters 57 g Eiweiß (davon 6 g tierisches Eiweiß).

Die Größe des Eiweißzerfalls beurteilen wir nach der Größe der Stickstoffausscheidung im Harn, indem wir 1 g Harnstickstoff gleichsetzen mit dem Zerfall von 6,25 g Eiweiß. Die Zahl 6,25 erklärt sich damit, daß der Stickstoffgehalt der Eiweißkörper rund 16% beträgt (der tierischen Eiweißkörper 15—16,06%, der pflanzlichen 15,59—18,88%). Der größte Teil des Harnstickstoffs (60—99%, je nach dem Eiweißgehalt der Nahrung) besteht aus dem Endprodukt des Eiweißabbaus, aus Harnstoff, der Rest aus Harnsäure, Hippursäure, Kreatinin, Ammoniak und Aminosäuren. Es ist klar, daß diese Berechnung des Eiweißabbaus infolge der verschiedenen chemischen Struktur der Eiweißkörper nur einen Näherungswert darstellt. Im Gegensatz zu der heute herrschenden Anschauung hat daher *Krehl* geglaubt, daß die Stickstoffausscheidung nur sehr bedingt „als Maß des Eiweißumsatzes anzusehen ist. Vielleicht sind wir in unserer Gesamtbeurteilung des Stoffwechsels mit diesem lange geltenden Dogma großen Irrtümern verfallen. Die starke Einschränkung der Stickstoffausscheidung bei reichlicher Kohlenhydratgabe ist m. E. ohne einen inneren Wiederaufbau von Eiweiß nicht zu deuten."

Positiv ist die Stickstoffbilanz beim heranwachsenden Organismus und beim Erwachsenen, der nach Eiweißverlusten diese Verluste ersetzt. Negative Stickstoffbilanzen entstehen bei energetischer Unterernährung, bei Eiweißunterernährung, bei unzureichender Versorgung mit essentiellen Aminosäuren und gleichzeitigem Mangel an Animal-protein-factor, und sie entstehen bei erhöhtem Eiweißzerfall infolge von Verbrennungen, Frakturen, Operationen und Infektionen.

Praktisch-diätetisch interessiert weniger die Frage nach dem eben noch mit dem Leben vereinbaren Minimum als die Frage nach der von Individualität und geforderter Leistung abhängigen optimalen Zufuhr. Die Hygiene-Sektion des Völkerbunds hat 1936 als Mindestmenge 1 g Eiweiß je kg Körpergewicht festgelegt — „es ist erwünscht, daß ein Teil des Eiweißes tierischer Herkunft sei" — und in den folgenden Jahren hat sich von keiner sachverständigen Seite Widerspruch dagegen erhoben. Man darf die Eiweißversorgung als gesichert betrachten, wenn ein Drittel der notwendigen Gesamtzufuhr tierischer Herkunft ist (zur Begründung siehe S. 53ff.). Die frühesten Mangelsymptome bei einer unter dem Optimum bleibenden Eiweißzufuhr liegen auf psychischem Gebiet. Spannkraft, Entschlußkraft, Konzentrationsfähigkeit, Libido, Merkfäh gkeit und Gedächtnis lassen nach, die Stimmung wird labil, reizbar, gedrückt. Dann sinkt die Lust und Fähigkeit zu körperlicher Bewegung. Ein greifbarer Ausdruck des Zustands verminderter Vitalität ist z. B. das Absinken des Blutdrucks; es kommt im Ganzen zu einem vagotonischen „Spargang" der Organfunktionen und tiefgreifenden Stoffwechselstörungen bis zur Dystrophie. Die spürbaren Wirkungen des Eiweißverzehrs sind der Grund für das starke Eiweißverlangen des modernen Menschen, vor allen Dingen des geistig arbeitenden. Verbrauchsstatistiken von Einzelhaushalten, Berufsgruppen und Völkern zeigen übereinstimmend dasselbe. Von sehr viel mehr Menschen als früher fordert das Leben heute intensive Konzentration, Spannkraft, ständige Bereitschaft, Entschlußfähigkeit, Wachheit und hohe Arbeitsintensität, d. h. aber nichts anderes als: es fordert eiweißreiche Ernährung.

Grundsätzlich dasselbe wie beim Menschen läßt sich am Tier beobachten. Eiweißarmes Futter reduziert bei Mäusen zunächst die Freßlust, dann die gesamte Aktivität. Zur Erhaltung normaler Spontanaktivität muß das Eiweißerhaltungsminimum um mindestens 50% überschritten werden. Je weiter die tatsächliche Eiweißzufuhr hinter diesem Mindestwert zurückbleibt, desto geringer wird die Aktivität der Tiere. Bei einem Eiweißgehalt des Futters von 1—2% (und stets gleichbleibendem Brennwert!) fällt sie ganz aus. Nach Tierversuchen von *McCollum* müssen mindestens 9% (optimal 20 bis 25%) des Energiebedarfs durch hochwertiges Eiweiß gedeckt werden, sofern alle Funktionen über Generationen hinweg reibungslos ablaufen sollen. Bemerkenswerterweise werden auch 9% des Hungerumsatzes durch Eiweiß bestritten. Bezeichnet man diesen Wert als „hygienisches Eiweißminimum", dann errechnet es sich bei .3000 cal Zufuhr zu rund 65 g verdauliches Eiweiß entsprechend rund 80 g Roheiweiß. Das Optimum liegt aber höher als dieses Minimum, und zwar allein schon deshalb, weil das Nahrungseiweiß erst zu Körpereiweiß umgeprägt werden muß und diese Umwandlung ja nicht notwendig ist, wenn der Organismus im Hunger aus eigenen Beständen lebt. Um z. B. 6—10 g Plasmaeiweiß durch Nahrungszufuhr zu ersetzen, sind 15—20 g Plasmaeiweiß notwendig oder 36—60 g Muskeleiweiß oder 60—100 g Kasein bzw. Sojaeiweiß; Pflanzeneiweiße außer Sojaeiweiß erfüllen diesen Zweck überhaupt nicht. In der Muttermilch sind 12% der Kalorien Eiweißkalorien; auf 3000 cal ergäbe das rund 86 g verdauliches Eiweiß (= rund 100 g Roheiweiß). Das wäre aber ein Wert, der für den erwachsenen Menschen, der kein Eiweiß mehr für Wachstumszwecke benötigt, doch wohl zu hoch liegt, denn der Säugling, der innerhalb von 180 Tagen rund 4 kg zunimmt, wendet 5 % seiner gesamten Nahrungsenergie für das Wachstum auf. (Das Kalb, das in rund 47 Tagen sein Geburtsgewicht verdoppelt und etwa 35 kg zunimmt, setzt sogar 34 % seiner Nahrungsenergien in Wachstum um; dem schnelleren Wachstum entspricht der höhere Eiweißgehalt der Kuhmilch.

Bei schwerer Muskelarbeit steigt der Eiweißbedarf nur wenig (Eiweißbedarf von Schwerarbeitern und Hochleistungssportlern 1,2 bis 1,5 g Eiweiß je kg Körpergewicht), im heißen Klima scheint er abzusinken.

Die obere Grenze der Eiweißverträglichkeit liegt hoch. Während der Eiweißverzehr der meisten Völker sich zwischen 50 und 150 g je Kopf und Tag bewegt, fanden dänische und amerikanische Forscher bei Eskimos 500 g und mehr. In gleicher Größenordnung liegt der Eiweißverzehr sibirischer Nomaden. Die Zähigkeit, Ausdauer und Leistungsfähigkeit jener Völkerstämme ist bekannt.

Gelegentlich hört man die Behauptung, eiweißreiche Kost sei gesundheitsschädlich. Nun ist in Mitteleuropa die extrem eiweißreiche Ernährung sehr oft mit anderen, und zwar einwandfrei unzweckmäßigen Angewohnheiten verknüpft, z. B. mit obst- und gemüsearmer Kost, mit Alkohol- und Nikotinmißbrauch, mit wenig körperlicher Bewegung und manchem anderem. Vielleicht kann extrem fleischreiche Kost latente Mängel manifest werden lassen (Gefäß- und Leberkrankheiten, Hautkrankheiten). Überzeugende klinische Beweise dafür fehlen jedoch, und die tierexperimentellen Ergebnisse sind vieldeutig. Futter mit 40—90 % Eiweiß scheint lediglich eine Hypertrophie der Nieren zu machen, von der es höchst zweifelhaft ist, ob sie als krankhaft angesehen werden muß (Arbeitshypertrophie?). Mäuse werden bei extrem eiweißreichem Futter (Überschreitung des Erhaltungsminimums um 100 % und mehr) langsam und träge. Selbst die größten Eiweißmengen, die die Verdauungsorgane noch zu bewältigen vermögen, bedeuten aber für den gesunden Menschen offenbar keine Gesundheitsschädigung, keine Gefahr der „Eiweißvergiftung", sofern er nur mit allen übrigen Nährstoffen ausreichend versorgt wird. Das alte *Voit*sche Kostmaß mit seinen 120 g Eiweiß ist keineswegs das eben noch statthafte Maximum; es liegt für den modernen Mitteleuropäer noch innerhalb des Optimums.

Nun ist Eiweiß und Eiweiß nicht dasselbe. Mit anderen Worten: Die zur Erhaltung von Körperbestand und Leistung erforderliche Eiweißmenge läßt sich nur bei Berücksichtigung der Art des Eiweißes zahlenmäßig festlegen, weil der „biologische Wert" der einzelnen (aus verschiedenen Eiweißkörpern aufgebauten) Eiweißarten keineswegs gleich groß ist (Tab. 4).

Tabelle 4. Biologische Wertigkeit verschiedener Eiweißarten

Milch, Ei	100
Warm- und Kaltblüterfleisch	90
Kartoffeln, Reis, Soja	80
Kasein, Hefe	75
Gerste	65
Weizen, Roggen, Hafer, Mais, Hirse, Pilze, Erbsen	50
Bohnen	35

„Für die Prüfung der biologischen Wertigkeit gibt es zwei Möglichkeiten. Man kann den Eiweißkörper chemisch analysieren, um seinen Gehalt an den verschiedenen Aminosäuren, besonders an den lebensnotwendigen, festzustellen. Dieser Weg ist immer noch recht problematisch; denn bisher ist es noch nicht gelungen, einen Eiweißkörper vollständig zu analysieren. Ein mehr oder weniger großer Teil von 30—50% bleibt seiner Natur nach unerkannt. Außerdem sind die Methoden für den Nachweis und die quantitative Bestimmung mancher lebensnotwendigen Aminosäuren noch so unvollkommen, daß die Analyse es selten gestattet, bindende Schlüsse für die Ernährung daraus zu ziehen.

Der andere Weg, um zur Erkenntnis des ernährungsphysiologischen Wertes eines bestimmten Eiweißes zu kommen, ist der des Ernährungsversuches am Tier oder am Menschen. Man prüft entweder die biologische Wertigkeit nach *Thomas* und *Mitchell*, wieviel Gramm Körpereiweiß 100 g des betreffenden Nahrungseiweißes unter den Bedingungen des Stickstoffminimums ersetzen können oder nach *McCollum* den Wert des Eiweißes für das Wachstum junger Tiere, wobei man meistens Ratten verwendet. Gegen solche Tierversuche ist eingewendet worden, daß der Bedarf der Tiere anders sein könne als der des Menschen. Der Vorteil des Tierversuches liegt aber darin, daß sich bei kleineren Versuchstieren mit ihrem schnelleren Stoffwechsel Veränderungen durch Variation der Ernährung erheblich schneller zeigen als beim Menschen, bei dem sich der Wert eines Nahrungsmittels erst nach längerer Versuchszeit beurteilen läßt. Die meisten Ernährungsversuche, die am Menschen durchgeführt wurden, lassen das Ergebnis deshalb zweifelhaft erscheinen, weil der Mensch in seinem Körper über Vorräte verfügt, nach deren Erschöpfung erst ein Mangel in der Nahrung offenbar werden kann. Kurzfristige Versuche am Menschen, in denen dann auch noch ein Teil der notwendigen Analysen durch angenommene Wahrscheinlichkeitswerte ersetzt ist, erlauben keinerlei Aussagen über den Wert eines Nahrungsmittels.

Die Versuche über die biologische Wertigkeit ergaben, daß die tierischen Proteine durchweg biologisch hochwertiger sind als die pflanzlichen. Daraus folgt, daß das tierische Eiweiß sich für den Ersatz des eigenen menschlichen Eiweißes am besten eignet. Wichtig ist dabei, daß die verschiedenen Eiweiße, die im tierischen Körper vorkommen, in ihrem natürlichen Verhältnis verzehrt werden, denn die Eiweißkörper der verschiedenen Organe sind nicht gleichwertig.

So interessant die Frage nach der biologischen Wertigkeit der Eiweißkörper auch ist, in der Ernährungspraxis steht doch eine andere Frage im Vordergrund. Wir leben ja nicht von bestimmten Eiweißkörpern, sondern von einer gemischten Kost, die die verschiedensten Eiweißkörper enthält. Es ist leicht einzusehen, daß in einem solchen Fall die Möglichkeit besteht, daß der eine Eiweißkörper den Mangel des anderen an lebensnotwendigen Aminosäuren ausgleichen kann. *McCollum* hat ausgedehnte Versuche angestellt darüber, welche Eiweißkörper sich in der menschlichen Ernährung besonders vorteilhaft ergänzen können. Dieser Ergänzungswert der Nahrungsproteine ist es, der in der Ernährungspraxis interessiert" (*Lang*).

Beispiele für gute Ergänzungen sind:

Cerealien + Fleisch oder Milch oder Eier.
Cerealien + Soja oder Hefe.
Kartoffeln + Milch.
Leguminosen + Milch oder Fleisch oder Eier.

Der Wert einer Eiweißart hängt also zum größten Teil von ihren Aminosäuren ab (Tab. 5). Aminosäuren sind organische Säuren, die als gemeinsames Kennzeichen die Gruppe NH_2 tragen. Eine wichtige Eigenschaft ist ihre Ampholytnatur, die sie zur Abpufferung saurer und basischer Valenzen befähigt. Der chemisch-analytisch bestimmte Gehalt an lebensnotwendigen Aminosäuren entspricht in groben Zügen der biologisch im Tier- und Menschenversuch gefundenen Wertstufung, läßt jedoch die Überlegenheit des tierischen Eiweißes noch größer erscheinen. Von den insgesamt etwa 24 im Körper vorkommenden Aminosäuren muß die Nahrung als Voraussetzung eines jeden Zellwachstums mindestens 10 enthalten. Diese 10 — Valin, Leucin, Isoleucin, Threonin, Methionin, Phenylalanin, Tryptophan, Arginin, Histidin, Lysin — kann der Organismus nicht synthetisieren. Sie heißen deshalb „exogene" oder „essentielle" Aminosäuren. Synthetisierbar sind Glykokoll, Alanin, Serin, Cystein, Tyrosin, Norvalin, Ornithin, Asparaginsäure, Glutaminsäure, Oxyglutaminsäure, Citrullin, Prolin und Oxyprolin. Wenn das Wachstum aufgehört hat und lediglich der Bestand erhalten werden muß, genügt sowohl eine geringere Gesamteiweißzufuhr wie auch eine geringe Anzahl von Aminosäuren. Arginin, Histidin und Leucin sind dann entbehrlich.·

Tabelle 5. Aminosäurengehalt tierischer und pflanzlicher Eiweißarten (bezogen auf 16% N)

	Hühnerei	Kuh-milch	Rind-fleisch	Fisch-muskel	Wei-zen	Rog-gen	Hafer	Soja	Mais	Hefe
Arginin	6,4	4,3	7,7	7,4	3,8	7,6	6,0	5,1	4,8	11,3
Histidin	2,1	2,6	2,9	2,4	2,1	2,1	2,2	2,3	2,2	4,6
Lysin	7,2	7,5	8,1	9,0	2,7	3,3	3,3	5,8	2,0	10,3
Tyrosin	4,5	5,5	3,4	4,4	4,4	1,2	4,6	1,9	5,5	3,0
Tryptophan	1,5	1,6	1,3	1,3	1.2	0,9	1,2	1,7	0,8	1,3
Phenylalanin	6,3	5,3	4,9	4,5	5,7	—	6,6	5,7	5,0	2,5
Cystin	2,4	1,0	1,3	1,2	1,8	0,2	1,8	1,1	1,5	0,4
Methionin	4,1	3,3	3,3	3,5	3,3	—	2,4	2,0	3,1	0,7
Threonin	4,9	4,6	4,6	4,5	3,3	4,0	3,5	4,0	3,7	4,2
Leucin ⎫	17,2	11,3	7,7	7,1	5,8	6,7	8,3	6,6	22,0 ⎫	
Isoleucin ⎭		6,2	6,3	6,0	3,3	—	5,6	—	4,0 ⎬	5,1
Valin	7,3	6,6	5,8	5,8	3,6	5,0	6,3	4,2	5,0 ⎭	

In breit angelegten Untersuchungen haben sich vor allem amerikanische Forscher um die Aufklärung der speziellen Bedeutung der einzelnen Aminosäuren bemüht. Die bisherigen Ergebnisse sind vielversprechend, nicht zuletzt im Hinblick auf die Therapie, können aber doch noch nicht als abgeschlossen gelten. Danach wären erforderlich: Valin für die Funktion des Nervensystems, Leucin für den Aufbau des Plasma- und Gewebeeiweißes, Isoleucin und Threonin für die Verwertung der Nahrungsaminosäuren, Methionin für das Körper- und Haarwachstum und die Synthese von Cholin, Kreatin und Globin, Cystin für den Aufbau von Plasmaeiweiß, Keratin, Taurin, Insulin, Glutathion und die Entgiftung toxischer Stoffwechselprodukte, Phenylalanin für den Aufbau von Thyroxin, Adrenalin, Pigment und für die Blutbildung, Tryptophan für die Fortpflanzung, die Milchproduktion, die Lactoflavinwirkung und den Aufbau von Augenpigment, Arginin für schnelles Wachstum, Histidin für den Aufbau von Hämoglobin und Purinbasen, Lysin für die Unterhaltung des Längenwachstums, die Entwicklung der Epiphysenknorpel und die Milchproduktion.

Die Zahlenangaben für den Optimalbedarf an den einzelnen Aminosäuren sind noch nicht durchweg ganz einheitlich. Anhaltspunkte gibt die Tabelle 6.

Tabelle 6. Bedarf an essentiellen Aminosäuren und Zufuhr in 100 g verschiedener Nahrungseiweißkörper, berechnet in Prozenten (nach *Bansi-Ludwig*)

Amino-säuren	Durch-schnittl. Bedarf geschätzt	Angeboten in 100 g Eiweiß von					
		Fleisch	Milch	Weiß-mehl	Brot	Mais	Soja-bohne
	g	%	%	%	%	%	%
Arginin	3,5	210	125	110	110	115	165
Histidin	2,0	105	125	110	113	120	115
Lysin	5,2	145	140	40	55	40	105
Tryptophan	1,1	110	175	90	120	55	145
Phenylalanin	4,4	100	130	125	115	105	125
Cystin und Methionin	3,8	110	105	110	110	130	80
Threonin	3,5	125	135	80	80	105	120
Leucin	9,1	135	180	130	120	240	90
Isoleucin	3,5	105	135	110	100	115	125
Valin	3,8	90	145		80	120	115

Hinsichtlich ihres Abbaumechanismus scheiden sich die Aminosäuren in drei Gruppen: 1. Glukoplastische Aminosäuren, die in Kohlenhydrate übergehen (Glykokoll, Alanin, Asparagin, Glutaminsäure,

Methionin, Cystin Prolin, Serin, Threonin, Valin, Arginin) — 2. Keto-
plastische Aminosäuren, die in Ketonkörper übergehen (Leucin, Isoleucin, Phenylalanin, Thyrosin, Cystin) — 3. Aminosäure mit unbekannten weiterem Abbauweg (z. B. Histidin und Tryptophan).

Eine Einteilung der Eiweißkörper allein nach ihrer chemischen
Struktur ist nicht möglich, weil in dieser Hinsicht die Unterschiede nicht
charakteristisch genug sind. Die Bestimmung des Gehaltes an den
einzelnen Aminosäuren, die Bausteinanalyse, zeigt zwischen verschiedenartigen Eiweißkörpern häufig keine wesentlichen Unterschiede. Man wählt daher als Grundlage der Einteilung andere Eigenschaften, wie Herkunft, Löslichkeit, Fällbarkeit, Ausflockung durch
Salze und sonstige physikalisch-chemische Unterschiede. Auf diese
Weise ergibt sich die Einteilung der Tabelle 7.

Auf die einzelnen Eiweiß-
körper kann hier nicht genauer
eingegangen werden. Nur einiges Weniges sei kurz erwähnt.

Protamine und Histone sind
einfache Eiweißkörper der Zell-
kerne. Die Gliadine (Gliadin,
Hordein, Zein, Avenin) und
Gluteline sind Getreideeiweiße
und bilden den Kleber. Gliadine sind reich an Glutaminsäure, arm an Arginin, Histidin
und Lysin, während Gluteline

Tabelle 7. Einteilung der Eiweißkörper

---

1. Einfache Eiweißkörper
oder Proteine

Protamine	Globuline
Histone	Albumine
Gliadine	Gerüsteiweiße
Gluteline	

2. Zusammengesetzte Eiweißkörper
oder Proteine

Nucleoproteide	Glycoproteide
Phosphoproteide	Chromoproteide

mehr Lysin enthalten. Die Globuline, die verbreitetste Gruppe von
Eiweißkörpern, finden sich in vielen pflanzlichen Samen und im Tierkörper als Myosin, Myogen, Thyreoglobulin, Milchglobulin und Serum-
globuline. Meist gemeinsam mit den Globulinen kommen die Albumine
vor, die schwefelreich aber glykokollfrei sind: Serumalbumin, Lactalbumin, Ovalbumin, Globin (Eiweißkomponente des Hämoglobins).
Die Gerüsteiweiße — Kollagene, Elastine, Keratine — finden sich in
Bindegewebe, Sehnenfaszien, Bändern, Knochen, Knorpel und der
Haut mit ihren Anhangsgebilden. Infolge ihres hohen Cystingehaltes
sind sie die schwefelreichsten Eiweißkörper.

Die Nukleoproteide bestehen aus Eiweiß und Nucleinsäure
(Nucleinsäure = Purin- oder Pyrimidinbase + Pentose + Phosphor-
säure). Von Nucleinsäuren kommen im Organismus die Hefe- und
Muskeladenylsäure vor, die Hefenucleinsäure, die Thymonucleinsäure
und die Ribonucleinsäure. Die Phosphoproteide enthalten neben der
Eiweißkomponente (als „prosthetische" Gruppe) die Phosphorsäure.
Vertreter der Phosphoproteide sind Casein, Ovovitelin (im Eidotter)

und Ichthulin (in Fischeiern). Die Bezeichnung Glycoproteide ist nicht ganz korrekt, weil die meisten Eiweißkörper Kohlenhydrate enthalten. Die eigentlichen Glycoproteide werden ihrer schleimigen Beschaffenheit wegen auch Mucine, Mucoide oder Mucoproteide genannt und finden sich im Sekret der Schleimdrüsen, im Glaskörper des Auges, in der Gelenkflüssigkeit und in der Nabelschnur. Chromoproteide — die prosthetische Gruppe wird repräsentiert durch Farbstoffgruppen von ganz verschiedener chemischer Struktur; bei den höheren Tieren und beim Menschen gehören die meisten zu den Häminen — sind u. a. das Hämoglobin und das Warburgsche Atmungsferment.

Wahrscheinlich kommt es für die biologische Wertigkeit einer Eiweißart aber nicht nur auf Art, Menge und Mischungsverhältnis der Aminosäuren im Eiweißmolekül an, sondern auch auf die Bindung, in der diese resorbiert werden. In diesem Sinn spricht die Beobachtung, daß eine Mischung hochmolekularer Spaltprodukte arteigenen Eiweißes besser ausgenutzt wird als die entsprechende Mischung reiner Aminosäuren, und daß gekochtes Eiweiß in vielen Fällen biologisch höherwertig zu sein scheint als ungekochtes. Backen und Rösten scheint dagegen (durch Veränderung des Lysins?) den Ansatzwert des Eiweißes zu vermindern. Zahlreiche Forscher haben auf die Bedeutung des vom Organismus nicht synthetisierbaren Tripeptids Strepogenin und des (kobalthaltigen) Animal-protein-factor als Wirkstoffe des Eiweißstoffwechsels hingewiesen. Tierisches, d. h. also biologisch hochwertiges Eiweiß wird auch im Darm besser ausgenützt als pflanzliches (97 gegenüber 86 %).

Wie schon angedeutet (s. S. 54), kann der Wert eines Eiweißkörpers durch Beimischung eines anderen erhöht werden. Zusatz von tierischem Eiweiß zu einer pflanzlichen Kost steigert z. B. den Wert pflanzlichen Eiweißes sehr erheblich.

Neuere Untersuchungen mit reinen Aminosäuren und Aminosäuregemischen zeigen dasselbe. Biologisch unterwertige Aminosäuregemische werden zu rund 60 % ihres Stickstoffgehaltes resorbiert, zu nur höchstens 5—10 % aber retiniert. Setzt man solchen Gemischen Magermilch oder Fleischpulver zu, dann werden 95 % resorbiert und 70 % retiniert. Diese Wertverbesserung durch Mischung ist leicht verständlich: 2 Eiweißkörper ergänzen sich dadurch, daß der eine gerade jene Aminosäure enthält, die dem andern fehlen. Praktisch vollwertige Aminosäuregemische resorbiert der Organismus zu 80 % und retiniert sie zu 75 %. Die Stickstoffresorption des minderwertigen Eiweißes unserer Nachkriegsernährung, die sowieso nur 20—30 % des Aminosäurebedarfes deckte, lag schätzungsweise bei 60 %. Sie ließ sich aber durch Zugabe eines an sich unterwertigen Aminosäuregemisches (10 bis 15 g) auf 90 % erhöhen; die Retention stieg gleichzeitig auf 80 % an. Dabei sollen die eiweißunterernährten Menschen in einen euphorischen Zustand mit Steigerung der körperlichen Leistungsfähigkeit geraten sein.

Entscheidend ist die gleichzeitige Verabreichung der lebensnotwendigen Aminosäuren. Schon wenn man sie, auf mehrere Portionen verteilt, im Abstand von 1 Stunde verfüttert, können die Versuchstiere kein Körpereiweiß mehr aufbauen.

Theoretisch und praktisch-diätetisch gleich bedeutungsvoll ist die Tatsache, daß Verfütterung nicht essentieller Aminosäuren die Wirkung der essentiellen verbessern kann, daß jedoch der Energiebedarf höher liegt, wenn statt natürlichen Eiweißes Aminosäurengemische in Form eines Eiweißhydrolysates verfüttert werden. Der Eiweißbedarf (auch des heranwachsenden Organismus) läßt sich indessen durch intravenös verabreichte biologisch vollwertige (und langsam infundierte) Eiweißhydrolysate ohne Schwierigkeiten decken; rasche Infusion steigert die Ausscheidung. d-Aminosäuren — die natürlich vorkommenden sind l-Aminosäuren — sind in jedem Falle nur begrenzt verwertbar.

Schließlich muß der physiologische Nutzwert eines Eiweißkörpers berücksichtigt werden. Ein noch so hochwertiges Eiweiß ist ernährungsphysiologisch nutzlos, wenn es an unverdauliche Nahrungsbestandteile so fest gebunden ist — z. B. von Zellulosehüllen geschlossen — daß es von den Verdauungssäften nicht herausgelöst werden kann. Der physiologische Nutzwert ist gegeben durch den Quotienten:

$$\frac{\text{Wahre Ausnutzung} + \text{biologischen Wert}}{100}.$$ Die Aminosäuren der tierischen Eiweißkörper werden so gut wie vollständig, die der pflanzlichen Eiweißkörper viel schlechter ausgenutzt (bessere fermentative Aufspaltbarkeit der ersten). Die Struktur der Aminosäuren wird durch Kochen nicht verändert, der Nährwert der Eiweißkörper durch haushaltübliches Kochen im allgemeinen nicht verändert. Es gibt aber Ausnahmen. Der trypsinhemmende Eiweißkörper der Sojabohne z. B. wird durch Kochen zerstört, die Soja dadurch verdaulicher gemacht. Trockenes Erhitzen auf hohe Temperaturen kann den biologischen Wert verschlechtern (z. B. Zerstörung von Lysin beim Rösten von Weißbrot); auch bei längerem Lagern können Verluste an Aminosäuren auftreten.

Streng genommen hat es also nur beschränkten Wert, von einem zahlenmäßig definierbaren Eiweißminimum zu sprechen. Auf alle Fälle kann Nichtbeachtung der biologischen Eiweißwertigkeit und des Ergänzungswertes zu folgenschweren Irrtümern führen.

Es liegt also an der verschiedenen biologischen Wertigkeit der Eiweißarten, wenn Stickstoffgleichgewicht noch lange nicht

Eiweißgleichgewicht bedeutet. Im Zustand der Eiweißunterbilanz, im Eiweißhunger, werden aus dem Körpereiweiß Teile herausgebrochen und durch minderwertigeres Eiweiß ersetzt, ohne daß die Stickstoffbilanz negativ und der Eiweißbestand im ganzen vermindert wird. Hier liegt die Erklärung für die Beobachtung, daß in der ersten Zeit der Eiweißwiederauffütterung nach eiweißarmer Ernährung auch dann Eiweiß angesetzt wird, wenn während der eiweißarmen Periode Stickstoffgleichgewicht bestanden hatte.

Fassen wir zusammen: 1 g Eiweiß je kg Körpergewicht, davon $^1/_6$—$^1/_3$ tierischer Herkunft, kann für den Erwachsenen als ausreichende Eiweißversorgung gelten. Der notwendige Anteil des tierischen Eiweißes bemißt sich vor allem nach dem biologischen Wert des Pflanzeneiweißes. 1 g Eiweiß je kg deckt den Eiweißbedarf aber nur dann, wenn der Brennwertbedarf im übrigen durch Fett und Kohlenhydrate völlig gedeckt ist. Bleibt diese Bedingung unerfüllt, dann muß das Eiweiß zur Bestreitung des Energiebedarfs mit herangezogen werden. Es steht damit zur Erfüllung seiner spezifisch-stofflichen Aufgaben nicht mehr in hinreichender Menge zur Verfügung und trotz an sich ausreichender Eiweißzufuhr treten jetzt Eiweißmangelsymptome auf. Selbst durch eiweißreichste Kost kann eine Eiweißunterernährung nicht beseitigt werden, wenn die Gesamtenergiezufuhr den Brennwertbedarf nicht reichlich deckt. Neben ihren spezifisch-stofflichen Funktionen sind also Fette und Kohlenhydrate in diesem Sinn ,,Eiweißsparer'' von hohem Wert.

Der Eiweißbedarf des Kindes, der Schwangeren und der Stillenden liegt beträchtlich höher als der des erwachsenen Mannes (s. S. 291 und 316).

Minimaler und optimaler Fettbedarf lassen sich heute noch nicht mit aller wünschenswerten Genauigkeit angeben. Bei frei gewählter Ernährung werden in unseren geographischen Breiten in der Regel 25—35% der Kalorien mit Fett gedeckt. Diese Zahlen beziehen sich auf das Gesamtfett der Kost, das aus Nahrungsfetten wie Butter, Margarine, Öl usw. (,,sichtbarem Fett'') und aus dem in den übrigen pflanzlichen und tierischen Nahrungsmitteln enthaltenen (,,verborgenen'') Fett besteht.

Fette, genauer: Neutralfette, sind Triglyceride höherer Fettsäuren (siehe die Formel auf S. 61), und zwar größtenteils der Palmitin-, Stearin- und Ölsäure ($C_{15}H_{31}COOH$, $C_{17}H_{35}COOH$, $C_{17}H_{33}COOH$), von deren Mischungsverhältnis der Schmelzpunkt des Fettes und damit seine Resorbierbarkeit abhängt. Die Hauptmenge der Fette enthält 2 oder 3 verschiedene Fettsäuren in 1 Fettmolekül. Je kürzer die Kohlenstoffkette und je geringer die Sättigung der Fettsäuren — es gibt bis zu 4- und 5-fach ungesättigte Fettsäuren — desto niederer der Schmelzpunkt des Fettes. Fettsäuren mit langer Kohlenstoffkette werden im Organismus leichter verwertet (schneller dehydriert) als kurzgliederige. Die Untersuchungen mit markierten Fettsäuren ergaben, daß der Umsatz der Fettsäuren sehr lebhaft ist und an diesem lebhaften Umsatz auch die Fettsäuren des Depotfettes teilnehmen. Unter dem Einfluß von Luft, Licht, Fermenten und Bakterien kommt es zu Spaltung der Neutralfette in Fettsäuren und Glyzerin und oxydativer Umwandlung der frei gewordenen Fettsäuren (Ranzigwerden).

$$\left.\begin{array}{l} CH_2O\ H\text{——}HO\ OC \cdot R_1 \\ CHO\ H\text{——}HO\ OC \cdot R_2 \\ CH_2O\ H\text{——}HO\ CC \cdot R_3 \end{array}\right\} \longrightarrow \begin{array}{l} CH_2O \cdot OCR_1 \\ CHO \cdot OCR_2 \\ CH_2O \cdot OCR_3 \end{array}$$

Glycerin — 3 Mol Fettsäure — Triglycerid

In ihren physikalischen Eigenschaften, vor allem in ihrer Löslichkeit, sind den Neutralfetten andere Stoffe sehr ähnlich, die chemisch nur entfernte Verwandtschaft mit ihnen besitzen, in vielen Organen aber gleichzeitig mit den Neutralfetten vorkommen: die Lipoide. Zu den Lipoiden werden die Phosphatide, die Cerebroside, die Sterine und die Carotinoide gerechnet.

Der englische Physiologe *Starling*, bekannt durch seine Untersuchungen über die Ernährungsverhältnisse in Deutschland 1918 und 1919, hält das Fassungsvermögen des Magen-Darmkanals nur dann für ausreichend, wenn mindestens 20—25% der Nahrungskalorien aus Fett bestehen. Das wären 65—80 g Fett bei 3000 cal Gesamtzufuhr. Eine Kost, in der nur 15—20% der Brennwerte mit Fett abgedeckt werden, empfinden wir schon als Hungerkost. Schweizer Physiologen bezeichneten die 40—45 g Gesamtfett in der schweizerischen Kriegskost als „außerordentlich wenig" und schätzten die „rationelle Menge" auf 1 g je kg Körpergewicht und Tag. Die Kost des Normalverbrauchers der US-Zone Deutschlands enthielt Anfang 1947 9% Fett, die Kost des Normalverbrauchers der Britischen Zone im Frühjahr 1947 7% und im Frühjahr 1948 noch weniger.

Der steigende Fettverzehr der letzten Jahrzehnte in allen Ländern europäischer Zivilisation ist oft als Entartungszeichen und Luxus gebrandmarkt worden. Wir betonen demgegenüber seit vielen Jahren, daß diese Verbrauchsverschiebung biologisch wohl begründet ist in dem konzentrierten Nährwert des Fettes, seinem hohen Sättigungswert, den angenehmen Geschmacksqualitäten, der geringen Belastung der Verdauungsorgane und der küchentechnisch einfachen Verwendbarkeit der Fette — durchweg Eigenschaften, die unter unseren städtischen Lebens- und Arbeitsbedingungen höchst erwünscht, ja notwendig sind.

Für die aus wirtschaftspolitischen Gründen unaufhörlich wiederholten Behauptungen von der gesundheitlichen Schädlichkeit unserer fettreichen Vorkriegskost fehlt jeder Beweis. Im Gegenteil: 200—300 g Fett täglich werden ohne nachteilige Folgen für Gesundheit und Leistungsfähigkeit bewältigt. Voraussetzung ist nur, wie bei allen einseitigen Kostformen, daß die Kost alle übrigen Nährstoffe — Eiweiß, Vitamine, Mineralien — in ausreichender Menge und ausnutzbarer Form enthält, und daß der Organismus selbst gesund ist. Der Gesunde kann seinen Energiebedarf also praktisch ausschließlich mit Fett decken — praktisch ausschließlich, denn auch fettreiches Fleisch enthält noch kleine Mengen von Kohlenhydraten. Es kommt bei so fettreicher Ernährung zunächst zu (an sich harmloser) Vermehrung der Acetonkörper im Blut, die mit Gewöhnung an die Kost wieder verschwindet. Ob fettreiche und lipoid(cholesterin)reiche Ernährung die Entstehung von Eklampsie, Arteriosklerose, Hypertonie und Diabetes mellitus begünstigt, ist noch durchaus fraglich! Vor der Insulinära hat sich jedenfalls die Petrénsche Fett-Gemüsebehandlung des Diabetes mellitus — *Petrén* gab bis zu 300 g Butter täglich! — als durchaus brauchbar erwiesen. Im allgemeinen empfinden wir in Europa (nicht in der Arktis!) eine Kost, deren Energiewert zu mehr als 50 bis 60 % aus Fett besteht, als ungewohnt und schwer verträglich.

Vollkommen fettfreie Kost ist praktisch kaum durchführbar. Im Tierversuch bewirkt sie Wachstumsstillstand, Nieren- und Hautschädigungen, die durch kleine Mengen hochungesättigter Fettsäuren (Linolsäure $C_{17}H_{31}COOH$, Linolensäure $C_{17}H_{29}COOH$, Arachidonsäure $C_{19}H_{31}COOH$), die der Organismus nicht selbst synthetisieren kann — „essentielle Fettsäuren" — beseitigt werden können. Für die Aufzucht von Ratten sind Neutralfette entbehrlich. In Versuchen an einem ausreichend, aber praktisch fettfrei ernährten Menschen (0,03 g Fett je kg Körpergewicht) sind Gesundheitsstörungen nicht beobachtet worden; allerdings war die Versuchsdauer sehr kurz.

Die natürlichen Fette sind wahrscheinlich biologisch nicht ganz gleichwertig. Am hochwertigsten ist anscheinend das Butterfett. Es folgen (in fallender Reihe nach Versuchen an Mäusen): Olivenöl, rohes Kokosfett, raffiniertes Sojaöl, raffiniertes Kokosfett, gehärtetes Walöl, rohes Sojaöl, rohes und raffiniertes Sonnenblumenöl, raffiniertes Walöl, rohes Walöl. Zur Frage der synthetischen Fette s. S. 373. Ob die verschiedene biologische Wertigkeit der Fette, die übrigens nicht von allen Ernährungsphysiologen anerkannt wird, allein auf dem verschiedenen Gehalt an essentiellen Fettsäuren beruht, steht dahin. Fraglich bleibt damit auch, ob die vitaminisierte Margarine tatsächlich den Wert der Butter erreicht. Anoxydierte Fette sind übrigens gesundheitsschädlich.

Nehmen wir einmal an, die Rattenversuche ließen sich auf den

Menschen übertragen und Neutralfette wären nicht lebensnotwendig, dann spielt, unabhängig von einer solchen Lebensnotwendigkeit, das Fett allein schon durch sein (im Verhältnis zum Energiegehalt) kleines Volumen und sein Freisein von Ballaststoffen eine Rolle, die in fettarmen Zeiten jeder am eigenen Leib erfährt. Steigender Fettgehalt der Nahrung verbessert aber auch die muskuläre und geistige Leistungsfähigkeit und die Widerstandskraft gegen Infektionen. Die Fette wirken spezifisch-dynamisch am schwächsten und schwächen außerdem die spezifisch-dynamische Wirkung der Eiweißkörper ab, führen dadurch indirekt also zu stärkerer Stickstoffretention und Energieeinsparung. Fettreiche Kost ist ökonomischer als fettarme. Fettreiche Kost erhöht überdies die Glykogen-Speicherungsfähigkeit der Leber. Beim chronisch Fett-Unterernährten wächst die Gefahr der A- und D-Avitaminose. Jene Fettmenge, die zur bloßen Lösung der fettlöslichen Vitamine erforderlich ist, genügt noch nicht zur Verhinderung einer Avitaminose. Vitamin A-Mängel können nicht durch bloße Zulagen von Vitaminpräparaten behoben werden; unausgenutzt geht dann das zugelegte Vitamin mit dem Kot wieder ab. Erst eine gleichzeitige erhebliche Steigerung der Fettzufuhr beseitigt die Mängel.

Auf Grund der bisher bekannten Tatsachen kann man also heute mit einem täglichen Mindestbedarf von 40—50 g Fett rechnen. Streng genommen muß man freilich *Lang* recht geben, wenn er meint, es sei nicht vollkommen geklärt, ob über die essentiellen Fettsäuren hinaus ein Fettbedarf bestehe. Sicher werden Wachstum, Fortpflanzung und andere Funktionen durch fettarme Ernährung gehemmt und die Energieausnutzung durch Zugabe ausreichender Fettmengen verbessert. Sir Cecil *Weir*, Leiter der Economic Subdivision der Kontrollkommission, hat im November 1946 auf der Tagung des Zonenbeirats im Hinblick auf die Fettversorgung des besiegten Deutschland die Meinung vertreten, die Notwendigkeit von Fett für die menschliche Ernährung werde stark übertrieben. Fett diene dazu, die Speisen verdaulicher und schmackhafter zu machen und werde als konzentrierter Brennwertträger erst benötigt, wenn die gesamte Nahrungszufuhr 3500 cal je Tag übersteige. Wie wir sahen, ist die Ernährungsphysiologie anderer Meinung.

Die Bedeutung der Kohlenhydrate liegt weniger in ihren spezifisch-stofflichen Funktionen als in ihrer Funktion als Energiespender. Die in den Nahrungsmitteln enthaltenen Kohlenhydrate sind jedoch biologisch keineswegs gleichwertig, da sie nicht allein aus Zucker und Stärke, sondern auch aus Dextrinen, Pentosen, Pentosanen, Pektinen, Inulin und Cellulose bestehen.

Die biologische Ungleichwertigkeit gilt vor allem für die Kohlenhydrate von Obst und Gemüse. Die Werte der üblichen Nährstofftabellen beziehen sich auf den gesamten Kohlenhydratgehalt abzüglich der Rohfaser. Analysen, die lediglich Zucker und Stärke erfassen, existieren noch nicht in ausreichender Zahl; die Assimilierbarkeit der nicht in Stärke und Zucker bestehenden Kohlenhydrate ist jedoch noch nicht genügend geklärt.

Seiner chemischen Struktur nach ist Traubenzucker oder Glukose, der Hauptrepräsentant der Monosaccharide, eine Aldo-Hexose. Andere Hexosen sind die Aldo-Hexosen Galaktose, Mannose und die Ketohexose Fructose. Zu den Pentosen gehören Arabinose, Thyminose und Ribose. Da alle Monosaccharide asymmetrische Kohlenstoffatome enthalten, gibt es viele verschiedene Kohlenhydrate mit gleicher Anzahl von Sauerstoffatomen. Zu den Disacchariden (2 Monosaccharid-Moleküle) gehören Maltose oder Malzzucker (2 Glukosemoleküle) und Cellobiose (2 Glukosemoleküle), Lactose oder Milchzucker (Glukose + Galaktose), Saccharose oder Rohrzucker (Glukose + Fructose; nach Aufspaltung des Rohrzuckers liegt ein Gemisch — keine Verbindung — von Glukose und Fructose vor, die die Ebene des polarisierten Lichtes nicht mehr nach rechts, sondern nach links dreht und Invertzucker genannt wird), zu den Trisacchariden die Raffinose. Polysaccharide von Hexosemolekülen sind die Stärke, das Glykogen, die Cellulose, das Inulin und die Pektine, Polysaccharide von Pentosemolekülen die Pentosane. Als Dextrine bezeichnet man Zwischenstufen zwischen Stärke und Maltose.

Der Organismus spaltet Polysaccharide in Monosaccharide und wandelt die verschiedenen Hexosen in die für ihn verwertbare Form, d. h. in Glukose, um.

Ernährungsphysiologisch in erster Linie wichtig sind die pflanzliche und die tierische Stärke, Zellulose, Malzzucker, Rohrzucker, Milchzucker und Traubenzucker. Für den Säugling ist der Milchzucker das einzige Nahrungskohlehydrat. Er schafft ihm die richtige Bakterienbesiedlung des Dickdarms und fördert dadurch die bakterielle Vitaminsynthese wie auch die Kalziumresorption.

Von den einfachen Zuckern leiten sich die Uronsäuren, die Aminozucker und die Hexosephosphorsäuren ab.

Traubenzucker
(α-d-Glukose).

Als spezifische Funktion der Kohlenhydrate ist außer der eben genannten Funktion des Milchzuckers nur die Verhinderung stärkerer Säurebildung beim Fettabbau sichergestellt („antiketogene Wirkung").

Gewisse Beobachtungen sprechen für spezifische Funktionen der

Kohlenhydrate bei der Muskelaktion, und bei gleichem Energiewert der Kost macht kohlenhydratreiche Ernährung, wahrscheinlich infolge des rascheren Umsatzes der Kohlenhydrate, gegen Kälte resistenter als fettreiche Kost. Gesundheit und Leistungsfähigkeit sind aber durch kohlenhydratärmste Ernährung — vollkommen kohlenhydratfreie Ernährung ist praktisch undurchführbar — ebensowenig bedroht wie durch Abdeckung des gesamten Energiebedarfs mit Kohlenhydraten. Außerdem ist es so gut wie sicher, daß der Organismus Fette in Kohlenhydrate umwandeln kann.

Mit steigender Kohlenhydratzufuhr steigt der Vitamin B_1-Bedarf. Man suchte diese Tatsache zahlenmäßig zu präzisieren, indem man Vitamin B_1 und Nicht-Fettkalorien in Beziehung zueinander setzte (*Williams*-Zahl = Vitamin B_1-Verzehr in Gramm: Verzehr an Nicht-Fettkalorien). Die Williamszahl soll größer als 0,3 sein; andernfalls sei die notwendige Vitamin B_1-Zufuhr nicht sichergestellt (Näheres darüber Seite 363).

Ist eine ausreichende Versorgung mit Eiweiß und lebensnotwendigen Fettsäuren gesichert, dann kann der übrige Energiebedarf ebensogut mit Eiweiß, Fett oder Kohlenhydrat gedeckt werden. Die energieliefernden Nährstoffe können sich dabei nach Maßgabe ihres Brennwertes vertreten (Gesetz der Isodynamie der Nährstoffe von *Rubner*). Allerdings entspricht der biologische Verbrennungsnutzwert nur bei den vollständig verbrennlichen Fetten und Kohlenhydraten (mit 9,4 bzw. 4,1 cal je g) der physikalischen Verbrennungswärme. Beim Eiweiß, das im Organismus nur bis zum Harnstoff abgebaut wird, beträgt die physikalische Verbrennungswärme 5,7 cal, der biologische Nutzwert aber nur 4,1 cal je g.

Auch darüber hinaus ist die Isodynamie strenggenommen jedoch nur mit Einschränkungen gültig. Der hungernde Organismus lebt nur aus eigenen Beständen. Unter diesen Umständen entspricht die zur Erhaltung der Lebensvorgänge aufgewendete Energie genau der Energie der verbrannten Nährstoffe. Das ändert sich aber sofort nach Nahrungsaufnahme. Jede Nahrungsaufnahme bringt eine Steigerung des Umsatzes mit sich, deren Ausmaß von Art und Menge der zugeführten Nährstoffe abhängt (spezifisch-dynamische Wirkung der Nahrung) und in Prozenten des kalorischen Wertes der Zufuhr ausgedrückt wird. Das bedeutet also, daß man den tatsächlichen Energiebedarf nicht gleichsetzen kann mit den aus Umsatzbestimmungen ermittelten Bedarfswerten. Die spezifisch-dynamische Umsatzsteigerung liegt für das Eiweiß zwischen 8 und 20% (im Mittel bei 16%), für Fett zwischen 2 und 4% und für Kohlenhydrate zwischen 3 und 9% (Mono- und Disaccharide 3—6%, Polysaccharide 5—9 %). Bei knapper Ernährung, körperlicher Arbeit und in der Kälte sinkt die spezifisch-dynamische Wirkung aller drei Nährstoffgruppen. Bei überwiegender Kohlenhydratkost soll sie mittags höher sein als morgens und abends, bei Fleischkost aber zu allen Tageszeiten gleich. Unterschiede bestehen nicht nur von Eiweißart zu Eiweißart, von Fettart zu Fettart, von Kohlenhydratart zu Kohlenhydratart, sondern auch von Mensch zu Mensch. Die individuellen Unterschiede reichen an 1 : 3 heran! Unter gleichbleibenden Bedingungen bleibt die spezifisch-dynamische Nahrungswirkung beim gleichen Menschen aber über lange Zeiträume konstant.

Je größer die spezifisch-dynamische Wirkung des Nährstoffs, desto kleiner wird mithin der zur Deckung des Energiebedarfs verbleibende Betrag an Nahrungsenergie. Mit 100 cal in Form von Fett gewinnt der Organismus mehr nutzbare Energie als mit 100 cal in Form von Eiweiß, und es hat deshalb eigentlich keinen rechten Sinn, zu sagen: Fett und Eiweiß vertreten sich isodynam, die isodyname Vertretung wird nur infolge der verschieden großen spezifisch-dynamischen Wirkung nicht erkennbar. Bei schwerer Muskelarbeit gilt der Satz von der Isodynamie noch weniger. Der Energieaufwand für die gleiche Arbeitsleistung ist z. B. (bei gleichbleibender Eiweißzufuhr um 5—10 %) größer, wenn er mit Fett anstatt mit Kohlenhydraten bestritten wird.

Die Ursache der spezifisch-dynamischen Wirkung scheint beim Eiweiß weniger in der Desaminierung als im oxydativen Abbau des stickstofffreien Aminosäurerestes, bei den Kohlenhydraten in der Glykogenbildung zu liegen.

So ist schon vom energetischen Gesichtspunkt aus die anteilmäßige Zusammensetzung der Kost aus Eiweiß, Fett und Kohlenhydraten nicht gleichgültig. Außerdem gibt aber die energetische Betrachtungsweise natürlich keinen Einblick in die Regulationsvorgänge, und wir wissen erst sehr wenig von den Beziehungen zwischen Nahrungszusammensetzung und Organfunktionen. Es erhebt sich die (erst sehr unvollkommen beantwortbare) Frage, ob es unter den vielen möglichen Nahrungszusammensetzungen, mit denen sich der Organismus ins Gleichgewicht setzen kann, etwa eine bestimmte gibt, bei der die Niere, eine andere, bei der das Gehirn die höchste Leistungsfähigkeit hat.

In der klinischen Diagnostik spielt die Prüfung der spezifisch-dynamischen Eiweißwirkung eine gewisse Rolle, weil sie, vor allen Dingen bei hypophysären Erkrankungen, gelegentlich vermindert ist. Die Prüfung wird durchgeführt, indem man nach Bestimmung des Ruhe-Nüchtern-Umsatzes ein Eiweißfrühstück verabreicht (100 g Fleisch mit 10 g Fett gebraten, insgesamt 200 cal) und dann im Abstand von je 1 Stde. bis 6 oder 7 Stdn. nach der Mahlzeit die Umsatzbestimmung wiederholt. Nach 7 Stdn. ist beim Gesunden die spezifisch-dynamische Umsatzerhöhung abgeklungen. Aus der Umsatzhöhe ergeben sich die durch die Eiweißzufuhr bedingten Extrakalorien. Die spezifisch-dyna-

mische Wirkung einer Eiweißgabe kann über Tage fortwirken. Wenn man einwandfreie Ergebnisse gewinnen will, ist es deshalb notwendig, den Kranken vorher mindestens 3 Tage lang so eiweißarm wie möglich zu ernähren. Der aus
neuerer Zeit stammende Vorschlag, die Eiweißmahlzeit durch reine Aminosäuren
zu ersetzen (0,227 g Glykokoll je kg Körpergewicht) scheint uns die klinische Verwertbarkeit der Resultate nicht zu erhöhen, wohl aber ein erhebliches Mehr
an Aufwand mit sich zu bringen.

Die Ernährungsphysiologie hat sich schon vor Jahrzehnten mit
der Frage befaßt, ob sich mit abgebauten Eiweißkörpern —
Eiweißhydrolysaten, Polypeptiden, Albumosen und Peptonen, Aminosäuren — ernährungstherapeutisch mehr erreichen läßt als
mit „natürlichen" Eiweißkörpern. Experimentell konnte zunächst
gezeigt werden, daß der Organismus sowohl erwachsener wie auch
heranwachsender Tiere mit fermentativ abgebauten Eiweißkörpern und Aminosäuren im Stickstoffgleichgewicht gehalten
werden kann, sofern die Abbauprodukte alle lebensnotwendigen
Aminosäuren in ausreichender Menge enthalten. Abderhalden-Frank-
Schittenhelm haben schon 1909 einen Jungen 15 Tage lang rektal
mit fermentativ abgebautem Fleisch ernährt und damit in ausreichen-
dem Zustand erhalten. Negative Stickstoffbilanzen ergaben sich bei
Verfütterung von Säurehydrolysaten. Bei der Säurehydrolisierung,
(vielleicht auch bei fermentativer Hydrolysierung einzelner biologisch
hochwertiger Eiweißkörper) werden offenbar unersetzbare Aminosäuren-
komplexe (Peptide) zerstört. Die moderne Aminosäurentherapie stammt
aus USA, wo sie während und nach dem zweiten Weltkrieg entwickelt
wurde. Der Anstoß dazu kam vor allen Dingen von der Erkenntnis der
gewaltigen Eiweißverluste bei und nach Operationen, bei Frakturen
und Verbrennungen und durch Wund- und Eitersekretionen.

Hauptindikationen der peroralen Aminosäurentherapie
(über die parenterale Aminosäurentherapie s. S. 283) sind Eiweißmangelzustände durch unzureichende Eiweiß-, bzw. Aminosäuren-
Zufuhr mit der Nahrung, durch Störungen der Eiweißresorption und
Eiweißsynthese und durch Eiweißverluste in Gestalt von Blut und
Exsudat oder krankhaft gesteigertem Eiweißzerfall. Infolge der Eiweiß-
verwertungsstörungen, die die letztgenannten Krankheitszustände
begleiten, sind oft sehr große Mengen von Eiweißkörpern nötig, um
positive Stickstoffbilanzen zu erzielen. „Wenn möglich, sollte daher
jede Aminosäurentherapie auf der Grundlage von Stoffwechselunter-
suchungen aufgebaut sein, denn die für die minimale Stickstoffausscheidung gefundenen Werte entscheiden weitgehend über die Menge
an Eiweißbausteinen, die dem Organismus täglich zugeführt werden
müssen, um den Eiweißhaushalt zu normalisieren und Stickstoffretention zu erreichen" (Bansi). Bei den Eiweißmangelzuständen, die wir in
Deutschland nach dem zweiten Weltkrieg sahen, sind Aminosäuren-

5*

präparate vielfach mit gutem Erfolg angewandt worden; viele Kranke, die an den berüchtigten Durchfällen litten und mit natürlichem Eiweiß nicht mehr gehalten werden konnten, haben Aminosäuregemische noch vertragen und diesen ihre Rettung verdankt.

Deutsche Aminosäurenpräparate sind Aminotrat (das nach Angabe der Hersteller in $2^1/_2$%iger Lösung blutisotonisch ist und mit Glukose zusammen gegeben werden soll), Nutramid, Aminopur und Elamine (Aminovit). In USA hat die Prophylaxe und Therapie mit Aminosäurengemischen — als Präparate sind Amigen, Aminosel, Perenamin, Aminovit und andere gebräuchlich — aus naheliegenden Gründen eine sehr viel größere Verbreitung gefunden als in Deutschland.

Was die Indikationen im einzelnen betrifft, so gehört zu den Erkrankungen durch mangelnde Eiweißzufuhr z. B. auch der kindliche Mehlnährschaden (mit und ohne Ödem), die Appetitlosigkeit schwer Infektionskranker und Anämiekranker, die Hungerkachexie Karzinomatöser und Kranker mit profusem Erbrechen und Durchfall. Resorptionsstörungen treten auf bei Versagen der resorptiven Funktionen (Frühgeburt, Säuglingsdyspepsie, Enteritiden Darmamyloidose, Vitamin A-Mangel, Sprue, Gastrokolische Fistel, Karzinom der Mesenteriallymphgefäße), bei fehlender oder ungenügender Fermentproduktion (Eiweißmangel der Nahrung, Erkrankung fermentbildender Organe wie Achylia gastrica u. ä., ausgedehnte Magen- und Darmresektion, chronische Pankreatitis) sowie bei Ausschaltung der Fermentwirkung (beschleunigte Darmpassage, z. B. beim M. Basedow). Störungen des Eiweißaufbaus rühren von (infektiösen, toxischen und nutritiven) Schädigungen des Leberparenchyms her (mit Abbau der schwefelhaltigen Aminosäuren Cystin und Methionin?). Von dieser Tatsache ausgehend hat man Kranke mit infektiösen und toxischen Leberschäden eiweißreich ernährt, speziell auch mit Aminosäuren (vor allem Cystin und Methionin). Die Erfolge dieser Behandlung sind uneinheitlich (s. S. 269).

Im chirurgischen Bereich können sich Eiweißverluste und Eiweißmangelzustände schon präoperativ entwickeln. In Betracht kommen hier vor allen Dingen Entzündungsprozesse mit erhöhtem Eiweißzerfall und verminderter Nahrungsaufnahme. Sehr viel größer sind die Verluste während und nach dem Eingriff. Schon die Narkose bedingt ein Absinken des Plasmaeiweißes. Dank der modernen Anästhesierungsverfahren, der Sulfonamide und der Antibiotica nehmen in der Chirurgie große Eingriffe heute einen breiteren Raum ein als früher. Bei solchen Eingriffen verliert der Kranke aber 500, 1000 und noch mehr ccm Blut. Amerikanische Chirurgen haben Durchschnittswerte berechnet und geben z. B. für Appendektomie einen Blutverlust von 26 ccm an, für Magenresektion 500 ccm, für Lobektomie 1600 ccm.

Zu dem Blutverlust kommt der Eiweißverlust durch den Gewebszerfall im Wundbereich hinzu. Die höchsten Eiweißverluste sieht man bei schweren Verbrennungen, Frakturen mit ausgedehnter Gewebszerstörung und starker Wund- und Eitersekretion. Nach Verbrennungen können während der ersten drei Wochen täglich bis zu 25 g und 30 g verlorengehen, wobei der Eiweißverlust durch die Wundsekretion noch gar nicht mitgerechnet ist. Mahoney schätzt, ein 70 kg schwerer Mensch, dessen Körperoberfläche bis zu 50 % verbrannt ist, verliere innerhalb von 24 Stunden allein durch Exsudation 19,9 g Stickstoff = 124 g Eiweiß = 600 g Fleisch. Bei Knochen-, Pleura- und Wundeiterungen gehen täglich bis zu 40 g Eiweiß verloren. Nach Magenresektion sollen während der ersten fünf Tage 100 bis 150 g Eiweiß täglich, nach Leistenbruchoperation 44 g Körpereiweiß täglich abgebaut werden. Zu hohen Stickstoffverlusten führen außer Verbrennungen, operativen Gewebsschädigungen und offenen Wunden überhaupt schwere Traumen aller Art. Die spontane oder ärztlicherseits notwendige geringe perorale Nahrungszufuhr bei solchen Krankheitszuständen verstärkt den Eiweißmangelzustand, so daß in vielen Fällen die intravenöse Nahrungszufuhr als einzig mögliche Rettung übrigbleibt.

Diese Eiweißverluste: Blutverlust + Verlust durch Wundsekrete + Verlust durch postoperativen Eiweißzerfall kommen oft in einem Absinken des Plasmaeiweißes zum Ausdruck. Wie wir auch von der Hungerkrankheit wissen, zeigen tiefe Plasmaeiweißwerte immer schon eine beträchtliche Eiweißverarmung des Organismus an, denn es besteht offensichtlich das Bestreben, die Plasmaeiweißkörper auf Kosten des Organeiweißbestandes in Normalhöhe zu halten. Im Tierversuch entspricht der Abnahme des Plasmaeiweißes um 1 g ein Verlust von 30 g Gewebeeiweiß. Normaler Plasmaeiweißspiegel ist aber kein Beweis für ausreichende Eiweißversorgung!

Je stärker die Eiweißverarmung, desto schlechter die Wundheilung, desto höher die Infektionsanfälligkeit, desto größer die Ileusgefahr, desto schwerer der postoperative Schwächezustand, desto langsamer die Magenentleerung des Magenoperierten. Die prä- und postoperative Ernährung ist ein Faktor, durch den die Prognose des chirurgisch Kranken entscheidend mitbestimmt wird.

Die Erfolge der Aminosäurentherapie bei schuppenden Hautkrankheiten, von denen gelegentlich berichtet worden ist, bedürfen noch der kritischen Nachprüfung. Bei eiweißverarmten Schwangeren und Stillenden wird man im allgemeinen mit natürlichen Eiweißträgern auskommen. Wenn auch die Grundkrankheit selbst unbeeinflußt bleibt, so können Aminosäurengemische doch die Widerstandskraft heben bei Schwächezuständen aller Art, insonderheit in der

Rekonvaleszenz, bei Infektionskranken und Kranken mit malignen Gewächsen und endokrinen Störungen. Speziell nach Glutaminsäure sollten die geistigen Leistungen zurückgebliebener und unterernährter Kinder besser werden. Neuere vergleichend-therapeutische Untersuchungen haben diese Angaben allerdings nicht bestätigt.

Wie gestaltet sich nun auf der Basis dieser physiologischen Erkenntnisse die praktische Durchführung einer brennwert- und eiweißreichen Ernährung?

Kalorisch muß zunächst der zur Erhaltung von Gesundheit und Leistungsfähigkeit erforderliche Mindestbedarf gedeckt werden. Das sind für den Mann von 65 kg Gewicht rund 2200 Brutto-Kalorien, für die Frau mit ihrem tieferen Grundumsatz 100—200 cal weniger. Für jedes Kilogramm Körpergewicht kommen 30 cal dazu, außerdem — als grober Anhalt auf Grund von Verbrauchsbestimmungen — für 8 Stdn. leichte Muskelarbeit (Schneider, Feinmechaniker u. ä.) insgesamt 400 cal, für mäßige Muskelarbeit (Schuhmacher, Laboranten u. ä.) 800 cal, für stärkere Muskelarbeit (Metallarbeiter, Tischler u. ä.) 1200 cal, für schwere Muskelarbeit (Maurer, Schmiede u. ä.) 2000 cal und für noch schwerere Muskelarbeit entsprechend mehr. Der Zusatzbetrag für geistige Arbeit wäre dem Zusatz für mäßige bis stärkere Muskelarbeit gleichzusetzen. Der Eiweißbedarf wird voll gedeckt, wenn 1 g Nahrungseiweiß auf 1 kg Körpergewicht kommt und ein Drittel bis die Hälfte davon tierisches Eiweiß ist. Die Fettzufuhr soll mindestens 40—50 g betragen. Das alles sind Mindestsätze. Erst was darüber hinausgeht, verdient die Bezeichnung brennwert- und eiweißreiche Kost.

Der Zustand des Kranken, gegebenenfalls die besondere Art seiner Unterernährung, seine Reaktion auf die verabreichte Kost, seine Gewohnheiten und die an ihn gestellten speziellen Anforderungen körperlicher und geistiger Art entscheiden, wie weit sich nach Festsetzung der Mindestbeträge die Kost anteilmäßig aus Eiweiß, Fett und Kohlenhydraten aufbaut. Im allgemeinen läßt sich sagen, daß bei einer freigewählten Kost der Eiweißanteil etwa 15 % der Kalorien ausmacht. Man tut aber gut, sich bei der Gestaltung der Kost mehr von der klinischen Beobachtung als von physiologischen Regeln leiten zu lassen.

Zwei Beispiele mögen veranschaulichen, wie der Kostzettel einer brennwert- und eiweißreichen Kräftigungskost aussehen kann:

Tagessätze Kost I: 100 g Fleisch, 1 Ei, 500 g Vollmilch, 100 g Quark, 50 g Butter, 1500 g Frischgemüse und Frischobst oder 100 g Gemüse- und Obstkonserven, 750 g Kartoffeln, 50 g Nährmittel, 40 g Marmelade, 60 g Zucker, 650 g Brot. Insgesamt 3840 cal, 161 g Eiweiß (davon 56 g tierisches Eiweiß), 70 g Fett.

Tagessätze Kost II: 150 g Fleisch, 1 Ei, 500 g Vollmilch, 100 g Quark, 70 g Butter, 1500 g Frischgemüse und Frischobst oder 100 g Gemüse- und Obstkonserven, 750 g Kartoffeln, 100 g Nährmittel, 40 g Marmelade, 60 g Zucker, 650 g Brot. Insgesamt 4430 cal, 176 g Eiweiß (davon 64 g tierisches Eiweiß), 92 g Fett.

Von Kostformen solcher Zusammensetzung darf unbedenklich angenommen werden, daß sie genügend Mineralien und Vitamine enthalten, sofern nur die Küche mit einiger Sachkenntnis und Sorgfalt arbeitet. Auf Milch legen wir bei allen eiweißreichen Kostformen besonderen Wert, weil sie der wertvollste und am leichtesten verträgliche Eiweißträger ist.

Mit den Bemühungen um ausreichende oder überreichliche Nährstoffzufuhr erstreben wir Hebung des allgemeinen Kräftezustandes und Ansatz von Körpersubstanz. Gewichtszunahme von 1 kg bedeutet Energiespeicherung von rund 5000 cal. Es wird ja nicht reines Fett angesetzt — 1 kg = 9000 cal — sondern Fettgewebe mit Wasser, Salzen und anderen Stoffen. Bei abgemagerten Menschen, die hauptsächlich Muskulatur ansetzen, ist die Energiespeicherung je kg Ansatz noch geringer. Die Ansatzfähigkeit ist nicht nur bei verschiedenen Menschen, sondern auch bei ein und demselben Menschen in den verschiedenen Lebensphasen verschieden groß, und zwar ganz allgemein in der Jugend größer als im Alter. Appetit- und Hungerlosigkeit erschweren in vielen Fällen die Auffütterung. Dagegen müssen alle Künste der Diätetik eingesetzt werden (s. S. 11).

Viele Kranke verlieren jede Lust am Essen, sobald man sie ins Bett zwingt. Die geringe Brennwertersparnis durch körperliche Ruhigstellung wird dann durch die Einschränkung der Nahrungszufuhr wieder wett gemacht. Eine andere Klippe sind Störungen von seiten der Verdauungsorgane. An ihnen scheitert z. B. die Rettung vieler Hungerdystrophiker. Jede Belastung mit schwerverdaulichen Nahrungsmitteln und großen Nahrungsmengen muß in solchen Fällen vermieden werden, weil sie zu schwer stillbaren Durchfällen führt. Hier darf die Kräftigungskost nicht von vornherein zu brennwert- und eiweißreich sein. Sie muß sich zunächst auf nährwertmäßige Konzentration und leichte Verdaulichkeit einer mengenmäßig geringen Nahrung beschränken.

Vergangene Jahrzehnte lasen den Erfolg ihrer diätetischen Bemühungen an der Waage ab und je dicker der Patient, desto stolzer war der Arzt. Heute legen wir auf Vermehrung des Fettgewebes viel weniger Wert als auf Ansatz von Körpereiweiß. Wir wollen keine Fettleibigen, sondern muskelkräftige gesunde Menschen. Aus diesem Gedanken heraus benutzen wir auch nicht gerne den an Tierzucht erinnernden Ausdruck „Mastkost", sondern sprechen lieber von „Kräftigungskost". Fettleibigkeit, „Aufschwemmung" wird am sichersten durch körperliche Arbeit vermieden, Muskelansatz nur durch Muskelarbeit erzielt. Nur zu gerne vergißt das der Kranke, dem Schonung eine liebe Gewohnheit geworden und dem die Umstellung auf andere Lebensformen recht sauer wird. Nach schweren Hungerzuständen kommt es gelegentlich auch bei nicht zu exzessiver Auffütterung, zu Fettleibigkeit vom *Fröhlich*schen Typus. Sie ist der Ausdruck inanitionsbedingter vegetativer Regulationsstörungen, die sich im Laufe von Monaten in der Regel wieder ausgleichen.

Der Rahmen der Indikationen der brennwert- und eiweißreichen Kräftigungskost ist weit. Bei Rekonvaleszenten und Menschen, die unter äußerem Zwang durch Nahrungsmangel abgemagert sind, erzielt sie ihre eindrucksvollsten Erfolge. Bekannt ist die „Freßsucht" von Typhus-, Fleckfieber- und Pneumonierekonvaleszenten. Während Appetit- und Ausnutzungsstörungen bei Rekonvaleszenten in der Regel fehlen, muß bei Hungerdystrophikern auf die Funktionsschwäche der Verdauungsorgane (Afermentie, Dickdarmödem) und der vegetativen Regulationen (Neigung zu Fettsucht und Polyurie) Rücksicht genommen werden.

„Einfach" unterernährte Kranke setzen Eiweiß an bei einer Kost, die dem Gesunden noch nicht einmal die Aufrechterhaltung seines Bestandes gestattet. Bei Auffütterung solcher Menschen muß indes auch berücksichtigt werden, daß die spezifisch-dynamischen Umsatzsteigerungen bei ihnen besonders groß sind, und daß voll ausreichende Brennwertzufuhr bei allen Eiweißmangelzuständen immer erste Voraussetzung des diätetischen Heilerfolges ist. Wo ausreichende Brennwertzufuhr fehlt, wird das Nahrungseiweiß zur Energielieferung herangezogen und fällt damit für andere Aufgaben aus — „das ist eine längst schon aus der ältesten Zeit der Stoffwechselphysiologie bekannte Tatsache" (*Krehl*).

Die Ausnutzung der Nahrung ist bei Rekonvaleszenten ohne enteritische Störungen nicht schlechter als bei Gesunden. Während die „Afermentie", d. h. das Nachlassen der Fermentsekretion von Magen, Darm und Pankreas, ein bekanntes Begleitsymptom der Eiweißunterernährung ist, fehlen im absoluten Hunger eingreifende Störungen der Verdauung und Resorption. Die Anfälligkeit der Hungerdystrophiker gegen Infektionen wird auf ihre Unfähigkeit zu Globulinbildung bezogen. Die Globulinbildung ist nämlich entweder an Lysin gebunden — es kommt im tierischen Eiweiß in dreimal größerer Menge vor als im pflanzlichen — oder an höhermolekulare Eiweißkörper, die nur im tierischen Eiweiß in der richtigen Struktur vorliegen. Müssen Albumin und Globulin hauptsächlich aus pflanzlichem Eiweiß aufgebaut werden, dann sind dazu sehr viel größere Mengen nötig als zum Aufbau aus tierischem Eiweiß; überdies ist das aus Pflanzeneiweiß gebildete Albumin chemisch nicht identisch mit dem aus tierischem Eiweiß gebildeten. Mit pflanzlichem Eiweiß allein ist praktisch-diätetisch die erforderliche Neubildung von Eiweißkörpern überhaupt nicht zu erreichen. Wenn man dem Hungerdystrophiker in einer kalorisch hochwertigen Kost nicht reichlich tierisches Eiweiß geben kann, dann ist die Therapie von vornherein aussichtslos.

Die Nahrungsverweigerung des akut fieberhaft Kranken, eine offenbar zweckmäßige Schonreaktion des Organismus, gibt zu diätetischen Maßnahmen im Sinne einer Kräftigungskost keinen Anlaß. Ganz anders liegen die Dinge bei chronisch fieberhaften und konsumierenden Krankheiten, z. B. bei der Tuberkulose, bei Thyreotoxikosen, nach starken Blutverlusten, schweren Verbrennungen Verwundungen und nach schweren Operationen. Von der Erhaltung eines ausreichenden Kräftezustandes hängt es in vielen Fällen ab, ob der Kranke seine Krankheit überwindet oder ihr erliegt. 6000 cal am Tag mit 500 g Eiweiß sind in solchen Fällen gegeben und genommen worden!

Manche gesunden Menschen sind und bleiben untergewichtig trotz ausreichender, ja überreicher Nahrungszufuhr. Sie durch chronische Überfütterung vollgewichtig machen zu wollen, ist ein ebenso aussichtsloses wie überflüssiges Beginnen. Bei fortschreitender Magersucht jedoch müssen alle Mittel eingesetzt werden, um reichliche Nahrungsaufnahme (in konzentrierter Form) zu erreichen. Kritische Perioden der Krankheit können auf diese Weise und nur auf diese Weise überwunden werden. Wo das mißlingt, gehen die Kranken, widerstandslos wie sie sind, nicht selten an banalen interkurrenten Infekten zugrunde. Im ganzen freilich bleibt die Ernährungsbehandlung Magersüchtiger ein wenig befriedigendes Kapitel; sie packt das Übel ja nicht an der Wurzel. Bei vielen Magersüchtigen steigen die Verbrennungen mit steigender Zufuhr. Andere nehmen mit vieler Mühe einige Kilogramm zu. Kehren sie aber in ihren Alltag zurück, dann ist in wenigen Monaten wieder alles, wie es war.

b) Brennwertarme Kost

Wenn die Brennwertzufuhr den Bedarf nicht deckt, sinkt das Körpergewicht. Wie rasch und wie tief es absinkt, hängt nicht allein von dem energetischen Defizit, sondern auch von den individuellen vegetativen Regulationen ab. Grundsätzlich läßt sich Abmagerung mit jeder brennwertknappen Kost erzielen. Als zweckmäßig hat sich eine fettarme, eiweißreiche Kost erwiesen, d. h. eine relativ voluminöse Kost mit hoher spezifisch-dynamischer Wirkung. 30 % der Gesamtkalorien können mit Eiweiß gedeckt werden (in der Durchschnittskost sind es rund 15%). Bei Einhaltung dieser allgemeinen Richtung wird das diätetische Vorgehen bestimmt durch die speziellen Gegebenheiten der Körperverfassung und der Gewohnheiten des Kranken, durch die wirtschaftlichen Möglichkeiten und die Erfahrung des Arztes.

Um nicht groben Täuschungen über die Strenge der Brennwertbeschränkung zu erliegen, ist es nötig, zunächst einmal den tatsächlichen Bedarf überschlagsweise festzustellen. Er setzt sich zusammen aus den Beträgen für Grundumsatz, spezifisch-dynamische Umsatzsteigerung und Arbeitsumsatz.

Die Berechnung des Grundumsatzes ist nach einer Formel oder nach den Tabellen von *Harris-Benedict* möglich (Carnegie Inst. Publ. 279, Washington 1919). Diese Tabellen gründen sich auf die tatsächlichen Umsatzwerte von 136 Männern und 103 Frauen. Die daraus abgeleiteten Formeln zur Berechnung des Grundumsatzes lauten

für Männer: $66{,}473 + 13{,}751 \times G + 5{,}003 \times H + 6{,}775 \times A$
für Frauen: $655{,}095 + 9{,}563 \times G + 1{,}850 \times H + 4{,}676 \times A$,

wobei $G =$ Gewicht in kg, $H =$ Höhe in cm, $A =$ Alter in Jahren bedeutet.

Die Formel von *Du Bois* zur Berechnung der Körperoberfläche, die, mit dem Wert der Kalorienproduktion je Quadratmeter multipliziert, den Grundumsatz ergibt, lautet: Oberfläche (in Quadratmetern) = Gewicht in kg $^{0{,}425}$ $\times$ Länge in cm $^{0{,}725}$ $\times$ 71,84. Unter Zugrundelegung dieser Formel wichen bei 104 gesunden Menschen 93% der gefundenen Werte um nicht mehr als $\pm 10\%$ vom Sollwert ab; kein Wert lag außerhalb $\pm 15\%$. Man kann die Oberfläche des nach Größe und Gewicht bestimmten Menschen auch aus dem Nomogramm entnehmen (Anhang S. 442); den Standardwert der Kalorienproduktion gibt die Tabelle von *Boothby* und *Sandiford* (Anhang S. 443).

Weniger genaue Werte für den Grundumsatz gibt die einfache und darum so beliebte Formel von *Read:* Grundumsatzerhöhung in % = 0,75 mal (Pulsfrequenz + 0,74 mal Blutdruckamplitude) — 72. Sie ist mehrfach abgewandelt worden, z. B. in die Formel: Grundumsatzerhöhung in % = $^2/_3$ (Pulsfrequenz + Blutdruckamplitude) — 72, ohne dadurch freilich an Genauigkeit und klinischer Brauchbarkeit zu gewinnen.

Bei der Umsatzbestimmung im Gaswechselversuch werden O_2-Verbrauch und CO_2-Abgabe (oder auch nur der erste) gemessen. Die Kalorienproduktion kann daraus berechnet werden, wenn man in Rechnung stellt, daß der kalorische O_2- bzw. CO_2- Wert — die Anzahl der bei Aufnahme von $1 \, l \, O_2$ bzw. bei Abgabe von $1 \, l \, CO_2$ freiwerdenden

Kalorien — durch das Verhältnis der abgegebenen CO_2 zum aufgenommenen O_2, d. h. durch den respiratorischen Quotienten (R. Q. = CO_2/O_2) bestimmt wird. Das Verhältnis CO_2/O_2 hat aber für die Verbrennung eines jeden Brennwertträgers eine ganz bestimmte Größe, die in dessen chemischer Struktur begründet liegt. Es beträgt für reine Kohlenhydratverbrennung 1,00, für Eiweißverbrennung 0,80, für Fettverbrennung 0,71 und liegt bei gemischter Kost um 0,85. Praktisch geht man so vor, daß man von den ermittelten Gesamtbeträgen für O_2 und CO_2 die auf die Eiweißverbrennung entfallenden Beträge abzieht. Diese lassen sich aus der Stickstoffausscheidung im Harn berechnen: N-Ausscheidung × 6,25 = verbranntes Eiweiß in Gramm; O_2-Verbrauch für Verbrennung von 1 g Eiweiß = 966 ccm, CO_2-Abgabe = 774 ccm. Nach Abzug dieser Beträge verbleiben die allein auf Kohlenhydrat- und Fettverbrennung entfallenden Mengen, aus deren Verhältnis („Nicht-Eiweiß-R.Q.") sich das Mengenverhältnis der verbrannten Kohlenhydrate und Fette leicht berechnen bzw. aus Tabellen (s. S. 444 des Anhangs) ablesen läßt. Für klinische Zwecke genügt es, zur Ermittlung des Grundumsatzes den O_2-Verbrauch zu messen, einen R. Q. von 0,85 zugrunde zu legen und dann den O_2-Verbrauch mit 4,86 (kalorischer O_2-Wert für R. Q. von 0,85) zu multiplizieren.

Als Richtlinien für den stofflichen Aufbau einer brennwertarmen Kost können gelten: möglichst wenig Fett, wenig leicht verdauliche Kohlenhydrate (Grieß, Reis u. ä.), wenig Zucker, keine Süßigkeiten, nur mageres Fleisch, nur Magerkäse und Magermilch, keine Hülsenfrüchte, kein Bier und keine konzentrierten Alkoholika (Alkohol spart Brennwerte und macht träge), reichlich Obst und Gemüse. So kann man für jeden Fettleibigen eine Kost zusammenstellen, die ihm zusagt, und mit der er auf die Dauer leben kann, ohne ständig von Hunger gequält und zur Überschreitung seiner Kostvorschriften verführt zu werden. Freilich — den Willen zur Mitarbeit und die Kraft zur Entsagung muß der Kranke mitbringen. Es wird oft als leichter empfunden, wenn man die Alltagskost weniger stark reduziert und statt dessen extrem brennwertarme Schalttage einlegt in Gestalt von Fasttagen, Safttagen, Rohkosttagen, Obsttagen und Kompottagen. Alle Künste zur Erleichterung der Hunger- und Durstnöte soll man dabei spielen lassen.

Eine lange Reihe von schematischen Kostvorschriften zur Entfettung verewigt die Namen ihrer Erfinder. Es ist ganz überflüssig, sie alle im einzelnen zu nennen. In fortwährendem Kommen und Gehen geraten alle in Vergessenheit, tauchen neue auf, die sich von den alten kaum oder gar nicht unterscheiden, Gemeinsam ist allen der geringe Brennwert und die Einseitigkeit, die die Lust am Essen verderben soll.

Hier wären z. B. die alte *Karell*kur zu nennen: täglich nichts als 1 l Vollmilch, das sind 650 cal mit 31 g Eiweiß und 35 g Fett — die vor allem aus Fleisch bestehende *Banting-Harvey*-Kur: täglich bis zu 1 kg Fleisch mit rund 200 g Eiweiß, insgesamt nicht mehr als etwa 1600 cal — die *Rosenfeld*sche Kartoffelkur: nichts als 1 kg Kartoffeln, das sind rund 900 cal mit 15 g Eiweiß.

Ursprünglich als „Bleibe jung-lebe länger"-Diät für jedermann gedacht, hat die von *Gayelord Hauser* in USA propagierte Kostform in Gestalt der „Lebe länger-Abmagerungskur" neuestens begeisterte Anhänger gefunden. „Eiweißstoffe und noch mehr Eiweißstoffe! B-Vitamine und noch mehr B-Vitamine" sind nach Hauser unerläßlich für langes Leben und Jugendfrische. „Befreundet euch mit diesen fünf Wundernährmitteln und eßt sie täglich für den Rest eures langen Lebens: Bierhefe, Magermilchpulver, Joghurt, Weizenkeime und Rohzuckermelasse. Täglich eingenommen, kann jedes einzelne dieser fünf Nährmittel euer Leben vermutlich um fünf jugendfrische Jahre verlängern ... Stärkt euch ferner — dies ist wichtig für euer ‚Lebe länger'-Ritual — jeden Morgen für den ganzen Tag mit einer Lebertrankapsel für die A- und D-Vitamine, einer 100 mg-Ascobinsäuretablette für das Vitamin C, einer 30 mg-Weizenkeimölkapsel für das Vitamin E." Um bei Abmagerungskuren den „anspruchsvollen, ungestümen Magen im Zaum zu halten, rate ich euch, hauptsächlich Bierhefe, angereicherte Magermilch und fettarme Proteine zu euren Hauptnahrungsquellen zu machen." („Anreicherung" der Magermilch bedeutet Zusatz von Magermilchpulver, etwa 1 Tasse je Liter).

Das „Schlankheitsmenü" Hausers sieht etwa folgendermaßen aus: 1. Frühstück mit 1 Eßlöffel Bierhefe in 1 Glas Tomatensaft, 1 gekochtes Ei, 2 Roggenkekse, 1 Glas angereicherte Milch, Vitamin-Kapsel bzw. Vitamintablette. — 2. Frühstück mit 1 Glas fettfreier Joghurt. — Mittagessen mit 1 Eßlöffel Bierhefe in 1 Glas Tomatensaft, einer reichlichen Portion mageres Fleisch, Gemüsesalat, 1 Glas fettfreier Joghurt mit 1 Teelöffel Rohzuckermelasse, schwarzem Kaffee. — Nachmittags wie 2. Frühstück. — Abendessen mit Gemüsesuppe, einer reichlichen Portion mageres Fleisch, einem gekochten blättrigen Gemüse, Salat aus feingehacktem, rohem Gemüse mit fettfreier Joghurt oder Quark vermischt, Milchkaffee. — Schlummertrunk mit kalter oder heißer angereicherter Milch.

Über Fasten s. S. 113 ff.

Das Hauptkontingent der „Anwärter" für brennwertarme Kost stellen die Fettleibigen. Die Lebenserwartung sinkt ja ganz allgemein mit steigender Übergewichtigkeit — bei Tieren und

Menschen (s. Tab. 8 und 9)! Für den Fettleibigen bedeutet Einschränkung auf 75—50% des Bedarfs einen weniger rigorosen Eingriff, als es auf den ersten Blick scheinen mag, denn sein Organismus arbeitet (mindestens bei gewissen Formen der Fettleibigkeit) ökonomischer als der stoffwechselgesunde. 25—50% des Brennwertbedarfs müssen also bei solchen Kosteinschränkungen aus den Kohlenhydrat-, Fett- und Eiweißbeständen des Organismus bestritten werden. Das Erscheinen negativer Eiweißbilanzen ist demnach nur eine Frage der Zeit. Es ist für begrenzte Perioden auch durchaus tragbar, muß nur auf die Dauer beachtet und nach Absetzen der brennwertarmen Kost diätetisch berücksichtigt werden. Auffallenderweise gibt es aber Fettleibige, die selbst bei hohem energetischem Defizit im Stickstoffgleichgewicht bleiben. Bausi berichtete z. B. von einem Kranken, der bei einem Defizit von täglich 1500 cal im Stickstoffgleichgewicht blieb! Therapeutisch ist das natürlich höchst bedeutungsvoll.

Tabelle 8. Lebenserwartung und Körpergewicht
(Durchschnittssterblichkeit = 100 gesetzt)

(Aus Nolen-Hymans v. d. Bergh-Siegenbeek van Heukelom
Lebensversicherungsmedizin. Berlin 1925)

Lebensalter bei Abschluß der Versicherung Jahre	Abweichung von dem Durchschnittsgewicht in kg												
	—15 bis —21	—10 bis —15	—6 bis —10	—3 bis —6	—1 bis —3	+1 bis —1	+1 bis +3	+3 bis +6	+6 bis +10	+10 bis +15	+15 bis +21	+21 bis +28	+28 bis +41
20—24	135	127	115,5	107	105,5	104	102	99	97	102	104	110	125
25—29	122	116	108,5	102	101	100	99	97,5	96,5	104	108	116	132
30—34	112,5	108	102,5	98	97,5	97	96,5	96	97	109	118,5	131	149
35—39	105	101	97,5	94,5	95	95	96	96,5	101	112,5	133	151	172
40—44	99	95,5	93	91,5	93	94	96,5	97	108	115	141	157	181
45—49	93,5	91	89,5	89,5	91,5	93,5	97,5	100	112	116,5	139	155	178
50—53	88,5	88	87	88,5	90,5	94,5	99	102	112,5	116,5	132	150,5	172
54—56	86	86	86	88	90,5	95,5	99,5	102,5	112	116	122	142	162
57—59	86	86	86	88	90,5	95,5	99,5	102	111,5	114,5	117,5	134	153
60—62	86	86	86	88	90	95	98,5	101	110,5	112,5	114	130	148

Tabelle 9. Der Einfluß von Hungertagen auf die Lebensdauer von Ratten. (Nach *Carlson-Hoelzel*)

Zahl der Hungertage	Untergewicht am 300. Lebenstag	Verlängerung der Lebensdauer in Tagen
1 Tag auf 4 Tage	36 g	87
1 Tag auf 3 Tage	58 g	110
1 Tag auf 2 Tage	90 g	139

Zur Kontrolle dienten Tiere, die dasselbe Futter jeden Tag in beliebiger Menge fressen konnten (aus Lang).

Bei Begrenzung der Energiezufuhr auf 75—50% des Bedarfs — sie kann über Wochen, ja Monate beibehalten werden — bleibt der Kranke meist arbeitsfähig. Noch tiefer, bis auf 25% des Bedarfs, sollte man nur für kurze Zeit, außerhalb der beruflichen Arbeit und unter ständiger ärztlicher Aufsicht heruntergehen. Bei zu rascher Gewichtsabnahme (mehr als 1—2 kg je Woche) sieht man nicht selten starke Reizbarkeit, Herzklopfen, Depressionen und andere störende Erscheinungen. Die größte Schwierigkeit aber liegt in der Erhaltung des Erreichten. Der Fettleibige muß — und das ist wichtiger als die eigentliche „Kur" — seine ganze Alltagsernährung und Lebenshaltung auf Gewichtsabnahme einstellen.

c) Rohkost

„Strenge" Rohkost bedeutet ohne Hitze zubereitete, rein pflanzliche Kost. Rohe Nahrungsmittel tierischer Herkunft: rohe Milch, Butter, Käse, rohes Fleisch und rohe Eier gehören nicht dazu. Ebensowenig gehören Brot, Zucker, gekochte Kartoffeln, Haferflocken und Tee zur strengen Rohkost; zusammen mit kleinen Mengen Milch, Butter und Käse werden sie bei „erweiterter" Rohkost gestattet.

Da Rohkost also wesentlich aus rohem Gemüse und Obst besteht, müssen große Nahrungsmengen verzehrt werden, um eine auch nur einigermaßen hinreichende Brennwertzufuhr zu erzielen. Als Gemüse-Obstkost unterscheidet sich die strenge Rohkost von der landesüblichen Kochkost durch ihre Armut an Eiweiß, Natrium, Chlor, Phosphor, Schwefel, Vitamin A und Vitamin D. Die eiweißreichen reifen (trockenen) Hülsenfrüchte scheiden für die Rohkost aus, weil sie, roh genossen, unbekömmlich und unverdaulich sind; auch unreif und grün werden sie nur in begrenzten Mengen vertragen und verdaut. Arm an Natrium und Chlor ist die Rohkost nicht allein deswegen, weil die Pflanzen weniger Natrium und Chlor enthalten als die tierischen Organe, sondern auch, weil der küchenübliche Salzzusatz wegfällt. Im Wesen der Rohkost als Gemüse-Obstkost liegt ihr Reichtum an Kalium und Magnesium, ihr Basenüberschuß, ihr Reichtum an Karotin (der Vorstufe des Vitamin A), Vitamin C und ihr hoher Gehalt unverdaulicher Stoffe. Obwohl die stoffliche Zusammensetzung der Pflanzen (vor allem hinsichtlich der organischen Stoffe und der Vitamine) in Abhängigkeit von Sorte, Standort, Wetter, Düngung, Jahreszeit, Tageszeit der Ernte, Lagerungsdauer und Lagerungsbedingungen sehr stark schwankt, bleiben diese charakteristischen Unterschiede gegenüber der gemischten Kochkost doch bestehen.

Es ist also, von Eiweiß abgesehen, in erster Linie der Mineral-Vitamingehalt, in dem sich die Rohkost von der Durchschnittskost unterscheidet. Ihre physiologischen Wirkungen sind großenteils daran gebunden, und es scheint deshalb angebracht, an dieser Stelle einen Überblick über die wichtigsten Fragen des Mineral- und Vitaminstoffwechsels zu geben. Da von Kochsalz (Natrium und Chlor) und vom Basenüberschuß später in anderem Zusammenhang die Rede sein wird (s. Seite 165 u. 197), bleiben diese hier außer Betracht.

Eines muß hier vorweg festgestellt werden: Entscheidend für die Wirkung jeder Nahrung auf den menschlichen Organismus ist nicht ihr analytisch bestimmter Nährstoffgehalt, sondern jene Nährstoffmenge, die tatsächlich resorbiert und ausgenutzt wird. Diese Selbstverständlichkeit wird oft vergessen — vor allem von Sektierern.

Die anorganischen Stoffe der Nahrung scheidet der Organismus fortlaufend durch Stuhl und Urin aus. Das ist eigentlich erstaunlich. Die Mineralien werden ja nicht verbrannt wie Eiweiß, Fett und Kohlenhydrate. Warum kann sie der Organismus nach einer gewissen Zeit nicht mehr verwenden? Sind die Kalium-Ionen im Harn, die Calcium-Ionen im Stuhl anderer Art als die Kalium- und Calcium-Ionen in der Nahrung? Wir haben auf diese Fragen keine Antwort und wissen nur, daß ein bestimmter Mineralumsatz lebensnotwendig ist, und daß die Höhe des Umsatzes und damit der Bedarf stark schwankt.

Im übrigen ist der Mineral- und Vitaminbedarf schwer zu bestimmen, weil wir weder bei den einzelnen Mineralien noch bei den einzelnen Vitaminen eindeutige, konstante Zeichen eben beginnender Unterernährung kennen. Unser Wissen vom Mineralbedarf gründet sich im wesentlichen auf Bilanzuntersuchungen in dem Sinn, daß jene Zufuhr, mit der eben noch ausgeglichene Bilanzen erzielt werden können, als Mindestbedarf betrachtet wird. Der Vitaminbedarf wird nach dem Auftreten von Mangelerscheinungen geschätzt.

Je nach Individuum, Leistung und Kostform schwanken Minimal- und Optimalbedarf um 100% und mehr — in viel weiteren Grenzen also als der Bedarf an Eiweiß, Fett und Kohlenhydraten. Der Versuch, mit Hilfe von Tabellen und angenommenen Durchschnittsbedarfswerten den Stand der Versorgung zu beurteilen, ist für die Vitamine und schon gar für die Mineralien ein Versuch mit unzureichenden Mitteln. Bezüglich der Mineralversorgung der Berliner Bevölkerung ist z. B. neuerdings mit vieler, aber eben umsonst aufgewendeter Mühe wieder ein solcher Versuch unternommen worden.

Etwa 5% unseres Körpergewichts macht die anorganische Substanz aus, die „Asche". Sie besteht aus 1,90% Calcium, 0,95% Phosphor, 0,23% Kalium, 0,16% Schwefel, 0,08% Chlor, 0,08% Natrium,

0,027% Magnesium, 0,014% Jod, 0,009% Fluor, 0,005% Eisen und aus Spuren einer Reihe anderer Elemente. Wenn wir absehen von Natrium und Chlor (s. S. 165), dann sind es von den anorganisch gebundenen Stoffen vor allem das Kalium, Calcium und Magnesium, der Phosphor und der Schwefel, das Eisen, Kupfer und Jod, mit denen wir uns an dieser Stelle zu befassen haben.

Während Wasserstoff, Sauerstoff, Kohlenstoff und Stickstoff in den „organisch" genannten Molekülen ihre biologischen Wirkungen entfalten, beruht die Wirkung der anorganisch gebundenen Elemente auf der Bildung von Ionen. Auch die als Ionen wirksamen Elemente werden zum Teil in organischer Bindung zugeführt. Ihre charakteristischen Wirkungen entfalten sie aber erst, wenn sie bei der Verdauung oder nach der Resorption aus ihren organischen Bindungen gelöst worden sind. Solange das nicht geschieht — z. B. in phosphor- und schwefelhaltigen organischen Stoffen —, behält das Element wohl seine Bedeutung als Baustein des organischen Stoffes; seine charakteristische Wirkung als Ion kommt aber nicht zur Geltung.

Da die Gesamtheit aller anorganischen Substanzen an Teilchenzahl (nicht an Gewicht!) die Gesamtheit der organischen Substanzen, die Summe der organischen Moleküle, weit übertrifft, bestimmen sie den osmotischen Druck der Körperflüssigkeiten und Gewebe. Ihr gegenseitiges Verhältnis bestimmt das „Salzmilieu" und insbesondere das Verhältnis der Anionen zu den Kationen (die „aktuelle Reaktion", s. S. 197). Schwankungen von osmotischem Druck, Salzmilieu und aktueller Reaktion sind nur in engem Rahmen mit dem Leben vereinbar, beeinflussen aber den Ablauf aller Lebensvorgänge. Vielfach werden Funktionen (vor allen Dingen Fermentfunktionen) durch bestimmte Ionen antagonistisch beeinflußt, und ein und dieselbe Mineralmenge kann im gleichen Organismus gegensätzlich wirken, wenn sich z. B. die Grundernährung ändert. So sind die Mineralstoffe, ihre absolute Menge, ihr gegenseitiges Verhältnis und ihre Reaktionsform von fundamentaler Bedeutung für jedes Lebensgeschehen.

Kalium ist in der Nahrung in leichtlöslicher Form enthalten und wird leicht resorbiert. Die Ausscheidung geschieht fast ausschließlich durch den Harn. Immer paßt sie sich rasch den Zufuhren an. Bis zu 0,7% Kalium haben wir in eigenen Versuchen oft im Harn gefunden. Gesundheitliche Schädigung ist selbst durch kaliumreichste Ernährung nicht zu befürchten. Entsprechend seinem Vorkommen und bioelektrischen Verhalten (*Keller*) hat man Kalium zusammen mit Phosphor und Magnesium als „Gewebsmineralien" bezeichnet und dem Natrium und Chlor als den „Säftemineralien" gegenübergestellt.

Der Tagesbedarf an Kalium, der mit jeder Kostform leicht gedeckt wird, soll bei 2 g liegen. Um eine Vorstellung von dem Kaliumgehalt extrem verschiedener Kostformen zu geben: Reine Fleischkost (1000 g Fleisch, 100 g Butter, 50 g Gemüse) enthält 3,5 g Kalium und 0,8 g Calcium, 0,2 g Magnesium, 3,7 g Phosphor und 2,4 g Schwefel — eine Rohkost mit 130 g Erdnußöl 6,4 g Kalium und 0,7 g Calcium, 0,4 g Magnesium, 2,5 g Phosphor und 1,6 g Schwefel.

Kalium spielt bei Entzündungsprozessen und bei der Nerven- und Muskelaktion eine Rolle (Steigerung der Kaliumausscheidung bei schwerer körperlicher Arbeit!); es wirkt entquellend und dadurch diuretisch. Kaliumreiche Kost verbessert den Nutzeffekt der Muskelarbeit. Die Beziehungen zu Hormonen (Thyroxin, Adrenalin, Insulin) sind noch nicht klar durchschaubar. Wachsende Tiere brauchen mehr Kalium als erwachsene: junge Ratten z. B. 15—20 mg täglich, ausgewachsene Ratten 2 mg. Im Experiment lähmen hohe Kaliumkonzentrationen die Tätigkeit von Herz- und Nervensystem. Für die Behauptung, kaliumreiche und natriumarme Ernährung erhöhe die Neigung zu Thrombose, Embolie und Krebs, fehlt jeder Beweis.

Die Resorption von Calcium und Magnesium ist ein verwickelter Vorgang, an dem sich Eiweiß, Fette, Gallensäuren, Salzsäure, Milchzucker, Phosphate und Vitamin D beteiligen. Niemals läßt sich mit Sicherheit voraussagen, ob alle diese Stoffe in genügender Menge und im richtigen Verhältnis verfügbar sind. Praktisch wichtig ist z. B. die wenig bekannte Tatsache, daß das Phytin — ein Phosphorsäureester des Inosit, der vor allen Dingen im Vollkornbrot und Schwarzbrot enthalten ist — die Calciumresorption erheblich verschlechtert. Ausgezeichnet resorbiert wird das Calcium (und gleichzeitig das Eiweiß) der fett- und phosphorreichen Vollmilch. Der Grund liegt darin, daß das Calcium im sauren Milieu am besten resorbiert wird — Hauptort der Calciumresorption sind die obersten Dünndarmabschnitte und daß der Milchzucker das Wachstum milchsäurebildender Mikroorganismen begünstigt. Ballaststoffreiche Nahrung erhöht die Calciumausscheidung (mit den Verdauungssäften), eiweißreiche Nahrung hingegen unterstützt die Calciumresorption. Am besten ausgenutzt wird das Calcium von Milch, Käse und Fleisch. Die Härte des Kochwassers beeinflußt die Calciumresorption nicht nennenswert. Sowenig wie bei der üblichen Therapie mit Calciumpräparaten, lassen sich in der Ernährung Calcium- und Magnesiumzufuhr durch den Mund gleichsetzen mit Calcium- und Magnesiumresorption im Darm oder gar mit Calcium- und Magnesiumansatz im Gewebe. Durch die Gegenwart sehr großer Calciummengen wird die Magnesium- und Fettresorption erschwert.

Den Mindestbedarf an Calcium und an Magnesium schätzt man auf täglich 0,5—0,8 g bzw. auf 0,1—0,3 g (9,75 mg Ca/kg und 10 bis

20 mg Mg/kg). Der Bedarf des Jugendlichen und der Stillenden wird auf das Doppelte geschätzt.

Schwere Symptome des Ca-Mangels sieht man bei calciumarm ernährten Tieren u. U. erst in der zweiten Generation. Calciummangelerscheinungen lassen sich experimentell auch durch Verfütterung größerer Mengen von (oxalatreichem) Spinat erzeugen. In Gegenwart eines beträchtlichen Überschusses von freier Phosphorsäure sinkt die Calciumresorption (Ca/P optimal 1,8 bis 2,0). Die Phosphorsäure liegt in den Nahrungsmitteln aber meist in gebundener Form vor und wird erst in den tieferen Darmabschnitten aufgespalten. Die Frage, ob die landesübliche Kost den Bedarf deckt, ist immer noch aktuell, schwer zu beantworten und deshalb viel umstritten. Ausgeglichene Calcium- und Magnesiumbilanzen besagen nichts, weil beide Erdalkalien in den oberen Darmabschnitten resorbiert und (bis auf ganz geringe im Harn erscheinende Mengen) durch den Dickdarm ausgeschieden werden. Dem Kot-Calcium und Kot-Magnesium kann man es aber nicht ansehen, ob es unresorbiert abgegangen ist oder seine Funktionen im intermediären Stoffwechsel bereits erfüllt hat. Eindeutige, regelmäßig auftretende Symptome eines beginnenden Calcium- und Magnesiummangels kennt man nicht, und so bleibt bis heute als Beweis ausreichender Versorgung des Organismus praktisch eben nur die Ausgeglichenheit der Bilanzen. Wichtig ist vor allen Dingen die ausreichende Calciumversorgung des Heranwachsenden. Eine „physiologische Adoleszentenosteoporose" gibt es nicht! Sie läßt sich vermeiden, wenn man schon 2 Jahre vor der präpuberalen Streckung, d. h. vom 8.—10. Lebensjahr an, eine an gut verwertbarem Calcium reiche Kost gibt. Im Alter wird die Calciumresorption schlechter!

Calcium wirkt über das vegetative Nervensystem auf die Herzaktion, zum Teil antagonistisch zum Kalium; es senkt die Erregbarkeit der Muskulatur, insonderheit den Tonus der Bronchial- und Uterusmuskulatur, macht die vegetativen und cerebrospinal-motorischen Nerven weniger giftempfindlich, fördert Phagocytose und Beweglichkeit der Leukocyten, drückt die Körpertemperatur, hemmt die Diurese, festigt die Verbindungen der Zellen untereinander (unter anderem die Verbindung zwischen Nerv und Muskel), dichtet die Grenzflächen der Einzelzellen ab (Entzündungshemmung!) und beteiligt sich an der Blutgerinnung (Thrombin ist eine kolloidale Calciumverbindung) sowie an zahlreichen anderen Fermentreaktionen. Die Erregbarkeit der motorischen Nerven ist an die Gegenwart von Calcium gebunden. 99% des Calciumbestandes sind als Calciumphosphat und Calciumcarbonat in das Skelett eingebaut. Voraussetzung regelrechter Verkalkung des Knochens ist ein adsorbierbarer Calcium-Phosphat-Komplex, der unter Vitamin D-Wirkung entsteht. Calcium dient aber nicht nur als Substrat des Vitamin D; es aktiviert seinerseits das Vitamin D, vielleicht auch das Vitamin C. Enge funktionelle Beziehungen bestehen zwischen Calcium und Nebenschilddrüsenhormon, Calcium und Adrenalin, Calcium und Schilddrüsenhormon, vielleicht auch zwischen Calcium und den Keimdrüsenhormonen. Eine schädliche Calciumüberschwemmung des Organismus durch exzessive perorale Zufuhr wird schon durch die begrenzte Resorptionsfähigkeit verhindert.

Magnesium, gleichfalls ein unentbehrlicher Bestandteil des Knochens, spielt im Phosphatumsatz eine Rolle (Fermentaktivierung im Muskelstoffwechsel). Es ist in vielen Funktionsabläufen der Antagonist des Calcium. So mindert es die Erregbarkeit aller Teile des Nervensystems, in toxischen Dosen bis zur Narkose und Lähmung der sensiblen und motorischen Bahnen unter Absinken der Körpertemperatur. Beim Tier führt Magnesiummangel zu schweren Ausfallssymptomen in Gestalt von Übererregbarkeit des Nervensystems, Gefäßerweiterungen, Durchfällen, Wachstumsstillstand, Hautveränderungen, Kachexie.

Die Aufnahme des Phosphors erfolgt zum größten Teil in Gestalt organischer Verbindungen, die bei der Verdauung in anorganische Phosphate umgesetzt und als solche (anscheinend sehr leicht) resorbiert werden. Der Phosphorbedarf, aus verschiedenen Gründen schwer bestimmbar, wird auf täglich 0,9 g für den Erwachsenen (1,3 g für Kinder, 1,5 g für Schwangere) geschätzt und kann mit anorganischen Phosphorverbindungen befriedigt werden. Der Organismus benötigt Phosphor aber nicht nur in anorganischer Form als Phosphat-Ion, sondern auch in Formorganischer von ihm selbst synthetisierbarer Verbindungen. Diese bilden bei Zerfall anorganisches Phosphat, das zusammen mit dem übrigen Phosphat zum größten Teil im Stuhl, zum kleineren im Harn ausgeschieden wird.

Als Bestandteil der Körpersubstanz findet sich anorganischer Phosphor in Gestalt von Calcium- und Magnesiumphosphat (im Knochen), organischer Phosphor in Gestalt von Phosphoproteïden, Phosphatiden, Nukleoproteïden und Nukleotiden. Zu den Phosphoproteïden gehört das Casein, zu den Phosphatiden, einer Gruppe von Lipoiden (s. S. 61), gehört das Lecithin. Die Phosphatide sind Bausteine des Zellplasmas und der Zellgrenzschichten und bestehen aus Phosphorsäure, Glyzerin, ein oder zwei stickstoffhaltigen Basen und hochmolekularen Fettsäuren oder deren Aldehyden. Die Nukleoproteïde, Bausteine des Zellkerns, bestehen wesentlich aus Nukleïnsäuren und Eiweiß, die Nukleïnsäuren ihrerseits aus Phosphorsäure, einem Kohlenhydrat (Pentose) und Purin — oder Pyrimidinbasen. Die Struktur der Nukleotide (z. B. der Adenylsäure) ist erst teilweise bekannt.

6*

Die Zahl der Phosphatesterreaktionen ist ungemein groß. Am eingehendsten durchforscht sind sie bei der Muskelkontraktion und der Zuckerassimilation. Eine Rolle scheinen sie auch im Zusammenhang mit Hormonfunktionen zu spielen (Adrenalin, Schilddrüsenhormon, Hypophysenhinterlappenhormone). Starke Überschwemmung mit Phosphor — so stark, wie sie mit Nahrungsmitteln allein niemals möglich ist — hemmt viele Fermentreaktionen und bedingt das bekannte Bild der Phosphorvergiftung mit degenerativer Erkrankung von Leber, Herz, Nieren und Kapillaren.

Ob Schwefel in anorganischer Form überhaupt aufgenommen werden muß, ist fraglich. Eine lebensnotwendige Aminosäure ist indes das schwefelhaltige Cystin. Teile des Sulfatschwefels werden im Darm in Sulfidschwefel umgewandelt und als solcher resorbiert. Im übrigen kann anorganischer Schwefel nur schwer resorbiert werden: er erscheint daher zum größten Teil unverändert im Stuhl. Der Organismus baut den organischen Nahrungsschwefel zum größten Teil zu Sulfat ab, das als Teilfaktor von Reduktions- und Oxydationssystemen wichtig ist. Nur wenig Schwefel wird in organischer Form ausgeschieden.

Eisen (s. auch S. 429) ist bei weitem am besten als zweiwertiges Eisen (Ferroeisen) resorbierbar. Wieviel resorbiert werden kann, hängt u. a. vom Zustand des Verdauungskanals ab (Resorptionsförderung durch Salzsäure und Vitamin C). Das Ausmaß der Resorption wird — anders als bei allen übrigen Mineralstoffen — vom Bedarf gesteuert. Dabei wirkt die Menge des in der Darmwand gespeicherten Ferritins, einer Eisen-Eiweißverbindung, als Regulator.

Im allgemeinen werden nur 1—10 % des Nahrungseisens resorbiert: aus frischem Obst und Gemüse 77—98 %, aus Brot und Fleisch 25 bis 40 %, von Hämoglobineisen 10—25 %.

Phytin hemmt die Eisenresorption, ebenso Calcium in großen Mengen. Mit Blutpräparaten und Blutwurst kann man keine wirkungsvolle Eisentherapie treiben, weil nur ein kleiner Teil des Hämoglobineisens resorbiert wird.

Der Organismus kann sich mit weniger als 1 mg Eisen täglich ins Gleichgewicht setzen. Im Stuhl wird nur so viel Eisen ausgeschieden, wie mit der Nahrung zugeführt; der Harn ist praktisch eisenfrei. Der optimale Bedarf wird beim Mann auf täglich rund 12 mg, bei der Frau (wegen ihrer größeren Verluste durch Blutabgang) auf 15 mg, beim 1—12jährigen Kind auf 7—12 mg geschätzt. Die Symptome des Eisenmangels (Eisenmangelanämie) sind allgemein bekannt.

An zentraler Stelle steht die Bedeutung des Eisens als Bestandteil des Hämoglobins und der Zellhämine, d. h. jener Hämine, die nicht komplex an Globin gebunden sind. Das physiologisch wichtigste ist das *Warburg*sche Atmungsferment. Dazu kommen die Cyto-

chrome (oxydationsfördernde Stoffe), die Peroxydasen (Sauerstoff-
überträger) und die Katalasen (Wasserstoffsuperoxydspalter). Kleine
Eisenmengen sind in allen Zellen enthalten. Was die Eisenanreiche-
rung im Retikuloendothel bei Infektionen und malignen Neubildungen
zu sagen hat, wissen wir noch nicht.

Den Jodbedarf decken teils anorganische Verbindungen, die mit
dem Wasser, teils organische Verbindungen, die mit der Nahrung
aufgenommen werden. An der Jodresorption scheint Calcium beteiligt
zu sein. Am besten wird in Fett gelöstes anorganisches Jod resorbiert, schlechter an Alkalien gebundenes, noch schlechter organisches
Jod pflanzlicher und tierischer Herkunft (z. B. Thyroxin und Di-
jodyl). Den größten Teil des Jods scheidet die Niere aus. Außer den
engen Beziehungen zwischen Jod und Schilddrüse kennt man mit
voller Sicherheit keine biologischen Funktionen. Zur Erhaltung ausgeglichener Bilanzen sollen täglich 14 γ genügen. Daß der tatsächliche Bedarf größer ist, zeigt allein schon die Tatsache, daß der Jod-
umsatz in kropffreien Gegenden 3—12mal so hoch ist wie in einem
Schweizer Kropfgebiet, wo er bei 19 γ täglich liegt.

Und nun die Vitamine (s. auch Seite 424)! „Vitamine sind organische Verbindungen von Wirkstoffcharakter, die der tierische Organismus zur Aufrechterhaltung der Lebensvorgänge unbedingt benötigt,
deren Synthese ihm aber nicht oder nur teilweise möglich ist. Das
Vitamin C nimmt insofern eine Sonderstellung ein, als der Bedarf des
Organismus an diesen Wirkstoffen bei den meisten Tieren durch Total-
synthese in den Geweben entdeckt werden kann; die Ascorbinsäure
steht also ihrem physiologischen Charakter nach an der Grenze zwischen
Vitamin und Hormon" (*Kühnau*).

Im Laufe der Jahre hat sich immer klarer herausgestellt, daß sich
die Vitamine nach ihren physiologischen Wirkungen in zwei Gruppen
trennen lassen: die Vitamine der ersten Gruppe — B-Gruppe (Aneurin,
Lactoflavin, Nikotinsäure, Pyridoxin, Pantothensäure, Biotin, Inosit,
Cholin, p-Aminobenzoesäure, Folsäure, Vitamin B_{12}) und Vitamin K —
kennzeichnen sich dadurch, daß sie wasserlöslich sind, in Hefe, Bakterien, Leber und Cerealien vorkommen, sich im Organismus an Eiweißkörper koppeln und dann, die Funktion von Co-Enzymen ausübend,
als Fermenteiweiß wirksam werden. Diese Vitamine kommen überall
vor; ihre Gegenwart ist Voraussetzung für den normalen Ablauf aller
Stoffwechselvorgänge. Mangel an B-Vitaminen äußert sich ganz allgemein vor allen Dingen in Haut- und Schleimhautstörungen, Anämie,
Störungen des Verdauungs- und Nervensystems und Kreislauferschei-
nungen. Die Vitamine der zweiten Gruppe — Vitamin A, C, D und E —
die erst bei höher differenzierten Organismen in Erscheinung treten,

erfüllen anscheinend nur wenige Spezialfunktionen, deren Natur noch der völligen Aufklärung bedarf. *Kühnau* hält für wahrscheinlich „eine Art von Induktions- oder Prägungswirkung gegenüber Eiweißmolekülen, die auf diesem Wege eine spezifische Struktur und Funktion erhalten.... Dieser biologisch bedeutsame Effekt kann bei Zufuhr sehr hoher Vitamindosen in eine Schädigung lokaler oder allgemeiner Art (‚Hypervitaminose‘) umschlagen, ein Phänomen, das bei den Vitaminen der B-Gruppe nicht beobachtet wird" (*Kühnau*).

Ganz allgemein läßt sich sagen, daß — ähnlich wie der Eiweißbedarf — der Vitaminbedarf der Frau geringer ist als der des Mannes und daß er mit dem Körpergewicht, im Wachstumsalter und während der Schwangerschaft und Lactation ansteigt. Er steigt auch bei allen Umsatzsteigerungen (Fieberzustände, Thyreotoxikose, größere chirurgische Eingriffe) und, als Zufuhrbedarf, bei Störungen der Ausnutzung und Resorption.

Der Mindestbedarf an anorganischen Stoffen läßt sich in grober Annäherung durch Bilanzen abschätzen; das ist bei den Vitaminen nicht möglich. Nicht allein, daß die chemische Bestimmung der Vitamine in Harn und Stuhl mit sehr viel größeren methodischen Schwierigkeiten kämpft als die Bestimmung der Mineralien. Wir können auch nicht immer genau sagen, wieviel Vitamin bei peroraler Zufuhr im Darm zerstört, wieviel resorbiert und wieviel durch Darmbakterien synthetisiert wird, wieviel dem Körper also wirklich zugute kommt. Gewisse Darmbakterien z. B. zerstören Vitamin C, andere hemmen seine spontane Oxydation. Während eine bakterielle Synthese von Vitamin A und D nicht möglich zu sein scheint, ist die Bildung von Pyridoxin, Biotin, Inosit, Folsäure, p-Aminobenzoesäure und Vitamin K in so großem Umfang möglich, daß der ganze Bedarf gedeckt werden kann.

Die Höhe des Vitaminbedarfs sucht man in der Weise zu beurteilen, daß man feststellt, wie groß die Zufuhr mindestens sein muß, ohne daß Mangelsymptome auftreten. Das hört sich einfacher an, als es ist. Es steht zwar außer Zweifel, daß unzureichende Versorgung mit bestimmten Vitaminen ganz bestimmte, einwandfrei feststellbare Mangelsymptome verursacht: Vitamin A-Mangel macht Nachtblindheit und Xerophthalmie, B-Mangel macht Beriberi und Pellagra, C-Mangel macht Skorbut, D-Mangel Rachitis usf. Derartige Krankheitserscheinungen sind schwere Mangelschäden. Worauf es bei der Feststellung des Bedarfs ankommt, ist aber nicht jene Vitaminmenge, die grobe Ausfallserscheinungen verhindert, sondern jene, die schon den geringsten Mangelsymptomen vorbeugt und optimale Leistungsfähigkeit sichert. Wir müssen gestehen, daß wir Sym-

ptome, die eine eben nicht mehr ausreichende Bedarfsdeckung eindeutig beweisen, sichere Frühsymptome von Vitaminmangel
also, nicht kennen. Leider besteht bei vielen, mit diesen Dingen nicht
hinreichend vertrauten Ärzten eine unverkennbare Neigung, die Frage
zu vereinfachen und Symptome als Ausdruck eines Vitaminmangels zu
deuten, von denen das noch keineswegs erwiesen ist. „Ob es berechtigt
ist, die Frühjahrsmüdigkeit, die erhöhte Anfälligkeit für gastrointestinale und pulmonale Infekte schon als Ausdruck eines hypovitaminotischen Symptomkomplexes anzusehen, scheint mir im Einzelfall noch
einer näheren Begründung zu bedürfen ... Das klinische Bild der
C-Hypovitaminose ist wenig scharf umrissen." Das sind Worte des
erfahrenen Klinikers und Forschers *Bürger*. Am Tier lassen sich beginnende Mangelerscheinungen leichter feststellen als am Menschen.
Gerade hinsichtlich des Vitaminstoffwechsels bestehen aber selbst
zwischen nah·verwandten Tierarten so große Unterschiede, daß es
keinesfalls erlaubt ist, die bei Ratten und Kaninchen erhobenen Befunde einfach auf den Menschen zu übertragen.

Man hat versucht, den Vitamingehalt des Blutes als Indikator
für beginnende Mangelzustände zu betrachten. Dazu müßte erst nachgewiesen werden, daß das Absinken des Blutspiegels unter ein gewisses
Niveau tatsächlich Ausdruck eines leistungsmindernden Vitaminmangels und nicht Ausdruck zweckmäßiger Regulationen und Anpassungen ist. Dieser Nachweis fehlt aber bisher. Zur Beurteilung der
Vitamin C-Versorgung wird z. B. der „Sättigungstest" empfohlen:
Bei täglicher Zufuhr größerer Mengen von Vitamin C, etwa von
300 mg, steigt gewöhnlich die Vitamin C-Ausscheidung im Harn von
Tag zu Tag an und erreicht meist am 4. Tag mit 80—90 % der Tageszufuhr ihren Höchstwert. Bei Vitamin C-Mangel soll dieser Anstieg
ausbleiben; das Maß der Verzögerung soll der Größe des Vitamin C-
Defizits im Organismus entsprechen. Das letzte Wort über die Brauchbarkeit dieser Methode ist noch nicht gesprochen. Die Richtigkeit
der theoretischen Vorstellungen und der praktische Wert der Ergebnisse sind jedenfalls umstritten. Vor allen Dingen fehlt der Beweis,
daß man auf diese Weise wirklich den minimalen Bedarf und nicht
einen weit darüberliegenden Wert errechnet. Ein ähnliches „Sättigungsdefizit" ohne Mangelsymptome läßt sich z. B. bei kochsalzarmer
Ernährung hinsichtlich des Kochsalzes nachweisen. „Genau so wenig
wie ein niedriger Vitamingehalt des Serums eine Hypovitaminose beweisen kann, kann auch die Bewertung eines rechnerisch ermittelten
‚Defizits' nicht zur Erkennung oder Abgrenzung einer Vitaminmangelstörung benutzt werden" (*Fähndrich*). Alle zahlenmäßigen
Angaben über die Höhe des Vitaminbedarfs sind also nicht mehr als
grobe Richtwerte. Daß der spezielle Vitaminbedarf von der gesamten

Nahrung und ihrem Gehalt an Energieträgern, Mineralien und anderen Vitaminen, von der Leistung und vom Klima abhängt, tritt dazu.

Vitamin A (Axerophthol) ist ein fettlöslicher Alkohol, der den Carotinen nahesteht und unmittelbar nach der Resorption der Carotine („Provitamine.") in der Darmwand aus diesen gebildet werden kann. Seine Resorption hängt nicht nur von der Menge, sondern auch von der Art des gleichzeitig zugeführten Fettes ab. Wir erwähnten bereits früher, daß Vitamin A-Mängel nur behoben werden können, wenn gleichzeitig größere Fettmengen — viel mehr als zur bloßen Lösung erforderlich ist — per os zugeführt werden. Der Gehalt der Fette an Linol- und Linolensäure, vielleicht auch die Intensität des Gallenflusses spielen bei der Resorption des Vitamins und seiner Vorstufen eine Rolle. Aus Butter z. B. wird 2—3mal soviel Carotin resorbiert wie aus Margarine (23 gegen 9%), aus Sesamöl bei Ratten 3mal soviel wie aus Möhren (im Mittel 82 gegen 28% bei jeweils gleichem Carotingehalt). Das Carotin von rohen Mohrrüben und rohem Spinat nutzt der Organismus erheblich schlechter aus als das Carotin von gekochten Gemüsen, das Carotin von Trockengemüse schlechter als von Frischgemüse (5 bzw. 10% des per os zugeführten Carotins). Im ganzen wird das Carotin der Gemüsenahrung schlecht, d. h. zu höchstens 2—15% ausgenutzt, obwohl eine Zerstörung von Carotin im Darm nicht stattfindet. Wir sind also nicht berechtigt, Ernährung mit carotinreicher, strenger Rohkost, d. h. mit Rohkost ohne Fettzusatz, gleichzusetzen mit Sicherung des Vitamin A-Bedarfs! Bei Gastroenteritis und Leberkrankheiten leidet die Resorption besonders stark.

Betrachtet man die Erhaltung einer normalen Dunkeladaption als Kriterium, dann beläuft sich der tägliche Bedarf auf mindestens 2—3 mg Vitamin A oder 3—6 mg β-Carotin (1. I. E = 0,34 γ Vitamin A = 0,6 γ β-Carotin). Reichlich Vitamin A enthalten Lebertran und Leber, Butter, Milch und frische Eier, reichlich Carotin alle Arten von Kohl, Spinat, Karotten, Kopfsalat und grüne Bohnen.

Wenn überhaupt, dann wird Vitamin A beim Gesunden nur durch den Darm ausgeschieden.

Die biologische Bedeutung des Vitamin A liegt, soviel bisher zu übersehen, in der Zellregeneration und vor allem in seinen Beziehungen zu den Sexualdrüsen und der Schilddrüse. Als Mangelzeichen gelten Empfindlichkeit gegen Infektionen, insbesondere der Haut, Trockenheit der Haut („Epithelschutzvitamin"), schlechte Wundheilung, schlechte Zahnentwicklung, Nachlassen der Magensekretion und Durchfallneigung, Nachtblindheit, Xerophthalmie und Keratomalacie.

A-Hypervitaminosen des Menschen sind erst in neuester Zeit bekanntgeworden. Tödliche Vergiftungen sah man nach Genuß der

Leber von Eisbären und Grönland-Füchsen (Vitamin-A-Gehalt 25000 bzw. 12000 I. E. je g).

Axerophthol (Vitamin A)

Aneurin (Vitamin B$_1$)

Das wasserlösliche **Vitamin B$_1$** (Aneurin, Thiamin) soll in erster Linie im Blinddarm resorbiert werden — wie vollständig, steht dahin. Umstritten ist die praktische Bedeutung der bakteriellen Aneurin-Synthese im Dickdarm für den Vitaminhaushalt des Säuglings und erwachsenen Menschen. Am B$_1$-reichsten sind Hefe (vor allem Holzzucker-Trockenhefe), Reiskleie, Getreidekeimlinge, Schweinefleisch und Hülsenfrüchte.

Der **optimale Bedarf** wird auf 1—2 mg täglich beziffert. Er steigt mit der Kohlenhydratzufuhr. Die *Williams*-Zahl (= tägliche B$_1$-Aufnahme in Gramm : Tagesverzehr an Nichtfettkalorien) soll mindestens 0,3 sein. Wir werden von dieser Zahl als einem Maß für den B$_1$-Bedarf bei der Frage einer Steigerungsmöglichkeit des Zuckerverzehrs noch zu sprechen haben (s. S. 363). Ihr Wert ist jedoch schon im Hinblick auf die ungeklärten Resorptionsverhältnisse problematisch. Der Bedarf an Vitamin B$_1$ steigt mit dem Gesamtumsatz bei körperlicher Arbeit, in der Hitze und bei Thyreotoxikose und er steigt mit steigender Vitamin A-Zufuhr. Man muß auch daran denken, daß adsorbierende Abführmittel die B$_1$-Resorption verhindern können.

Funktionell beteiligt sich Vitamin B$_1$, an Phosphat gebunden, am fermentativen Endabbau des Zuckers (Decarboxylierung von Brenztraubensäure und α-Ketoglutarsäure). Die Symptome von B$_1$-Mangel, d. h. von Beriberi: Resorptionsstörungen, Umsatzsenkung, Neuritiden, Störungen der Herzfunktion und Lipämie sind daraus erklärlich.

Die Gefahren einer allgemeinen B$_1$-Unterernährung wurden von der Propaganda vergangener Jahre unermüdlich betont. Sie sollte die

Allgemeinheit vor allem von der gesundheitlichen Notwendigkeit des aus wirtschaftlichen Gründen so sehr erwünschten Vollkornbrotverzehrs überzeugen. Heute ist es still davon geworden. Die ernährungsphysiologischen Argumente zur Begründung dieser Auffassung stehen nämlich auf schwachen Füßen. Bewiesen oder auch nur hinreichend wahrscheinlich gemacht ist eine allgemeine B_1-Unterernährung oder die Gefahr einer solchen für Deutschland jedenfalls nicht. Über die naive Sicherheit, mit der mancherorts jede Neuritis als B_1-Mangel betrachtet und mit B_1 behandelt wird, kann man sich nur wundern.

Schäden durch überhöhte B_1-Zufuhr sind unbekannt.

Lactoflavin (Vitamin B_2, Riboflavin) kommt in allen pflanzlichen und tierischen Zellen vor, am reichlichsten in der Leber, weniger reichlich in Muskelfleisch, Milch und Eiern und — etwa so reichlich wie in Milch — in Spinat, Tomaten und Blumenkohl. Nach Bindung an Phosphorsäure wird es im Darm resorbiert, an Eiweiß gekoppelt, damit in gelbes Ferment umgewandelt und dann in den Organen (vor allem in der Leber) gespeichert.

Der optimale Bedarf wird auf 2—3 mg täglich geschätzt. Seine biologische Bedeutung liegt in der Bildung der an jeder Zellatmung beteiligten gelben Oxydationsfermente. In Gestalt dieser gelben Fermente greift es in alle Teilphasen des Intermediärstoffwechsels ein und ist vor allem entscheidend beteiligt am Umsatz der Kohlenhydrate. Lactoflavin ist unentbehrlich für die Hämoglobinsynthese, vielleicht für die Bildung bestimmter Gene, und steht in engen Beziehungen zur Funktion des Auges (Entwicklung von Linse und Cornea, Regeneration des Sehpurpurs).

Hypervitaminosen sind beim Menschen unbekannt. Als Ausdruck des Lactoflavinmangels erwiesen sich Fissuren an den Mundwinkeln, Rötung und Schuppenbildung der Haut um Auge und Nase, Schwellung und Schmerzhaftigkeit der Zunge, Vascularisierung der Cornea und Glanzlosigkeit und Brüchigkeit der Fingernägel.

Nikotinsäure (PP-Faktor) findet sich gleichfalls am konzentriertesten in der Leber, weniger konzentriert in Muskelfleisch, Milch, Wirsing, grünen Erbsen, Weizenkeimlingen und Hefe. Nikotinsäure ist Bestandteil von Fermenten (Codehydrasen) und als solche ein unentbehrlicher Bestandteil jeder Zelle. Ohne Nikotinsäure hören die grundlegenden Reaktionsabläufe des Kohlenhydrat- und Fettstoffwechsels auf. Nikotinsäure wirkt antiallergisch, verstärkt die Magensalzsäuresekretion, beteiligt sich an der Umprägung des Nahrungseiweißes zu Körpereiweiß und ermöglicht das Gedeihen folsäure-

erzeugender Darmbakterien (sekundäre Folsäureavitaminose bei Niko-
tinsäuremangel). Im Organismus kann Nikotinsäure aus Tryptophan
entstehen.

Die Bedarfsschätzungen bewegen sich zwischen 10 und 20 mg
je Tag. Mangel an Nikotinsäure führt zu Pellagra. Überdosierungsschäden beim Menschen sind unbekannt.

Da Nikotinsäure und Nikotinsäureamid im Tierversuch gleich
wirksam sind, wird für beide Substanzen die zusammenfassende Bezeichnung Niacin gebraucht.

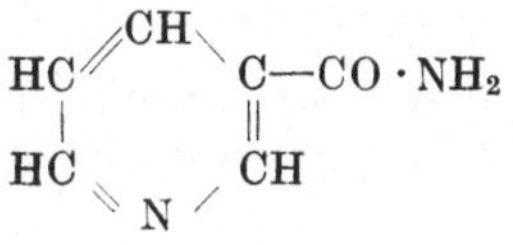

Nikotinsäureamid

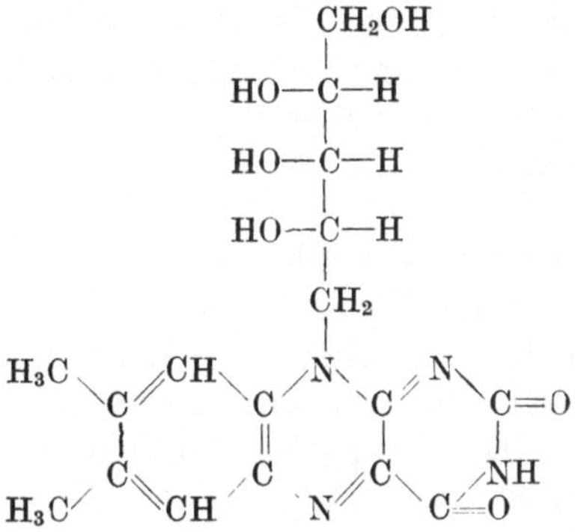

Lactoflavin (Vitamin B_2)

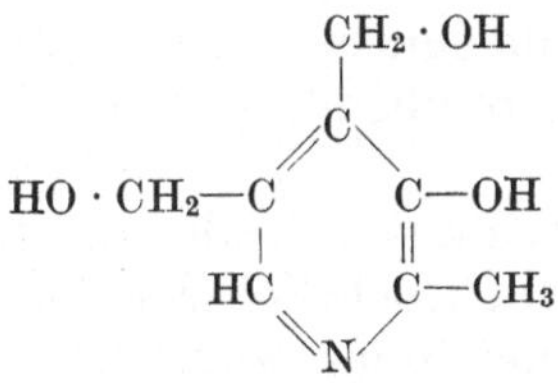

Pyridoxin (Vitamin B_6)

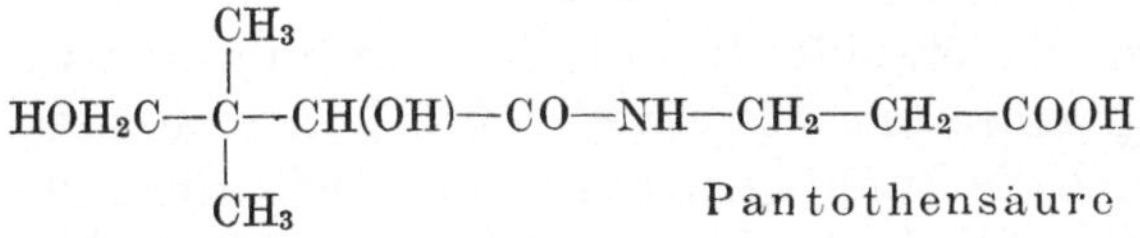

Pantothensäure

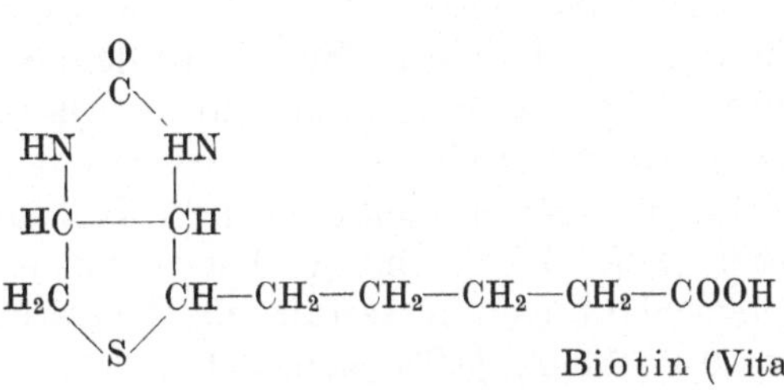

Biotin (Vitamin H)

Pyridoxin (Vitamin B_6, Pyridoxal, Pyridoxamin, Adermin) spielt eine entscheidende Rolle im Stoffwechsel der Aminosäuren, vor allem des Tryptophans, während sich die Bedeutung von Aneurin, Lactoflavin und Nikotinsäure in erster Linie auf die energieliefernden Reaktionen des Kohlenhydrat- und Fettstoffwechsels erstreckt. Die Verwertung des Nahrungseiweißes ist gebunden an die Gegenwart von Pyridoxin. Pyridoxin greift überdies in die Synthese hochungesättigter Fettsäuren und die Synthese des Globin- und des Farbstoffanteiles des Hämoglobins ein.

Der Bedarf, etwa 2,5 mg je Tag (die üblichen Kostformen enthalten 3—5 mg), steigt mit der Höhe der Eiweißzufuhr. Die Nahrungsmittel tierischer Herkunft sind pyridoxinreicher als die Vegetabilien. Eindeutige Pyridoxin-Mangelerscheinungen des Menschen kennt man nicht. Das Vitamin ist praktisch ungiftig.

Pantothensäure scheint als Coenzym vor allem in den Kohlenhydratumsatz einzugreifen. Sie ist in der Natur weitverbreitet und auch für den Menschen unentbehrlich. Pantothensäure-Mangel regt die Nebennierenrinde zu vermehrter Aktivität an (Alarmreaktion infolge „stress" im Sinne von Selye). „Das Eingreifen der Pantothensäure in eine große Zahl von Schlüsselreaktionen des Stoffwechsels ist die Grundlage der großen Bedeutung dieses Vitamins für die Fortpflanzung und Embryonalentwicklung" (Kühnau). Aus Tierbeobachtungen — die Mangelsymptome sind bei den einzelnen Tierarten sehr verschieden — berechnete man einen Tagesbedarf des Menschen von 10—15 mg.

Biotin (Vitamin H, Hautvitamin) ist als Bestandteil des Fermentsystems der β-Carboxylase unentbehrlich für den normalen Zuckerabbau und die CO_2-Assimilation; unabhängig davon ist es notwendig für die Synthese ungesättigter Fettsäuren. Außerdem schützt es vor Vergiftungssymptomen, die entstehen, wenn man Tiere mit großen Mengen rohen Eiereiweißes füttert. Diese Schutzwirkung beruht auf der Bindung eines im Eiereiweiß enthaltenen toxischen Faktors (Avidin). Durch die Bindung an das Vitamin wird dieser unaufspaltbar und damit unschädlich. Avidin konnte bisher nur im rohen Eiereiweiß gefunden werden; Erhitzen, Bestrahlen und Behandlung mit Oxydationsmitteln zerstören es. Offenbar ist Biotin mit dem Stoffwechsel der Brenztraubensäure, einiger Aminosäuren und der Ölsäure verknüpft.

Der Biotinbedarf wird durch Biotin-synthetisierende Darmbakterien gedeckt; nur bei gewohnheitsmäßigem Verzehr von großen Mengen roher Eier (z. B. 6 Dutzend je Woche) hat man auch beim Menschen Mangelerscheinungen in Gestalt von Dermatitis beobachtet. Als Bedarf werden 0,1—0,3 mg je Tag genannt.

$$
\begin{array}{c}
\text{Inosit}
\end{array}
$$

Inosit

Cholin

p-Aminobenzoesäure

Folsäure (Pteroylglutaminsäure)

Inosit kommt in verschiedenen Formen in tierischen und pflanzlichen Geweben vor, z. B. als Hexaphosphorsäureester (Phytin, s. S. 334)
und als Lipoid. Von seinen Funktionen (Lipotropie wie Cholin?) weiß
man kaum etwas. Die Bedarfsgröße ist nicht bekannt. Bei Mäusen
macht Inositmangel Haarausfall, Wachstumsstillstand und Dermatitis.

Cholin wirkt einer Fettablagerung in der Leber entgegen („lipotrope" Substanz; s. auch S. 268), indem es zusammen mit Methionin
die Hauptquelle für die stoffwechselphysiologisch höchst bedeutsamen

übertragbaren Methylgruppen darstellt. Die Leberverfettung beruht auf der Unmöglichkeit, die in der Leber gespeicherten Neutralfette in ihre Transportform, d. h. in Phosphatide umzuwandeln; zu dieser Umwandlung ist Cholin erforderlich. Die Neutralfette können also bei Mangel an Cholin nicht abtransportiert werden und stapeln sich infolgedessen an. Die antihämorrhagische Wirkung des Cholins ist mit seiner lipotropen eng verknüpft. Beim Hund führt Cholinmangel nicht nur zu Leberverfettung und Lebercirrhose, sondern auch zu Wachstumshemmung, Thymusrückbildung, Hämorrhagien und Laktationsstörungen; bei Hühnern geht die Eierproduktion zurück. Beim Menschen sind sichere Mangelsymptome bisher nicht bekanntgeworden.

Auf Grund von Tierversuchen wird der Cholinbedarf des Menschen auf täglich 1,5—3,0 g geschätzt; die Tagesaufnahme bei den üblichen Kostformen liegt zwischen 1,5 und 4,0 g, die toxische Dosis wahrscheinlich sehr hoch (bei 6—7 g je kg Körpergewicht und Tag).

p-Aminobenzoesäure und Folsäure (Pteroylglutaminsäure) sind insofern nahe verwandt, als p-Aminobenzoesäure ein Baustein der Folsäure ist, daneben wahrscheinlich aber auch selbst in spezifischer Weise wirksam sein kann. Beide Stoffe beteiligen sich am Aufbau der Nukleoproteide, indem sie einerseits Fermente bilden, die der Nukleinsäuresynthese dienen, andererseits an der Synthese bestimmter Aminosäuren teilnehmen. Diese Funktionen beruhen auf der Freisetzung und Verwertung von Einkohlenstoffresten (Methylgruppen, Methanol, Formiat). Folsäuremangel hat beim wachsenden Organismus schwere Störungen und Mißbildungen zur Folge.

Auf der Tatsache, daß wohl gewisse Mikroorganismen, nicht aber der menschliche Organismus p-Aminobenzoesäure benötigt, beruht die Sulfonamidtherapie. Sie ist ihrem Wesen nach eine Überschwemmung mit Antagonisten der p-Aminobenzoesäure und damit eine Ausschaltung dieses Wirkstoffs.

Ohne ausreichende Folsäurezufuhr entwickelt sich bei manchen Säugetieren und Vögeln eine hyperchrome Anämie; bei anderen Säugetieren und beim Menschen kann der Bedarf durch Folsäure-synthetisierende Darmbakterien gedeckt werden. Über die Höhe des menschlichen Bedarfs ist nichts Zuverlässiges bekannt. Auf Grund von Tierbeobachtungen rechnet man mit einem Tagesbedarf von 0,1—0,2 g. Beim Kochen wird ein großer Teil des Vitamins zerstört.

Vitamin B_{12}, eine kobalthaltige, höchst aktive Substanz, deren chemische Struktur bisher noch nicht restlos aufgeklärt werden konnte, ist der lang gesuchte Antipermiciosastoff, der sich schon in Tagesdosen von 4—10 γ als wirksam erweist. Voraussetzung der Wirksamkeit (Resorbierbarkeit? bakteriellen Unzerstörbarkeit?) dieses „extrinsic factor" ist die Bindung an einen im Magen-Darmkanal entstehenden „intrinsic factor". Möglicherweise wird eine solche Bindung beim Perniciosa-Kranken dadurch verhindert, daß das Vitamin B_{12} an andere Substanzen (Bakterien) gebunden wird. Ähnlich wie die Folsäure greift das Vitamin B_{12} in den Stoffwechsel der Einkohlenstoffreste ein. Aus der Fähigkeit, Methylgruppen zu bilden, erklärt sich seine lipotrope leberschützende Wirkung. Vitamin B_{12} ist vielleicht auch identisch mit dem animal protein factor, d. h. jenem Stoff, der im Eiweiß tierischer Herkunft enthalten ist und die Ausnutzung des Nahrungseiweißes verbessert (s. S. 58). Auf der Gegenwart dieses Stoffes — nicht nur auf den Verschiedenheiten des Aminosäurenbestandes — beruht die größere biologische Wertigkeit des tierischen gegenüber dem pflanzlichen Eiweiß (s. auch S. 53 ff.). Die Einzelheiten des Mechanismus dieser Verbesserung der Eiweißverwertung durch Vitamin B_{12} kennen wir noch nicht. Man kann durch Zusatz von Vitamin B_{12} minderwertige pflanzliche Eiweißkörper wertmäßig den tierischen Eiweißkörpern angleichen.

Unabhängig von den genannten Funktionen wirkt Vitamin B_{12} bei der Nukleinsäuresynthese mit. Alle seine Funktionen aber laufen zusammen im Sinne einer Förderung des Wachstums und Eiweißansatzes und einer Herabsetzung des Bedarfes an Nahrungseiweiß. Die Antiperniciosawirkung beruht nicht auf unmittelbarer B_{12}-Wirkung, sondern auf Steigerung der Folsäurebildung; die chemische Natur dieses Zusammenwirkens ist noch nicht ganz durchschaubar.

Vitamin B_{12} kann nur von Bakterien gebildet werden — nicht von höheren Pflanzen und nicht von Tieren. Daraus erhellt die Lebenswichtigkeit der bakteriellen B_{12}-Synthese, die auch im menschlichen Darm stattfindet und durch Aureomycin gefördert werden kann (Unterdrückung von Keimen, die nur wenig B_{12} synthetisieren).

Vitamin C (Ascorbinsäure) gehört chemisch zu den Kohlenhydraten. Die meisten Tiere bilden Ascorbinsäure in ihrem Organismus; nur die Primaten und das Meerschweinchen sind auf Zufuhr von außen angewiesen. Das Bedürfnis nach Vitamin C tritt in der Tierreihe erst etwa gleichzeitig mit der Entwicklung endokriner Drüsen auf. An vorderster Stelle unter den Vitamin C-Trägern stehen Hagebutten, Paprika und Sanddornbeere. Vitamin C-reich sind die meisten Gemüsearten und viele Früchte. Im gesunden Organismus (nicht bei Gastroenteritis und Achylia gastrica) wird das Vitamin leicht resorbiert und nach seiner Wanderung durch den Körper mit dem Harn ausgeschieden; ein kleiner Teil (3—5 mg täglich) erscheint im Stuhl und Schweiß. Zerstörung durch Darmbakterien ist wohl möglich, scheint aber bilanzmäßig nicht ins Gewicht zu fallen.

Entgegen der von *Stepp* geforderten Mindestaufnahme von täglich 50 mg vertrat *Rietschel* auf Grund langfristiger Menschenversuche mit Vitamin C-freier Ernährung die Meinung, es genügten 10—15 mg. mit dem Bedarfsanstieg bei starker körperlicher Beanspruchung, in den Wachstumsjahren, im Frühling, während der Schwangerschaft und Stillperiode und bei kochsalzreicher Ernährung und mit der Bedarfsverminderung bei cystinreicher Kost waren die Widersprüche zwischen *Stepp* und *Rietschel* nicht aus der Welt zu schaffen.

Kühnau meint, es ließe sich daraus der Schluß ziehen „daß die bei den Säugern verbreitete Fähigkeit zur Vitamin C-Synthese in den Geweben auch beim Menschen nicht ganz verlorengegangen ist und vor allem beim Kleinkind, aber auch beim Erwachsenen, besonders bei gewissen an C-freie Kost gewöhnten primitiven Völkern, so weit erhalten sein kann, daß ein Bedarf an exogener Ascorbinsäure nicht mehr existiert. Diese Situation ist in der Reihe der Vitamine einmalig und auch mit der biologischen Synthese von Nicotinsäure aus Tryptophan nicht vergleichbar. Da zudem der Gehalt des menschlichen Körpers an Ascorbinsäure mit rund 1,5 g deutlich oberhalb der Spurenstoffgrenze liegt, entspricht die Ascorbinsäure in wesentlichen Punkten nicht der Definition eines Vitamins, und es wird sich vielleicht nach klarer Einsicht in ihre biologischen Funktionen als notwendig erweisen, sie in Zukunft nicht mehr als Vitamin, sondern als „essentielles Kohlenhydrat" (in Analogie zu den essentiellen Aminosäuren und essentiellen Fettsäuren vom Linolsäuretyp) in das System der Körperbestandteile einzuordnen".

Ascorbinsäure (Vitamin C) $\xrightleftharpoons[-2\,\mathrm{H}]{+2\,\mathrm{H}}$ Dehydroascorbinsäure

Vitamin D_2

Vielleicht tragen Vorstellungen *Wachholders* vom Wirkungsmechanismus des Vitamin C zur Lösung bei. *Wachholder* hat
nämlich auf Grund seiner Untersuchungen die Auffassung vertreten, es komme bei Pflanzen, Tieren und Menschen nicht auf
die Gegenwart einer bestimmten Menge von Vitamin C an,
sondern auf die Größe des reversiblen Umsatzes: Ascorbinsäure = Dehydroascorbinsäure (oxydierte Ascorbinsäure). Speichel
des Gesunden besitzt Stoffe, die verhindern, daß die in der Nahrung enthaltenen und bei der Verdauung frei werdenden Vitamin C-
Oxydatoren (C-Oxydasen) das Vitamin im Magen-Darmkanal
irreversibel zerstören. Diese Oxydatoren, die in allen Gewürzkräutern und in den meisten Gemüse- und Obstsorten (außer
Beerenobst, Kohlrüben und wenigen anderen) vorkommen und
thermostabil sind, werden resorbiert und greifen dann in den Organen in den Vitamin C-Haushalt ein. Die Zufuhr selbst reichlicher
Mengen von Vitamin C allein genügt nicht, um den Bedarf zu
decken; gleichzeitig müssen genügend Oxydatoren verfügbar sein.
Unentschieden bleibt die Frage, „ob auch die zur Vermeidung und
Bekämpfung von Mangelerscheinungen erforderliche Minimaldosis von
Vitamin C von der gleichzeitigen Zufuhr seiner Oxydatoren mit der
Nahrung abhängt".

Die biologische Funktion des Vitamin C — im Gegensatz zu
den B-Vitaminen keine Cofermentfunktion — ist noch nicht geklärt.
Wahrscheinlich beruht sie auf seinen reduzierenden und oxydierenden
Eigenschaften („reversibles Redoxsystem"). Sie äußert sich in verschiedenen Fermentaktivierungen: Mitwirkung bei der Desaminierung
von Aminosäuren und dem Aufbau von Glykoproteiden, Verhinderung
der oxydativen Zerstörung des Adrenalins und anderer Hormone (Hypophyse, Nebenniere und Corpus luteum sind die C-reichsten Organe)
Beschleunigung der Blutgerinnung und funktionellen Beziehungen zum
Vitamin A. Die Beziehungen zwischen Vitamin C und Kapillardichtig-
keit sind zwar sicher vorhanden, ihrem Wesen nach aber ungeklärt
(Glykproteidsynthese?). Kapillarschäden entstehen ja keineswegs nur
aus Vitamin C-Mangel, und der beliebte Kapillartest (*Rumpel-Leede*sches
Phänomen u. ä.) hat daher „zur Diagnose von C-Mangel-Zuständen
nur einen beschränkten Wert" (*Stepp-Kühnau-Schroeder*). Den Symptomen des Vitamin C-Mangels (Haut- und Gelenkblutungen, erhöhte Kapillardurchlässigkeit, Verzögerung der Wundheilung, Muskelschwäche, Knochen-, Dentin- und Zahnfleischveränderungen) liegt
als gemeinsame Ursache die gehemmte Bildung mesenchymaler Kitt-
substanzen zugrunde.

Große Bedeutung hat das Vitamin für die Muskelkontraktion.
Aus Tierversuchen *Wachholders* ergab sich,

„1. daß regelmäßige, anstrengende körperliche Arbeitsleistung trotz des damit verbundenen Mehrverbrauchs an Vitamin C den Mangel an diesem Vitamin nicht beschleunigt, sondern eher verzögert, und vor allem,

2. daß unter dem Einfluß solcher Arbeitsbeanspruchung der Vitamin C-Mangel sich nicht mehr unter den typischen Skorbut-Symptomen zeigt, sondern gänzlich unspezifisch ist. Ferner ergab sich, was die theoretische Erklärung dieser beiden Befunde angeht, daß beim ersten derselben zwei Faktoren beteiligt sind, und zwar

a) eine zum Bilde des Trainings gehörende Stoffwechselumstellung mit unter anderem einer Verbesserung der Ausnutzung des Vitamins und

b) etwas, was auch ohne Training schon mit der Arbeitsleistung selbst gekoppelt ist. Diesen letzteren Faktor möchten wir in der mit der Arbeitsleistung verbundenen Erhöhung des oxydativen Umsatzes an Vitamin C erblicken".

Nach dieser „Umsatztheorie" muß das Auftreten geringerer Mangelerscheinungen trotz niedrigeren C-Gehaltes der Organe geradezu gefordert werden. Eine Erklärung für die nicht skorbutartigen Mangelerscheinungen unter dem Einfluß körperlicher Arbeit kann noch nicht gegeben werden. Die Tatsache steht aber im Einklang mit Kriegserfahrungen, wonach bei schwer beanspruchten Truppenteilen kein Skorbut eintrat, und zwar trotz einer Vitamin C-Zufuhr, die lange Zeit unter der für weniger beanspruchte Menschen geltenden Schutzdosis lag. Eine Steigerung der Häufigkeit und Dauer infektiöser Erkrankungen scheint sich beim Menschen erst bei Zufuhr von weniger als 30 mg täglich bemerkbar zu machen. Hingegen ergaben Untersuchungen an Soldaten, daß die militärische Leistung bei den schlecht mit Vitamin versorgten zu 50% als mäßig oder gar schlecht bezeichnet wurde, bei den reichlich damit versorgten hingegen nur zu 10%. Nach Selbstversuchen *Wachholders* und seiner Mitarbeiter „scheint beim Menschen das Gefühl, sich mehr anstrengen zu müssen, zusammen mit dem Gefühl, leichter zu ermüden, die erste Folge einer unzureichenden Versorgung mit Vitamin C zu sein. Das Sinken der objektiven Leistungsfähigkeit erfolgt erst sehr viel später. Es ist also auch nach diesen Ergebnissen nicht zulässig, die Versorgung mit Vitamin C lediglich auf das Verhüten von Skorbuterscheinungen einstellen zu wollen. Der Mindestbedarf an Vitamin C beträgt danach für den Durchschnitt aller Menschen 30 mg, für körperlich stark beanspruchte 40—50 mg." Nimmt man diese

Werte als Richtlinien, dann darf man auf der anderen Seite nicht vergessen, daß der Organismus gerade im Vitamin C-Haushalt so viel Regulationsmöglichkeiten hat, daß sie ihm erlauben, auch unter nicht optimalen Versorgungsbedingungen uneingeschränkt leistungsfähig und gesund zu bleiben.

Die schwerste Vitamin C-Mangelkrankeit ist der Skorbut und seine kindliche Form, die *Möller-Barlow*sche Krankheit. Viele andere Zustände hat man mit Vitamin C-Mangel in Verbindung gebracht: jede Neigung zu Zahnfleischblutungen, jede Neigung zu Frieren und geringe Kälteresistenz, Nachlassen der subjektiven und objektiven Leistungsfähigkeit, Frühjahrsmüdigkeit, Anfälligkeit gegen Magen-Darm-Infekte und Infekte der Luftwege, Zahnkaries und vieles andere mehr. Der Beweis für die ursächliche Bedeutung des Vitamin C in der Genese dieser Zustände muß noch erbracht werden. Jedenfalls geht es nicht an, in jeder Haut- und Schleimhautblutung einen Gegenstand für Vitamin C-Behandlung zu sehen. Hautblutung und Vitamin C ist heute bei vielen Ärzten in gleicher Weise zu einem therapeutischen Reflex geworden wie Neuritis und Vitamin B_1.

Lang dauernde Zufuhr von großen Mengen Ascorbinsäure kann Hypervitaminose-Erscheinungen hervorrufen (Magen-Darm-Störungen, Knochenmarksreizung).

Vitamin D (Calciferol) entsteht unter dem Einfluß ultravioletter Strahlung aus mehreren (als Vitamine unwirksamen) in der Nahrung enthaltenen Provitaminen (Sterinen). Das natürliche Vitamin D ist mit weitem Abstand am reichlichsten im Lebertran enthalten: in Dorschlebertran 5000—30000 I. E., in Thunfischlebertran 2 000 000 bis 6 000 000 I. E., im Eigelb 140—500, in Butter 10—100 (im Winter weniger als im Sommer), in Rind- und Schweineleber 40—50 I. E. je 100 g (1 I.E. = 0,025 γ Vitamin D_2). Die Vitamin D-Wirksamkeit der Pilze wird gewöhnlich auf ihren Ergosteringehalt bezogen; andererseits wird freilich auch angegeben, Ergosterin pflanzlicher Herkunft könne nicht resorbiert werden. Die Resorptions- und Ausscheidungsverhältnisse des Vitamin D bedürfen jedenfalls noch der Klärung.

Der optimale Bedarf für Kinder und Erwachsene scheint bei 0,01 mg (10 γ) täglich zu liegen. Überdosierung äußert sich als Erbrechen, Durchfall, Nierenschädigung, Kalkablagerung in verschiedenen Organen und Calcium- und Phosphatverarmung der Knochen.

Klassische Vitamin D-Mangelkrankheiten sind Rachitis und Osteomalazie. Andere als rachitische Erscheinungen kennt man bei D-Mangel nicht. Zu hypervitaminotisch-toxischer Schädigungen kommt es erst bei Mengen, die das 1000fache der Heildosis erreichen.

7*

Der Wirkungsmechanismus des Vitamin D ist trotz aller experimenteller und klinischer Arbeit noch nicht klar überschaubar. Letzten Endes greift das Vitamin am Calcium- und Phosphorbestand des Knochens an. Die primäre Stoffwechselstörung des rachitischen Organismus ist der Phosphorverlust, der durch zu geringe, aber auch durch zu hohe Phosphorzufuhr (mittelbar über verminderte Calciumresorption — erhöhte Epithelkörperchenhormonproduktion — vermehrte Phosphorausscheidung) entstehen kann. Bei einem Ca: P-Quotienten von etwa 1 ist zur Rachitisverhütung nur wenig Vitamin D erforderlich; der Bedarf steigt um so höher, je weiter der Quotient sich von 1 entfernt. Vitamin D verbessert dann die Resorption von Calcium und Phosphat und die Retention des Phosphates. Die Rachitisheilwirkung der Zitronensäure beruht auf der enteralen Bildung eines leicht löslichen, bevorzugt im Knochen fixierbaren Calciumkomplexes. Die Verwertung des Plytin-Phosphors — er ist in Getreideerzeugnissen in reichlicher Menge vorhanden — wird durch Vitamin D insofern erleichtert, als es das Calcium in komplexe Bindung überführt und damit die Entstehung unlöslicher Calcium-Plytate verhindert. Aus dem löslich gebliebenen Plytin kann der Phosphor dann fermentativ abgespalten und resorbiert werden. Auch in dieser Hinsicht scheint die Zitronensäure an die Stelle des Vitamins treten zu können. „Möglicherweise besteht eine Aufgabe des Vitamin D darin, das Ca der Nahrung in nichtionisierter und nicht mit Phosphor reagierender Form durch die Darmwand zu transportieren; eine solche Ca-Verbindung würde besonders günstige Resorptionsbedingungen finden und auch zur Ca-Anreicherung des Organismus gut geeignet sein ... Neben diesen Effekten, die sich an der Darmschleimhaut abspielen, besitzt das Vitamin D ohne Zweifel noch einen unmittelbar im Knochen gelegenen Angriffspunkt ... Die Beziehungen des Vitamin D zu den ebenfalls in den Ca- und P-Haushalt eingreifenden Nebenschilddrüsen sind völlig unübersichtlich" (*Kühnau*).

Mangels hinreichender Kenntnisse von Vorkommen, Schicksal und biologischer Bedeutung spielen die Vitamine E, H, K und P in der Krankenernährung heute praktisch noch keine Rolle.

Vitamin E (Tocopherol) kommt, und meist nur in kleinsten Mengen, in fast allen tierischen und pflanzlichen Geweben vor. Mangelsymptome treten infolge der Speicherungsfähigkeit des Organismus erst nach monatelangem Aussetzen der Zufuhr in Erscheinung. Beim Menschen sind einwandfreie E-Avitaminosen noch nicht beobachtet worden.

Der Wirkungsmechanismus ist im Einzelnen unbekannt (keine

Co-Fermentfunktion; „antioxygene" Wirkung, die zum Ausdruck kommt z. B. im erhöhten Sauerstoffverbrauch der Muskulatur bei Vitamin E-Mangel; Beteiligung am Lipoidumsatz). Spezifische Beziehungen des Vitamin E zu den Sexualorganen bestehen offenbar nicht. Das Vitamin spielt eine entscheidende Rolle bei jedem Zellaufbau. Die Sterilität Vitamin E-frei gefütterter Ratten beruht wahrscheinlich auf dem Absterben der Embryonen infolge unzureichender Entwicklung der fetalen und plazentalen Blutgefäße. Auf gleiche Weise kommt es durch E-Mangel zu Schädigung der gesamten Körpermuskulatur. Bei rheumatischen Zuständen soll Vitamin E die Bindegewebsfasern entquellen helfen, indem es den gestörten Stoffwechsel des Bindegewebes und seine Permeabilitätsverhältnisse reguliert und den Flüssigkeitsaustausch normalisiert. Unsicher sind die Einwirkungen auf den Ablauf der Blutgerinnung (im Sinne einer Hemmung) auf die periphere Durchblutung (im Sinne einer Verbesserung) auf neuromuskuläre Erkrankungen und (über eine Aktivierung von Hormonen) auf den habituellen und drohenden Abort. Vitamin E verbessert die Wirkung der essentiellen Fettsäuren, die Ablagerung von Körperfett (Verbesserung der Höhenresistenz fettreich ernährter Tiere) und die Verwertbarkeit des Nahrungseiweißes für das Wachstum. Vitamin A und Vitamin E wirken vielfach synergistisch zusammen.

Der Bedarf des Menschen wird mit 20—30 mg Tocopherole (10 bis 15 mg α-Tocopherol) je Kopf und Tag angegeben. E-Hypervitaminosen kennt man nicht. Verschiedene Tierarten reagieren übrigens auf Tocopherolmangel durchaus verschieden.

Das lebensnotwendige Vitamin K (Antihämorrhagisches Vitamin, Phyllochinon) kann durch Darmbakterien synthetisiert werden; daher erübrigt sich regelmäßige perorale Zufuhr. Mit dem Kot wird auch bei K-freier Ernährung stets reichlich Vitamin K ausgeschieden, während der Harn frei bleibt. Vitamin K kommt in allen grünen Blättern vor. Die Resorption ist an die Fettresorption gebunden (Resorptionsstörungen bei Fehlen der Gallensäuren im Darm).

Stoffe mit Vitamin K-Wirkung sind als Wuchsstoffe weitverbreitet. Wie die Vitamine der B-Gruppe greift Vitamin K als Coenzym in lebenswichtige Stoffwechselfunktionen ein. Beim Wirbeltier gehört zu diesen Funktionen die Prothrombinbildung; für sie ist das Vitamin unentbehrlich. Dementsprechend zeigt sich K-Mangel in Blutungsneigung. Der spezielle Mechamismus der K-Wirkung ist noch nicht in allen Einzelheiten durchschaubar. Sicher ist er an die Funktionsfähigkeit der Leber geknüpft.

Das Permeabilitäts-Vitamin P (Citrin), chemisch ein Gemisch zweier Flavon-Glukoside, kommt in Zitrone, Apfelsine, Grapefrucht und Paprika und vermutlich auch noch in anderen Früchten vor. Im Zusammenwirken mit Vitamin C reguliert es die Funktion der Kapillaren (Kapillardichtung). Die Permeabilitätsfaktoren verhindern den Abbau des Membranbestandteils Hyaluronsäure, indem sie die Hyaluronidase blockieren und bewirken auf diese Weise eine Abdichtung der Zell- und Kapillarwände.

Vitamin P soll in Tagesmengen von rund 30 mg benötigt werden. Seine Ausscheidung erfolgt größtenteils durch die Niere.

Kühnau u. a. haben darauf hingewiesen, daß chemisch verschieden gebaute Stoffe mit den Eigenschaften des Vitamin P unter den Pflanzen in großer Zahl weitverbreitet sind; ihre Unentbehrlichkeit für Mensch und Säugetiere ist aber nicht erwiesen. „Da die wichtigsten Kriterien des Vitaminbegriffs im Falle des „Permeabilitäts-vitamins" nicht erfüllt sind, scheint es nach dem heutigen Wissensstand angebracht, die hierher gehörigen Wirkstoffe nicht als Vitamine, sondern als „Permeabilitätsfaktoren" zu bezeichnen. Andererseits läßt ihr ubiquitäres Vorkommen in der Pflanzenwelt und ihre ständige Anwesenheit in unserer Nahrung darauf schließen, daß ihre dauernde Einwirkung auf den Organismus ein physiologischer Vorgang ist und daß sie an der normalen Regulation der Gefäß- und Zellwanddurchlässigkeit teilnehmen." Chemische und funktionelle Beziehungen bestehen zwischen Vitamin P und Vitamin E und K.

α Tocopherol.

Vitamin K₁.

Nachdem wir nun die stofflichen Besonderheiten der Rohkost, den Nährstoffbedarf und die Wirkungsweise der Nährstoffe kennen, erhebt sich die Frage, ob die Rohkost mit ihren durch Hitze nicht veränderten Pflanzenfasern, Hülsen und Schalen ebensogut resorbiert und ausgenutzt wird wie eine gemischte gekochte Kost.

Keine Nahrung, sei sie gekocht oder roh, wird restlos resorbiert und ausgenutzt. Man pflegt die Ausnutzung eines Nahrungsmittels nach der Kotausscheidung zu beurteilen in der Annahme, die Ausnutzung jedes einzelnen Nahrungsmittels sei unabhängig von der Ausnutzung der übrigen und um so besser, je weniger Eiweiß, Fett, Kohlenhydrate und Mineralien im Stuhl erscheinen. Diese Annahme ist jedoch nur mit Einschränkung richtig. Zunächst weiß man, daß die Stickstoffausscheidung im Kot mit der Kotmenge ansteigt. Durch Zugabe unverdaulicher Stoffe läßt sich z. B. der Kotstickstoff bei sonst ganz gleichbleibender Ernährung unschwer auf das Doppelte erhöhen. Der Kotstickstoff stammt nämlich zu einem großen Teil nicht aus der Nahrung, sondern aus nicht rückresorbierten Verdauungssäften (,,Sekret-N'' $= 0,09$—$0,114$ je 100 g Nahrungstrockensubstanz). Die Resorption des resorbierbaren Nahrungsstickstoffs ist im allgemeinen schon im unteren Dünndarm beendet. Selbst wenn also der Kot beträchtliche Stickstoffmengen enthält, kann der Stickstoff der Nahrung vollkommen ausgenutzt sein. Da aber die Verdauungssäfte hochwertige Eiweißstoffe enthalten, bedeutet der Verlust von ,,Sekret-N'' nicht einen belanglosen Abgang nutzloser Schlacken, sondern Verlust kostbaren Eiweißes.

Sogar im Hungerzustand enthält der Kot kleine Mengen Fettsäuren. Sie entstehen bakteriell anaerob aus Kohlenhydraten und eiweißreichen Darmsekreten. Auch das Kotfett (im Mittel $=$ Gewicht des Trockenkotes $\times 0,0989$) darf also nicht mit unresorbiertem Nahrungsfett gleichgesetzt werden. Einige Kohlenhydrate (Cellulose, Pentosane) kann der menschliche Organismus weder aufspalten noch resorbieren. Sie erscheinen teils unverändert, teils bakteriell aufgespalten im Kot. Während Natrium, Kalium und Chlor im Dünndarm leicht und vollständig resorbiert werden, liegen die Dinge beim Calcium, Magnesium und Phosphor, deren Ausscheidung größtenteils durch den Dickdarm erfolgt und nicht (wie beim Natrium, Kalium und Chlor) durch den Harn, weniger einfach. Calcium, Magnesium und Phosphat des Kotes können sowohl unresorbierte Nahrungsreste als auch sezernierte Stoffwechsel-Endprodukte sein. Wir haben keine Möglichkeit, die beiden Fraktionen auseinanderzuhalten. Die Ausnutzung der Vitamine ist zahlenmäßig so gut wie unbekannt. Von der schlechten Ausnutzung des Carotingehaltes der pflanzlichen Nahrungsmittel war schon die Rede.

Eine Reihe von Unsicherheitsfaktoren müssen wir also in Kauf nehmen, wenn wir die Frage nach der Ausnutzung einer Kostform beantworten. Häufig hat man versucht, ein klares Bild der Nahrungsausnutzung dadurch zu gewinnen, daß man Hunden, Katzen und Kaninchen in verschiedener Höhe Darmfisteln anlegte und auf diese Weise die Veränderungen der Nahrung verfolgte. Einen Einblick in den Ablauf der Verdauungsvorgänge des Menschen gewinnt man damit nur bedingt, weil der Verdauungskanal dieser Tiere anders gebaut und auf ganz andere Ernährung eingestellt ist als der Verdauungskanal des Menschen. Versuche an sonst gesunden, an ihren Zustand gut angepaßten Kranken mit einer Darmfistel in Höhe des unteren Dünndarms — nur solche Fisteln können je Aufschluß über die Vollständigkeit der Resorption geben — sind nur vereinzelt angestellt worden und, soweit wir sehen auch nur hinsichtlich der Ausnutzung von Eiweiß, Fett und Kohlenhydraten.

Der künstliche Verdauungsversuch im Reagenzglas kann nicht weiterführen, weil dabei die natürlichen motorischen und resorptiven Kräfte des Darms wegfallen.

Wenn wir alle Fehlerquellen kennen und trotzdem eine Antwort auf die Frage nach der Ausnutzung zu geben versuchen, dann läßt sich sagen, daß bei tierischen Nahrungsmitteln das Eiweiß zu 95%, das Fett zu 95% und die Kohlenhydrate zu 98% ausgenutzt werden. Die entsprechenden Zahlen für Nahrungsmittel pflanzlicher Herkunft lauten 76 bzw. 72 bzw. 95%. Die Ursache der unvollständigeren Ausnutzung liegt, wie bereits angedeutet, in den Ballaststoffen (Zellulose, Lignin, Pentosane), die ihrerseits zur Erhaltung der Darmperistaltik zwar lebensnotwendig sind, in größeren Mengen jedoch nicht nur das Nahrungsvolumen in unerwünschter und unangenehmer Weise vermehren, sondern auch die Ausnutzung der Nahrung beeinträchtigen. Die Gewöhnung spielt allerdings auch da eine Rolle. Tiere und Menschen, die von Jugend auf hauptsächlich grobes Brot und Gemüse gegessen haben, nützen diese Nahrungsmittel auch besser aus. Der „Russendarm" ist uns während des Krieges ein Begriff geworden.

Der Kohlenhydratgehalt der Rohkost wird im allgemeinen kaum schlechter ausgenützt als der Kohlenhydratgehalt einer gekochten Gemüsekost (90—95% und mehr). Mit Ausnahme der Kartoffelstärke ist die Ausnutzung aller rohen Stärkearten durchaus gut. Die Ausnutzung der stickstoffhaltigen Nährstoffe und des Fettes schwankt je nach der speziellen Zusammensetzung der Rohkost: Die Stickstoff- (Eiweiß-) Ausnutzung zwischen 50 und 85% — bei Trauben, Pflaumen, Mirabellen und anderen Obstsorten liegt sie noch tiefer —, die Fettausnutzung zwischen 80 und 90%. In Wirklichkeit ist, wie

gesagt, die Stickstoffausnutzung der Rohkost besser, weil ja ein Teil
des durch den Darm ausgeschiedenen Stickstoffs nicht der Nahrung,
sondern nichtrückresorbierten Darmsekreten entstammt. Während
die Fettausnutzung einer gekochten Gemüse-Obstkost etwa in
derselben Größenordnung liegt wie die einer Rohkost, werden die
stickstoffhaltigen Substanzen der gekochten Kost zu mindestens 70%
ausgenutzt. Der hohe Anteil unverdaulicher Stoffe verschlechtert bei
der Rohkost also vor allem die Ausnutzung der stickstoffhaltigen
Stoffe — im Hinblick auf die Stickstoffarmut der Kost ein durchaus
unwillkommenes Zusammentreffen. Eine Fleisch-, Fett-, Milch-
und Eierkost wird hinsichtlich aller 3 Energieträger zu fast 100%
ausgenutzt!

Untersuchungen über die Ausnutzung der anorganischen
Stoffe und Vitamine der Rohkost fehlen. Wir können aber an-
nehmen, daß die leichtlöslichen Kalium-, Natrium-, Chlor- und
Phosphatverbindungen auch aus ungekochten Nahrungsmitteln ohne
Schwierigkeiten resorbiert werden. Die schlechte Resorption des Pro-
vitamin A aus rohen Gemüsen wurde bereits erwähnt (s. S. 88).

Die verhältnismäßig gute Ausnutzung der Rohkost, von verschiedenen Untersuchern übereinstimmend festgestellt, war zunächst
eine Überraschung. Glaubte man doch, es sei vor allem die Zubereitung durch Erhitzen, die die Zellwände sprenge, die Zellgrenzflächen
passierbar und den Zellinhalt der Verdauung und Resorption erst
zugänglich mache. Übrigens hat sich auch im Reagenzglasversuch
zeigen lassen, daß die Verdauungssäfte imstande sind, die Nährstoffe aus den uneröffneten Zellen herauszulösen. Allerdings sind gegen die Schlüssigkeit der Ergebnisse aus methodischen
Gründen Einwände erhoben worden.

Großes Volumen, Derbheit und Härte sind für den Esser die eindrucksvollsten Kennzeichen der Rohkost. Rohkost erfordert ein gutes
Gebiß und viel Zeit zum Essen.

Der Brennwertgehalt unserer heimischen Obstarten liegt im allgemeinen zwischen 60 und 70 cal je 100 g, der der meisten Gemüsearten
noch tiefer. Wenn man auch mit pflanzlichen Fetten — Olivenöl,
Erdnußöl, Kokosfett u. a. — und in der erweiterten Rohkost mit
Rahm, Butter und Zucker die reine Gemüse-Obstkost kalorisch an-
reichern kann, so bleibt Rohkost doch wesensmäßig eine brennwertarme, voluminöse Kost, deren Bewältigung an die Fassungskraft der
Verdauungsorgane überdurchschnittliche Ansprüche stellt. Ungekochtes Obst und Gemüse hat ein viel größeres Volumen, ist „sperriger"
als gekochtes; beim Kochen „fallen Obst und Gemüse zusammen". Die
Gemüse- und Obstmengen der Rohkost können also nicht beliebig

hoch angesetzt, der Energiewert kann nennenswert nur durch Erhöhung der Fettzufuhr erhöht werden.

Ein praktisches Beispiel: rund 2300 cal, d. h. ausreichende Energiemengen, sind enthalten in einer Kost von 650 g Äpfeln, 150 g Rotkohl, 50 g Haselnüssen, 200 g Möhren, 50 g Salat, 100 g Sellerie, 400 g Tomaten, 125 g Radieschen, 130 g Erdnußöl — trotz der Abdeckung von 1200 cal mit Öl ein gewaltiger Berg, der in weniger als 5 Mahlzeiten überhaupt nicht zu bewältigen war. Entgegen den Behauptungen einzelner Enthusiasten ist der Brennwertbedarf des Organismus bei Rohkost keineswegs kleiner als bei üblicher Kochkost. Man hört nur früher mit dem Essen auf — gefüllten Bauches und müde vom Kauen.

Als Rohkost lassen sich grundsätzlich alle Obst- und Gemüsesorten verwenden. Rohe Getreidekörner und unreife Hülsenfrüchte — grüne Bohnen und Erbsen — sind freilich nur in kleinen Mengen verträglich; rohe Kartoffeln gehen so gut wie unausgenützt wieder ab. Nach voluminösen Mahlzeiten aus rohen Getreidekörnern hat man tödliche Ileuserscheinungen gesehen! Getrocknetes Obst und Gemüse wird, wenn es mit modernen Methoden getrocknet ist, ebenso gut ausgenutzt wie frisches und deshalb von jeher in der Rohkost gerne verwendet. Je nach Neigung und Möglichkeiten kann man auch ausschließlich Obst geben. Die Rohkost wird dann zur Roh-Obstkost. Eine Sonderform der Roh-Obstkost ist die Apfelkost, die sich bei der Behandlung von Durchfällen bewährt hat (s. S. 254). In gleicher Indikation können die Äpfel durch Johannisbeeren, Bananen oder Heidelbeeren, notfalls auch durch getrocknete Früchte ersetzt werden.

Über Völlegefühl ohne richtige Sättigung, Unlust, Abgespanntheit und Verstopfung klagen nicht selten selbst ganz Gesunde, die an sich Lust zu Rohkost haben; und sie klagen trotz aller diätetischer Vorsicht nicht nur in den ersten Tagen der Umstellung. Nüsse reizen bei vielen Menschen die Mundschleimhaut. Rohkost bedeutet erhöhte Gefährdung durch Darmparasiten, pathogene Mikroorganismen und Reste von Schädlingsbekämpfungsmitteln. Und schließlich eine letzte Schattenseite: sie kostet viel Geld! 1938 war Rohkost in Deutschland etwa 50 % teurer als gute Mischkost. Zur Rohkost gehören Zitronen, Apfelsinen, Bananen, Nüsse, Mandeln, Honig, Oliven- und Erdnußöl und manches andere, was in Deutschland nicht eben billig zu sein pflegt.

Wer eine geschickte Köchin hat, braucht aber selbst in Notzeiten auf Rohkost nicht immer ganz zu verzichten. Mit einigem Glück lassen sich wenigstens im Sommer und Herbst mit einheimischen Gemüsen, Nüssen und Früchten Rohkosttage und kurzfristige Rohkostperioden durchführen. Für den Winter freilich bleiben dann nur abgelagerte Möhren, Kohl und Rüben — als Rohstoffe einer für Menschen bestimmten Rohkost etwas wenig.

Was uns in Notzeiten in der Verordnung von Rohkost zurückhaltend sein läßt, ist aber nicht nur die Schwierigkeit der Rohstoffbeschaffung und die Gefahr der Verwurmung und Infektion, sondern vor allem die Eiweißarmut dieser Kostform. Im Frühjahr 1947 z. B. teilte die Britische Militärregierung in Schleswig-Holstein dem „Normalverbraucher" (nach Berechnungen, die nicht von den offiziellen Veröffentlichungen, sondern vom tatsächlichen Nährwert der gelieferten Nahrungsmittel ausgehen) täglich 700 cal mit 21 g, in Worten: einundzwanzig Gramm Eiweiß zu! Einem eiweißunterernährten Menschen aber eine noch eiweißärmere Rohkost zu verordnen, ohne die Möglichkeit zu besitzen, ihn später mit hochwertigem Eiweiß wieder aufzufüttern, heißt aber, ihn nicht heilen, sondern schädigen.

Die folgenden Beispiele sollen eine Vorstellung von dem Nährwert der Rohkost geben.

1. Strenge Rohkost: 1500 g Frischgemüse und Frischobst, 100 g Speiseöl; insgesamt 1305 cal, 40 g Eiweiß, 99 g Fett. Dazu Trockengewürze oder Gewürzkräuter nach Bedarf. Als Getränk dünner Tee.

2. Erweiterte Rohkost: 1500 g Frischgemüse und Frischobst, 50 g Speiseöl, 500 g Vollmilch, 50 g Haferflocken, 50 g Zucker, 650 g Brot; insgesamt 3060 cal, 110 g Eiweiß (davon 17 g tierisches Eiweiß), 71 g Fett. Dazu Trockengewürze und Gewürzkräuter nach Bedarf. Als Getränk dünner Tee.

3. Rohobstkost: 1500 g Frischobst; Brennwertgehalt von 1500 g Äpfeln 890 cal mit 6 g Eiweiß, von 1500 g Weintrauben 1180 cal mit 11 g Eiweiß.

Die Indikationen für die therapeutische Verwendung der Rohkost haben sich teils aus der pathologischen Physiologie und Ernährungsphysiologie, teils aus der ärztlichen Empirie ergeben. Viele Auswirkungen sind aus der stofflichen Beschaffenheit der Rohkost ohne weiteres verständlich: die Entwässerung, die Dämpfung der Entzündungsbereitschaft, die Brennwert- und Eiweißunterernährung, die Vitamin C-Anreicherung, die Erregung der Darmmotorik. Frische Obst- und Gemüsesäfte sollen (infolge ihres Reichtums an Vitamin C, Vitamin K oder Vitamin C-Oxydatoren?) die Reticulocyten- und Thrombocytenzahl im Blut erhöhen und die Gerinnungszeit des Kapillarbluts verkürzen. Die weitere Frage, ob die Rohkost auch als Ganzes für diese oder jene Heilwirkung ins Gewicht fällt und ob sie sich noch vermöge unbekannter Nahrungsbestandteile therapeutisch auswirkt, läßt sich heute noch nicht beantworten.

Vor vielen anderen kommt dem Züricher Arzt *Bircher-Benner* das Verdienst zu, der Rohkost Eingang in die moderne Therapie verschafft zu haben. *Bircher-Benner* hat die Erklärung für die Heilwirkungen der Rohkost auf anderen Wegen gesucht als die Ernährungsphysiologie, und seine Anhänger glauben, seine Deutungen seien die einzig möglichen, richtigen und wissenschaftlich tatsächlich begründeten. Die Darlegungen *Bircher-Benner*s sind infolge des eigenwilligen Gebrauchs von wissenschaftlich eindeutig festgelegten Begriffen nicht immer leicht verständlich.

Bircher-Benner betont, es sei von entscheidender Bedeutung, neben dem ersten Hauptsatz der Wärmetheorie, dem Energiesatz, den zweiten Hauptsatz der Wärmetheorie, den Entropiesatz (fortschreitende Entwertung der freien Energie durch fortwährende Entstehung von Wärme) zu berücksichtigen. Nun ist gewiß mit der Kalorienzahl der Nährwert eines Nahrungsmittels nur unvollkommen bestimmt. Selbst nach der (heute noch praktisch undurchführbaren) Bestimmung des Entropiegehaltes eines Nahrungsmittels — man kann statt dessen auch von seiner „freien Energie" sprechen — wäre aber sein Nährwert zwar nach einer weiteren, jedoch noch lange nicht nach allen Seiten hin festgelegt. In diesem Zusammenhang ist das von *Bircher-Benner* so oft zitierte und mit dem Entropiesatz vermischte Redoxpotential zu nennen, bei dem es sich in Wirklichkeit um etwas ganz anderes als bei der Entropie handelt. Ein Redoxsystem ist ein Gemisch von zwei Stoffen, die durch umkehrbare Aufnahme oder Abgabe von Elektronen, durch Oxydation oder Reduktion, ineinander übergehen können. Die oxydative oder reduktive Kraft eines solchen Systems findet ihren zahlenmäßigen Ausdruck im Redoxpotential; es ist ein Maß für die freie Energie der Reaktion. Im biologischen Geschehen spielen Redoxpotentiale eine große Rolle. Welche von ihnen bei Rohkosternährung Verschiebungen erfahren und was solche Verschiebungen bedeuten, das sind bis heute gänzlich offene Fragen. Grundsätzlich ist natürlich auch das Redoxpotential nur einer von vielen nährwertbestimmenden Faktoren. Die gewiß nicht belanglose chemische Struktur der Stoffe ist dabei z. B. noch gar nicht berücksichtigt. Aus der Tatsache, daß die Pflanzen mit Hilfe der Sonnenlichtenergie Stoffe mit viel „freier Energie bilden", schließt *Bircher-Benner*, die Pflanzen, in denen die Wirkungen des Sonnenlichts sich entfalten, müßten am reichsten an Stoffen mit hoher freier Energie sein. Dieser Schluß entbehrt jeder Begründung. Ein unmittelbarer Vergleich zwischen tierischen und pflanzlichen Geweben hinsichtlich ihres Gehaltes an freier Energie läßt sich, wie gesagt, mit den heutigen Methoden nicht durchführen. Wenn auch die im Stoffwechsel des

Pflanzenfressers stattfindende Umwandlung pflanzlicher Stoffe als Ganzes genommen mit einer Abnahme an freier Energie einhergeht, so schließt das doch nicht aus, daß ein Teil der im Tierkörper aufgebauten Stoffe eine höhere Konzentration an freier Energie besitzt als seine pflanzlichen Nahrungsstoffe. „Die Behauptung, daß die in der Pflanze unter Einwirkung des Sonnenlichts gebildeten Substanzen besonders viel freie Energie enthielten, ist bestimmt unbewiesen und wahrscheinlich falsch." Alles in allem liegt „offenkundig die Unzulänglichkeit der benutzten und propagierten physikalischen Beweisführung für jeden Physiker zutage" (*Jordan*).

Die Indikationen der Rohkostbehandlung beginnen beim Gesunden. Als mehrtägige Zwischenschaltung bei im übrigen frei gewählter Ernährung bekommt sie vor allem jenen Menschen, die fett-, eiweiß- und kalorienreich und ohne viel körperliche Bewegung leben. Die Umstellung auf entgegengesetzte Kostformen hat sich als „Zickzackprinzip" ja auch sonst bei Gesunden und Kranken bewährt. Die besten Erfolge mit Rohkostkuren berichten jene Anstalten, wo Diät, physikalische Therapie und seelische Führung vereinigt werden. Es sei aber noch einmal betont, daß bei eiweiß- und fettunterernährten Menschen die Verordnung von Rohkost dann unterbleiben muß, wenn die der Rohkostperiode folgende Kostform nicht eine voll ausreichende Deckung des Brennwert-, Eiweiß- und Fettbedarfs garantiert.

Heilerfolge der Rohkost sieht man bei Herzinsuffizienz, Polycythämie, bei akuter und chronischer Nephritis, bei arterieller Hypertension, bei spastischen und atonischen Durchblutungsstörungen und gelegentlich bei entzündlichen Zuständen (Dermatitiden, akute Arthritiden u. a.). Bestimmend für die Heilwirkung ist hier (mindestens zu einem großen Teil) die entwässernde, entzündungswidrige und blutdrucksenkende Wirkung der Kochsalzverknappung (s. S. **173**), vielleicht auch eine mit der Eiweiß- und Brennwertarmut der Kost in Zusammenhang stehende Blutdrucksenkung, eine diuretische Wirkung der hohen Kaliumzufuhr und eine Kapillarabdichtung durch Vitamin C, K und P. Für den manchmal erstaunlichen Erfolg der Rohkost bei Lebercirrhose sind alle diese Erklärungen freilich nicht befriedigend. Daß Fettleibige und Überernährte bei Rohkost abnehmen, ist verständlich. Bei Zuckerkranken können Rohkosttage als Schon- und Hungertage eingeschaltet werden. Berichtet wurde von Rohkosterfolgen bei Gicht und „Rheumatismus" (Muskelrheumatismus, Neuralgie, chronisch-recidivierender Arthritis) und *Heubner-Herter*scher Krankheit. Bei Multipler Sklerose sind indessen auch mit einer Sonderform der Rohkost, der Evers-Kost, überzeugende Heilerfolge nicht erzielt worden.

Die *Evers*sche Kostvorschrift beruht auf der These, die Multiple

Sklerose sei eine Stoffwechselkrankeit, hervorgerufen durch jahrelange Fehlernährung; sie erlaubt deswegen nur folgende Nahrungsmittel: Rohe Früchte und Wurzeln, rohe Milch (keine Molkereimilch), Butter (wenn möglich „Bauernbutter", Ziegen- oder Schafbutter), rohe Haferflocken, Vollkornbrot, rohes Ei, Bienenhonig und Wasser. Zu den erlaubten Früchten gehören Körnerfrüchte (Weizen, Roggen, Hafer, Gerste),Äpfel,Birnen,Pflaumen,Haselnüsse,Walnüsse,Sonnenblumenkerne, Mohn, Bucheckern, Leinsamen, junge grüne Erbsen, Kirschen, Weintrauben, Pfirsiche, Stachelbeeren, Johannisbeeren, Himbeeren, Erdbeeren, Walderdbeeren, Brombeeren, Apfelsinen, Bananen, Mandeln, Paranüsse, Kokosnüsse, Tomaten und Trockenfrüchte (Korinthen, Rosinen, Feigen, Datteln), zu den Wurzeln gehören vorzüglich Möhren (Karotten), aber auch Steckrüben und Kohlrabi. Die Körnerfrüchte werden in Form von gekeimten Getreidekörnern (3—4 Tage gekeimt), von Flocken und Vollkornbrot (altbacken und trocken) gegessen. „Im einfachen Korn ist mehr Nährwert als in einem Hochzeitsessen." Verboten sind: Rohes Blatt-, Stengel- und Kräutergemüse (Salate, Rhabarber, Spargel, Blumenkohl usw.), Kartoffeln in jeder Form, ebenso Alkohol, Kaffee, Kakao, Tee, Tabak, feines Mehl, Zucker, Salz, Essig, Pfeffer und Süßstoff. Als mengenmäßige Anhaltspunkte für die Tageskost werden genannt: 50—250 g gekeimte Körner, nicht über 125 g Vollkornbrot, nicht über 70 g Haferflocken, 500 g oder mehr Obst und Wurzeln, 1 l Milch. 30 g oder mehr Butter, 1 Ei, 1—2 Teelöffel Honig, 50—100 g Nußkerne. „Ist der Patient wiederhergestellt, kann er neben Rohem auch Gekochtes und Gebackenes wieder essen."

Die gegenwärtig modernste Form der erweiterten Rohkost, das „System" des Schweden *Waerland*, stellt eine lacto-vegetabile Kost dar; sie hat offenbar in Deutschland ihre treuesten Anhänger gefunden. Nach dem *Waerland*-System, das wirksam sein soll zur Vorbeugung und Bekämpfung aller körperlichen Mängel und Schäden, beginnt der Tag mit dem „Standardmorgengetränk": ½ l Kochwasser von Kartoffeln und Mohrrüben. Die übrige Tageskost besteht aus Milch, Butter, Käse, rohem Obst und Gemüse, gebackenen oder gekochten Kartoffeln, Roggenbrot und „Kruska". Kruska ist ein Gericht, das durch kurzes Kochen grob gemahlener Weizen-, Roggen-, Gerste- oder Haferkörner in Wasser bereitet — „Vierkornkruska" — und mit Milch und Früchten verzehrt wird. Als Getränke sind Kräuteraufgüsse erlaubt; verboten sind Salz, „scharfe Gewürze" (vor allem Essig, Pfeffer und Senf), Schokolade und andere Süßigkeiten, Kaffee, Tee, Alkoholika und Tabak.

Der Anwendungsbereich der Rohkost ist also recht groß. Er engt sich dadurch ein, daß Herz- und Leberkranke mit ihrer Neigung zu

Meteorismus sie oft schlecht vertragen. Man wird sich auch immer fragen müssen, ob eine für den Kranken schonendere Kostform nicht das gleiche Ziel in der gleichen Zeit erreicht.

Wie für so viele therapeutischen Kostformen fehlen auch für die Rohkost einwandfreie vergleichend-therapeutische Untersuchungen, und so stehen die Behauptungen von den spezifischen Heilwirkungen der Rohkost im ganzen auf nicht sehr tragfähigen Füßen. Vielleicht liegt es eben an der Unsicherheit der Heilwirkungen und der Enttäuschung der durch eine überaus geräuschvolle Propaganda erweckten Hoffnungen von Ärzten und Kranken, wenn die Rohkost in Mediziner- und Laienkreisen heute längst nicht mehr die Rolle spielt wie vor 20 und 30 Jahren.

Rohkosternährung ist niemals ein belangloser Eingriff. Man kann Kranke mit Rohkost schädigen, und niemals sollten Rohkostkuren ohne ärztliche Aufsicht durchgeführt werden. Strikte Gegenanzeigen sind alle zehrenden Krankheiten: Chronische Infektionen, Thyreotoxicose, M. *Addison*, Magersucht, Unterernährung und Hungerdystrophie, Anämien aller Art, Erschöpfungszustände, schwere muskuläre und coronare Herzschäden, Nephrose mit starken Eiweißverlusten und Kochsalzmangelzustände durch starkes Schwitzen, profuse Durchfälle und anhaltendes Erbrechen. *Addison*-Kranke sind mit Rohkost schon zu Tode gebracht worden.

d) Saftkost

Nach ihrer stofflichen Zusammensetzung und therapeutischen Verwendungsmöglichkeit ist die Saftkost mit der Rohkost nahe verwandt. Die großen Nahrungsvolumina der Rohkost fallen hier weg. Die Saftkost, eine der leichtest verdaulichen Kostformen überhaupt, bedeutet für die oberen Teile des Verdauungskanals weitgehende mechanische Schonung. Die tieferen Teile werden überhaupt nicht beansprucht. Andererseits stehen die Säfte an Brennwerten, Eiweiß und Fett und, wenn sie nicht roh oder kaltentkeimt, sondern gekocht verabreicht werden, auch an Vitamin C hinter der Rohkost beträchtlich zurück.

Die Verwendung der meist gern genommenen Säfte hat sich in den letzten beiden Jahrzehnten immer mehr eingebürgert. Man gibt als einzige Nahrung 3—6mal täglich je $^1/_4$ l frischen, ungekochten oder gekochten und sterilisierten Saft von Äpfeln, Birnen, Trauben, Apfelsinen, Zitronen, Grapefrucht, Möhren, roten Rüben, Spinat, Gurken oder auch eine Mischung verschiedener Säfte. Art und Mischung richten sich nach den Beschaffungsmöglichkeiten, nach den Wünschen des Kranken und danach, wie stark die Brennwertzufuhr eingeschränkt werden soll. Obstsäfte sind zucker- und dadurch brennwertreicher als Gemüsesäfte und können durch Nachzuckern noch brennwertreicher gemacht werden. Die Brennwertzufuhr mit 1 l Gemüsesaft liegt zwischen 100 und 200 cal, mit 1 l ungezuckertem Obstsaft bei 600 cal. Notfalls kann man zu den Säften ein paar Zwiebacke oder Knäckebrotscheiben erlauben.

Je nach dem Zustand des Kranken beschränkt man sich auf Safttage oder verordnet mehrtägige Saftperioden. Die Saftkost zwingt den Organismus zur Umstellung eingefahrener Regulationen und muß deswegen vorsichtig durchgeführt werden. Auf regelmäßige Stuhlentleerung — unter Umständen mit Hilfe salinischer Abführmittel — ist angesichts der Schlackenfreiheit der Kost besonders zu achten. Nach Abschluß der Saftperiode und bei Übergang auf volle Kost soll zwecks Vermeidung von Verdauungsstörungen, Übelkeit und Überempfindlichkeitsreaktionen vor allem plötzliche Eiweißüberlastung vermieden werden.

Safttage und Saftperioden sind angezeigt, wo die Nahrungszufuhr stark reduziert werden soll, wo Benommenheit, Erschöpfung und mechanische Behinderung die Aufnahme fester Nahrung erschweren und wo dem Schwerkranken und Hochfiebernden der Kräfteaufwand für Essen und Verdauen soweit wie möglich erspart werden soll. Gerne wird Saftkost bei Entzündungen, Verletzungen und Operationen im Bereich der Mundhöhle, der Speiseröhre und des Magens verwendet. Im übrigen decken sich ihre Indikationen und Gegenindikationen mit denen der Rohkost.

Die Obst- und Gemüsesaftkost ist heute an jene Stelle getreten, die in der alten Klinik eine andere „Saftkost", die Milchkost einnahm. Mit zwei oder drei „*Karell*-Tagen", d. h. mit 4—5mal täglich 200 g Milch als einziger Nahrungs- und Flüssigkeitszufuhr, begann in der Regel die Behandlung des dekompensierten Herz- und Nierenkranken. Später wurden je nach Bedarf einzelne *Karell*-Tage zwischengeschaltet. Auf diese Weise ließen sich vor allem zu Beginn der Behandlung eindrucksvolle Entwässerungen und Gewichtsverminderungen erzielen. Heute verordnen wir Milchtage nur noch bei Rekonvaleszenten, Erschöpften, Unterernährten und Hungerdystrophikern, deren Verdauungsorgane Nahrung in anderer Form nicht bewältigen können. Mit Zulage von Zwiebäcken, Knäckebrot und Milchbreien kann man die Milchkost allmählich in die strenge Form der Magen-Darmschonkost übergehen lassen.

Zum Unterschied von den so gut wie eiweiß-, fett- und kochsalzfreien Säften enthält die Milch reichlich Eiweiß, Fett und Kochsalz, gut resorbierbares Calcium, Phosphat und Vitamin A, dagegen kaum

Vitamin C und Vitamin K. 1 l Vollmilch entspricht 36 g Eiweiß, 35 g Fett, 1,6 g Kochsalz und 670 cal. Magermilch mit 0,2 % Fett enthält nur noch 370 cal und praktisch kein Vitamin A. In dem leicht verdaulichen, fein verteilten Milcheiweiß und Milchfett liegt ihr Vorzug vor dem Obst- und Gemüsesaft. Milch leistet dadurch für den Aufbau von Körpersubstanz, was Säfte niemals leisten können.

Gewisse Gegenindikationen der Saftkost: Erschöpfung, Unterernährung, Hungerdystrophie und Kochsalzverarmung bilden daher keine Gegenindikation der Milchkost. Auf der anderen Seite ist sie den Obst- und Gemüsesäften dort unterlegen, wo möglichst eiweiß- und kochsalzarme Ernährung gefordert wird. Da es bei der Mehrzahl der Indikationen beider Kostformen: bei Herzinsuffizienz, akuter und chronischer Nephritis, arterieller Hypertension und entzündlichen Erkrankungen gerade darauf ankommt, ist die sinkende Wertschätzung der *Karell*-Tage wohl verständlich.

Zurückhaltung in der Verordnung von *Karell*-Tagen heißt aber keineswegs, daß wir ganz allgemein die Milch als Nahrungsmittel gering schätzen. Milch ist und bleibt eines der wertvollsten Nahrungsmittel und Sauermilch hat sich keineswegs nur in der Kinderheilkunde ausgezeichnet bewährt. Man darf nur nicht vergessen, daß die Milch als ausschließliche Nahrung wohl für den jungen Säugling, nicht aber für den erwachsenen Menschen alle Forderungen erfüllt, die an eine vollwertige Nahrung gestellt werden müssen.

Im 18. und 19. Jahrhundert erlangten die Molkenkuren eine gewisse Bedeutung für die Behandlung von Stoffwechsel- und Magen-Darmkrankheiten. Molke, praktisch fett- und caseinfrei, enthält 0,8 % Eiweiß (vor allem Lactalbumin), 4,5 % Milchzucker, 0,16 % Kochsalz und je Liter 260 cal. Heute werden Molkenkuren im wesentlichen in gleicher Indikation empfohlen wie Rohsäftekuren.

e) Das Fasten

Fasten eine diätetische Kostform zu nennen, scheint ein Widerspruch in sich zu sein. Als Mittel zur Steigerung der körperlichen und seelischen Kräfte unmittelbar vor außerordentlichen Beanspruchungen hat es in der Geschichte seit je eine Rolle gespielt — beim kriegerischen und beim religiösen Menschen, beim geistigen Arbeiter und beim Sportsmann. Ebenso alt ist es als Mittel zur Behandlung von Krankheiten.

Den Bemühungen von „Außenseitern" ist es jetzt gelungen, dieser strengsten Form der Nahrungsbeschränkung, eben dem Fasten (= dem ärztlich überwachten Hungern), die in Vergessenheit geratene Wertschätzung vergangener Zeiten zurückzuerobern. Die moderne

Fastenbehandlung, das „Heilfasten", knüpft sich an die Namen der Amerikaner *Tanner* und *Dewey*, des Franzosen *Guelpa* und der Deutschen *Riedlin* und *Buchinger*. Sie alle haben sich um die Abgrenzung der Indikationen und den speziellen Modus des therapeutischen Vorgehens bemüht. Die Durchsetzung ihrer Gedanken war nicht leicht, weil das „Heilfasten" auch in die Hände von Sektierern geriet, deren Ernährungs- und Lebensvorschriften eine Verquickung von wissenschaftlich-biologischen Tatsachen mit mystischen Naturvorstellungen und Glaubensinhalten darstellen und mit einem der sachlichen Belehrung und Einsicht so unzugänglichen Fanatismus vertreten werden, daß sachliche Aussprachen nicht möglich sind und gerade kritische Ärzte das Heilfasten deshalb nur zögernd übernommen haben.

Der Arzt muß die Begleiterscheinungen und Folgen des Fastens kennen, um eine rationale Therapie treiben zu können. Völlige Nahrungsabstinenz hält der Mensch viele Wochen lang aus, völlige Wasserabstinenz nur wenige Tage. Die Sicherstellung des Wasserbedarfs ist daher Voraussetzung jeder Fastenkur, wenn auch Fastende im allgemeinen nur wenig Durst haben. Wie lange Zeit bis zum Hungertod verstreicht, hängt in erster Linie vom Ernährungs- und Kräftezustand vor Beginn des Hungerns ab. Der Ire *Mc. Swiney* starb im englischen Gefängnis am 73. Tag seines Hungerstreiks, während ein New Yorker Hotelier 90 Tage gefastet und danach in gutem Zustand weitergelebt haben soll.

Nur am ersten Fastentag lebt der gesunde, gut ernährte Organismus von seinen Kohlenhydratreserven. Nach Verbrennung der Kohlenhydratdepots — der gesamte mobilisierbare Glykogenbestand eines 70 kg schweren Menschen wird auf 370 g, d. h. einen Energiewert von rund 1500 cal geschätzt — zieht er das Fett heran. Gleichzeitig schwemmt er Kochsalz und Wasser aus und verliert dadurch beträchtlich an Gewicht. In den berühmt gewordenen Fastenversuchen *Benedicts*, bei denen die Versuchsperson völlig hungerte, wurde der Energieaufwand in den ersten Hungertagen zu 15% mit Kohlenhydraten und zu 67% mit Fett bestritten, am sechsten Hungertag zu 2% mit Kohlenhydraten und 85% mit Fett (zu 18 bzw. 13% mit Eiweiß). Nach Aufzehrung der Kohlenhydratreserven entstehen die für jede Muskelleistung unentbehrlichen Kohlenhydrate aus glykoplastischen Aminosäuren, d. h. aus Eiweiß und sehr wahrscheinlich auch aus Fett. Das Blutfett nimmt während des Fastens zu, die Leber wird fettreich, der Cholesteringehalt der Galle steigt an (als Folge des Zellabbaues?), die Acetonkörperbildung geht in die Höhe („Säurekrise"), der respiratorische Quotient sinkt. Es folgt dann, ungefähr vom 10. Tage ab, eine bis etwa zum 20. Tag dauernde Periode der Anpassung an den Hungerzustand. In diesem Stadium sollen die Abwehrkräfte gesteigert, die baktericiden Kräfte des Blutes erhöht sein. Auch von Änderungen der Bakterienflora in Mund und Darm ist berichtet worden. Jenseits dieser Zeit fällt die Leistungsfähigkeit langsam ab; Schwächezustände und stärkere Krankheitsanfälligkeit machen sich bemerkbar. Während der Organismus anfangs mit besserer Ökonomie arbeitete, hört das im weiteren Verlauf des Fastens auf, weil der ganze Stoffwechsel gestört und schließlich tiefgreifend geschädigt ist. Wenn Schäden vermieden werden sollen, muß jetzt, d. h. im allgemeinen nach Ende der 3. Fastenwoche, das Fasten abgebrochen werden.

Im Verlauf der ganzen Fastenzeit sinken Körpergewicht, Körpertemperatur, Pulsfrequenz, Blutdruck und Grundumsatz je kg Körpergewicht langsam ab. Fettpolster und Körpermuskulatur schwinden zuerst, während das Herz seinen Bestand bis zuletzt erhält. Der Eiweißumsatz sinkt ab, stellt sich nach einer Reihe von Tagen — der Zeitpunkt hängt von den Nährstoffreserven und der vorangehenden Eiweißzufuhr ab — auf 15—20% des Gesamtumsatzes ein („Abnutzungsquote" S. 50) und hält dieses Niveau, bis er kurz vor dem allgemeinen Zusammenbruch wieder in die Höhe geht („prämortaler Eiweißzerfall"). Beim hungernden Tier erhöht reichliche Wasserzufuhr während des Hungerns die Stickstoffausscheidung. Bemerkenswert ist übrigens die alte Beobachtung, daß bei langsamer Gewöhnung an niedere Eiweiß- und Energiezufuhr, im „relativen" Hunger also, das Stickstoff- und Energiegleichgewicht mit geringeren Mengen aufrechterhalten werden kann als bei plötzlicher Reduzierung der Nahrung. Bei langsam einsetzender Eiweißunterernährung kann es aber trotz ausgeglichener Stickstoffbilanz zu qualitativer Verschlechterung des Körpereiweißbestandes kommen (s. S. 63). Da im fortgeschrittenen Hunger Kohlenhydrat- und Fettreserven aufgebraucht sind, steigt der Eiweißabbau des hungernden Organismus bei jeder körperlichen Anstrengung an.

An dieser Stelle einige Zahlen zur Veranschaulichung des Zwangsfastens, das dem deutschen Volk 1945 verordnet worden ist: ihr energetisches Minimum erreichte die rationierte Kost der britischen Besatzungszone mit 1050 nominellen Kalorien, die aber keineswegs alle geliefert wurde. Der Kohlenhydratanteil stieg bis auf 90%; tierisches Eiweiß gab es fast gar nicht mehr. 1946 war der Bedarf an essentiellen Aminosäuren nicht einmal mehr zu 50% gedeckt. Die physischen und sozialen Folgen dieser Unterernährung bleiben unvergessen.

Auf Gifte und Arzneireize reagiert der fastende Körper stärker. Es sind „erfahrungsgemäß alle Krankheitsherde empfindlicher in der Reaktion auf unspezifische therapeutische Stöße und so auch dem eiweißgierigen Zugriff des Fastenblutes schutzloser ausgeliefert.

Zweitens zeigt die tägliche Erfahrung des Fastenarztes, daß es immer da weh tut, wo etwas ‚los' ist — und sich löst! Krankheitsstoffe, deren Ablagerung im erkrankten Gewebe wir annehmen dürfen, ruhen gewöhnlich wie verkapselt und verankert im Gewebe. Sie werden durch ständiges Einströmen von Nahrung in die Blutbahn in ihren Lagern festgehalten oder durch neue Einlagerungen noch verstärkt. Sobald nun der exogene Nährstofftransport im Blute aufhört, lösen sich die abgelagerten Krankheitsstoffe und werden vom spülenden, nagenden Fastenblut wegtransportiert, um über Leber, Darm und Nieren ausgeschieden zu werden. Bricht man das Fasten früher ab, ehe alles Krankhafte abgebaut ist (und das ist meistens der Fall), dann wird das augenblicklich im Blut noch kreisende Quantum von Schlackenstoffen gewissermaßen wieder in die alten Depots zurückgedrängt. Ob dieser Vorgang genau so ist, wie wir es uns denken oder anders, jedenfalls würde er sehr gut die Erscheinungen des ‚Rückstoßes' beim Fastenbrechen erklären" *(Buchinger)*.

In den Vorstellungen vor allem der Laienmedizin spielt die Ausscheidung von „Schlacken", „die Versäuerung" und die angestaute Harnsäure beim Fasten eine große Rolle. Wenn wir von den bekannten Eiweißabbauprodukten im Harn absehen, sind aber solche Schlacken trotz allen Forschens bisher noch nicht entdeckt worden. Vielleicht gibt es sie trotzdem, und wir haben sie nur noch nicht gefunden. Auf die Frage der „Versäuerung" gehen wir in anderem Zusammenhang ein (s. S. 209). Wir erinnern uns aber, daß der Anstieg der Säureausscheidung im Harn eine Folge der erhöhten Fettverbrennung im Hunger ist. Für Harnsäureanstauung im Organismus gibt es keine Beweise.

Die seelische Seite des Fastens und Hungerns steht zunächst im Zeichen des Hungertriebs. Nach den ersten Tagen soll er meist überwunden sein. Sofern der Faster in gutem Kräfte- und Ernährungszustand seine Kur begonnen hat, besteht in den ersten Tagen nicht selten das Gefühl körperlicher und geistiger Frische, dem eine erhöhte Leistungsfähigkeit entspricht.

Im Stadium der „Säurekrise" fühlt sich der Faster schlecht, klagt auch oft über starke Leibschmerzen. Mit Unterbrechung durch Tage ausgesprochen guter Leistungsfähigkeit und gehobener Stimmung machen sich bei vielen Menschen während der ganzen Zeit der Nahrungsenthaltung Unpäßlichkeiten verschiedener Art bemerkbar. Die körperliche und geistige Leistungsfähigkeit sinkt. Es läßt sich „sehr deutlich das Zurückziehen auf die eigene Person, eine zunehmende Gefühlskälte und Stumpfheit und eine zunehmende, sich bis zu Ausbrüchen steigernde Reizbarkeit feststellen. Dazu kommt eine zunehmende Vergeßlichkeit" (Selbstbeobachtungen von *Schenck*).

Wie stark die Gemeinschaft dem Einzelnen die Überwindung der Fastenbeschwerden erleichtern, wie sie sie andererseits auch erschweren kann, erfahren wir in Sanatorien und Krankenhäusern immer wieder. Dieselben Grundzüge, die wir im Erleben des fastenden Einzelmenschen finden, zeigen sich bei unterernährten, hungernden Völkern. Den Hunger als Massensymptom kennen wir in Deutschland nur zu gut aus unmittelbarster Anschauung. Wie bei jeder Ergriffenheit von Menschenmassen treten die zerstörenden und erniedrigenden Wirkungen noch viel erschreckender in Erscheinung als beim einzelnen Menschen. Es entsteht eine Einengung des Interessenkreises auf die primitivsten Lebensnotwendigkeiten, ein rapides Anschwellen von Betrug, Diebstahl, Mord, Korruption und Lüge in allen Lebensbereichen, eine Rücksichtslosigkeit und Mitleidlosigkeit und eine mit Gleichgültigkeit und Stumpfheit wechselnde Reizbarkeit und Gedrücktheit. In dem halbbewußten Empfinden, daß der Staat, der seine Bürger nicht vor dem Hungertod schützen kann, auch den Anspruch auf Autorität seiner Anordnungen verloren hat, wird die Durchführung staatlicher Vorschriften und Verordnungen zu einem Kampf auf Leben und Tod und kann nur noch mit Hilfe einer vor Hunger und Kälte besser geschützten Polizei in bescheidenen Grenzen erzwungen werden.

Als therapeutisches Verfahren ist Fasten keineswegs ein harmloser Eingriff. Es stellt auch an die Willenskraft des Kranken hohe Anforderungen. Man soll deshalb keine Fastenkuren anfangen ohne ärztlichen Rat und ohne ärztliche Aufsicht. Neben der täglichen Arbeit lassen sich wohl Fasttage, aber nicht Fastenkuren durchführen. Der Versuch rächt sich durch Abgeschlagenheit, Verstimmung, Depression und Arbeitsunfähigkeit. Der Wasserbedarf in der Fastenzeit wird durch dünnen Tee oder Fruchtsäfte gedeckt. Großer Wert muß auf tägliche Darmentleerung (u. U. mit Hilfe mineralischer Abführmittel oder Klysmen), auf gute Mundpflege und körperliche Bewegung gelegt werden. Häufig wird das Fasten mit warmen Packungen, Waschungen, Luft- und Sonnenbädern und Atemübungen verbunden. Dazu kommt in vielen Fastensanatorien das „Roedern" (d. h. Aussaugen) der Mandeln und das, was als „heilende Seelenführung", als „Ausstreuen von Heilgedanken" bezeichnet wird. Medikamente, auch Alkohol, scheinen bei Fastenden rascher resorbiert zu werden und stärker zu wirken. Mit kleinen diätetischen Kunstgriffen, u. U. mit leichten Sedativa, kann das Durchhalten erleichtert werden. Der Übergang zu frei gewählter Ernährung am Ende der Kur ist immer kritisch. Der „naturgegebene" Zeitpunkt des Fastenendes soll am Verhalten des Organismus abgelesen werden können: Reinigung der Zunge, Verschwinden des übelriechenden Atems, rein abfließendes Klistierwasser, starker Hunger. Diese Erscheinungen treten aber durchaus nicht regelmäßig auf und *Buchinger* gesteht, „daß mir ein rein gefasteter Mensch noch nie begegnet ist, und daß mir das natürliche Fastenbrechen noch nicht zu Gesicht gekommen ist".

„Die Technik des Fastenbrechens ist einfach. Um die Mittagszeit gebe man einen guten Apfel. Dieser Apfel soll pedantisch durchgekaut werden. Oft ist es dem Fastenbrecher gar nicht möglich, einen ganzen Apfel auf einmal zu verzehren. Nun wird gewartet bis zum Abend. Ist der Apfel gut bekommen, dann gibt es am Abend einen kleinen Teller einer Kartoffelsuppe mit zarten Gemüsestückchen und Kräutern. Ganz ohne Kochsalz muß die Suppe und müssen die Speisen der nächsten Aufbauzeit hergestellt sein. Der stark entwässerte Organismus des Fastenden verträgt im Aufbau nichts schlechter als Kochsalz. Verstößt man gegen das Kochsalzverbot, und füllen sich infolgedessen bei starkem Gewebsdurst rasch die Zellen des Körpers und die Interzellularräume, brüsk aufquellend, gar zu schnell mit Wasser, so können einige bange Tage mit bleierner Müdigkeit, Ödemen und beinahe Anurie den Sünder belehren, daß man nicht ungestraft ein wichtiges Fastenbrechverbot außer acht läßt. Nach der ersten eigentlichen Mahlzeit, der Gemüsekartoffelsuppe, legt sich der Fastenbrecher am besten 1—2 Stunden ins Bett oder auf den Diwan, mit einem „heißen Deckel" auf der Magengegend, ruhend und meditierend, wobei auch ein behaglich gesprochenes *Coué*-Mantram nichts schadet. Über die Kost der nächsten Tage sind die Ansichten der Fastenärzte etwas verschieden. Ich pflege den Fastenbrechenden folgende Ermahnung mit auf den Weg der drei Rückschaltungstage zu geben: Vorsicht! Langsam, wenig und sorgfältig einspeichelnd essen! Bewußte, also konzentrierte Mundverdauung! Die Mundhöhle ist die erste und sehr wichtige Etappe des Verdauungsweges. Tischunterhaltung ist streng verboten (im Speiseraum hängt ein darauf bezüglicher Wandspruch). Sehen und Fühlen gewissermaßen in die Zungenspitze verlegen! Jedes Körnchen, Blättchen, Flöckchen „erleben", abtasten, durchschmecken, atomisieren, verflüssigen. Diese Gewohnheit recht lange beibehalten, die Gewohnheit recht beschaulichen Essens. Die ganze Eßkultur auf diese neue Basis stellen, also: Ein wirklicher und sehr verfeinerter, ein echter „Genießer" werden! Immer fein, edel und still bei der Ernährung, die ja auch immer eine Näherung ist, eine Angleichung, eine Lebendigmachung toten Stoffes. Hat man die Fastenbrecher gründlich belehrt, und ist die erste kleine Suppenmahlzeit gut verdaut worden, dann kann man dem wieder eingeschalteten Verdauungsmotor schon etwas Substantielleres zumuten als nur Haferschleim, Zwieback, Ei und ähnliche Babykost.

Eine rechte Plage und immerhin ernst zu nehmen ist die dem Fasten leicht folgende Stuhlverstopfung, die immer dann einzutreten pflegt, wenn es der Aufbaukost an Zellstoff mangelt ... Die erste Forderung, die sich auf den Zellstoff als den mechanisch „bürstenden" Darmreiz bezieht, wird dadurch erfüllt, daß schon am ersten richtigen Eßtage dem Fastenbrecher (dem nichtkomplizierten Fall) eine kleine Portion rohen Sauerkrautes mit einer mehligen Pellkartoffel gestattet wird. Das mit Zucker statt mit Salz eingemachte rohe Sauerkraut bekommt fast immer gut, dient zusammen mit der Kartoffel als Basen-Lieferant und bewegt den Darm. Der zweiten Forderung bezüglich des Kalkes wird genügt durch das Frühstück: 1 Tasse Sauermilch mit 2 Feigen. Sowohl das Milchserum wie auch die Feige ist reich an leicht aufnehmbarem Kalk. Außerdem dienen auch diese zwei ebenso wie der Sauerkohl als „Blockadebrecher". Nun kommen noch an die Reihe: Kartoffelbrei (von Pellkartoffeln) mit zartem Gemüse, Salate, Roh-gemüsesalate, Knäckebrot, etwas Butter, gelegentlich ein Gelbei und jeden Morgen 3 Tage lang Feigen und Sauermilch. Brot gibt es erst vom fünften Tag ab und zwar ein salzarmes Vollkornbrot. Stellt sich bis spätestens am dritten Eßtage nicht eine richtige Verdauung ein, dann erhält der Fastenbrecher einen kleinen Einlauf von 100—200 ccm kalten Wassers. Dieses kleine Lockmittel genügt dann fast immer, um den Motor anspringen zu lassen. Die Umschalte-Depression mit ihren kleinen Gefahren und die eventuell einige Tage dauernden Rückstoß-Erscheinungen pflegen mit dem Beginn einer regelmäßigen Verdauung zu verschwinden. Es kehrt die unbeschwerte Stimmung der besten letzten Fastentage wieder" *(Buchinger)*. Nach Beendigung des Fastens kommt es zunächst zu Wasser- und Kochsalzspeicherung und erst im Anschluß daran zu allmählichem Aufbau von Körpergewebe unter Wiederausscheidung von Kochsalz und Wasser.

Strengstes Fasten mit gleichzeitiger Flüssigkeitsabstinenz ist die Behandlung der Wahl bei akuter Nephritis, bei Eklampsie und Eklampsiegefahr, bei Krampfurämie und bei der nekrotisieren-den Enteritis, dem „Darmbrand", der vor einigen Jahren im Norden Deutschlands gehäuft auftrat. Kein anderes Behandlungsverfahren bedeutet in diesem Maße Ruhigstellung der kranken Organe, Scho-nung der gestörten Regulationen, und kein anderes erreicht hier die Erfolge mehrtägigen Hungerns und Durstens.

Sehr gut bekommen Fastenkuren erfahrungsgemäß jenen pletho-rischen, sthenischen Fettleibigen, die an reichliches fett- und eiweißreiches Essen und ein Leben mit wenig körperlicher Tätigkeit gewöhnt sind. Diese Fettleibigen, rote Hypertoniker und auch chronisch Obstipierte gehören zu den dankbarsten Patienten und begeistertsten Anhänger des Fastens. Unsicherer sind die Erfolge bei schwerdekompensierten Herzkranken, die den Anstrengungen mehrtägigen Fastens nicht immer gewachsen sind und sich im Anschluß daran oft mehr erschöpft als erleichtert fühlen. Strenge Fastenkuren wurden außerdem empfohlen bei angiospastischen Zuständen, bei Migräne, bei Angina pectoris, bei Epilepsie und bei akuten und chronischen Entzündungen aller Art: bei infizierten Wunden, akuter Polyarthritis, Paradentose, Colitis, Ekzem, Psoriasis und vor operativen Eingriffen. Ob Fastenkuren bei diesen Zuständen mehr leisten als weniger eingreifende andere Verfahren — Saftkost, Rohkost, kochsalz- und wasserarme Kost —, steht dahin.

Während sich die Heilwirkung des Fastens bei Fettleibigkeit, Hypertension und entzündlichen Zuständen unschwer erklären läßt, ist der Wirkungsmechanismus bei spastischen Zuständen und Hautkrankheiten unklar. Vielleicht spielt der Eiweiß- bzw. Fleischentzug, vielleicht der Fettentzug eine Rolle. Hin und wieder 1 oder 2 Fasttage sind bei allen akuten Infektionen, in erster Linie bei akuten Magen-Darminfektionen angezeigt, sofern der Kräftezustand des Kranken es erlaubt. Örtliche Erkrankungen der oberen Verdauungswege (schwere Stomatitis, Verätzungen, Wunden) verbieten höchstens für einige Tage die perorale Nahrungs- und Wasserzufuhr. An ihre Stelle tritt die künstliche Ernährung durch Sonde, Klysma und intravenöse Infusion.

Erfahrene Leiter von Fastensanatorien halten Fastenkuren auch für angezeigt bei Magerkeit, Rheumatismus, Asthma bronchiale, Nieren- und Gallensteinerkrankungen, vegetativer Dystonie, akut fieberhaften Krankheiten und „Krebsanlage". Da in derartigen Sanatorien das Heilfasten immer mit Packungen, Massage, Luftbädern, Gymnastik, Waschungen, „Roedern" der Tonsillen und Psychotherapie kombiniert wird, läßt sich im Einzelfall kaum entscheiden, wieweit jeder einzelne Faktor am Heilerfolg beteiligt ist.

Gegenindikationen des Fastens sind alle Arten von Tuberkulose und andere chronische Infektionskrankheiten, deren Prognose an die Erhaltung der Widerstands- und Abwehrkraft des Organismus gebunden ist. Gegenindikationen des Fastens sind auch innersekretorische Störungen, die mit Magerkeit und Magersucht einhergehen (Thyreotoxikose, Morbus *Addison*), maligne Gewächse und, wie bereits erwähnt, schwere organische Herzkrankheiten. Ältere Menschen vertragen Fastenkuren durchweg schlecht.

„Im übrigen kann immer nur von Fall zu Fall beurteilt werden, ob Anzeige für oder gegen das Heilfasten vorliegt, wobei die Grundanlagen und der Intellekt des Patienten oft mehr den Ausschlag geben als irgendeine Organkrankheit. Gustav *Riedlin* rechnet z. B. zu den Gegenanzeigen der Fastenkur auch die Krankheit, „gegen die selbst Götter vergebens kämpfen'" (*Buchinger*). Die indikationslose Verordnung von Fastenkuren und die für keine Erfahrungstatsache und keinen rationalen Gesichtspunkt zugängliche Begeisterung, die im Fasten das Allheilmittel gegen jede Krankheit erblickt, haben schon manches Unheil angerichtet. Man hat dann oft viel Mühe mit der Wiederherstellung eines ausreichenden Kräftezustandes bei jenen Kranken, die begreiflicherweise keinerlei Verlangen nach Fastenkuren mehr haben und die der Fastentherapeut natürlich nie wieder zu Gesicht bekommt.

2. Kostformen mit Entzug einzelner Nährstoffe

a) *Eiweißarme Kost. Lacto-vegetabile Kost. Vegetarismus*

Auf die eiweißreichsten pflanzlichen Nahrungsmittel: Hülsenfrüchte, Nüsse und getrocknete Pilze, muß die eiweißarme Kost verzichten. Von Nahrungsmitteln tierischer Herkunft sind lediglich reine Fette — Butter, Schmalz, Talg — gestattet. Die lacto-vegetabile Kost dagegen unterscheidet sich von frei gewählter Mischkost lediglich durch den Wegfall des Fleisches (Warm- und Kaltblüterfleisch, Muskelfleisch und Innereien).

Es ist von vornherein naheliegend, eine Einschränkung der Eiweißzufuhr dort für gegeben zu halten, wo die Ausscheidung der Endprodukte des Eiweißstoffwechsels erschwert oder der Abbau des Eiweißmoleküls gestört ist. Beides ist bei der Nephritis, das zweite auch bei schweren Leberparenchymschäden, allergischen Krankheiten, Zystinurie, Aminosurie und Diaminurie („Aminosäurediathese", d. h. erhöhte Ausscheidung von Zystin, Aminosäuren und Diaminen infolge Störung der Desaminierung) und Alkaptonurie (Störung im Abbau der phenylsubstituierten Aminosäuren) der Fall. Jede Eiweißallergie fordert strengste Fernhaltung des speziellen krankheitsauslösenden Eiweißkörpers als erste Voraussetzung der Therapie (s. auch S. 164). Eine Therapie der Aminosäurediathese und Alkaptonurie fehlt; eiweißarme Ernährung nützt hier nichts, während der Einfluß eiweißreicher und eiweißarmer Ernährung auf den Ablauf von Leberkrankheiten noch keineswegs klar liegt (s. S. 268).

So bleibt als Indikation eiweißarmer Ernährung praktisch nur die Nephritis. Eiweißarme Kost im eben genannten Sinn ist für den Gesamtorganismus schonender als jede andere eiweißarme Kostform (Saftkost, Rohkost), dafür allerdings auch weniger durchgreifend im therapeutischen Erfolg. Kombiniert mit Kochsalzentziehung wird die eiweißarme Kost in der ärztlichen Umgangssprache kurzweg als die „Nierendiät" bezeichnet. Das ist nur mit Vorbe-

halt richtig. Eine „Nierendiät" im Sinne einer bei jedem Nierenkranken und in jedem Krankheitsstadium angezeigten Kostform
gibt es nicht. Welche Kostform man im Einzelfall als „Nierendiät"
wählt, ob kochsalzarme oder lacto-vegetabile Kost, ob eiweißarme
Kost, eiweiß- und kochsalzarme Kost, Rohkost oder Saftkost oder ob
man strenges Fasten anordnet — diese Entscheidung hängt immer
von der Art und Schwere des klinischen Bildes, von den speziell
zu bekämpfenden Symptomen und vom Allgemeinzustand des
Kranken ab.

Die Behandlung der akuten Nephritis beginnt (nach gründlicher Darmreinigung) in jedem Fall mit 2 bis 3, ja mit 5, 6 oder
noch mehr Hunger- und Dursttagen. Allmählich geht man zu kochsalzfreier, flüssigkeits- und eiweißarmer Kost über, in der zunächst
die Kohlenhydrate als Obstkost oder Breiobstkost überwiegen. Wie
überall in der Krankenernährung, ist es weit besser, sich nach dem
Zustand des Kranken und dem Verlauf der Krankheit zu richten als
nach schematischen Vorschriften. Ohne hinreichende Begründung legten frühere Zeiten großen Wert auf Verbot aller Gewürze. Die Gewürze sind aber für die Niere sicher nicht so gefährlich, wie immer
wieder behauptet wird — viel eher sind sie es für die entzündete
Blase —, und es genügt, die „schärfsten" von ihnen (Pfeffer, Paprika,
Meerrettich, Senf, Sellerie) zu vermeiden. Vielleicht ist auch das nicht
einmal nötig.

Bei chronischer Nephritis wird die Kochsalzzufuhr beschränkt
— weniger wegen der Niereninsuffizienz (die Kochsalzausscheidung
wird erst in schweren Fällen insuffizient) als wegen der Entlastung des
Gefäßsystems, der Ödembekämpfung und Ödemvorbeugung. Der Entlastung des Kreislaufs dient auch die Einschränkung der Flüssigkeitszufuhr, die man in der Regel auf etwa $1/_2$ l täglich begrenzt, sofern
nicht Hyposthenurie größere Flüssigkeitsmengen erfordert. Lactovegetabile Kost, Rohkost und Safttage sind in diesen Stadien einer
Nephritis als zwischengeschaltete „strenge Tage" oft wohl am Platz.
Wenn Retentionszeichen fehlen, besteht kein Anlaß, die Eiweißzufuhr
unter das Mindestmaß von 1 g je kg Körpergewicht zu senken. Bei
Niereninsuffizienz muß sie natürlich reduziert und an die verbliebene
Leistungsfähigkeit der Niere angepaßt werden. Dabei wird man wegen
der Möglichkeit zusätzlicher Blutdruckerhöhung in allen Fällen tierische Eiweißträger gegen pflanzliche Eiweißträger zurücktreten lassen.
Wichtig und oft vergessen ist die Sorge für regelmäßige Darmentleerung (Verhütung einer enteralen Autointoxikation?). Gegen kleine
Mengen Alkoholika ist nichts einzuwenden.

Bei der Nephrosklerose mit Niereninsuffizienz steht neben der
Einschränkung des tierischen Eiweißes strengster Kochsalzentzug im

Mittelpunkt der diätetischen Bemühungen. In der Ernährungsbehandlung der Nephrose muß der Hauptwert auf Kochsalz- und
Wasserentzug gelegt werden, während Eiweiß in jeder Form und
Menge nicht nur erlaubt, sondern geboten ist. Einschränkung der
Lipoidzufuhr wegen der bei Nephrose bestehenden Hyperlipoidämie
ist zwecklos. Man soll in Verkennung therapeutischer Notwendigkeiten auch nicht Kranke mit Herdnephritis oder belanglosen
Resthämaturien und Restalbuminurien durch diätetische Vorschriften belästigen. Diese Kranken brauchen keine Diät.

Die früher bei Nephritis üblichen Trinkkuren mit Milch, Tee
und Mineralwässern beruhten auf falschen Vorstellungen vom Krankheitsgeschehen. Sie können schweren Schaden anrichten. Trotz allem
werden Trinkkuren sogar bei akuter Nephritis immer noch hin und
wieder verordnet, wenn der Arzt Nephritis mit Cystitis verwechselt,
die Differentialdiagnose nicht stellt und die Therapie beider Krankheiten für identisch hält! — Manchmal läßt sich durch einen „Wasserstoß" (1500 ccm dünner Tee, der in kurzer Zeit getrunken werden
muß) die Diurese steigern. Der Eingriff ist aber nicht ungefährlich
und kann urämische Symptome nach sich ziehen.

Zwei Tatsachen wollen wir noch hervorheben, die oft vergessen
werden: einmal die Tatsache, daß die Prognose des Nierenkranken entscheidend von der ersten Behandlung abhängt.
Jede Nachgiebigkeit und jedes Mitleid, das zum Verzicht auf strengste
therapeutische Maßnahmen verführt, ist gänzlich unangebracht und
unverantwortlich. Verfehlt ist jede Kostführung, die auf Hunger und
Durst verzichtet und sich lediglich auf Einschränkung der Eiweiß-
und Kochsalzzufuhr beschränkt. Therapeutische Fehler während der
ersten Zeit der Krankheit sind nie wiedergutzumachen. — Ein Zweites
ist der gar nicht seltene Fehler des zu langen Beibehaltens eiweißarmer Kost. Der Arzt hat sie einmal verordnet, Kranke und Pflegepersonal haben sich daran gewöhnt, und so läuft, dem Gesetz der
Trägheit folgend, alles weiter, nur weil niemand daran denkt, es zu
ändern. Es gibt Kranke, deren Nephritis seit Monaten praktisch ab-
gelaufen ist und die immer noch eiweißarm leben zu müssen glauben,
und es gibt Schwerkranke, die aufblühen, wenn man ihre therapeutische Eiweißunterernährung beseitigt und ihnen täglich 60—80 g
Eiweiß gibt. Nephritis und eiweißarme Kost soll kein therapeutischer
Reflex sein. Eine wirkungsvolle Prophylaxe der Eklampsie läßt sich
übrigens mit noch so strenger und langdauernder eiweiß- und kochsalzarmer Ernährung nicht treiben.

Als Kostsätze für eiweißarme Kost kann man ansetzen:
1500 g Frischgemüse und Frischobst, 500 g Kartoffeln, 100 g Haferflocken, 60 g Butter, 40 g Marmelade, 30 g Zucker, 200 g Brot; ins-

gesamt 2400 Kalorien, 50 g Eiweiß, 56 g Fett. Die Kost kann auch kochsalzfrei hergestellt werden.

Kostsätze für eine Brei-Obstkost: 100 g Frischobst oder 250 g getrocknetes Obst, 200 g Haferflocken (oder Reis), 100 g Zucker, 20 g Butter; insgesamt 1950 Kalorien, 32 g Eiweiß (mit Reis 20 g Eiweiß), 28 g Fett (mit Reis 17 g Fett). Die Kost kann kochsalzfrei, durch Milchzusatz aber auch kochsalz-, brennwert- und eiweißreich zubereitet werden.

Klinische Untersuchungen und Erfahrungen deuten darauf hin, daß bei gewissen Erkrankungen der Blutgefäße und manchen Formen von Blutdrucksteigerung Heilwirkungen allein schon mit Entziehung von Fleisch, d. h. mit lacto-vegetabiler Ernährung, erzielt werden können. Fleisch scheint also nicht nur vermöge seines Eiweißgehaltes, sondern auch noch vermöge anderer, in Milch und Hülsenfrüchten fehlender Stoffe, in krankhaftes Geschehen eingreifen zu können. Fleischfrei lebende, gesunde Menschen haben niedrigeren Blutdruck als gemischt ernährte, und die Kapillarfunktionen schwanken in Abhängigkeit von der Höhe des Fleischverzehrs. Obwohl zur Behandlung der Arteriosklerose, der arteriellen Hypertension und peripherer Durchblutungsstörung (M. *Raynaud*, Akrozyanose, Erythralgie, Endangitis obliterans, Angiose, Migräne, Apoplexie, Subarachnoidalblutung) fleischfreie Ernährung von vielen Seiten empfohlen wird und der klinische Eindruck einer guten Wirkung dieser Kostform in vielen Fällen besteht, so liegen doch methodisch einwandfreie vergleichend-therapeutische Untersuchungen in dieser Richtung nicht vor. Sprechen nur bestimmte Hypertensionsformen, bestimmte periphere Durchblutungsstörungen auf fleischfreie Ernährung an? *Ratschow*, der sich seit Jahren mit den peripheren Durchblutungsstörungen befaßt, meint, man solle rein vegetabile Kost „nur in besonders gelagerten Fällen verordnen, besonders aber dann, wenn eine gesteigerte Erweiterungsreaktion der Kapillaren das Krankheitsbild beherrscht".

Eine kochsalzfreie Kost stellt die fleischfreie (lacto-vegetabile) Kost nicht dar; sie enthält in der Regel auch mehr Milch als die Durchschnittskost. Neuere Untersuchungen lassen an das Cholesterin als den blutdruckwirksamen Stoff der Fleischkost denken. In Fleisch und Eiern ist reichlich Cholesterin enthalten, während es in den Nahrungsmitteln pflanzlicher Herkunft fehlt und in der Milch nur in geringer Menge vorkommt. Oder sind es gewisse Aroma- und Extraktivstoffe des Fleisches, die gefäßverengend und blutdrucksteigernd wirken? Manche sind geneigt, das Wesen der fleischfreien (lacto-vegetabilen) Kost in ihrer alkalisierenden Wirkung zu sehen.

Seit wir jedoch wissen, daß die Milch wohl chemisch-analytisch basen-
überschüssig ist, im Organismus selbst jedoch säuert, ist diese Annahme hinfällig.

Außer bei Blutdrucksteigerung und peripheren Durchblutungsstörungen ist fleischfreie (lacto-vegetabile) Kost bei chronischem
Muskelrheumatismus, Polyzythämie und Thyreotoxikose empfohlen
worden. Mangels vergleichend-therapeutischer Untersuchungen läßt
sich auch bei dieser Indikationsgruppe nichts Sicheres über die Heilwirkung sagen.

Vielleicht gehören jene Rheumatismusfälle, die auf fleischfreie
Kost ansprechen, in den Kreis des Hochdruckrheumatismus.

Die Empfehlungen fleischfreier Kost gegen Polyzythämie gehen
von der Vorstellung aus, durch beschränkte Zufuhr des extrinsic factor
(Vitamin B_{12}) die Blutbildung zu hemmen. Da der extrinsic factor vor
allem in Warmblütermuskelfleisch, Leber und Eiern vorkommt, werden
diese Nahrungsmittel aus dem Speisezettel gestrichen. Auch Milch ist
nur in kleinen Mengen erlaubt, und zwar so viel, daß der Eiweißgehalt
der Kost 0,7 g tierisches Eiweiß je Kilogramm Körpergewicht nicht
übersteigt. Die angeblichen Erfolge mit dieser Behandlung sind nicht
unwidersprochen geblieben. *Heilmeyer* hat „von ihr allein bisher keine
überzeugenden Wirkungen gesehen", und trotz wahrhaftig fleisch-
ärmster Ernährung gab es in Deutschland selbst in den Nachkriegsjahren Neuerkrankungen an Polyzythämie.

Neben Vermeidung von Genußmitteln und hoher Brennwertzufuhr
ist Fleischverbot das wesentliche Kennzeichen einer für Thyreo-
toxikosekranke bestimmten Kostform, der „*Blum*schen Schutzkost". Ursprünglich war sie zur Behandlung der Tetanie angegeben
worden. Eier, täglich 1—2 Liter Milch und alle pflanzlichen Eiweißarten
sind erlaubt. Wegen eines dem Thyroxin entgegengerichteten Hor-
mons soll dazu Blut (in Form von Hämokrinin-Tabletten) gegeben werden. Vergleichend-therapeutische Untersuchungen mit dieser Kostform
fehlen. Selbst von ihren Verfechtern wird zugegeben, daß sie andere
therapeutische Maßnahmen nicht überflüssig mache. Eine allgemeine
Beschränkung der Eiweißzufuhr für Thyreotoxiker — man hat sie im
Hinblick auf die starke spezifisch-dynamische Wirkung des Eiweißes
gefordert — hat sich in der Klinik gleichfalls nicht recht durchsetzen
können. Im Rahmen der gesamten Stoffwechselsteigerung ist ja auch
der Eiweißumsatz bei Thyreotoxikose gesteigert und daher zur Vermeidung von Eiweißunterernährung eine nicht zu eiweißknappe Ernährung
notwendig. Der klinische Eindruck geht jedenfalls dahin, daß ein
nicht allzu exzessiver Fleischgenuß dem Thyreotoxiker nicht schadet,
und daß die *Blum*sche Schutzkost ihm nichts nützt. „In einer Land-
schaft wie Westfalen, in der ein recht hoher Fleischverbrauch besteht,

kann man auch bei einem normalen Fleischgehalt der Kost sehr gute Behandlungserfolge beobachten." (*Marx*)

Die Begründungen für die Verordnung lacto-vegetabiler Kost bei Chorea minor, Epilepsie, Tetanie und Enzephalitis stehen auf so schwachen Füßen, daß sich alles Weitere erübrigt.

Die Gegenindikationen eiweißarmer Ernährung liegen auf der Hand. Von der Vorsicht, die bei Nierenkranken notwendig ist, war schon die Rede. Gegenindikationen sind Nephrose, Rekonvaleszenz, Erschöpfungszustände, Unterernährung und (sofern Störungen der Eiweißverdauung fehlen) die Hungerdystrophie. Die Diättherapie von Hungerdystrophikern, die wegen ihrer Ödemneigung leicht mit nephritischen Ödemkranken verwechselt werden, ist der Therapie von Nephritikern durchaus entgegengesetzt. Bei tödlich verlaufenden Hungerdystrophien beschleunigt eiweißarme Ernährung den letalen Ausgang.

Unter der Bezeichnung „Vegetarismus" hat die lacto-vegetabile Ernährung eine lange Geschichte. Vegetarismus ist jedoch mehr als nur eine bestimmte Ernährungsweise — er ist eine Lebenshaltung. Seine geistigen Grundlagen haben im Laufe der Jahrhunderte gewechselt. In der Antike lagen sie in der Philosophie, im europäischen Mittelalter, in Indien, China und Japan lagen und liegen sie in der Religion, im modernen Europa in mythischen Vorstellungen von Naturverbundenheit.

Die strengen Vegetarier lehnen jede tierische Nahrung ab; die gemäßigten erlauben Milch, Käse und Eier. Es ist also ein beträchtlicher Unterschied, ob man Vegetarier strenger oder Vegetarier gemäßigter Observanz ist, und es erschwert die Verständigung, daß zwei ernährungsphysiologisch so verschiedene Dinge mit dem gleichen Namen bezeichnet werden. Mit gemäßigter vegetarischer Kost kann der tätige Mensch seinen Eiweißbedarf ohne Schwierigkeit decken. Mit streng vegetarischer Kost ist das nicht möglich. Die strenge Form des Vegetarismus genügt höchstens zur Erfüllung der Aufgaben, eines Lebens beschaulich-geruhsamer Zurückgezogenheit. Der tätige und vor allem der heranwachsende Mensch gerät dabei in einen Eiweiß-Unterernährungszustand. Von Natur aus ist ja auch kein Säugling Vegetarier! Neben dem Eiweiß fehlen der vegetarischen Kost jene Aroma- und Extraktivstoffe, die beim Braten und Backen des Fleisches entstehen und gleichfalls in besonderer Weise auf Spannkraft, Konzentrationsvermögen und Reaktionsfähigkeit einwirken. Tatkraft, Unternehmungslust, „Vitalität" sind Wesenszüge, die beim strengen Vegetarier wenig ausgeprägt sind, auch wenn diese „Gedämpftheit" ihm selbst nicht mehr zum Bewußtsein kommt. Strenge Vegetarier sind keineswegs Menschen von strahlender Gesundheit und hinreißender Frische, die durch ihre äußere Erscheinung für ihre Lebensweise werben. Blaßgelblich, faltig und mager, fanatisch und unbelehrbar steht der Vegetarier im Banne seiner überwertigen Idee. Er ist zum Gesundheitsasketen geworden, der weit mehr Gedanken und Sorgen auf seine Ernährung verwendet, weit mehr entsagungsvolle Opfer für seine Gesundheit bringt als der „leichenverzehrende" Durchschnittsmensch.

Vegetarier gibt es auch unter den Tieren. Seit uralten Zeiten verbinden sich mit dem Begriff des Pflanzenfressers Vorstellungen von Sanftmut, Scheu und Passivität. Der Fleischfresser ist kraftvoll, „mutig", aktiv. In seinen „Ideen zur Philosophie der Geschichte der Menschheit" nennt *Herder* den pflanzenfressenden Elefanten einen „König der Tiere an weiser Ruhe und verständiger Sinnesreinheit. Der Löwe dagegen, welch ein anderer König der Tiere! Auf Muskeln hat es die Natur bei ihm eingerichtet; auf Sanftmut und Verständigkeit nicht". Und die Säugetiere unter unseren Haustieren: Rind, Ziege, Schaf, Kaninchen, Pferd, Esel sind Pflanzenfresser wie der Elefant, das Kamel und das Lama. Nur die „weise Ruhe und verständige Sinnesreinheit" des Pflanzenfressers ermöglicht seine Haltung als Haustier. Die beiden Fleischfresser unter unseren Haustieren, der Hund und die Katze, sind längst keine Fleischfresser mehr wie ihre Wildformen; sie sind Allesfresser geworden.

Zugunsten der vegetarischen Lebensweise werden gerne sportliche Spitzenleistungen von Vegetariern ins Feld geführt. Die Beweisführung für die Eignung der vegetarischen Kost als Sportnahrung krankt daran, daß in den meisten Fällen niemand weiß, ob die vegetarischen Meister wirklich dauernd als strenge Vegetarier lebten. Das aber ist der springende Punkt! Neben Berichten ohne eindeutige Kostangaben stehen andere, aus denen unzweideutig hervorgeht, daß die vegetarischen Sieger mindestens Milch zu sich genommen haben. Die Möglichkeit sportlicher Spitzenleistung bei gemäßigter oder periodisch vegetarischer Lebensweise bestreitet niemand.

Bemerkenswerterweise handelt es sich im übrigen bei den Spitzenleistungen der Vegetarier immer um Dauerleistungen: um Eilmärsche, Gepäckmärsche, Fernmärsche, Wettgehen, Langläufe. Wir wissen von keinem Fünfkampf- oder Zehnkampfsieger, von keinem Boxmeister oder Ringer, der streng und dauernd vegetarisch gelebt hätte. Die Berichte aus der antiken Sportwelt besagen dasselbe. Daß strenge und dauernde vegetarische Ernährung zu höheren körperlichen und geistigen Leistungen befähigt als nichtvegetarische Ernährung, ist jedenfalls eine unbewiesene Behauptung. Kurze vegetarische Zwischenperioden können dagegen, wie alle Kostumstellungen, sehr wohl eine vorübergehende Hebung des Wohlbefindens, des Leistungsgefühls und der Leistungsfähigkeit bewirken. Selbst aber wenn Vegetarier eine überdurchschnittliche Leistungshöhe erreichten — wäre damit bewiesen, daß sie diese Leistungshöhe ihrer vegetarischen Lebensweise verdanken? Vegetarier sind Prophetentypen; ihre Stoßkraft stammt aus anderen Quellen als aus der Nahrung.

Alles in allem bestätigt sich, was wir schon aus anderen Beobachtungen entnommen haben: Intensive Leistung, höchste Spannkraft, stärkste Konzentration sind nur möglich auf der Basis einer ausreichenden Versorgung sowohl mit hochwertigem Eiweiß als auch mit anderen im Fleisch enthaltenen Nährstoffen.

b) Fettarme Kost

Eine genaue zahlenmäßige Festlegung des Fettbedarfs ist heute noch nicht möglich. Es besteht aber Grund zu der Annahme eines Tagesmindestbedarfs von rund 40—50 g (s. Seite 63). Bei länger dauernder Unterschreitung einer Zufuhr dieser Größenordnung muß mindestens mit mittelbaren Mangelschäden gerechnet werden.

Aus einer fettarmen Kost sind alle reinen tierischen und pflanzlichen Fette gestrichen und alle fettreichen Nahrungsmittel wie fettes Fleisch, Eier, fetter Käse, Vollmilch, nicht entölte Soja und Schokolade. Der Gesamtfettgehalt (Neutralfettgehalt) der Tageskost läßt sich damit auf 10 g und weniger herabdrücken. Wo es vor allem auf lipoidarme Ernährung ankommt, steht an erster Stelle die Vermeidung der cholesterin-, ergosterin- und lezithinreichsten Nahrungsmittel (Muskelfleisch und Innereien, Vollmilch, Eier, Butter und andere tierische Fette). Praktisch fett- und lipoidärmste Kostformen sind auch die strenge Rohkost (ohne pflanzliche Öle und Nüsse) und die Saftkost.

Durch fettarme, besonders durch eine an tierischem Fett arme Kost lassen sich vielleicht bei manchen Lipoidosen gelegentlich Besserungen erzielen. Hierher gehört die *Schüller-Christian-Hand*sche Erkrankung, das Xanthoma tuberosum („Lipoidgicht") und die Psoriasis.

Das Wesen der *Schüller-Christian-Hand*schen Erkrankung, die sich vorwiegend am kindlichen Skelett äußert, wird in einer Störung des Lipoidstoffwechsels erblickt. Therapeutisch käme es hier also in erster Linie auf Einschränkung der Cholesterin- und Lezithinzufuhr an. Auch bei der Lipoidgicht (einer primären Lipoidstoffwechselstörung?) kann „durch eine fett- und sterinarme Kost eine beträchtliche Verminderung der Blutlipoide erzwungen werden ... Gleichzeitig mit dem Abfall der Blutlipoide verschwinden in vielen Fällen

die kutanen Erscheinungen der Lipoidgicht fast vollkommen"
(*Bürger*).

Die Hautschuppung des Psoriatikers ist ungewöhnlich lipoid-
haltig, sein Blut abnorm fett- und lipoidreich, der Anstieg seines Blut-
lipoides nach Lipoidzufuhr geringer als beim Gesunden. Aus diesen
Gründen wurde die Psoriasis als „epidermale Lipoidose" bezeichnet
und mit fettarmer Kost behandelt. Durch eine Kost mit täglich höchstens 20 g Fett hat *Grütz* 30% von 154 Psoriatikern im Verlauf einiger
Monate ohne alle äußere Behandlung geheilt und 67% gebessert.
„Naturgemäß bedeutet die glückliche Behandlung der Psoriasis keine
Heilung des Leidens. Jeder schwere Diätfehler kann mit einer Neu-
aufflammung der Hauterscheinungen beantwortet werden" (*Bürger*).
Die Behandlung hat sich deswegen (und wegen der schwierigen Herstellung) nicht durchgesetzt. Es scheint im übrigen nicht ausgeschlossen
zu sein, daß auch andere Dermatosen durch Fettbeschränkung gebessert werden können.

Weitere Indikationen der fettfreien Kost bilden die tropische
und die einheimische Sprue und ihre kindliche Form, die Coeliakie (*Heubner-Herter*sche Krankheit), mit ihren massenhaften Fett-
stühlen und schweren Störungen der Fettresorption. Obwohl Aetiologie
und Pathogenese der Sprue immer noch nicht ganz sind, hat man gelegentlich nicht nur mit Obst und Frischmilch, mit Pteroylglutaminsäure und Vitamin B_{12}, sondern auch mit eiweißreicher, fett- und
kohlenhydratarmer Kost Rückgang der Durchfälle und Hebung des
Allgemeinzustandes erzielt.

Die blutdrucksenkende und blutgefäßschonende Wirkung fleischfreier Kost (s. S. 124) beruht, wie bereits erwähnt,
wahrscheinlich auf der Armut an Lipoiden. In diesem Sinne spricht
auch die Beobachtung, daß fettreich ernährte Diabetiker nicht
häufiger Gefäßstörungen und Gangrän bekommen als fettarm ge-
haltene.

Aber die blutdrucksenkenden und arterioskleroseverhütenden
Fähigkeiten einer fett- bzw. lipoidarmen Ernährung sind keineswegs
gesichert. Die Meinung beruht auf der statistischen Tatsache, daß in
Ländern mit hohem Fleisch- und Fettverzehr Arteriosklerose und
Blutdrucksteigerung überdurchschnittlich häufig sind und mit steigendem Fleisch- und Fettverzehr ansteigen und sie beruht auf der experimentell gefundenen Tatsache, daß man im Tierreich bei Lipoidüber-
fütterung arteriosklerotische Gefäßveränderungen entstehen sieht. Aus
diesen Tatsachen wird dann unbekümmert der Schluß gezogen: folglich
kommen Arteriosklerose und Blutdruckkrankheit von allzu reichlichem
Fleisch- und Fettessen — unbekümmert darum, daß die an Arteriosklerose und Blutdrucksteigerung leidenden Abendländer in sehr vieler

Hinsicht anders leben als die Chinesen, Malaien und Afrikaneger und unbekümmert darum, daß aus der Stoffwechselphysiologie von Hühner und Kaninchen nicht einfach auf die Stoffwechselphysiologie des Menschen geschlossen werden kann. Die Frage, ob Arteriosklerose und Blutdrucksteigerung diätetisch beeinflußbar sind durch fettarme, lipoidarme, eiweißarme oder brennwertarme Kost, steht immer noch offen und bedarf der sorgfältigen Prüfung durch kritische Kliniker, die nicht Kurzschlüsse ziehen aus vieldeutigen Beobachtungen und die die Fehlerquellen therapeutischer Untersuchungen zu vermeiden wissen.

c) Kohlenhydratarme Kost. Diabetikerkost

Bei der Schilderung des Hungerzustands (s. S. 104) war davon die Rede, daß der Energiebedarf des Organismus nach Aufbrauch der geringen Kohlenhydratreserven hauptsächlich mit Fett bestritten wird, und daß es dabei zu einer Anhäufung saurer Abbauprodukte des Fettstoffwechsels, der Ketonkörper, kommt. Das gleiche geschieht bei kohlenhydratarmer Ernährung, wenn der Hauptenergiebedarf mit Fett gedeckt wird. Die Kohlenhydrate, mögen sie nun aus den Reserven des Organismus oder aus der Nahrung stammen, verhindern eine Anstauung der bei der Fettsäurenoxydation entstehenden Ketonkörper (Acetessigsäure und β-Oxybuttersäure; Aceton entsteht nur in kleinen Mengen). Mit anderen Worten: die Kohlenhydrate wirken „antiketogen". Über den chemischen Mechanismus der antiketogenen Wirkung im Einzelnen ist nichts Sicheres bekannt. Wir wissen nur, daß die Acetonkörper unter Mitwirkung von Glykogen, Glukose, einer Reihe von Kohlenhydrat-Spaltprodukten und von Fettsäuren mit ungerader Zahl von Kohlenstoffatomen (die Fettsäuren der „natürlichen" Fette sind geradzahlig) in der Muskulatur völlig verbrannt werden.

Auf der antiketogenen Wirkung der Kohlenhydrate beruht eine Kostform, die sich in den angelsächsischen Ländern einer gewissen Beliebtheit erfreut: die ketogene Kost. Wesentliches Unterscheidungszeichen gegenüber der Durchschnittskost ist die Verschiebung des Fett-Kohlenhydratverhältnisses zugunsten des ersten. Während dieses Verhältnis (in Gramm) in der Durchschnittskost 1:4 bis 1:10 beträgt, muß es in einer Kost, die ketogen wirken soll, zwischen 3:1 und 6:1 liegen. Wenn 2 ketogene Moleküle auf 1 Molekül Glukose kommen — nach Ansicht mancher Kliniker die Mindestforderung —, beträgt das Fett-Kohlenhydratverhältnis (in Gramm) rund 3,4:1. Ketogene Kost muß monate- und jahrelang beibehalten werden, wenn ein therapeutischer Erfolg erreicht werden soll. Sie ist jedoch in nahrungsknappen Zeiten gar nicht darzustellen. Außerdem ist eine so fettreiche Kost, selbst wenn man die tägliche Fettzufuhr nur langsam steigert, für die meisten Menschen auf die Dauer ungenießbar. Unter ketogener Kost wird der Harn saurer, die Ausscheidung anderer organischer Säuren geht zurück, die Alkalireserve des Blutes sinkt. Im ganzen also, wie zu erwarten, eine deutliche Verschiebung des Säurebasengleichgewichts nach der sauren Seite.

Heilerfolge mit dieser Kost sollen bei Epilepsie und Infektionen der Harnwege erzielt worden sein. Die Berichte widersprechen sich allerdings. Bei Harnweginfektionen scheinen die Erfolge im übrigen nicht über das hinauszugehen, was jede Harnsäuerungsbehandlung erreicht (s. S. 201), und epileptische Anfälle lassen sich in gleicher Weise mit jeder andersartigen Säuerung (wenigstens zeitweise) unterdrücken. Wie weit neben der Säuerung die mit kohlenhydratknapper Ernährung verbundene Entwässerung und die Phosphatverarmung der Gewebe den Heilerfolg bestimmen — Phosphatverlust vermindert die Erregbarkeit des Nervensystems! — ist schwer zu sagen. Im ganzen sind jedenfalls die Erfolge der ketogenen Kost so unsicher und so gering, ihre Anforderungen an die Küche und die Willenskraft des Kranken so groß, daß sie nicht als Bereicherung der Ernährungstherapie angesehen werden kann.

Nahe verwandt mit der ketogenen Kost und gleichfalls in den angelsächsischen Ländern üblich ist die *Pemberton*sche Kost. Brennwertarmut, Kohlenhydratarmut und Fettreichtum kennzeichnen auch sie (Verhältnis Fett zu Kohlenhydrat in Gramm 1:1 bis 2:1). Verordnet wird sie chronischen Rheumatikern und Arthritikern, weil bei chronischem Rheumatismus der Zucker verlangsamt aus dem Blut abwandern und der Dickdarm infolge Vitamin B_1-Mangels hypotonisch sein soll. Die Richtigkeit dieser Vorstellungen bedarf noch des Beweises. Brennwertarmut — sie bekommt allen plethorischen und überernährten Rheumatikern und Arthritikern gut — und Entwässerung spielen vielleicht mit, wenn diese Kostform wirklich einen Teil der auf sie gesetzten Erwartungen erfüllt.

Für Kranke mit entzündlichen Gelenkveränderungen, allgemeiner und örtlicher Wassersucht, Bronchiektasen, Lupus und anderen Hautkrankheiten wurden ebenfalls kohlenhydratarme Kostformen empfohlen aus der Vorstellung heraus, entwässernd und dadurch heilend zu wirken. Sie haben sich nicht durchgesetzt, weil kochsalzarme Kost, in gleicher Indikation wirksam, einfacher herstellbar und therapeutisch nicht weniger wirksam ist.

Experimentelle Untersuchungsergebnisse gaben Anlaß zur Empfehlung kohlenhydrat- und brennwertarmer Kost gegen

Krebsneigung und Krebswachstum. Man hat auch versucht, die Wirkung dieser Kostformen durch Insulin zu verstärken (Fixierung des Zuckers als Glykogen) und sie gleichzeitig möglichst säureüberschüssig gemacht. Darauf beruht unter anderen die krebsfeindliche Diät von *Freund*, bei der außerdem alles tierische Fett durch Pflanzenfett ersetzt wird. Ausschlaggebend für den therapeutischen Erfolg sollen Veränderungen der Darmflora sein. Die pathophysiologischen Grundlagen und Heilerfolge aller dieser Kostformen sind höchst unsicher.

Sicher belanglos für Krebsentstehung und Krebswachstum ist es jedoch, ob man sich von stallmist-, biologisch-dynamischoder mineralgedüngtem Gemüse ernährt und ob man reichlich Tomaten, Rohkost, Leber, Reis, Milch, Eier und andere Nahrungsmittel verzehrt, denen auf Grund unkritischer Beobachtungen oder wirtschaftlich-finanzieller Absichten krebsfördernde Eigenschaften zugeschrieben worden sind. Ob Krebsbereitschaft, Krebswachstum und Rezidivneigung überhaupt diätetisch bekämpft werden können, ist noch lange nicht erwiesen.

Kohlenhydratbeschränkung, in der alten Klinik das Kernstück der Diabetesernährung, ist heute kein unbedingtes Kennzeichen der Diabetikerkost mehr. Immerhin spielt sie in der Ernährung des Zuckerkranken eine Rolle, und so erscheint es wohl berechtigt, an dieser Stelle die Ernährungstherapie des Diabetes mellitus zusammenfassend zu betrachten.

Die diabetische Stoffwechsellage beruht auf Störungen endokriner Drüsenfunktionen und vegetativer Nervenfunktionen, die verschieden nach Art und Herkunft sein können, denen gemeinsam aber die Erscheinung der insulären Insuffizienz ist. Eine eindeutige klinische Abgrenzung verschiedener Formen von Diabetes mellitus nach Maßgabe der primär gestörten Funktion — insulärer Diabetes, cerebraler Diabetes, hypophysärer Diabetes, adrenaler Diabetes — ist noch nicht möglich. Aus der Heterogenität der Erkrankung (besser: des Syndroms) Diabetes mellitus lassen sich jedoch die verschiedenen klinischen Erscheinungsformen verstehen: der fette und der magere, der sthenische und der asthenische Diabetes, der insulinempfindliche und der insulinresistente, der gutartige und der rasch fortschreitende Diabetes, die wechselnde Neigung zur Glykosurie und Ketose. Verständlich wird die Eiweißempfindlichkeit des einen, die Fettempfindlichkeit des zweiten und die Kohlenhydratempfindlichkeit des dritten Kranken, die günstige Wirkung körperlicher Arbeit beim einen, die ungünstige beim anderen. Das Glykoseaequivalent des Insulins, d. h. die zur Beseitigung einer bestimmten Harnzuckermenge nötige Insulindosis, ist bei den einzelnen Kranken und während verschiedener Phasen der Krankheit verschieden groß. Vermutlich gehört auch der „Diabetes innocens", die renale Glykosurie in diesen Rahmen. Auf seine Zusammengehörigkeit mit dem echten Diabetes mellitus deuten mehrere Tatsachen: Renaler Diabetes kommt bei Angehörigen diabetischer Familien vor, kann in echten Diabetes mellitus übergehen und beim gleichen Individuum abwechselnd mit Diabetes mellitus vorkommen.

Im Mittelpunkt der diabetischen Stoffwechselstörungen steht die **Entgleisung des Kohlenhydratstoffwechsels.** Gestört ist sowohl die **Fähigkeit der Zuckerverbrennung** als auch die Fähigkeit, **Zucker im Gewebe festzuhalten,** also Glykogen zu bilden. Die Störung der Glykogenbildung betrifft in erster Linie die Leber, weniger die Muskulatur. **Insulin aktiviert die Zuckerverbrennung und den Glykogenaufbau.** An welcher Stelle des Kohlenhydratauf- und -abbaus es eingreift, wissen wir nicht genau. Seine chemische Struktur als schwefelhaltiger Eiweißkörper mit einem Molekulargewicht von etwa 35 000 ist unbekannt. Da im diabetischen Organismus die Kohlenhydrate zum großen Teil ungenutzt verlorengehen, müssen zur Deckung des Energiebedarfs in größerem Umfang Eiweiß und Fett herangezogen werden. Eiweiß und (wahrscheinlich auch) Fett werden dann in Zucker umgewandelt und in dieser Form verbrannt. Infolge der stärkeren Eiweißverbrennung steigt die Stickstoffausscheidung im Harn. Der Fettabbau bleibt (aus Kohlenhydratmangel) großenteils auf der Stufe der Ketonkörper stehen, die die Alkalireserve des Blutes vermindern und den Säuregrad und Ammoniakgehalt des Harnes erhöhen.

Das Ziel der Diabetesbehandlung ist die Wiederherstellung und Erhaltung des Kräftezustandes, der Widerstandskraft, der Arbeitsfähigkeit und der Lebensfreude. Der Kranke soll nicht auf Schritt und Tritt an seine Krankheit erinnert werden. Um das zu vermeiden, muß die Dauerkost an seine Gewohnheiten und Bedürfnisse, seine körperliche und geistige Beanspruchung und seine wirtschaftlichen Gegebenheiten so gut als irgend möglich angepaßt sein. Der Kranke muß satt werden, und zwar ohne daß man ihm eine ermüdend-einseitige Dauerernährung aufzwingt, die täglich zur Übertretung von Geboten verlockt, und ohne daß man ihn zum Diäthypochonder macht, der nur noch mit der Briefwaage neben dem Teller essen kann.

Den klinischen und stoffwechselphysiologischen Unterschieden der Wiederherstellungs-(Aufbau-) und der Erhaltungsphase entsprechend muß die **Aufbaukost** des Diabetikers notwendig eine andere Kost sein als seine **Erhaltungs- und Dauerkost.** Die Aufbaukost, beim Erwachsenen die Kost einer vorübergehenden Behandlungsphase, hat den dekompensierten Stoffwechsel auszugleichen. Das entscheidende Gewicht der Diabetestherapie liegt aber natürlich auf jener Kost, mit der der Kranke auf die Dauer leben soll.

Den Richtlinien für die Dauerkost wollen wir zwei Sätze bekannter Diabeteskenner voranstellen. „Keine Diätverordnung, keine Tagesverteilung der Mahlzeiten gilt uns als richtig, die nicht der betreffende Kranke in seiner Lage, bei seiner Arbeit, bei seiner Tageseinteilung und nicht zuletzt auch bei seinen geldlichen Möglichkeiten wirklich und erfolgreich durchführen kann und bei der er sich langfristig leistungsfähig erhält" (*Katsch*). „Maßgeblich für den Dauererfolg sind nicht diätetische Spitzfindigkeiten oder mühselige Berechnungen, sondern die Beherrschung einzelner Richtlinien und eine überwachende Betreuung des Kranken" (*Reinwein*).

Unbestritten seit 100 Jahren und bestätigt durch die Erfahrungen zweier Kriege ist die Erkenntnis, daß **brennwertarme Ernährung** die diabetischen Stoffwechsel bessert und Überernährung sie verschlechtert. Es fällt immer wieder auf, mit wie erstaunlich geringen Nahrungsmengen körperlich arbeitende Diabetiker — ganz ähnlich übrigens wie viele Fettleibige — ihr Gewicht halten können. Vor der Insulinära haben deshalb brennwertarme Kostformen, Hungertage (*Naunyn*, *von Noorden*) und Hungerkuren (*Allen*) in der Diabetestherapie eine entscheidende Rolle gespielt. Aber mit solchen Hungerkuren wurden die Kranken zwar harnzuckerfrei, jedoch keineswegs arbeitsfähig und lebensfroh. In der heutigen Diabetesbehandlung spielt brennwertarme Ernährung nur insofern noch eine Rolle, als wir Wert darauf legen, daß die Kost nicht brennwertreicher ist als zur Sicherung der Leistungsfähigkeit und Widerstandskraft unbedingt erforderlich. Die Widerstandskraft des Diabetikers leidet unter Unterernährung stärker als die des Stoffwechselgesunden, und bei chronischer Unterernährung drohen in höherem Maße die Komplikationen. Betont brennwertarme **Dauerernährung** (auch als Rohkost) ist nur bei fettleibigen Diabetikern angezeigt. Bei bettlägerigen Kranken wird man 20 bis 25 Kalorien, bei Kranken mit mäßiger Muskelarbeit 30—35 Kalorien je Kilogramm nicht unterschreiten (vgl. dazu die Werte für den Gesunden auf S. 47).

Zuckerausscheidung ist das klassische Symptom der Zuckerkrankheit. Um sie zu bekämpfen, liegt es nahe, die **Kohlenhydratzufuhr einzuschränken.** Unter dem Motto: Schonungstherapie des Pankreas, beherrschte dieses Prinzip die Diättherapie der alten Klinik. Die Erfahrung langer Jahre an unzähligen Kranken erwies, daß das Bestehenlassen von Glykosurie und Hyperglykämie den Zustand verschlechtert. Der Kohlenhydratgehalt der Kost soll deshalb „aus Sicherheitsgründen 10—20$^0/_0$ unter der tolerierten

Menge liegen . . . Über 300 g hinauszugehen, halte ich, abgesehen von Schwerarbeitern, in jedem Fall für falsch und gefährlich" (*Grafe*). In dieser relativ kohlenhydratarmen Diabetikerkost, deren Eiweißgehalt dem einer frei gewählten Kost entspricht (1 g je Kilogramm Körpergewicht, wobei manchmal Fleischeiweiß, weniger Milch- und Eiereiweiß, hinsichtlich Glykosurie und Acidose ungünstiger wirken als Pflanzeneiweiß), muß das Fett den restlichen Brennwertbedarf decken — „gleichgültig ob er 100 g oder bei Schwerarbeitern 300 g beträgt" (*Grafe*).

Kohlenhydratreiche Kostformen in Gestalt von Hafertagen oder Mehlfrüchtetagen gestatten die Anhänger der Kohlenhydratbeschränkung lediglich dem komagefährdeten acidotischen Kranken. Am „Hafertag" gab z. B. *v. Noorden* als einzige (nicht, wie oft mißverstanden wurde, als zusätzliche) Nahrung 150 bis 180 g Hafermehl, etwa 100 g Butter und unter Umständen etwas Salat und Eidotter. Die gute Wirkung der Hafertage beruht auf der langsamen Aufspaltung des Hafers im Darm, dem Fehlen tierischen Eiweißes, der Brennwertarmut (1370—1480 cal) und den umrahmenden Gemüse- oder Hungertagen („Schontagen"). Die *Falta*sche „Mehlfrüchtekur" wurde als Brei- oder Suppenkost verabreicht (6mal täglich 30 g Getreideerzeugnisse mit 30 g Fett, nach Bedarf erweitert durch etwas Obst und Gemüse). Diese beiden kohlenhydrat- und fettreichen, eiweißarmen Kostformen haben im Zeitalter des Insulins nur noch historisches Interesse.

Im Laufe der Jahre stellte sich die Zweischneidigkeit der rigorosen Hungerkuren, zu gleicher Zeit aber auch die Bedeutung des Eiweißes als Kohlenhydratbildner immer klarer heraus, so daß man sich bei der Ernährung des Diabetikers im wesentlichen auf Fett beschränkt sah. Die Konsequenz zog um das Jahr 1920 der schwedische Kliniker *Petrén* mit seiner als Dauerernährung gedachten Fett-Gemüsekost. Die Acidosegefahr erwies sich dabei geringer, als man ursprünglich befürchtet hatte; auch Gefäßerkrankungen und Gangrän traten nicht häufiger und schwerer auf als bisher. Mit der kohlenhydrat- und eiweißarmen *Petrén*-Kost wurden zweifelsohne gute Erfolge erzielt. Wegen der großen Fettmengen und ihrer Eintönigkeit erforderte sie jedoch von den Kranken ein beträchtliches Maß von Selbstüberwindung und war bei Süddeutschen mit ihrem geringeren Fettverzehr überhaupt kaum durchführbar.

So fanden denn wenige Jahre später gewisse kohlenhydratreiche fettarme Kostformen auffallend rasch Anklang. Bereits 1899 hatte *Kolisch*, ein Schüler *Naunyns*, eine kalorisch knappe kohlenhydratreiche und eiweißarme Dauerkost empfohlen. Die Berechtigung einer tageweise kohlenhydratreichen Ernährung (bei acidotischen Kranken) war ja auch in der Vorinsulinära nicht bestritten worden

(Hafertage, Mehlfrüchtetage; s. oben). Eine kohlenhydratreiche Dauerkost hatte sich aber verboten wegen der Unmöglichkeit, die dabei notwendigerweise ansteigende Glykosurie zu beherrschen. *v.Noorden* suchte seinerzeit diese Schwierigkeiten durch periodisch wechselnde Kost zu überwinden: kohlenhydratreiche, eiweiß- und fettarme Kost — kohlenhydrat- und fettarme, eiweißreiche Kost, *Falta* durch zwischengeschaltete Hunger- und Gemüsetage. Für die Dauerbehandlung erwies sich diese Zickzackbehandlung aber als praktisch undurchführbar.

Nach Einführung des Insulins griffen die Wiener Kliniker *Adlersberg* und *Porges* 1926 den alten Gedanken von *Kolisch* wieder auf und empfahlen als Dauerernährung eine kohlenhydrat- und eiweißreiche, fettarme Kost. Diese bekam vielen Kranken offenbar auch ganz ausgezeichnet, obwohl das altgewohnte Kriterium des therapeutischen Erfolges, die Harnzuckerfreiheit, keineswegs immer erreicht und sogar von Toleranzverschlechterungen berichtet wurde. Es ließ sich jedoch experimentell zeigen, daß kohlenhydratreiche Nahrung die Gegenregulationen hemmen, die Glykogenolyse in der Leber zurückdrängen und die Aufnahme des Zuckers in der Peripherie fördern kann. *Adlersberg* und *Porges* und andere Kliniker mit ihnen scheuten sich daher nicht, eine dauernde mäßige Harnzuckerausscheidung in Kauf zu nehmen.

Während hinsichtlich der Notwendigkeit, die Ketonkörperausscheidung in jedem Fall so schnell und so vollständig als möglich zu beseitigen, niemals Meinungsverschiedenheiten bestanden haben, ist über die Frage, ob bestmögliche Kohlenhydratverwertung, also möglichst stark positive Kohlenhydratbilanz oder ob Harnzuckerfreiheit und Blutzuckernormalisierung oberstes therapeutisches Ziel sein müssen, lange und heftig diskutiert worden. Die Diskussionen haben heute einen gewissen Abschluß erreicht. Entgegen der alten Auffassung von der unvermeidlichen Toleranzverschlechterung bei jeder länger anhaltenden Harnzuckerausscheidung ergaben sie, daß Zuckerausscheidungen selbst von 50 g innerhalb von 24 Stunden wochen- und monatelang bestehen können, ohne daß es dabei zu Toleranzverschlechterungen zu kommen braucht. Es gibt auch zweifellos Kranke, die sich bei geringer Zuckerausscheidung wohler fühlen als bei Harnzuckerfreiheit. Aber: „Die Harmlosigkeit einer dauernden Hyperglykämie ist bisher nicht erwiesen" (*Bürger*) und alte wie neue Erfahrungen stimmen darin überein, daß diabetische Komplikationen — Furunkulose, Gangrän, Neuritis, Lungentuberkulose — nur dann ausheilen, wenn die Stoffwechsellage kompensiert, d. h. wenn die Harnzuckerausscheidung so gut wie ganz verschwunden und das Blutzuckerniveau annähernd normalisiert ist. Sie stimmen darin überein, daß dauernde Harnzuckerausscheidung und starke Blutzuckererhöhungen die Entwicklung von Komplikationen zweifellos begünstigen. Unbestritten ist schließlich die Tatsache, daß sich die Toleranz des harnzuckerfrei eingestellten Kranken allmählich hebt, so daß man nach gewisser Zeit die Kohlenhydratzufuhr erhöhen oder die Insulinzufuhr herabsetzen kann. Toleranzverbessernde Schonung in diesem Sinn bedeutet auch die Einschaltung „strenger Tage". Toleranzverbessernd wirkt dosierte Muskelarbeit, toleranzverschlechternd sehr oft die wochenlange Bettruhe. Im Zustand der Dekompensation, der beträchtlichen Harnzuckerausscheidung und ständigen Hyperglykämie verschlechtert sich die Toleranz selbst bei positiv bleibender Kohlenhydratbilanz. Beseitigung der Harnzuckerausscheidung bis auf höchstens wenige Gramm innerhalb von 24 Stunden und Normalisierung des Blutzuckers sind mithin nach wie vor das Ziel jeder Diabetesbehandlung.

Petrén-Kost und *Adlersberg-Porges*-Kost gehören seit Einführung des Insulins der Vergangenheit an, ebenso wie alle übrigen Kostformen, die sich als Zwei-Nährstoff-Diäten durch strenge Reduzierung von Eiweiß, Fett oder Kohlenhydraten kennzeichneten. Mit einer Reihe derartiger Kostformen sind bei vielen Zuckerkranken beachtliche Erfolge erzielt worden und, obwohl die grundsätzlich günstigen Dauerwirkungen von Zwei-Nährstoff-Diäten bestritten werden, gibt es unter ihnen „tatsächlich keine einzige, die nicht namhafte Vertreter hat" (*Grafe*). Es kommt, wenn man von speziell „empfindlichen" Kranken absieht, beim Diabetiker im allgemeinen offenbar nicht so sehr auf eine ganz bestimmte Zusammensetzung der Kost an, als darauf, daß die Kost kalorisch knapp gehalten wird und in ihrem stofflichen Aufbau möglichst wenig schwankt.

„Die jeweilig optimale Kost für den Zuckerkranken läßt sich … nicht stets von vornherein ansagen, sondern kann nur im Einzelfall auf Grund sorgfältiger Untersuchungen, Beobachtungen und Überlegungen aufgebaut werden. Da aber alle diese Fragen sich noch sehr im Flusse befinden, erscheint es für die Praxis zunächst ratsam, darauf hinzuweisen, daß wohl theoretisch eine Schonbehandlung die Gegenregulation aktiviert, daß aber dieser Nachteil dadurch ausgeglichen wird, daß eine vernünftige, d. h. nicht zu lange durchgeführte Entlastung im allgemeinen eine Steigerung der Inselfunktion bewirkt. … Eine entsprechende Entlastung der Bauchspeicheldrüsen, z. B. durch Hunger oder die alte Schonungsbehandlung, gibt wohl die Möglichkeit, die Leistung der Inselzellen zu steigern, sie kann aber auch unter Umständen stimulierend auf die Hypophyse und die Nebennieren wirken, so daß es durch Anspannung der Gegenregulation zu einer vermehrten Zuckerbildung und geringeren Zuckerverwertung kommen kann. Kohlenhydratreiche Kost führt andererseits wohl zu einer Belastung des Inselorgans, da ja eine Hyperglykämie die Inselproduktion steigert, scheint aber dafür die Gegenregulation günstig zu beeinflussen, so daß es hierdurch zu einer Dämpfung kommt und daher die Neubildung und vermehrte Zuckerabgabe seitens der Leber sinkt. Soweit man es bisher überhaupt sagen kann, liegen die Verhältnisse betreffs Auswirkung auf Pankreas und Gegenregulation eigentlich stets mehr oder minder entgegengesetzt. Eine fett- und eiweißreiche, kohlenhydratarme Kost, die bei der Behandlung der Zuckerkrankheit früher so oft und mit großem Nutzen verwandt wurde, kann also unter Umständen die Gegenregulation ungünstig beeinflussen, so daß der erwartete Erfolg — Aglykosurie und Senkung des Blutzuckers — nicht eintritt. Manche Autoren neigen zu der Ansicht, daß eine unnötig fett- oder auch eiweißreiche Kost ebenfalls ungünstig wirkt, weil sie gewissermaßen die diabetogenen Faktoren ankurbelt" (*Reinwein*).

Die klinischen Erfahrungen der Vorinsulinära haben gelehrt, daß der diabetische Stoffwechsel die Anpassungsfähigkeit des Gesunden an eine nach Menge und nährstoffmäßigem Aufbau wechselnden Kost verloren hat. Es lassen sich aber mit entgegengesetzt aufgebauten Kostformen annähernd gleiche Erfolge erzielen. Kein Zweifel besteht darüber, daß man bei Verwendung einer jeden Kostform Kranke findet, bei denen mit eben dieser Kostform kein befriedigender Erfolg erzielt werden kann und bei denen eine andere, vielleicht entgegengesetzt gerichtete, sehr viel besser wirkt. Diese Beobachtungen scheinen die Anschauung zu bekräftigen, daß der Diabetes mellitus keine homogene Krankheit, sondern ein heterogenes Syndrom darstellt, in dessen Mittelpunkt bald das Inselsystem, bald ein Teil des gegenregulatorischen Systems (Hypophysenvorderlappen, Nebennierenrinde, Schilddrüse) steht und das sich, wie alle endokrinen Störungen, bei verschiedenen Kranken aus verschiedenen Kombinationen abwegiger Einzelfunktionen aufbaut. Bekannt sind die gerade für die Diabetestherapie so bedeutsamen Schwankungen während des Wachstumsalters, während der Schwangerschaft und des Wochenbetts und während des Rückbildungsalters. Daß die endokrine Reaktionslage des Diabetikers auch durch Ernährung beeinflußbar ist, zeigen die Erfolge der Ernährungstherapie.

Das Insulin (Alt-Insulin; *Banting* und *Best* 1922) und die Depot-Insuline (*Hagedorn* 1937) haben die Behandlung des Diabetes mellitus erheblich umgestaltet und früher ungeahnte Erfolge erzielen lassen. Mit Diät und Insulin kann jeder Diabetes beherrscht werden. Insulin ersetzt jedoch niemals die diätetische Behandlung; es erleichtert und ergänzt sie. Insulin ist angezeigt, bei stärkerer Acidose, bei Komplikationen aller Art (Furunkulose, Phlegmone, Infekten,

Gefäßerkrankungen, Gangrän, Katarakt), bei schweren jugendlichen Diabetikern und überall, wo allein auf diätetischem Wege eine auf die Dauer ausreichende Ernährung ohne Acidose und Glykosurie nicht erreicht werden kann. „Bei Außerachtlassung dieser von allen Autoren geteilten Auffassung liegt ein durch nichts zu beschönigender Kunstfehler vor. Es gibt keine Kontraindikation der Insulinbehandlung! Eine gewisse Vorsicht mit der Anwendung des Insulins ist nur gegeben beim Vorliegen schwerer Herz- und Gefäßleiden" (*Reinwein*).

Wesentlich dem Insulin verdanken wir den Ausbau der **Arbeitstherapie** des Diabetes. Nicht allein, daß Muskelarbeit die Zuckerentnahme aus dem Blut erhöht, die Inselsekretion anregt und die Widerstandskraft hebt. Das Bewußtsein, etwas leisten zu können, die psychischen Auswirkungen eines nutzbringenden, erfüllten Daseins sind für den therapeutischen Erfolg, d. h. für die Hebung der Toleranz und Arbeitsfähigkeit entscheidend. Diabetes ist heute nur noch in den seltensten Fällen ein Grund zur Invalidisierung.

Da Unregelmäßigkeiten und stoßweise Belastungen die Toleranz des diabetischen Organismus gefährden, ist mengenmäßig und stofflich gleichbleibende Kost bei Insulinanwendung ebenso notwendig wie bei rein diätetischer Behandlung. **Die therapeutischen Möglichkeiten des Insulins können nur in Verbindung mit darauf eingestellter Kost ausgeschöpft werden.**

Dem Diabetiker fehlt die **nötige Menge Insulin zur richtigen Zeit.** Die nötige Menge läßt sich bei dem Kranken, der zum erstenmal in Behandlung kommt, auf Grund der Harnzuckerausscheidung bei freigewählter Vollkost nur grob abschätzen. Es ist nicht so, daß eine ganz bestimmte Menge Insulin bei allen Kranken eine ganz bestimmte Harnzuckermenge beseitigt. Dieses vielgesuchte konstante „**Glykoseäquivalent des Insulins**" gibt es nicht. Im allgemeinen sinkt das Glykoseäquivalent mit steigender Insulindosis und sinkendem Kohlenhydratgehalt der Kost. Konkret gesprochen: 60 E Insulin beseitigen nicht doppelt soviel Harnzucker wie 30 E, sondern weniger; und: wenn 300 g Kohlenhydrate mit 60 E Insulin harnzuckerfrei vertragen werden, bleibt der Harn bei 150 g Kohlenhydraten und 30 E Insulin nicht mehr zuckerfrei; um die Harnzuckerfreiheit beizubehalten, sind mehr als 30 E erforderlich. Im Einzelfall muß also zunächst näherungsweise geschätzt werden, wieviel Insulin der Kranke etwa braucht. An Hand von Zuckerbestimmungen in 3—4stündigen Harnportionen wird dann die erforderliche Dosis genau festgestellt. Erst zur Feineinstellung sind einzelne Blutzuckerbestimmungen und Blutzuckertageskurven notwendig.

Ebenso wichtig wie die Injektionsdosis ist die **Injektionszeit.** Verkehrt ist der verbreitete alte Brauch, die Injektionszeit ausschließlich von der Nahrungsaufnahme abhängig zu machen ($^1/_2$—1 Stde. vor der Mahlzeit) und für alle Diabetiker auf die gleichen Zeiten festzulegen. Er spart dem Krankenhauspersonal Zeit und Gedächtniskraft, ist im übrigen aber wenig rationell. Die endogene Rhythmik des Kohlenhydratstoffwechsels zeigt sich schon beim Gesunden in periodischen Schwankungen des Blutzuckers. Beim Diabetiker sind die Schwankungen viel ausgiebiger, die Maxima und Minima größenordnungsmäßig und zeitlich individuell sehr verschieden. Es gilt, die Insulininjektionen mit der individuellen 24-Stunden-Rhythmik in Einklang zu bringen, und zwar so, daß die Hauptwirkung des Insulins (2—4 Std. nach der Injektion) in eine Phase starker Zuckerausschüttung (hoher Blutzucker, eventuell Harnzuckerausscheidung) zu liegen kommt. Geringe zeitliche Verschiebungen der Insulinverabreichung, unter Umständen kleine nächtliche Injektionen, haben oft erstaunliche Wirkungen und beseitigen Harnzuckerausscheidungen, die sonst jeder Erhöhung der Insulindosierung trotzen. Beträchtliche Insulinmengen können auf diese Weise eingespart werden. Im täglichen Leben lassen sich die optimalen Injektionszeiten aus äußeren Gründen freilich nicht immer ausnützen.

Bei freigestellter Ernährung und danach abgeschätzter Insulinisierung kommt es bald zu Unterdosierung mit Glykosurie und Acidose, bald zu Überdosierung mit hypoglykämischen Symptomen, — Zustände, die vor allem die Kreislauforgane gefährden und durch extreme Beanspruchungen der Regulationen die Toleranz schädigen.

Darin liegt die Gefahr der „freien Kost". Eine Ernährungsführung, die dem Kranken Tag für Tag die Wahl der Nahrung und Insulindosierung freistellt, bedeutet (auch bei intelligenten und zuverlässigen Kranken) wegen der ungleichmäßigen Belastungen des Stoffwechsels eine nicht zu unterschätzende Gefahr. Wir kennen das vom unbehandelten und „verwilderten" Diabetiker, der nach Belieben ißt, dabei immer mehr von Kräften kommt und geradezu nach Behandlung schreit. Die Frage der „freien Kost" ist auf Anregung des Pädiaters *Stolte* vor dem Krieg eingehend diskutiert worden. *Stolte* hielt es für richtig, beim diabetischen Kind die Insulinzufuhr seiner freigewählten Kost anzupassen und ihm alles zu essen zu geben, wonach es verlangt. Die Kinder fühlen sich dabei sehr wohl und gedeihen auch gut. Der Harn muß aber mindestens 3mal täglich auf Zucker und Aceton untersucht werden, damit die Insulindosierung auch nur einigermaßen dem jeweiligen Zustand angepaßt werden kann. Die notwendige völlige Kompensation des Stoffwechsels läßt sich bei derartigen Schwankungen von Tag zu Tag selbstverständlich nicht erreichen. Wo in der Praxis ist aber eine fortlaufende Kontrolle dieser Art zuverlässig durchführbar? Abgesehen von solchen äußeren Schwierigkeiten bleibt die höchst unerwünschte ungleichmäßige Beanspruchung der Regulationsmechanismen, und wir wissen durchaus noch nicht, ob diese Behandlungsart letzten Endes zum Nutzen der Kinder ausschlägt. Die „freie Kost" wird daher von den meisten Kinderärzten und fast allen Internisten ausdrücklich abgelehnt. Die Gefahr liegt vor allem darin, daß die Kostführung allmählich nachlässig gehandhabt wird und dann nach einer Zeit bester Entwicklung — 10 bis 20 Jahre nach Beginn der Krankheit — ein jäher Absturz erfolgt (Verschlechterung des Allgemeinzustandes, Retinopathie, diabetische Glomerulosklerose, Pyelonephritis mit Papillennekrose), der nicht selten katastrophal endet.

Etwas anderes ist die Anpassung von Kost und Insulin an wechselnde Beanspruchungen im Sommer und Winter, an Arbeits- und Ruhetage (,,elastische Kost" von *Katsch*). Hier handelt es sich keineswegs um eine ,,freie" Kost, sondern um den Wechsel zwischen zwei jeweils genau festgelegten Kostformen.

Sämtliche Versuche, von der Injektion loszukommen und das Insulin in eine peroral wirksame Form zu bringen, sind fehlgeschlagen. Niemals gelang es, das Insulin vor der Verdauung zu schützen.

Ebensowenig haben sich bisher die als Insulinersatz angebotenen Mittel behaupten können: weder Synthalin noch Sepdelen, weder Kallikrein und andere Duodenal- und Pankreasextrakte noch Hämatoporphyrin, Vitamin B_1 und Hefe, weder die (glykokininhaltigen) Bohnenschalen noch Maisnarbenextrakt, Schöllkraut und andere Pflanzen. Synthalin (Dekamethylendiguanidin; *Frank* 1926) wurde wegen seiner toxischen Nebenwirkungen auf Magen-Darmkanal und Leber in Amerika sogar verboten. Glucorment, Antikoman und Omalkan waren ebenfalls Guanidinpräparate.

Unsicher in ihrer Wirkung und praktisch bedeutungslos ist die Diabetestherapie mit Sexualhormonen, Hypophysenexstirpation, Exstirpation des Ganglion coeliacum, Splanchnicusdurchtrennung und Röntgenbestrahlung der Hypophyse, des Pankreas und der Nebennieren. Opium, früher in Form langer Kuren gegeben, kann, wie andere Sedativa, durch Abhaltung toleranzschädigender seelischer Erregungen vielleicht einmal nützlich werden.

Manchen leichten und mittelschweren Diabetikern bekommen Badekuren in Fachingen, Neuenahr und Kissingen gut. Eine therapeutische Beeinflussung der diabetischen Stoffwechsellage durch die Mineralwässer selbst hat sich trotz aller Versuche nicht überzeugend nachweisen lassen. Wahrscheinlich spielen die gleichmäßige Lebensweise, die geregelte Ernährung, die ärztliche Überwachung und die Entspannung vom Alltag therapeutisch die Hauptrolle.

Um häufige Injektionen und Stoßwirkungen zu vermeiden, suchte man nach Mitteln zur Verzögerung der Insulinresorption. (Bei langsamer stetiger Zufuhr sind beim pankreaslosen Tier die lebenserhaltenden Insulinmengen am kleinsten, obwohl doch die Insulinsekretion physiologischerweise wohl kaum gleichmäßig erfolgt, sondern zu- und abnehmend entsprechend der Nahrungszufuhr und endogenen Rhythmik). So entstanden die Insulindurante (Lösung in Lipoiden und Fetten), das Adrenalin-Insulin Novo (Adrenalinzusatz), das Insugerman (auch als Deposulin bezeichnet, durch Zusatz von Pituitrin oder Hypophysin), das Protamin-Insulin (Koppelung mit Histonen, Globulinen und Protaminen) und das Protamin-Zinkinsulin (Zinkzusatz zu Protamin-Insulin). Von den Insulinen mit verlängerter Wirkungsdauer haben sich nur das Protamin-Insulin und das Protamin-Zinkinsulin durchgesetzt. Beide stellen einen großen therapeutischen Fortschritt dar. Worauf die Wirkung des Zinkzusatzes beruht, ist unklar. Zink findet sich immerhin regelmäßig auch im kristallinischen Insulin. Depot-Insulin Hoechst enthält eine cyclische Verbindung (Surfen) statt Protamin und Magnesium anstatt Zink; auch Depotinsulin klar Hoechst und andere Klar-Insuline (im Gegensatz zu den gewöhnlichen Depot-Insulinen klare Flüssigkeiten, die erst im Gewebe ausflocken) und Nativ-Insulin (vermischt mit Begleitstoffen des Ausgangsmaterials, d. i. von Kälber-Pankreas) haben ihre klinische Brauchbarkeit erwiesen. Toxische Zinkwirkungen des Protamin-Zinkinsulins sind gar nicht, Überempfindlichkeitsreaktionen nicht häufiger als bei Alt-Insulin zu befürchten.

Infolge der langdauernden Wirkung des Depot-Insulins (und der dadurch weniger angespannten Gegenregulationen?) gestaltet sich die Depot-Insulinbehandlung in vieler Hinsicht anders als mit Alt-Insulin. In der langsam einsetzenden Dauerwirkung des Depot-Insulins seinem Vorzug, liegt gleichzeitig sein Nachteil: seine Unbrauchbarkeit bei acidotischen Kranken und Komatösen, wo es auf rasche Wirkung ankommt.

Während man bisher den Diabetiker zunächst mit dem in seiner Wirkung besser bekannten Alt-Insulin auf die Dauerkost einstellte, um später Alt-Insulin durch Depot-Insulin zu ersetzen, geht man — vom komagefährdeten Kranken abgesehen — heute immer mehr dazu über, sofort auf Depot-Insulin einzustellen. Es ist aber durchaus nicht so, daß nun jeder Diabetiker auf Depot-Insulin eingestellt werden müßte. Bei manchen Kranken, vor allem bei jugendlichen Kranken, kommt man mit Depot-Insulin überhaupt zu keinem befriedigenden Ergebnis. Wo sich der Kranke mit Alt-Insulin wohl fühlt, und der Diabetes mit Alt-Insulin gut beherrscht werden kann, soll man ruhig dabei bleiben.

Die Einstellung auf Depot-Insulin erfordert besondere Aufmerksamkeit und Vorsicht. Man beginnt mit kleinen Anfangsdosen, am zweckmäßigsten zunächst morgens. Über 50—60 E als Einzeldosis gibt man in der Regel nicht. Genügt eine einzige Injektion am Tage nicht, dann wird die erste Injektion zweckmäßig 1—1$^1/_2$ Std. vor dem Frühstück, die zweite Injektion 2—3 Std. vor dem Abendessen verabreicht. Von Depot-Insulin braucht man in der Regel weniger als von Alt-Insulin — im Durchschnitt etwa $^2/_3$ der Alt-Insulinmenge. Die Ursache liegt in der gleichmäßigeren Einstellung des Blutzuckerniveaus bei Depot-Insulin, die die Gegenregulationen weniger stark sich auswirken läßt; sie liegt vielleicht auch in einer geringeren Zerstörung des Depot-Insulins durch das Blut. Jedenfalls genügt bei vielen Zuckerkranken statt 2—3maliger Alt-Insulininjektion ein einziges Depot. Die Einstellung oder Umstellung auf Depot-Insulin wird man zwecks Vermeidung extremer Stoffwechselschwankungen und wegen der besseren Überwachungsmöglichkeiten von Ernährung, Harnbefund und Blutzucker im allgemeinen im Krankenhaus durchführen.

Gegen kombinierte Alt-Insulin-Depot-Insulin-Dauerbehandlung bestehen keine grundsätzlichen Bedenken. Sie wird vor allem in Amerika gern geübt, führt aber durch Verwechslung der beiden Insulinarten gelegentlich zu unliebsamen Zwischenfällen.

Die störenden Nebenwirkungen des Insulins fallen neben seinen unersetzlichen Vorzügen kaum ins Gewicht. Lipodystrophie und Gewebsverhärtung am Ort der Injektion, anaphylaktische Erscheinungen und Ödeme sind seltene Vorkommnisse; sie spielen praktisch keine Rolle. Ödeme zwingen höchstens zu vorübergehender Reduzierung des Insulins.

Die am ernstesten zu nehmende Nebenwirkung des Insulins ist die Hypoglykämie. Die Überdosierung keines anderen Medikaments läßt sich aber so einfach und so schnell beheben. Man muß nur die Diagnose stellen! Ist man sich nicht im klaren darüber, ob ein Koma oder eine Hypoglykämie vorliegt, dann gibt man zweckmäßig 20—30 ccm einer 10—20proz. Traubenzuckerlösung intravenös. Der Hypoglykämie-Kranke erwacht sofort, wenn er genügend Zucker bekommen hat — bei Depot-Insulin-Hypoglykämie ist die Wirkung oft nicht so prompt —, während dem Komatösen daraus kein Schaden erwächst. Es ist hier im übrigen nicht der Ort, auf die klinische Symptomatik der Hypoglykämie mit ihren vegetativen und centralnervösen Symptomen einzugehen, in denen wir den Ausdruck ungenügender Zuckerversorgung der Zellen und gegenregulatorischer Mechanismen sehen. Leichte hypoglykämische Zeichen kommen bei jedem insulinbehandelten Diabetiker gelegentlich einmal vor. Entscheidend für die Schwere der Symptome sind Geschwindigkeit, Ausmaß und Dauer des Blutzuckerabfalls. Bei der psychiatrischen Insulin-Schocktherapie mit ihren heroischen Dosen sind Todesfälle im hypoglykämischen Schock vorgekommen. Seit Einführung der Depot-Insuline sieht man hypoglykämische Erscheinungen häufiger als früher, weil die Ärzte die Handhabung der Depotpräparate noch nicht sicher genug beherrschen und die Hypoglykämie anders verläuft als nach Alt-Insulin und infolgedessen oft nicht als solche erkannt wird. Bei langsam einsetzenden Hypoglykämien nach Protamin-Zinkinsulin („kriechende Schocks") kann der Blutzucker sehr tief absinken — auf 10 mg% und tiefer —, ohne daß gegenrelatorische Symptome auftreten! Wie das Koma bedeutet auch die Hypoglykämie, vor allem natürlich die langdauernde Depot-Insulin-Hypoglykämie, in erster Linie eine Gefahr für Kranke mit Herz- und Gefäßschäden (Coronarinsuffizienz, Aorteninsuffizienz) und mit cerebraler Sklerose.

Zur Behandlung der Hypoglykämie genügen in leichten Fällen ein paar Schluck Alkohol, einige Stückchen Zucker, eine Scheibe Brot. Ist der Kranke schluckunfähig oder bewußtlos, dann bleibt nur die intravenöse Traubenzuckerinfusion (20—30proz. Lösung). Bei Depot-Insulin-Hypoglykämie muß man unter Umständen sogar zu Dauertropfinfusion in den Magen oder in die Vene greifen. Die Gesamtmenge des injizierten Zuckers richtet sich nach dem Zustand des Kranken. Mit weniger als 50 g kommt man bei schweren Hypoglykämien nicht aus; oft braucht man 100 g und mehr (am besten verteilt auf mehrere Dosen, die im Abstand von 15—30 Minuten gegeben werden). Sobald der Kranke schlucken kann, bekommt er Zucker oder andere leicht assimilierbare Kohlenhydrate per os. Trotz scheinbarer Erholung kommt es — nach Depot-Insulin-Hypoglykämie häufiger als nach Alt-Insulin-Hypoglykämie — gelegentlich zu Rückfällen, die erneute Zuckerzufuhr notwendig machen. Kranke, die sich selbst nicht genau beobachten und die Selbstbehandlung nicht beherrschen, dürfen deshalb nach ihrem ersten Erwachen aus der Hypoglykämie nicht aus ärztlicher Beobachtung entlassen und nach Hause geschickt werden. Wie zur Behandlung des Koma müssen Sympatol, Cardiazol und unter Umständen Strophanthin zur Behandlung der Hypoglykämie bereitstehen; auch hier sind ja die Kreislauforgane, vor allem das Herz bedroht. Vorsichtig sei man deshalb mit dem blutdrucksteigernden Adrenalin, das als gegenregulatorisches Hormon bei Hypoglykämie empfohlen worden ist.

Und noch ein Gesichtspunkt spielt bei der Insulinbehandlung eine Rolle. Wir erwähnten bereits die Inkonstanz des Glykoseäquivalents: die Menge Insulin, die zur Beseitigung einer bestimmten Harnzuckermenge erforderlich ist, ist nicht immer dieselbe. Es gibt nun überdies insulinempfindliche und insulinunempfindliche Diabetiker. Der extreme Zustand der Unempfindlichkeit, der jede Insulinbehandlung unmöglich machen kann, ist die absolute Insulinresistenz. Ihr liegt eine verstärkte Gegenregulation des hypophysäradrenalen Systems zugrunde, die sich manchmal erst während der Insulinbehandlung entwickelt. „Wenn man nicht geneigt ist, eine Phrase wie extrainsulärer Diabetes für eine Erklärung anzunehmen", muß man die Insulinresistenz verstehen in dem Sinn, „daß durch andauernden oder vorübergehenden krankhaften centralnervösen Einfluß das Erfolgsorgan, also in erster Linie die Leber, die Fähigkeit, Insulin zu fixieren oder auf Insulin zu reagieren, verloren hat" *(Lichtwitz)*. Insulinresistenz gibt es nach den Erfahrungen der psychiatrischen Schocktherapie auch bei Stoffwechselgesunden. Vorübergehend insulinresistent sind schwer acidotische Diabetiker, kochsalzverarmte Diabetiker, viele Diabetiker mit organischen Veränderungen der endokrinen Drüsen und Diabetiker mit akuten und chronischen Infektionskrankheiten (Sepsis, Pneumonie, Erysipel, Tuberkulose). „Auch heute ist noch nicht geklärt, ob nicht doch jede Resistenz bei entsprechender Geduld durch sehr große Insulinmengen zu durchbrechen ist" *(Reinwein)*.

Die diätetischen Erfahrungen der alten Klinik und die neuen durch das Insulin eröffneten Möglichkeiten bestimmen die heutige Form der Diabetestherapie. Sie unterscheidet sich hinsichtlich der Diät von der Vorinsulinära in der Hauptsache durch die Gewährung größerer Kohlenhydratmengen. Die Scheu vor Kohlenhydraten ist aber bei vielen Ärzten noch tief eingewurzelt. Sie bedeutet für die Kranken eine vermeidbare Unbequemlichkeit und unnötige Erschwerung ihrer Lebensweise und besteht in der alten Strenge längst nicht mehr zu Recht. Der Kohlenhydratgehalt der freigewählten Kost eines Gesunden von rund 2400 cal, 80 g Eiweiß und 90 g Fett liegt bei 300 g. Werden die Kohlenhydrate bei gleichbleibendem Energiegehalt der Kost zugunsten des Fettes gekürzt, so bedeutet das immer eine Beschränkung der Nahrungswahl, größere Einförmigkeit des Speisezettels, geringeren Sättigungswert der Nahrung infolge Verkleinerung des Nahrungsvolumens und Verteuerung der Lebenshaltung. Aus diesen Gründen neben anderen erklärt sich die größere Freizügigkeit in der Gewährung von Kohlenhydratträgern — durchschnittlich 180 g Kohlenhydrate —, in der sich heute alle Kenner des Diabetes einig sind. Kostformen mit weniger als 100 g Kohlenhydraten werden schon seit langem nicht mehr gefordert. Bei reduzierten Kranken und Schwerarbeitern müssen bis zu 300 g gegeben werden. Die Eiweißmenge (1—1,5 g je Kilogramm Körpergewicht) und die Fettmenge (50 bis 100 g Fett) dieser neuzeitlichen Diabetikerkost sind etwa die der freigewählten Kost des Gesunden. Eine solche Kost, bei der der Kranke leben und arbeiten kann, wird bis an die Grenze der Harnzuckerfreiheit und der Normalisierung des Blutzuckers mit Insulin abgedeckt.

In der Praxis rechnet man statt in Kohlenhydraten lieber in Broteinheiten, weil sich der Kranke darunter etwas Greifbares vorstellen kann. Eine Broteinheit (= 1 BE Graubrot; manche sprechen von Weißbroteinheit = WBE) entspricht 20 g Brot oder 10 g Kohlenhydraten.

Der Diabetiker verträgt Kohlenhydrate nicht in jeder Form gleich gut. Besonders gut verträglich sind sie als Hafer, weniger gut als Schwarzbrot, Graubrot und Kartoffeln, noch weniger gut als Weißbrot und Zucker. Vermutlich liegt es wesentlich an der höheren Resorptionsgeschwindigkeit und der dadurch bedingten stärkeren reaktiven Zuckerausschüttung aus der Leber, wenn z. B. Rohrzucker schlechter „toleriert" wird als Graubrot. Ob noch anderes mitspielt, etwa die Verschiedenheit der Kohlenhydratkörper, bleibe dahingestellt. Jedenfalls ist es nicht gleichgültig, in welcher Form der Diabetiker seine Kohlenhydrate zu sich nimmt. Zucker ist als besonders schlecht verträglich auf alle Fälle zu verbieten und Grahambrot — es steht bei den Diabetikern in hohem Ansehen — keineswegs in größeren Mengen erlaubt als Schwarzbrot. Des Zuckers wegen soll der Diabetiker, mindestens der schwere Diabetiker, auch auf süßes (frisches und getrocknetes) Obst verzichten. Er kann sich statt dessen mehr an Gemüse halten nach der alten Regel, daß ihm — außer Hülsenfrüchten — alles erlaubt ist, was über der Erde, alles verboten, was unter der Erde wächst. Wir halten es wegen der Vitamin B_1- und C-Verluste und der Verluste von Geschmackswerten nicht für zweckmäßig, die Gemüse auszukochen und das Kochwasser wegzugießen, um damit wenige Gramm Kohlenhydrate zu entfernen. Eine Bereicherung für die Diabetestherapie ist die kohlenhydratarme, eiweiß- und fettreiche Sojabohne.

Ehe man dem Kranken eine Austauschtabelle für Kohlenhydrate (s. S. 155) in die Hand gibt, um ihm eine selbständige Kostgestaltung zu ermöglichen, muß man sich davon überzeugen, daß eine Unverträglichkeit bestimmter Kohlenhydratträger nicht vorliegt.

Die Eiweißverträglichkeit ist gleichfalls verschieden. Tierisches (biologisch hochwertiges) Eiweiß ist im allgemeinen schlechter verträglich als pflanzliches. Gut vertragen die meisten Diabetiker das Milcheiweiß. Speziell eiweißempfindliche Kranke sind übrigens selten.

Diabetikerpräparate — das Thema taucht in der Diabetikersprechstunde oft auf — spielen meist schon aus Finanzgründen keine große Rolle. Es ist aber nötig, die Kranken darauf hinzuweisen, daß auch Diabetikermehle und Diabetikerbrote niemals in beliebiger Menge verzehrt werden dürfen. Besonders leicht assimilierbare Zuckerarten: Lävulose, Galaktose, Milchzucker, Pentosen, Glukosane (karamelisierte Zucker, Zuckeranhydrite) und andere Zuckerabkömmlinge wie Sionon (Zuckeralkohol Sorbit, $^1/_3$ der Süßkraft des Rübenzuckers) und Oxanthin (Dioxyaceton) sind für die allgemeine Praxis zu schwer erreichbar und teuer. Eine Erleichterung für die Behandlung bedeuten die synthetischen Süßstoffe: Saccharin (Sulfamidbenzoësäureanhydrid, fünfhundertmal so süß wie Rübenzucker; diuresesteigernd?), Dulcin (Phenetolcarbamid, zweihundertfünfzigmal so süß wie Rübenzucker), Sucrinetten (1 Sucrinette entspricht der Süßkraft von 2 Stück Würfelzucker) oder Natrium-Cyclamat (hitzebeständig!).

Die Kriegs- und Nachkriegsjahre stellten die Diabetesbehandlung vor neue Aufgaben. Gegen Ende des ersten Weltkriegs und während der folgenden Jahre war die Diabetesmorbidität und -mortalität stark abgesunken — eine Tatsache, die auf die brennwert- und fettarme Ernährung bezogen wurde. In Übereinstimmung damit sanken auch im vergangenen Krieg Diabetesmorbidität und -mortalität und die Häufigkeit von Komplikationen. Seit 1945 aber stieg mit dem Einsetzen der katastrophalen quantitativen und qualitativen Nahrungsverschlechterung die Neigung zu Acidose und Komplikationen an, obwohl Diabetesmorbidität und -mortalität weiter abnahmen. Bemerkenswert ist, daß bei gleichem Gesamtbrennwert (rund 2000 cal) das Fett-Kohlenhydratverhältnis der Diabetikerkost, wie es sich aus den amtlichen Zuteilungen ergibt, von 1:1,2 im Jahr 1938/39 auf 1:4,8 im Jahr 1944 absank. Sinkende Mortalität bei steigendem Kohlenhydratgehalt und gleichbleibendem Brennwert!

Während des Kriegs waren die amtlichen Zulagen für Diabetiker sehr hoch: maximal 1943 mit 500 g Fleisch, 250—400 g Fett, 250 g Käse und 5—7 Eier für die Woche! Da erfahrungsgemäß praktisch jeder Diabetiker diese Höchstzulagen bezog, ja daneben oft noch andere Zulagen, und die Kranken ein Recht auf diese Zulagen zu haben glaubten, unterschied sich die Kriegskost des Diabetikers von seiner Friedenskost so gut wie gar nicht. Von sachverständiger Seite wurde schon während der Kriegsjahre die Möglichkeit betont, den Diabetiker auf die Markenkost des „Normalverbrauchers" einzustellen. Diese belief sich 1943 auf 2030 cal mit 50 g Eiweiß, 34 g Fett und 370 g Kohlenhydrate. Unterernährte und jugendliche Diabetiker, bei denen die Kost nicht allein die Erhaltung, sondern darüber hinaus den Aufbau von Körpersubstanz ermöglichen muß, sollten die Schwerarbeiterzulagen bekommen, d. h. insgesamt 2700 cal mit 80 g Eiweiß, 52 g Fett und 460 g Kohlenhydraten. In jedem Fall war ausreichender Insulinschutz vorausgesetzt. Durchgeführt wurden diese Vorschläge indessen nicht.

Im großen und ganzen kann man sagen, daß sich die kohlenhydratreiche Kriegskost der Diabetiker gut bewährt hat. Bei vielen

10 *

brauchte trotz Erhöhung der Kohlenhydrate um 100 g und mehr das Insulin nur vorübergehend oder gar nicht erhöht zu werden, bei anderen sank der Insulinbedarf sogar ab, so daß der Insulinbedarf der Diabetiker im ganzen kaum anstieg (bei den Kranken von *Katsch* von 31,7 E je Kopf und Tag im Jahr 1939 auf 36,1 E im Jahr 1946). Die gute Verträglichkeit hoher Kohlenhydratzufuhr wurde durch die gleichzeitige Fett- und Eiweißarmut der Kost ermöglicht („Zwei-Nährstoff-Prinzip"). Der Absturz der Brennwert-, Fett- und Eiweißzuteilungen nach Kriegsschluß hat die Kohlenhydrattoleranz der Diabetiker zunächst noch weiter erhöht, den Insulinbedarf gesenkt. Die Besserung ging der Verminderung der Brennwertzufuhr jedoch nur bis zu dem Punkt parallel, wo die Eiweiß- und Fettunterernährung sich verhängnisvoll auszuwirken begann. Es mußten die alten Erfahrungen vom Nutzen einer brennwertknappen, insonderheit einer fettknappen Ernährung in dem Sinne ergänzt werden, daß — vorsichtig aus-gedrückt — auch in der Diabetestherapie „langfristige wirkliche Unter-ernährung nicht zum absoluten Behandlungsprinzip erhoben werden darf." *(Katsch.)*

Die Beurteilung der Dauerwirkung der Kost war durch die Insu-linverknappung sehr erschwert. Obwohl die amtlich „zustehenden" Insulinmengen wiederholt rigoros gekürzt wurden, wurden selbst diese oft gar nicht oder nur zum Teil beliefert, heute mit Alt-Insulin und morgen mit Depot-Insulin. Dabei mußte die beste Einstellung und der Erfolg wochenlanger Mühen verlorengehen. „Das Ansteigen der Letali-tät unter den Diabetikern infolge der Insulinverknappung ist er-schreckend" *(Katsch)*. Die Komplikationen mehrten sich. „Es geht ständig Terrain verloren" *(Mellinghoff)*. Gefährdet waren besonders die älteren Kranken, die zuletzt überhaupt kein Insulin mehr bekamen.

Man hat gefragt, ob bei allgemeiner Unterernährung der Dia-betiker überhaupt noch ein Recht auf Zulagen habe. Die Frage muß bejaht werden, weil der unterernährte Diabetiker durch Infek-tionen, besonders durch Tuberkulose, stärker gefährdet ist als der unterernährte Stoffwechselgesunde. Die Zulagen können aber, wo schon die „Normalverbraucherkost" weniger als 200 g Kohlenhydrate enthält, durchaus in Gestalt von Kohlenhydratträgern gegeben werden. *Katsch* verlangte für männliche Diabetiker mindestens 300—400 g, für weibliche Diabetiker 240—300 g Kohlenhydrate je Tag, *Siebeck* 150—200 g. Unnötig und unverantwortlich war es auf jeden Fall, wenn 1947 in Bayern der Zuckerkranke das Fünffache des „Normal-verbrauchers" an Fett, das Zweieinhalbfache an Fleisch und das Sechsfache an Käse allein in Gestalt von Zulagen bekommen konnte.

Angesichts der im ganzen recht guten Erfahrungen mit der relativ kohlenhydratreichen „Normalverbraucherkost" der Hungerjahre darf nicht verschwiegen werden, daß es Kranke gab, die trotz ausreichenden Insulinschutzes mit T o l e r a n z v e r s c h l e c h t e r u n g reagierten und sich bei kohlenhydratärmerer Kost besser befanden. Die Kohlenhydrattoleranz läßt sich ja mit Insulin nicht unbegrenzt in die Höhe treiben, weil durch Erhöhung der Insulindosierung die Gegenregulation angeregt und im Endeffekt die Stoffwechsellage verschlechtert wird. So ist die kohlenhydratreiche Kost keine Standardkost, die für jeden Diabetiker in idealer Weise paßt. Unsere Erfahrungen umfassen erst einen zu kurzen Zeitraum, um ein abschließendes Urteil zu erlauben. Vorsichtige Kliniker raten deshalb auch heute noch, die Kohlenhydratmengen insulinbedürftiger Diabetiker nicht über 250 g zu steigern.

Nach diesem Überblick über die nährstoffmäßige Zusammensetzung der Dauerkost des Diabetikers bleibt uns noch die Erörterung jener Maßnahmen, die den dekompensierten Kranken auf diese Dauerkost einstellen.

Die schwerste Form der diabetischen Stoffwechseldekompensation ist das diabetische K o m a. Die Komatherapie der Vor-Insulinära mit Hungertagen, Hafertagen und Mehlfrüchtetagen gilt heute mit Recht als überholt. Die moderne Komatherapie beginnt mit der Verabreichung großer Insulindosen. Je nach Schwere und Dauer des Zustandes geben wir 30—50 E Alt-Insulin subkutan und ebensoviel intravenös (intensivere Gegenregulation bei intravenöser Injektion!). Größere Einzeldosen sind zwecklos. Man behält dann den Kranken ständig unter den Augen. Dazu gehört nicht allein laufende Kontrolle des Harn- und Blutzuckers und der Acetonkörperausscheidung, sondern auch Beobachtung des Allgemeinzustandes, der Ansprechbarkeit und des Kreislaufs. Das intravenös injizierte Insulin beginnt sehr schnell zu wirken; dennoch ändert sich am Zustand des Kranken zunächst oft nicht viel. Wir müssen dann die Anfangsdosis unter Umständen wiederholen. Auch wenn der Kranke anspricht, geben wir kleine Dosen weiter, bis die Zuckerausscheidung annähernd verschwindet und der Blutzucker sich normalen Werten nähert. Die Schwierigkeit besteht darin, die extremen, oft ganz unvermittelt einsetzenden Schwankungen des Blutzuckers aufzufangen und den sprunghaften Verlauf der Kurve auszugleichen. *Katsch* geht „unter stärkster Verzettelung der Dosen ganz selten über 160 E in den ersten 24 Std. hinaus", eingedenk der experimentell erwiesenen Tatsache, daß mit steigender Insulinmenge der Nutzeffekt abnimmt. *Grafe* und andere dosieren viel höher. „Selbst vor Injektionen von 300—400 E auf einmal darf man nicht zurückschrecken, denn es gelingt auf diese Weise, noch Kranke zu retten, die sonst verloren wären... Wir verfügen über

Beobachtungen, in denen weit über 1000 E schließlich zum Erfolg führten ... *Joslin* berechnet für die letzten großen Serien seiner Kranken etwa 200 E im Durchschnitt in den ersten 24 Std."

Umstritten ist die theoretische Begründung und der praktische Nutzen von Zucker- und der Alkaligaben. Wir glauben, von gleichzeitigen Insulin- und Zuckergaben keinen Nutzen gesehen zu haben; die Leber des Komatösen ist ja auch keineswegs glykogenarm. Es gibt aber erfahrene Kliniker, die anderer Meinung sind. *Reinwein* z. B. verabfolgt „von vornherein Traubenzucker intravenös, wenn der komatöse Zustand schon längere Zeit bestand, wenn Verdacht auf eine Leberstörung vorliegt oder es sich um einen alten Zuckerkranken mit erhöhtem Blutdruck handelt. Falls eine perorale Zufuhr nicht möglich ist, gebe ich bis 100 g Traubenzucker intravenös, unter Umständen ist eine Dauerinfusion notwendig." Nützlich scheinen uns trotz der acidosewidrigen Wirkung des Insulins manchmal Alkalien zu sein. Im tiefen Koma oder bei unbefriedigender Insulinwirkung geben wir Natriumbikarbonat intravenös in 5—11proz. Lösung (blutisotonisch ist 1,4proz. Lösung), insgesamt 10—20 g, und glauben dabei rascheren Rückgang der Acidose und lebhaftere Diurese gesehen zu haben. Ob Alkalien das Insulin aktivieren, ist fraglich. *Grafe* hält sie für „meist überflüssig".

Zwei Dinge müssen außerdem bei jeder Komabehandlung beachtet werden: die Gefahren durch Versagen des Kreislaufs und die Verarmung an Wasser und Kochsalz. Immer noch gehen viele komatöse Diabetiker nach Behebung des Komas am Versagen des Kreislaufs zugrunde. Man muß von vornherein Gefäßmittel (Sympatol, Cardiazol, Coramin, auch Nebennierenrindenpräparate), unter Umständen Herzmittel (Strophanthin) geben. Im herannahenden Koma verliert der acidotische Diabetiker Kochsalz und Wasser durch die Nieren; Durchfälle und Erbrechen beschleunigen die Verluste und damit die Austrocknung. Die Folgen sind Oligurie bis zu Anurie, Reststickstofferhöhung („extrarenale Azotämie") und Hemmung der Insulinwirkung. Diese Zustände erfordern große Mengen physiologischer Kochsalzlösung (2—3 l subkutan) oder hochkonzentrierter (10- bis 20proz.) Kochsalzlösung intravenös. Trinken von Kochsalzlösung führt leicht zum Erbrechen. Wir geben deshalb auch nach dem Erwachen aus dem Koma das Kochsalz lieber parenteral. Kochsalz verbessert anscheinend die Wirkung des Insulins, ja man hat bei schweren Diabetikern Blutzuckersenkungen (ohne Blutverdünnung!) schon bei bloßer Verabreichung von Kochsalz beobachtet.

Fängt der Kranke wieder an zu schlucken, dann sucht man seine Essenswünsche nach Möglichkeit zu erfüllen, um überhaupt eine Nahrungsaufnahme zu erreichen. Der Acidose wegen liegt das Hauptgewicht auf den leicht verdaulichen Kohlenhydraten. Obst und Säfte werden in diesem Zustand sehr geschätzt. In den ersten Tagen des Aufbaues sind die Stoffwechselregulationen noch außerordentlich labil. Innerhalb weniger Stunden schwankt der Blutzucker oft zwischen Hypoglykämie und dem 3—4fachen der Normalwerte, und ohne ersichtlichen Grund wird der Kranke plötzlich wieder komatös. Nur mit Hilfe fortlaufender Harnuntersuchungen — mindestens alle 3 bis 4 Std. — läßt sich der Kurs halten. Kleinere, häufigere Insulindosen bevorzugen wir vor größeren; zeitlich richten wir uns nach der Harnzuckerausscheidung. In diesem Stadium ist aller Schematismus vom Übel. Hat sich bei einer im wesentlichen freigewählten, aber doch von Tag zu Tag möglichst gleichmäßig gehaltenen und in ihrer stofflichen Zusammensetzung bekannten Kost der Zustand des Kranken gehoben und einigermaßen gefestigt, dann beginnen wir mit der Umstellung auf die vorgesehene Dauerkost. Meist ist das von der zweiten Woche an möglich.

Die Umstellung nach Überwindung des Komas, überhaupt jede Einstellung auf Dauerkost, kann auf zweierlei Weise geschehen. Gemeinsam ist beiden, daß der Kranke seine bisherige Kost zunächst 1 oder 2 Tage lang beibehält und diese nach Art und Menge der Nahrungsmittel genau erfaßt wird.

Die erste Methode besteht darin, daß man mit einer eiweiß-, fett-, kohlenhydratarmen Gemüsekost beginnt, den Kranken bei dieser Kost beläßt, bis er harnzuckerfrei geworden ist, und dann unter ständiger Überwachung der Harnzuckerausscheidung, d. h. unter Vermeidung einer nennenswerten Glykosurie, ganz langsam Tag für Tag kleine Mengen von Eiweiß, Fett und Kohlenhydratträgern so lange zulegt, bis die vorgesehene Kost erreicht ist. Die Verteilung über den Tag geschieht nach Maßgabe der endogenen Rhythmik und der individuellen Erfordernisse des täglichen Lebens. Leichte Harnzuckerausscheidungen, die gelegentlich nach einer Zulage auftreten, verlieren sich oft nach 1 oder 2 Tagen, wenn weitere Zulagen gestoppt werden. Ein Warnungssignal ist der Anstieg des spezifischen Harngewichts, das der mit den üblichen Methoden nachweisbaren Harnzuckerausscheidung vorangeht und in der alten Klinik eine große Rolle gespielt hat. Verlieren Arzt und Kranke nicht die Geduld, dann verträgt der Kranke schließlich meist beträchtlich größere Mengen an Eiweiß, Fett und Kohlenhydraten als zu Beginn der Behandlung. Bei dieser Art des Vorgehens gelingt bei vielen Diabetikern die Einstellung auf eine befriedigende Dauerkost. Abgeschlossen ist sie jedoch erst, wenn sich die Toleranz unter den Belastungen des täglichen Lebens als konstant und der Kranke als leistungsfähig erwiesen hat. Man darf nicht vergessen, den Wechsel äußerer Beanspruchung in Betracht zu ziehen und den Kranken zu belehren, daß er sich an Tagen starker körperlicher Beanspruchung anders verhalten, d. h. mehr essen und weniger Insulin spritzen muß als an Tagen körperlicher Ruhe.

Stellt es sich heraus oder ist es von vornherein wahrscheinlich, daß diese Art der Einstellung nicht zum Ziel führt, handelt es sich um stark reduzierte Kranke, denen eine so knappe Ernährung, wie sie der allmähliche Kostaufbau notwendig mit sich bringt, nicht zugemutet werden kann, oder um offenbar schwere Diabetiker, dann gestaltet sich das Vorgehen anders. Die Grenze zum schweren Diabetes wird dort überschritten, wo 150 g Kohlenhydrate (entsprechend 300 g Graubrot) nicht mehr harnzuckerfrei vertragen werden. Unter Berücksichtigung der Individualität, der Lebens- und Arbeitsbedingungen setzen wir hier eine Dauerkost fest, geben diese von vornherein und stellen die Insulinzufuhr (in der Regel Alt-Insulin) so ein, daß der Harn zuckerfrei und der Blutzucker annähernd normal wird. In diesem Fall bleibt also die Kost konstant und das Insulin variiert nach Dosis und Injektionszeit. Ein häufiger Fehler des therapeutischen Vorgehens liegt in der gleichzeitigen Änderung von Kost und Insulin. Dazu sollte man sich niemals verleiten lassen, weil auf diese Weise jeder Überblick verlorengeht. Es ist keine Seltenheit, daß Diabetiker, die bei zielbewußtem Vorgehen nach kurzer Zeit in Ordnung kommen, vorher monatelang ohne Erfolg in dieser Weise „behandelt" worden sind.

Ist mit Insulin Harnzuckerfreiheit und Regularisierung des Blutzuckers erreicht, dann kann man schon nach ein paar Tagen langsam mit dem Abbau des Insulins beginnen. Nach dem Verschwinden der Glykosurie, d. h. mit dem Ausgleich der Dekompensation, hebt sich die Toleranz. Bei der Umstellung auf Depot-Insulin, die jetzt geschehen kann, nimmt man zunächst etwa $^2/_3$ der Alt-Insulinmenge und injiziert die ganze Menge in den frühen Vormittagsstunden. Mit Hilfe laufender Kontrolle der Harnzuckerausscheidung werden Menge und Injektionszeit der Stoffwechsellage angepaßt. In jedem Fall, bei Alt-Insulin wie bei Depot-Insulin, soll die Einstellung lieber eine geringe Harnzuckerausscheidung bestehen lassen, anstatt den Kranken durch zuviel Insulin den Unannehmlichkeiten hypoglykämischer Zustände auszusetzen. Kranke, die im Krankenhaus zu „spitz", d. h. mit zuviel Insulin eingestellt werden, geraten bei Wiederaufnahme ihrer gewohnten Arbeit sehr leicht in die Hypoglykämie. Jede Komplikation, jeder Infekt und jede starke seelische Erregung verschlechtert andererseits die diabetische Stoffwechsellage und erhöht den Insulinbedarf in nie genau voraussehbarer Art und Weise. Die Behandlung von schweren Diabetikern erfordert eine so genaue Überwachung von Nahrungszufuhr und Stoffwechsellage, wie sie nur im Krankenhaus durchführbar ist.

Zweckmäßige und sparsame Insulinbehandlung setzt voraus, daß die Tagesschwankungen des Blutzuckers bekannt sind („Blutzucker-Tagesprofil") und die Injektionszeiten so gelegt werden, daß das Maximum der Insulinwirkung mit dem Maximum des Blutzuckeranstiegs zusammenfällt. Häufigere und zeitlich gezielte Verabreichung kleinerer Insulinmengen bringt immer bessere Ergebnisse als ungezielte Verabreichung größerer Dosen. Auch bei dieser Einstellungsmethode wird oft nicht genügend beachtet, daß der Kranke für seinen Alltag, nicht für ein Krankenhausdasein eingestellt werden muß. Die Einstellung kann erst dann als abgeschlossen betrachtet werden, wenn sich die Stoffwechsellage in längerer Beobachtungszeit unter Alltagsbedingungen als konstant erweist. Bei vielen Kranken wirkt körperliche Arbeit insulinsparend, bei anderen, vor allen Dingen bei unvollkommen kompensierten und verelendeten Kranken, verschlechtert jedoch körperliche Anstrengung die Stoffwechsellage.

Die Einstellung eines Diabetikers erfordert nicht nur Erfahrung des Arztes und guten Willen des Kranken, sondern auch technische Möglichkeiten der Harn- und Blutzuckeruntersuchung. Die Bedeutung der Blutzuckerbestimmung wird häufig überschätzt, die der Harnzuckerbestimmung ebensooft unterschätzt. Die routinemäßige Nüchtern-Blutzuckerbestimmung besagt nicht viel. Sie ist ein Punkt einer Kurve, deren übriger Verlauf im Dämmer der Ungewißheit liegt und sie besagt noch weniger, wenn man die Kranken bis 11 Uhr vormittags hungern läßt, um dann ihren „Nüchtern-Blutzucker" zu bestimmen. Wichtig sind vergleichende Bestimmungen bei ein und demselben Kranken um die gleiche Zeit an verschiedenen Tagen — ob er vorher gefrühstückt hat oder nicht, ist weniger wichtig. Therapeutisch belangreich sind auch Blutzuckertageskurven am Ende der Einstellung, um die optimale Ausnutzung des Insulins zu kontrollieren sowie Einzelbestimmungen nach besonderen Vorkommnissen (schwerer körperlicher Arbeit, Erregung, interkurrentem Infekt). Bei der technisch viel einfacheren Harnzuckerbestimmung, die zur Einstellung im allgemeinen genügt, wird in der Regel vergessen, daß mit einer Prozentzahl nichts anzufangen ist. Was therapeutisch interessiert, ist die absolute Menge des ausgeschiedenen Zuckers.

Ein wesentlicher Grund für die noch immer hohe Mortalität des Diabetes und die unbefriedigenden Resultate der Behandlung liegt an der unvollkommenen Durchführung der bekannten therapeutischen Notwendigkeiten, in der therapeutischen Plan- und Richtungslosigkeit. Nach Erfahrungen *Grafes* — die Erfahrungen anderer Kliniker sprechen im gleichen Sinn — sterben bei klinischer Behandlung 6%, bei häuslicher Behandlung 31% der Zuckerkranken. Als die Insulinzuteilungen im Jahre 1944 um 30% und im gleichen Jahr noch einmal um 20% gekürzt wurden, stellte es sich bei klinischen Nachuntersuchungen heraus, daß das Insulin bis dahin sehr häufig zu hoch dosiert war.

Die technischen Voraussetzungen der Diabeteseinstellung sind in der hausärztlichen Praxis im allgemeinen nicht gegeben. Da der Kassenarzt dem einzelnen Kranken nicht viel Zeit widmen kann, hat sich die Gewohnheit herausgebildet, die Zuckerkranken zur Einstellung einem Krankenhaus, einer klinischen Ambulanz oder einer Diabetiker-Beratungsstelle zu überweisen. Dem Hausarzt bleibt dann die verantwortungsvolle Aufgabe der schnellsten weiteren Überwachung und Beratung. Unbedingt und auf dem schnellsten Wege ins Krankenhaus gehört der komatöse Kranke. Die Prognose des Koma verschlechtert sich mit jeder Stunde seines Bestehens.

Bei von Anfang an richtiger Behandlung braucht heute kein Diabetiker mehr an seinem Diabetes zu sterben, und viel seltener als früher bedingt Diabetes Arbeitsunfähigkeit und Invalidität. Nach den Erfahrungen der Berliner Diabetikerzentrale sind 87%, nach den Garzer Erfahrungen 90% aller Diabetiker voll arbeitsfähig. Aus diesen Erfahrungen heraus kommt den Diabetikerberatungsstellen große Bedeutung zu. Sie haben die Aufgabe, den Zustand der Kranken zu überwachen, die Ernährungs- und Insulinversorgung zu sichern, die äußeren Anforderungen mit der Leistungsfähigkeit der Kranken in Einklang zu bringen und sie immer wieder darüber zu belehren, worauf es bei der Behandlung ankommt, woher Gefahren drohen und wie diese verhütet und bekämpft werden. Intelligenten Kranken kann man eine der kleinen Aufklärungsschriften (von *Berning*, *Bertram*, *Mellinghoff* u. a.) in die Hand geben. Vorsicht ist aber auch da am Platze. Man ist oft überrascht, was aus ganz klar geschriebenen Leitfäden herausgelesen wird. Zweckmäßig ist es, dem Kranken oder seinen Angehörigen eine Austauschtabelle für Kohlenhydrate zu geben (s. Tabelle S. 155), die es ihm ermöglicht, seine Ernährung abwechslungsreich zu gestalten und den wirtschaftlichen Gegebenheiten anzupassen.

Zu den Aufgaben der Diabetiker-Beratungsstellen gehört schließlich die Diabetesprophylaxe, soweit eine solche durch erbbiologische Beratung, vielleicht auch durch Ernährungsgestaltung möglich ist. Mehr als zu allgemeiner Mäßigkeit im Essen und zur Einschränkung des Genusses von Zucker und Süßigkeiten raten, wo Zuckerkrankheit in der Familie vorkommt, können wir freilich nicht.

Tabelle 10. Austauschtabelle für Kohlenhydrate

Die Zahlen der Tabelle zeigen, daß der Kohlenhydratgehalt von frischem Obst und Gemüse, von Milch, Rahm und Käse, von Wein und Bier im allgemeinen nicht berücksichtigt zu werden braucht.

20 g Brot (= 1 Broteinheit = 1 BE = 10 g Kohlenhydrate) entsprechen:

Mehle, Teigwaren		Milch, Rahm, Käse	
Weizenmehl, Weizengrieß	14 g	Vollmilch	230 g
Roggenmehl	14 g	Magermilch	210 g
Gerstenmehl	14 g	Buttermilch	260 g
Hafermehl	15 g	Sauermilch	290 g
Buchweizenmehl	14 g	Yoghurt	270 g
Maismehl	14 g	Trockenvollmilch	29 g
Reis	13 g	Trockenmagermilch	20 g
Stärkemehl (Weizen, Maizena,		Kondensierte Milch ohne Zucker	90 g
Mondamin, Reis, Kartoffel,		Rahm, süß	300 g
Sago, Tapioka)	12 g	Rahm, sauer	400 g
Hafergrütze	15 g	Fettkäse	580 g
Haferflocken	16 g	Magerkäse	330 g
Makkaroni, Nudeln	13 g		
Kakao	35 g	Kartoffeln, Hülsenfrüchte	
Sojamehl, entölt	46 g		
		Kartoffeln, geschält	50 g
Gebäcke		Kartoffeln, ungeschält	54 g
Weißbrot	20 g	Erbsen, trocken	23 g
Grobes Roggenbrot	23 g	Linsen, trocken	20 g
Pumpernickel	25 g	Weiße Bohnen, trocken	23 g
Knäckebrot	20 g	Topinambur, geschält	80 g
Grahambrot	23 g		
Simonsbrot	20 g	Gemüse	
Weizenzwieback	15 g	Erbsen, grün, frisch	95 g
Luftbrot (*Theinhardt*)	40 g	Erbsen, grün, eingemacht	140 g
Soja-W-Brot	150 g	Schnittbohnen, frisch	180 g
		Schnittbohnen, eingemacht	350 g
Frisches Obst		Schwarzwurzeln, geschält	80 g
Äpfel	170 g	Karotten	145 g
Birnen	120 g	Gelbe Rüben, Wurzeln	115 g
Quitten	140 g	Rote Rüben, Rote Bete	140 g
Kirschen	65 g	Kohlrüben	160 g
Pflaumen, Zwetschgen	85 g	Steckrüben	210 g
Aprikosen	150 g	Teltowerrüben	85 g
Pfirsiche	190 g	Kohlrabi	250 g
Erdbeeren	190 g	Rettich	210 g
Himbeeren	200 g	Radieschen	330 g
Johannisbeeren rot und weiß	150 g	Sellerieknollen	100 g
Stachelbeeren reif	160 g		
Stachelbeeren unreif	420 g	Südfrüchte	
Preiselbeeren	170 g		
Brombeeren	180 g	Apfelsinen, Melonen	170 g
Heidelbeeren	190 g	Zitronen	2500 g
Weintrauben	60 g	Bananen	60 g

20 g Brot (= 1 BE = 10 g Kohlenhydrate) entsprechen:

Südfrüchte		Nüsse (ohne Schalen)	
Feigen, frisch	50 g	Erdnüsse	75 g
Pampelmuse	unbegrenzt	Paranüsse	310 g
Ananas	85 g	Kokosnuß	250 g

Getrocknetes Obst		Obstsäfte	
Äpfel	18 g	Himbeeren	170 g
Pflaumen, Zwetschgen mit Kern	20 g	Brombeeren	150 g
Aprikosen	18 g	Heidelbeeren	190 g
Birnen	17 g	Johannisbeeren	140 g
Feigen	17 g	Erdbeeren	210 g
Datteln mit Kern	14 g	Äpfel	85 g
Rosinen	15 g	Kirschen	100 g

Biere		Weine	
Schankbier (1938)	230 g	Deutscher Weißwein i. D.	10000 g
Exportbier (1938)	200 g	Deutscher Rotwein i. D.	10000 g
		Apfelwein	2000 g
Nüsse (ohne Schalen)		Bordeaux	5000 g
Haselnüsse	170 g	Sherry	410 g
Walnüsse	85 g	Portwein	150 g
Mandeln	85 g	Sekt, trocken	2000 g
Eßkastanien, Maronen	30 g	Sekt, süß	100 g

d) Purinarme Kost

Seitdem *Garrod* im Jahre 1847 die Anreicherung harnsauren Natriums im Blute von Gichtkranken entdeckte, spielt die Harnsäure in der Ernährung dieser Kranken eine Rolle.

$$
\begin{array}{c}
N\!=\!C\!-\!OH \\
| \quad\quad \\
HO\!-\!C \quad C\!-\!N \\
\| \quad \| \quad\quad\!\!\! \searrow C\!-\!OH \qquad \text{Harnsäure}\\
N\!-\!C\!-\!NH \quad\;\;\nearrow
\end{array}
$$

Harnsäure ist chemisch Trioxypurin. Purinkörper bestehen aus der Kombination eines Pyrimidinringes mit einem Imidazolring. Sie finden sich im Organismus entweder in glykosidischer Bindung an Kohlenhydrate (Nukleoside), in Bindung an Kohlenhydrate und Phosphorsäure (Nukleotide), als Polynukleotide (bestehend aus mehreren Mononukleotiden) oder als Nukleoproteide (Eiweiß und Nukleinsäure). Die Harnsäureanreicherung im Blut und die Harnsäureniederschläge im Gewebe waren Anlaß, bei Gichtkranken die Zufuhr aller Purine als möglicher Ausgangsstoffe der Harnsäurebildung zu beschränken.

Am purinreichsten (150—1000 mg in 100 g) sind Kalbsbries, Sardellen, Ölsardinen, Kalbs- und Rindsleber, Rindsniere, Hirn,

Fleischextrakt. 75—150 mg Purine in 100 g enthalten Speck, Rindfleisch, Kalbszunge, Leberwurst, Schweinefleisch, Schaffleisch, Kalbfleisch, Kaninchen, Wildbret, Karpfen, Dorsch, Barsch, Hecht, Schaltiere, Forelle, Ente, Gans, Rebhuhn, Fasan, Taube, Wachtel, Truthahn, Hühnersuppe, Fleischsuppe, Heilbutt, Linsen. Bis zu 75 mg Purine in 100 g besitzen Schinken, Hammelfleisch, Blaufisch, Weißfisch, Krebs, Aal, Hering, Austern, Hummer, Salm, Kutteln, Pilze, Erbsen, weiße Bohnen, Spinat, Blumenkohl, Spargel, Vollkornbrot und Vollkorngetreide, hochausgemahlenes Roggen- und Weizenbrot, Kleie, Hafergrütze. Praktisch purinfrei sind Milch und Milchprodukte, Eier, Getreide und Getreideprodukte (außer den Vollkornprodukten), alle Früchte und Nüsse, Gemüse (außer den obengenannten), Zucker und Süßigkeiten. Getränke wie Kaffee, Tee und Kakao enthalten in Gestalt des Koffeins und Theobromins methylierte Purine, die im Organismus aber nicht in Harnsäure umgewandelt werden. Da Fette die Harnsäureausscheidung vermindern, Kohlenhydrate und purinfreies Eiweiß sie erhöhen, wurde es zur Gewohnheit, Gichtkranken eine brennwertarme, an Fetten und purinreichen Nahrungsmitteln knappe Kost zu verordnen.

Neuere Erkenntnisse haben die Notwendigkeit, ja sogar die Berechtigung dieser auf chemischen Untersuchungsbefunden fußenden Behandlung in Frage gestellt. Es zeigte sich nämlich, daß der Organismus Purine synthetisieren kann, und daß die Zufuhr großer Purinmengen keinen Gichtanfall auszulösen braucht; der Anfall kann aber als allergische Reaktion durch gewisse Antigene ausgelöst werden. Allergische Erkrankungen sind bei Gichtikern und in deren Familien ungewöhnlich häufig. Gichtanfälle und andere allergische Krankheiten wechseln oft miteinander ab. Das entscheidende Antigen bzw. die entscheidenden Antigene, an Zahl und Art kaum übersehbar, gelangen beim Gichtiker offenbar entweder mit der Nahrung in den Körper — in bestimmten Weinen (Duftstoffe?, Hefeproteine?), in bestimmten Fleischsorten, in Milch, Tomaten, Spargeln, Gewürzen, Infektionserregern — oder sie entstehen als Endoallergene im Körper selbst bei körperlicher und geistiger Anstrengung, bei Erregung, bei Abkühlung, bei starker Belastung der Verdauungsorgane und vielleicht noch auf andere Weise. Wir wissen nicht, warum die allergische Reaktion bei bestimmten Menschen, eben den Gichtikern, zu charakteristischen Störungen des Harnsäurestoffwechsels führt. Die Harnsäure jedenfalls ist nicht das Gift, das letzten Endes die Gicht entstehen läßt. Bei renaler Insuffizienz der Harnsäureausscheidung bilden sich Harnsäureniederschläge im bereits krankhaft geschädigten mesenchymalen Gewebe, vor allen Dingen im Knorpel. Die höchsten im Körper je gefundenen Harnsäurekonzentrationen sind jedoch nicht imstande, gesundes Gewebe zu schädigen. Hohe Harnsäurekonzentration bedeutet noch lange nicht Harnsäureniederschlag. Bei 8 mg% Harnsäure z. B. ist das Blut bereits eine übersättigte Lösung — bei 400 mg% fällt im Tierversuch indes noch keine Harnsäure aus und die Klinik lehrt, daß Harnsäurespiegel im Blut und Gichtanfall in keiner Beziehung zueinander stehen. Wenn aber Harnsäureablagerungen und Gichtanfälle unabhängig von der Höhe der Harnsäurekonzentration im Blut und in den Geweben auftreten, dann kann man von einer Einschränkung harnsäurebildender Stoffe, von purinarmer Kost, keinen therapeutischen Nutzen erwarten.

Diese Erwartung wird von der Erfahrung bestätigt. „Die berühmte purinfreie Diät ist von den Ärzten stets höher eingeschätzt worden als von den Gichtkranken, deren Urteilsfähigkeit mehr Beachtung verdient als die anderer Kranker", schrieb 1936 ein Kliniker von Rang eines *Lichtwitz,* und *Llewellyn* meint: „Die purinfreie Diät schmeckt zu sehr nach Laboratorium". Vergleichend-therapeutische Erfahrungen über die Erfolge purinarmer Ernährung liegen nicht vor. Die Gicht, die Arthritis urica, ist, mindestens in Deutschland, zu einer seltenen Krankheit geworden. Der einzelne überblickt nur wenige Krankheitsverläufe. Wir stimmen aber mit vielen Klinikern darin überein, daß wir noch bei keinem Gichtkranken einen eindeutig auf die Purinarmut der Kost beziehbaren Heilerfolg gesehen haben, während sehr vielen Kranken selbst strengste Purinarmut der Kost nachweislich keinen Nutzen bringt. Italienische Kliniker berichteten übrigens kürzlich über gute Erfolge mit gemüsearmer fleischreicher Kost.

Der scheinbare Heilerfolg purinarmer Kost in manchen Fällen beruht vermutlich darauf, daß mit dem Entzug der purinreichen Nahrungsmittel gleichzeitig die schuldigen Allergene entzogen werden. Im gleichen Sinne wirkt sich die Beschränkung der Nahrungszufuhr im ganzen und der Entzug alkoholischer Getränke aus, den viele Ärzte in den Mittelpunkt der ganzen Gichtbehandlung stellen. Die Erfolge von Rohkost und Obsttagen, von Gemüsetagen, Safttagen und laktovegetabiler Kost erklären sich damit zwanglos. Entgegen der hergebrachten Meinung ist also eine Indikation für Beschränkung der Purinkörperzufuhr bei der Gicht anscheinend nicht gegeben.

Für die Ernährung des Gichtkranken kommt es vor allem darauf an, das anfallauslösende Allergen herauszufinden und auszuschalten (s. S. 164: allergenfreie Kost). Im übrigen hat die Erfahrung den günstigen Einfluß einer brennwertknappen, fett- und alkoholarmen Ernährung gelehrt. Bei den oft fettleibigen Kranken ist der Nutzen einleuchtend. Außerdem beschränkt die Begrenzung der Nahrungs-

und Getränkewahl die Möglichkeiten der Aufnahme von Nahrungsallergenen. Zu grundsätzlichen Verboten von Muskelfleisch und Innereien, von Kaffee, Tee und Kakao ist kein Anlaß.

Purinarme Ernährung hat man auch zur Vermeidung von Harnsäurekonkrementbildung in den ableitenden Harnwegen empfohlen. Die Vorstellungen, die diesem Vorschlag zugrunde liegen, entsprechen nicht den Tatsachen, und die klinische Erfahrung hat gezeigt, daß die Bildung von Harnsäurekonkrementen auf diese Weise nicht beeinflußt werden kann. Da es sich im übrigen um grundsätzlich das gleiche handelt wie bei den Oxalatkonkrementen, können wir auf den folgenden Abschnitt verweisen.

e) Oxalatarme Kost

Wie die purinarme Ernährung auf die Entdeckung der Harnsäureanhäufung im gichtkranken Organismus, so folgte die oxalsäurearme Ernährung auf die Entdeckung des Oxalsäurereichtums vieler Nierensteine.

Geringe Mengen Oxalsäure enthalten so viele Nahrungsmittel, daß völlige Ausschaltung jeder Oxalsäurezufuhr undurchführbar ist (s. Tabelle 11). Man verbietet bei oxalatarmer Ernährung daher gewohnheitsmäßig nur die oxalsäurereichsten Nahrungsmittel: Sauerampfer, Spinat, Rhabarber, getrocknete Feigen, Kakao und Tee. Oxalsäurefrei sind Fette, Milch, Käse und Eier.

$$\begin{array}{l} \mathrm{COOH} \\ | \\ \mathrm{COOH} \end{array} \qquad \mathrm{Oxalsäure}$$

Tabelle 11. Oxalsäuregehalt von Nahrungsmitteln

In 100 g sind enthalten (g Oxalsäure)			
Sauerampfer	3,6	Rosenkohl	0,02
Spinat	3,2	Getrocknete Feigen	1,0
Rhabarber	2,4	Stachelbeeren	0,13
Rote Rüben	0,4	Pflaumen	0,12
Bohnen, getrocknet	0,3	Erdbeeren	0,06
Kartoffeln	0,4	Kakao	4,5
Bohnen, grün	0,2	Schwarzer Tee	3,7
Endivien	0,1	Schokolade	0,9
Tomaten	0,05	Leim	0
Sellerie	0,02	Leber	0,006—0,011
Brot	0,047	Milz	0,018
Mehl	0—0,17	Lunge	0,011
Krebse — Äpfel	Spuren	Muskulatur	Spuren
Thymus	0,011—0,025	Kaffee	0,1

Die Oxalsäure von Harn und Galle stammt zum größeren Teil aus der Nahrung, zum kleineren aus dem Gewebestoffwechsel (oxydativer Abbau von Kohlenhydraten?, oxydative Desaminierung des Glykokolls?) und der Lebenstätigkeit der Darmbakterien. Die tägliche Oxalsäureausscheidung liegt im allgemeinen zwischen 20 und 30 mg, kann aber bis über 1000 mg ansteigen. Die Resorption der Oxalsäure hängt vom Calciumgehalt der Nahrung und vom Salzsäuregehalt des Magensaftes ab in dem Sinn, daß schwer lösliches Calciumoxalat unresorbierbar ist und Salzsäuremangel die Resorption hemmt. Im Gewebe kann bei vegetativen Gleichgewichtsstörungen und manchen Krankheiten — Kreislaufdekompensation, Niereninsuffizienz, chronischen Erkrankungen der Verdauungsorgane — die Oxalsäurebildung ansteigen. Andererseits wird ein Teil der aus der Nahrung stammenden Oxalsäure von Darmbakterien zerstört. Der menschliche Organismus hingegen kann Oxalsäure nur sehr schwer oder gar nicht abbauen.

Aus alledem ergibt sich, daß die Oxalsäureausscheidung im Harn nicht einfach mit der peroralen Oxalsäurezufuhr steigt und fällt, sich bei verminderter Zufuhr also keineswegs notwendig vermindert. Hinsichtlich seines Oxalsäurestoffwechsels verhält sich der Nierensteinkranke nicht anders als jeder Gesunde und physikalisch-chemisch ist jeder Harn eine übersättigte Oxalsäurelösung. Jeder Harn und jede Galle enthält auch konkrementfähige Stoffe wie Urat, Phosphat, Calcium, Magnesium, Cholesterin und Bilirubin in übersättigter Lösung, so daß die Vorbedingungen für Niederschlagsbildung immer gegeben sind. Übersättigungsgrad sowie Säuregrad bedeuten jedoch für das Zustandekommen von Sedimenten und Konkrementen nicht viel. Bei stärkster Übersättigung können Oxalsäure und andere konkrementfähige Stoffe vollständig gelöst sein; sie können aber auch schon bei geringer Übersättigung als Sedimente und Konkremente ausfallen. Entscheidend für die Bildung von Niederschlägen sind die Schutzkolloide, d. h. jene kolloidalen Stoffe, durch die die konkrementfähigen Stoffe in Lösung gehalten werden. Ihre Bildung oder Ausscheidung ist beim Nierensteinkranken gestört. Näheres über die Schutzkolloide ist zwar nicht bekannt. Ihre Quantität und Qualität wird aber jedenfalls nicht durch den Oxalsäuregehalt der Nahrung gesteuert.

Was für die Oxalsäurekonkremente gilt, gilt im übrigen auch für die Harnsäurekonkremente: keine Parallelität zwischen Harnsäurezufuhr und Harnsäureausscheidung, bakterielle Harnsäurezersetzung im Dickdarm, normaler Harnsäurestoffwechsel des Nierensteinkranken, Harnsäureübersättigung jeden Harnes, Abhängigkeit der Sediment- und Konkrementbildung von den Schutzkolloiden.

Das Verbot oxalsäurereicher Nahrungsmittel bei Oxalurie und Oxalatkonkrementbildung läßt sich also pathophysiologisch nicht begründen. Unter dem Eindruck der Ergebnisse der Harnchemie war die alte Klinik von der Heilsamkeit oxalsäurearmer Kost von vornherein fest überzeugt. Im Laufe der Jahre ließ sich aber immer weniger verheimlichen, daß diese Behandlung weder therapeutisch noch prophylaktisch von merkbarem Nutzen war. „Auch bei völliger Freihaltung der Nahrung von Oxalsäure und Oxalsäurebildnern über viele Jahre hin bekommen Kranke mit Oxalsäurediathese immer wieder Schübe mit Oxalämie und Oxalurie und nicht selten bilden sich die typischen rauhen Oxalsäuresteine ... Die exogene Oxalsäure gibt keinen Anlaß zur steten Neubildung von Oxalsäuresteinen" (*Oettel* 1944). „Die Bildung von Oxalatsteinen ist diätetisch kaum zu vermeiden" (*Krehl* 1933). Brauchbare vergleichende therapeutische Untersuchungen über die Behandlung Nierensteinkranker mit und ohne oxalsäurearmer (bzw. mit und ohne harnsäurearmer) Kost existieren nirgends. Dennoch wird das Verbot oxalsäurereicher Nahrungsmittel treu und brav von einem Lehrbuch ins andere übernommen, und aus alter Gewohnheit wird oxalsäurearme Kost unentwegt jedem Kranken mit Oxalurie und Oxalatkonkrementen verordnet. Wenigstens entsteht dem Kranken dadurch kein Schaden, nur Unbequemlichkeit und Mühe — vorausgesetzt, daß er sich überhaupt an die Vorschrift hält.

Es wäre auch an der Zeit, auf die säureüberschüssige Kost bei Phosphatsteinen, auf die eiweißarme Kost bei Cystinsteinen und auf die purinarme Kost bei Xanthinsteinen offiziell zu verzichten. Die Praxis hat es angesichts der Nutzlosigkeit schon lange getan. Kranke mit Harnsteinen sollen reichlich trinken, um durch lebhaften Harnfluß aufsteigenden Infektionen nach Möglichkeit vorzubeugen und kleine Steine auszuschwemmen. Vielleicht spielt das Vitamin A genetisch eine Rolle. Die Therapie und Prophylaxe der Nierensteinkrankheit geht im wesentlichen aber über das vegetative System, nicht über die Nahrung.

f) Gewürzarme Kost

Der ernährungsphysiologische Begriff Gewürze umfaßt Nahrungsmittel, deren Gemeinsamkeit darin besteht, daß sie wegen ihrer duftenden und schmeckenden Stoffe begehrt werden. Der Brennwert der Gewürze fällt nicht ins Gewicht. Auffallend hoch liegt der Vitamin C-Gehalt mancher Gewürzkräuter (Tabelle 12, S. 164).

Herkömmlicherweise unterscheidet man ausländische Gewürze und einheimische Gewürze oder Küchenkräuter (s. auch S. 402). Zu den Gewürzen im weiteren Sinn rechnen auch Kochsalz,

Zucker, Essig, Fleisch-, Hefe- und Tomatenextrakt und konzentrierte Fruchtsäfte. Diätetisch gleichzusetzen den Duft- und Schmeckstoffen der Gewürze sind jene Duft- und Schmeckstoffe, die jedes Nahrungsmittel enthält und die zum Teil erst bei der Zubereitung entstehen. Die meisten bilden sich beim Braten, Backen und Rösten („Röstprodukte"), andere bei der Fäulnis (z. B. im Käse), bei der Säuerung (z. B. im Sauerkraut) oder bei der alkoholischen Gärung.

Die Gewürze können auf die Verdauungsorgane wirken, nach der Resorption auf gewisse Funktionsabläufe des intermediären Stoffwechsels und schließlich, sofern sie nicht vollständig verbrannt werden, auf die Ausscheidungsorgane. Diese verschiedenen Möglichkeiten müssen bei jedem Gewürz in Betracht gezogen werden. Man kann niemals Gewürze in toto erlauben oder verbieten, sondern nur einzelne Gewürze oder Gewürzgruppen. Von einer rationellen Therapie sind wir freilich noch weit entfernt, da wir vom chemischen Aufbau und den physiologischen Auswirkungen der einzelnen Stoffe noch nicht sehr viel wissen, und vieles Landesübliche und durch Gewohnheit Geheiligte auf roher und unkritisch ausgewerteter Empirie beruht.

Wegen der unmittelbaren Reizwirkung vermeidet man bei akut-entzündlichen Krankheiten von Mund- und Speiseröhre scharfe, „brennende" Gewürze wie Senf, Pfeffer, Meerrettich. Bei Gastritis und Magen- und Duodenalgeschwür wird — aus theoretischen Vorstellungen heraus, nicht auf Grund klinischer Erfahrung — der Entzug von Gewürzen im allgemeinen sicher zu weit getrieben. Unter dem Motto „reizlose Diät" bekommt der Kranke wochenlang eine so fade Kost, daß sie ihn nach kurzer Zeit anwidert und ihm jede Lust am Essen verdirbt. Wahrscheinlich wären die Ärzte mit solchen Verboten weniger rasch bei der Hand, wenn sie sich darüber klar wären, was es bedeutet, wochen- und monatelang auf die Freuden des Essens verzichten zu müssen.

Speichel- und Magensäurelocker sind Pfeffer, Paprika, Senf, Meerrettich, Nelken, Fleisch- und Hefeextrakte, Röststoffe und (in höherer Konzentration) das Kochsalz. Pfeffer, Senf, auch Pfefferminze scheinen die Magenresorption anzuregen, Zucker (in hoher Konzentration) die Magensekretion zu hemmen. Wenn spezielle Unbekömmlichkeiten und Unverträglichkeiten fehlen — die individuellen Unterschiede sind erstaunlich groß —, dann besteht bei Reizzuständen im Bereich der oberen Verdauungswege kein Anlaß, mehr als die eben genannten Würzstoffe aus dem Speisezettel zu streichen. Dabei kann man sich noch die „entschärfende" Wirkung des Kochsalzes zunutze machen. Am gebräuchlichsten ist sie beim Salzen des Rettichs: durch Zerstörung der Zellstruktur des Rettichs wird unter dem Einfluß der Myrosinase ein Senföl freigesetzt, das dem Rettich seine „Schärfe" gibt. Streut man Salz auf die Schnittfläche, dann entsteht hypertonische Kochsalzlösung, die Wasser und mit ihm Senföl herauszieht, d. h. den Rettich entschärft. Rettich regt die **Motorik der Gallenwege** an, Senf und Pfeffer vielleicht die **Pankreassekretion**. Kochsalz fördert die Verzuckerungsgeschwindigkeit und Verzuckerungsfähigkeit der **Speichel- und Pankreasdiastase**, die **Zuckerresorption** und möglicherweise die **Darmmotorik**.

Was für die Diätetik im allgemeinen gilt, das gilt für die Diätetik der Würzstoffe ganz besonders: Jeder Schematismus ist vom Übel. Wie wenig wird schon jenes einfache und daher allgemein so beliebte Verfahren den tatsächlichen Erfordernissen und Bedürfnissen gerecht, das die Diätetik nach den Säureverhältnissen des Magensaftes orientiert etwa nach dem bequemen Schema: Subacidität, also „Säurewecker", Superacidität, also keine „Säurewecker"! Fasziniert von der scheinbaren Logik in diesem Vorgehen hat man jahrzehntelang gar nicht gemerkt, daß die klinische Erfahrung, wenn man nur zu sehen versteht, etwas ganz anderes lehrt.

Von den Auswirkungen der Würzstoffe auf **intermediäre Stoffwechselvorgänge** wissen wir nichts Zuverlässiges, obwohl doch die Gewürze seit Jahrhunderten Bestandteile der Pharmakopöe sind, und an ihren „anregenden", „roborierenden", „tonisierenden" Fähigkeiten kein Zweifel besteht.

Gelegentlich ist die **Ausscheidung** von Würzstoffen oder ihren Abbauprodukten mit unangenehmen Erscheinungen verbunden. Harmlos und meist nur von den Nebenmenschen störend empfunden ist der Knoblauchgeruch der Atemluft. Die Beobachtung, daß sich cystitische und pyelitische Symptome nach Senf, Pfeffer, Paprika, Curry, Meerrettich, Sellerie, Kümmel und gewissen alkoholischen Getränken verstärken — die Verstärkung beruht wahrscheinlich auf schleimhautreizenden ätherischen Ölen, die im Harn erscheinen —, gab Anlaß zu **Verbot aller Gewürze bei Cystitis und Pyelitis**. Das ist sicher nicht berechtigt. Gewiß sollen jene Gewürze, die entzündliche Erscheinungen verschlimmern, gestrichen werden. Es besteht aber nicht die **mindeste Veranlassung, jedem Nierenbecken- und Blasenkranken sämtliche Gewürze einschließlich Essig und Kochsalz zu verbieten**! Essigsäure z. B. wird restlos verbrannt und Kochsalzentziehung ist nur bei gewissen Nierenkranken notwendig, niemals aber bei Kranken mit Nierenbecken- oder Blasenentzündung.

Die Verwendung und Entziehung von Gewürzen beruht heute in der Hauptsache auf klinischer Erfahrung. Von einer rationellen Therapie können wir noch nicht sprechen. Ihr Ausbau gehört zu den wichtigsten

11*

Tabelle 12. Vitamin C-Gehalt von Würzkräutern
(mg in 100 g)

Petersilie	185	Schnittlauch	40
Paprika	180	Borretsch	38
Kerbel	115	Fenchel	30
Pimpinelle	80	Liebstöckl	28
Meerrettich	70	Tomate	24
Pfefferminze	60	Thymian	9
Senfsamen	44		

Zukunftsaufgaben der Diätetik. Gewürzarme Kost im Sinne eines Verbotes aller Gewürze ist niemals notwendig. Reizlosigkeit und Geschmacklosigkeit sind nicht Kennzeichen einer Heilkost, sondern einer unfähigen Küche.

g) Allergenfreie Kost

In der Klinik der allergischen Krankheiten spielen Nahrungsmittel als krankheitsauslösende Allergene (Antigene) eine Rolle. Eine vollständige Aufzählung alles dessen, was hier schon als „Nutritives Antigen" beobachtet worden ist, würde zu weit führen. An Häufigkeit stehen Milch und Milchprodukte obenan. Es folgen Muskelfleisch und Innereien von Warmblütern, Kaltblüterfleisch, Eier und schließlich in weitem Abstand eine Reihe pflanzlicher Nahrungsmittel: Nüsse, Stachelbeeren, Erdbeeren, Himbeeren, Weintrauben, Bananen, Tomaten, Sellerie, Spinat, Kohl, Zwiebeln, Spargel, Mais, Reis, Hafer, Buchweizen, Kakao und Schokolade. Da die Versuche, die allergische Reaktion allein durch Dämpfung der Reaktionsbereitschaft des Organismus zu bekämpfen, auf die Dauer zu keinem befriedigenden Ergebnis führen, die Beseitigung des Krankheitszustandes vielmehr an die Fernhaltung des anfallauslösenden Stoffes gebunden ist, bleibt nichts übrig, als systematisch nach dem schuldigen Antigen zu suchen. Freilich führt in vielen Fällen, vor allem in lange bestehenden Fällen mit mehrfacher Überempfindlichkeit, selbst intensivstes Suchen nicht zum Ziel. Die pathogene Wirkung eines Nahrungsmittelantigens geht vom Verdauungskanal aus. Um eine solche nachzuweisen, müssen die verdächtigen Stoffe mit den Verdauungsorganen in Berührung gebracht werden. Es ist nicht gesagt, daß ein Nahrungsmittelantigen auch von der Haut oder den Atemwegen aus pathogen wirkt. Als zweckmäßigste Art des Suchens hat sich die Umstellung des Kranken auf eine Kost bewährt, deren Allergenfreiheit angenommen werden darf. Im allgemeinen wird diese Forderung von einer rein pflanzlichen Rohkost erfüllt. Noch sicherer allergenfrei ist eine aus Tee und Wasserzwieback oder Tee mit Zucker bestehende Kost.

Wird der Kranke bei dieser Ernährung im Laufe von 1 oder 2 Wochen beschwerdenfrei oder geht es ihm doch deutlich besser, dann liegt die Annahme eines Nahrungsmittelantigens als Ursache des allergischen Zustandes sehr nahe. Sicher erwiesen ist sie freilich damit noch nicht, denn jede Kostumstellung kann die Reaktionsfähigkeit des Organismus beeinflussen und verändern. Zeigt sich ein günstiger Erfolg der allergenfreien Suchkost, dann legt man nacheinander jene Nahrungsmittel zu, die im Verdacht stehen, das auslösende Antigen zu enthalten und achtet dabei auf das Wiederauftreten allergischer Erscheinungen. Wo nach einwandfreier Feststellung einer Nahrungsmittelallergie unspezifische diätetische Maßnahmen oder aktive Immunisierung nicht zum Ziele führen, bleibt nur der strenge Entzug des schuldigen Antigens.

h) Kochsalzfreie Kost

Weithin auf der Erde haben die Menschen seit Urzeiten ein Verlangen nach Salz gezeigt. Wo Salz fehlt, gilt es als Kostbarkeit. Im Alltagsbrauchtum, in Märchen und Sagen und in der religiösen Symbolik begegnet es uns. In allen Ländern stieg im Laufe des letzten halben Jahrhunderts die Salzförderung ganz erheblich.

Auf der anderen Seite fehlt es nicht an warnenden Stimmen. „Der übliche Kochsalzzusatz ist in der Regel so groß, daß er im Laufe der Jahre zur Schädigung der Gesundheit und der Konstitution beiträgt... Soll eine Nahrung hergestellt werden, die in allen Faktoren auf den höchsten Heilwert hinaufsteigt, so muß auch der Kochsalzzusatz wegfallen" *(Bircher-Benner)*. *R. Berg* hält die Dauerzufuhr von täglich 20 g Kochsalz für „reinen Wahnsinn" und *Riedlin* sieht im Kochsalz „die Ursache vieler chronischer Nierenkrankheiten"; die Chlorose ist nach seiner Meinung eine chronische Salzvergiftung und „der Salzmißbrauch trägt zur Entartung der Rassen bei". Ein Nahrungsbestandteil, dessen Charakterbild, von der Parteien Gunst und Haß verwirrt, so stark schwankt und dessen Entziehung in der Krankenernährung eine so große Rolle spielt, muß wohl Anlaß geben, sich über seine Bedeutung Rechenschaft abzulegen.

Gibt es beim gesunden Menschen tatsächlich Kochsalzschäden? Kann das Kochsalz selbst krank machen oder läßt es nur eine bestehende Krankheitsbereitschaft in Erscheinung treten? Gewiß: Kochsalz wirkt pathogen, indem es Erbrechen macht: 1 Eßlöffel Salz auf 1 Glas Wasser ist ein volkstümliches Brechmittel. 500—1000 g Kochsalz sollen tödlich sein, wenn man sie sich innerhalb kurzer Zeit mit wenig Wasser einverleibt. Das Kochsalz unterscheidet sich hier aber nicht von vielen anderen Stoffen (zu denen letzten Endes auch Wasser und Zucker gehören). „Dosis facit venenum."

Ohne Zweifel kann kochsalzreiche Kost Ödeme und Ergüsse verstärken oder hervorrufen. Wir sehen das bei Herz- und Nierenkrankheiten, bei der Leberzirrhose, bei der Hungerdystrophie und beim Insulinödem. Wir kennen aber keine Beobachtung, die beweist, daß gewohnheitsmäßig reichlicher Kochsalzverzehr etwa zu essentieller Hypertension führt. Nur dann, wenn die Krankheit bereits besteht, scheint kochsalzreiche Kost den Blutdruck in die Höhe treiben zu können. Es ist bei der Blutdruckkrankheit mit dem Blutdruck dasselbe wie bei den Ödemkrankheiten mit dem Ödem. Unter dem Einfluß von Kochsalz treten krankhafte Störungen nur dann auf, wenn der Organismus gleichzeitig anderen Schäden ausgesetzt ist oder wenn andere Schädigungen bereits zu Funktionsstörungen geführt haben.

Eine individuelle Disposition dieser Art gilt auch als Voraussetzung des „Kochsalzfiebers", das bei Säuglingen nach abnorm hohen Kochsalzgaben auftritt. Es hat die charakteristischen Zeichen des infektiösen Fiebers (Steigerung der Wärmebildung und des Eiweißzerfalls) und wird auf Störungen der vegetativen Regulationen zurückgeführt. Die Behauptungen, maligne Gewächse, Nierenleiden u. a. m. kämen vom Kochsalz, hängen völlig in der Luft.

Kochsalz kann unter bestimmten Bedingungen krankhafte Störungen verschlimmern oder in einem kranken Körper krankhafte Störungen hervortreten lassen; ohne andere krank machende Einflüsse dagegen ist das Kochsalz nicht pathogen. Gefährlich ist es vor allem, wenn es die Minderwertigkeit von nicht mehr frischem Fleisch, von verdorbenen Kartoffeln und anderen Nahrungsmitteln verdecken hilft. Diese indirekte Gesundheitsschädigung ist ungleich weiterverbreitet als die direkte Beteiligung des Salzes an der Entstehung krankhafter Störungen.

Warum haben wir überhaupt ein Bedürfnis nach Kochsalz? Der Physiologe *Bunge* hat in den 70er Jahren des vergangenen Jahrhunderts die Meinung vertreten, das Salzbedürfnis hinge mit der Pflanzenkost zusammen. Die kaliumreiche und natriumarme Pflanzenkost lasse den Organismus an Natrium verarmen. *Bunge* hielt es für bedeutsam, daß derselbe Unterschied wie bei Pflanzen- und Fleischfressern „auch unter den Menschen sich geltend macht, indem zu allen Zeiten und in allen Ländern diejenigen Völker, welche fast ausschließlich von animalischer Nahrung leben — Jäger, Fischer, Nomaden —, Salz entweder gar nicht kennen oder, wo sie es kennenlernen, verabscheuen, während die vorherrschend von Vegetabilien sich nährenden Völker ein unwiderstehliches Verlangen danach tragen". Diese Theorie hat sich als unzutreffend herausgestellt. Einmal gibt es nämlich vorwiegend von Pflanzenkost lebende vollkräftige Völkerstämme, die regelmäßigen Kochsalzgebrauch nicht kennen. Ihre „Kochsalzersatzmittel", meist Pflanzenaschen, enthalten außer Natrium beträchtliche Mengen von Kalium, und Kochsalzersatzmittel genau gleicher Art gebrauchen auch Völker, die vorwiegend von Fleisch leben. Sodann kennen die von (kaliumarmen) Reis lebenden Völker Ostasiens das Salz schon seit Jahrtausenden, und Salz ist bei manchen Völkern mit sehr hohem Fleischverzehr ein durchaus gebräuchlicher Nahrungsbestandteil. Schließlich führt hohe Kaliumzufuhr (entgegen *Bunges* Meinung) nur anfänglich zu überschießender Natriumausscheidung; bei gleichbleibender Kaliumzufuhr wird dieses überschießend ausgeschiedene Natrium später wieder eingespart. In den zu kurzfristigen Versuchen *Bunges* konnte diese Tatsache nicht in Erscheinung treten.

Näherliegend scheint es, das Kochsalzbedürfnis mit Beziehungen zwischen Kochsalz und Kohlenhydratumsatz in Zusammenhang zu bringen. Der finnische Ernährungsphysiologe *Ehrström* glaubte feststellen zu können, „daß das Salz seinen Einzug als bedeutungsvoller und integrierender Teil der Nahrung erst mit der Ackerbaukultur hielt, wo ein beträchtlicher Teil des Kalorienbedarfs durch Kohlenhydrate vertreten wurde". In darauf gerichteten Untersuchungen hat sich nun zeigen lassen, daß Kochsalzzusatz zur Nahrung, z. B. zu einem Gericht von Kartoffeln, die Verzuckerungsgeschwindigkeit und (vom Magen aus) die maximale Verzuckerungsfähigkeit der Speicheldiastase erhöht. Die Beschleunigung der Verzuckerungsgeschwindigkeit ist am größten bei jenen Salzkonzentrationen, die der Esser als geschmacklich optimal empfindet. Kochsalz erhöht außerdem die maximale Verzuckerungsfähigkeit der Pankreasdiastase. Salzkonzentrationen, die noch eine deutliche Aktivierung der Speicheldiastase bewirken, hemmen indes bereits die Pankreasdiastase — eine verständliche Erscheinung im Hinblick auf die unterschiedlichen „Arbeitsbedingungen" der beiden Fermente. Es scheint weiterhin das Kochsalz die Leberdiastase zu aktivieren, und zwar dann, wenn das Gleichgewicht Diastase-Insulin zugunsten des letzten verschoben ist; unter entgegengesetzt gerichteten Bedingungen aktiviert es das Insulin. Endlich greift Kochsalz unter Mitwirkung von Phosphorsäure und Nebennierenrindenhormon in die Kohlenhydratresorption ein: 1%ige Glykoselösung wird schneller resorbiert, wenn sie kleine Mengen von Kochsalz enthält.

Die biologische Bedeutung des Kochsalzes, die sich subjektiv als Kochsalzverlangen kundgibt, beschränkt sich aber nicht auf den Kohlenhydrathaushalt. Aufschlußreich sind da Beobachtungen bei Salzmangelzuständen. Gesunde Menschen geraten durch strengstmöglichen Kochsalzentzug — kochsalzfreie Kost bei gleichzeitig extrem gesteigerter Kochsalzabgabe durch Nieren und Haut — in einen Zustand allgemeiner Schwäche, Müdigkeit und Gleichgültigkeit, Appetitlosigkeit mit Abstumpfung der Geruchs- und Geschmacksempfindungen und Arbeitsunlust mit Kopfschmerzen und Schwindelanwandlungen.

Da die Niere kein reines Wasser ausscheiden kann und durch reichliche Zufuhr von reinem Wasser zu beträchtlicher Kochsalzausscheidung gezwungen wird, kann der kochsalzarm ernährte Organismus noch kochsalzärmer und damit notwendig auch noch wasserärmer gemacht werden, wenn man ihm reichlich Wasser und kein Salz zuführt. Er kann seinen Wasserbestand nicht wieder auffüllen, solange ihm nicht genügend Kochsalz zur Verfügung gestellt wird; bei Überschwemmung mit großen Mengen reinen Wassers wird er nur immer noch kochsalz- und wasserärmer. Subjektiv: der Mensch hat Durst, kann seinen Durst mit Wasser allein aber nicht stillen. Ein Beispiel ist der Durst am Morgen nach der Kneipe. Der durch die Bierdiurese kochsalzarm gewordene Körper ist nicht mehr in der Lage Wasser festzuhalten. Sein Wasserbestand kann nur mit Wasser und Salz wieder ergänzt werden, wobei Salzhering und Salzbrezel diese Funktion erfüllen können. Ein anderes Beispiel ist der Durst nach starkem Schwitzen im Gebirge, der bekanntlich mit Quellwasser allein nicht gestillt werden kann, ja durch vieles Wassertrinken nur noch schlimmer wird.

Wo sich der Zustand der Kochsalzverarmung sehr rasch entwickelt — bei Hitzearbeitern in der Industrie und Schiffsheizern —, treten Krämpfe und Verwirrungszustände auf, „Hitzekrämpfe", die unter Kochsalzbehandlung rasch verschwinden. Daß es bei Krankheiten sowohl zu Kochsalzverlusten nach außen kommen kann (Diabetes insipidus, Nebenniereninsuffizienz) wie auch zu Kochsalzverschiebung und Kochsalzfixierung im Gewebe, die ebenfalls auf einen Mangel an verfügbarem Kochsalz hinausläuft (bei Pneumonie und anderen fieberhaften Krankheiten, bei Verbrennungen, postoperativen Zuständen, Strahlenschädigungen, manchen Leber- und Nierenkrankheiten und Diabetes mellitus), sei nur eben erwähnt. Das klinische Zustandsbild des Salzmangels ist vom speziellen Entstehungsmechanismus unabhängig. Gleichlaufend mit den subjektiven Störungen finden wir Wasserverarmung der Gewebe, Gewichtsabnahme, trockene faltige Haut, Muskelkrämpfe, Erregungszustände, Absinken von Blutmenge und Blutdruck, Erhöhung der Blutviskosität und Verlangsamung der Blutumlaufsgeschwindigkeit. In schweren Fällen entwickeln sich Störungen des Eiweißstoffwechsels mit Reststickstofferhöhung im Blut — Salzmangel-Azotämie —, die ihrerseits Erbrechen auslösen und, ein circulus vitiosus, den Mangelzustand weiter verschlimmern. Heilmittel der Wahl ist immer das Kochsalz, das allein den Zirkel durchbricht.

Wir berühren hier noch einmal die Zusammenhänge zwischen Würzstoffen und Leistungsfähigkeit. Kochsalz steht quantitativ an erster Stelle unter allen Gewürzen und ist uns selbst in Notzeiten erhalten geblieben. Während der Blockade 1915—1920 und in den Jahren nach 1944 stieg der Kochsalzverzehr in Deutschland sprunghaft an, parallel mit der fortschreitenden Reizlosigkeit und Eintönigkeit der Kost. Ein Tagesverzehr von 80 g Salz je Kopf und Tag, etwa das 6—8fache der Friedensmenge, ist durch Bestimmung der Harnausscheidung in einzelnen Fällen nachgewiesen worden.

Das gleiche Salzbedürfnis wie der Mensch zeigen viele Tiere, und die Tierzüchter wissen, daß die pflanzenfressenden Haustiere (Rind, Pferd, Schaf, Schwein) und die pflanzenfressenden Wildtiere (Rot- und Damwild, Elch, Gemse) lebhafter, freßlustiger und leistungsfähiger werden, wenn man Salz zufüttert. Fleischfressende Tiere hingegen, die mit ihrer Nahrung viel mehr Natrium und Chlor aufnehmen als Pflanzenfresser, kennen kein Salzbedürfnis. Obwohl uns der heutige Stand der Forschung eine abschließende Beurteilung noch nicht erlaubt, erscheint uns das Bedürfnis nach Salz jedenfalls keine „teuflische Macht", kein Ausdruck von Entartung zu sein, sondern eine wohlbegründete biologische Erscheinung.

Bisher war immer von Kochsalzwirkungen die Rede. Nun besteht Kochsalz aber aus Natrium und Chlor. Es ist therapeutisch wichtig, zu wissen, welche von diesen Wirkungen dem Natrium, welche dem Chlor zugehören, und welche als unspezifische osmotische Wirkungen angesehen werden müssen.

Im Gegensatz zu den „Gewebsmineralien" Kalium und Phosphor sind Natrium und Chlor „Säftemineralien", an deren Gegenwart die Aufrechterhaltung der osmotischen Regulationen und des Säure-Basen-Gleichgewichtes geknüpft ist. Unter normalen Verhältnissen werden Natrium und Chlor leicht und vollständig im Dünndarm resorbiert und praktisch ausschließlich durch die Nieren ausgeschieden. Der optimale Bedarf des Gesunden bei gewöhnlichen Lebens- und Arbeitsbedingungen kann auf täglich 4—5 g Natrium und 6—9 g Chlor beziffert werden.

Natrium ist unentbehrlich für die Erregbarkeit der Muskeln und Nerven. Es beeinflußt die Aktion des Herzens, regt die Sekretion des alkalischen Darmsaftes, vielleicht auch die Sekretion des Magensaftes an, dient neben dem Hämoglobin der Abpufferung saurer Wertigkeiten im Blut und bindet Wasser. Nur unvollkommen durchschaubar sind die Zusammenhänge zwischen Natrium und Nebennierenrindenfunktion (Natriumverluste bei Morbus *Addison*), zwischen Natrium und Schilddrüsenfunktion (Natrium- und Wasseranreicherung bei Schilddrüsenunterfunktion) und zwischen Natrium und Hypophysenzwischenhirnsystem (renale Natrium- und Chlorkonzentrationsschwäche im Sinne des Diabetes insipidus oder Natrium- und Wasserretention). Natriumfreie Ernährung macht beim Tier negative Stickstoffbilanzen, Geschwürsbildung und Perforation der Hornhaut, Gewichtssturz und Tod.

Nicht in allen Fällen eines Kochsalzeffektes läßt sich mit Sicherheit sagen, ob er Natrium- oder Chloreffekt ist. Worauf beruht z. B. die Anregung der Dünndarmperistaltik, die Beschleunigung der Blutgerinnung, die Hemmung des Eiweißabbaues durch Kochsalz? Für die Wirkungen des Kochsalzes auf Speichel-, Pankreas- und Leberdiastase und Insulin scheint das Chlor maßgebend zu sein.

Ein Wort zur Klarstellung häufig verwechselter Begriffe ist vielleicht nicht überflüssig: kochsalzfreie Kost und natrium- und chlorfreie Kost sind nicht dasselbe. Natrium und Chlor sind in verschiedenen Bindungsformen Bestandteile eines jeden Rohnahrungsmittels und unentbehrliche Bestandteile der menschlichen Nahrung. Kochsalz dagegen enthalten nur jene Nahrungsmittel, denen der Mensch es zusetzt. Es ist als solches kein lebensnotwenidger Bestandteil der Nahrung. Da wir die Bindungsformen des Natrium und Chlor in den Rohnahrungsmitteln nicht kennen — anorganische oder organische Bindung? elektrisch neutrale Atome oder elektrisch geladene Ionen? —, sprechen wir richtiger von ihrem Natrium- und Chlorgehalt und nicht von ihrem Kochsalzgehalt. In Wirklichkeit gibt es also wohl eine kochsalzfreie Kost, es gibt aber keine natrium- und chlorfreie Kost. Die in den üblichen Tabellen als „Kochsalzgehalt" der Nahrungsmittel angegebenen Werte beruhen auf Chloranalysen, die unter der annähernd zutreffenden Annahme, es entspreche jedem Chloräquivalent ein Natriumäquivalent, in Kochsalz umgerechnet sind. 35 g Chlor entsprechen somit 58 g Kochsalz. In gleicher Weise errechnet sich der „Kochsalzgehalt" des Harnes und des Blutes.

Bei kochsalzfreier Kost ist also jeder küchenmäßige Zusatz von Kochsalz verboten. Streng verboten sind selbstverständlich auch (gesalzenes) Brot, gesalzene Butter, gesalzener Käse, die gewöhnliche Margarine; verboten sind gesalzene Fleisch- und Wurstwaren, gesalzene Würzmittel (Senf, Hefeextrakt, Fleischextrakt u. ä.) — kurz alle Nahrungsmittel, die bei der handwerklichen oder industriellen Herstellung mit Kochsalz versetzt worden sind. Auf diese Weise kann man eine Reduzierung der täglichen Natrium-+Chlorzufuhr auf 3—5 g erreichen.

In wirtschaftlich geordneten Zeiten macht die Beschaffung salzfreier Nahrungsmittel keine Schwierigkeiten. In den Kriegs- und Nach-

Tabelle 13

Kochsalzgehalt von Nahrungsmitteln
(g NaCl in 100 g)

Fleisch, Fisch

Rind- und Schweinefleisch	0,110
Kalbfleisch	0,130
Wurst	2,000—10,000
Fleischkonserven	3,000—10,000
Schinken	5,000— 9,000
Rauchfleisch	6,000— 9,000
Pökelfleisch	7,000—10,000
Flußfische	0,100
Seefische	0,300

Milch

Vollmilch	0,160
Magermilch	0,160
Rahm	0,130
Quark, ungesalzen	0,250
Magerkäse, ungesalzen	0,580
Fettkäse, ungesalzen	0,200
Käse, gesalzen	2,000—4,000

Gemüse

Kartoffeln, geschält	0,082
Erbsen, grün	0,060
Erbsen, trocken	0,100
Pferdebohnen	0,093
Schnittbohnen	0,100
Sellerieknollen	0,250
Sellerieblätter	0,515
Kohlrabi	0,094
Karotten, Möhren	0,060
Rote Rüben, rote Beete	0,060
Rettich	0,120
Schwarzwurzeln	0,050
Zwiebeln	0,045
Spinat	0,210
Endivien	0,276
Kopfsalat	0,130
Kohl	0,050—0,100
Tomaten	0,110
Spargel	0,069

Pilze, frisch	0,040
Pilze, getrocknet	0,250
Sauerkraut	0,730

Eier

Eigelb	0,008
Eiweiß	0,090

Fette

Butter, ungesalzen	0,690
Butter, gesalzen	2,000
Margarine, ungesalzen	0,100
Margarine, gesalzen	1,600
Schmalz	0,000
Öl	0,170

Getreideprodukte

Weizenmehl	0,004
Haferflocken, Hafermehl	0,203
Hafergrütze	0,028
Reis	0,030
Maismehl	0,066
Brot	0,400—0,700

Obst

Beeren	0,001—0,025
Kernobst	0,002—0,030
Steinobst	0,001—0,100
Apfelsinen	0,007
Bananen	0,200
Datteln mit Kern	0,210
Rosinen	0,170
Nüsse	0,100—0,200

Würzmittel

Senf	2,600
Hefeextrakt	18,000
Fleischextrakt	10,000—18,000
Maggi	18,000

kriegsjahren gab es höchstens noch in Städten salzfreies Brot. Butter,
Margarine und Quark lassen sich übrigens durch Auswaschen im
Wasser unschwer praktisch salzfrei machen.

Wo es auf strengste Entziehung von Natrium und Chlor ankommt, müssen auch die natrium- und chlorreichen Rohnahrungsmittel wegfallen: Seefische, Milch, Magerkäse, Haferflocken, Sellerie, Spinat, Endivien, getrocknete Pilze, Sauerkraut, Bananen, Datteln und Rosinen. Unter einem solchen Kostregime sinkt die Tageszufuhr auf 1 g Kochsalz (d. h. Natrium + Chlor) und tiefer. Diese Kost stützt sich demnach vor allen Dingen auf Mehl und Teigwaren, Zucker, Fette, Obst und Gemüse; in beschränkter Menge kann Fleisch und Käse gegeben werden. Milch läßt sich durch ein Gemisch von $^1/_3$ Rahm und $^2/_3$ Wasser oder kochsalzfreie Trockenmilch (z. B. Aletosal) ersetzen, Fleischbrühe durch Gemüsebrühe. Ärzte und Kranke vergessen gerne, daß es auch kochsalzhaltige Mineralwässer und Quellsalze gibt, die bei kochsalzfreier Ernährung vermieden werden müssen. Künstliches Karlsbader Salz z. B. enthält 18% Kochsalz (neben 49% Natriumbicarbonat).

Kochsalzfreie Kostformen sind auch die strenge Rohkost (s. S. 107), die Saftkost (s. S. 111) und die in USA neuerdings beliebte Reis-Obstkost von *Kempner*.

Die Aufgabe, trotz Wegfall des Kochsalzes eine schmackhafte Kost zu bereiten, stellt an die Kochkunst hohe Anforderungen. Spezielle Ratschläge und Hinweise geben die Kochbücher von *Herrmannsdorfer, Schneider* und *Volhard-Borkeloh*. Gewürze und Würzmittel (soweit kochsalzfrei!) müssen hier ausgiebig benutzt werden. Salzfreien Senf z. B. kann man sich aus Senfmehl selbst herstellen. Auf die Kochsalzersatzmittel kommen wir noch zurück (s. S. 181).

Den meisten Menschen fällt es schwer, auf Salz ganz zu verzichten. Nach einer kritischen Zeit von 8 bis 14 Tagen finden sie sich aber in der Regel doch so gut damit ab, daß ihnen später die Normalkost zunächst unangenehm übersalzen vorkommt. Nur wenige leiden ständig oder periodisch unter dem Fehlen des Salzes. Schlagartige Umstellung auf salzarme Kost ist dem langsamen Übergang vorzuziehen. Allmählicher Übergang verzögert den Heileffekt, ohne dem Kranken Erleichterung zu bringen.

Die kochsalzfreie Kost muß unter Umständen wochen- und monatelang in kompromißloser Strenge beibehalten werden. Jede Nachlässigkeit und Nachgiebigkeit kann den mühsam erreichten Behandlungserfolg in Frage stellen. Die Versuchung zur Übertretung der Gebote ist groß. Es empfiehlt sich daher, die Durchführung der Kostvorschrift stichprobenweise zu kontrollieren. Das geschieht einfach und sicher durch Bestimmung der 24stündigen Kochsalzausscheidung im Harn. Dank der raschen Anpassung der Ausfuhr an die Zufuhr und der Tatsache, daß Natrium und Chlor (sofern profuse Schweiße und Durchfälle fehlen) ausschließlich durch die Nieren ausgeschieden werden, entspricht die renale Ausscheidung quantitativ der Zufuhr.

Salzmangelerscheinungen in Gestalt hartnäckiger Appetitlosigkeit, allgemeiner Schwäche und Hypochlorämie sind selbst bei streng kochsalzfreier Ernährung nicht zu befürchten, wenn nicht gleichzeitig größere Mengen Natrium und Chlor durch Schweiße, Durchfälle, Erbrechen oder wiederholte Punktionen großer Ergüsse verlorengehen und wenn nicht begleitende Krankheiten (Diabetes mellitus, Infektionskrankheiten) eine Abwanderung und Fixierung in den Geweben bedingen. Geringes Absinken des Kochsalzgehaltes im Blut (kaum unter 550 mg% von normal 580—620 mg%) findet sich bei kochsalzfreier Kost so gut wie immer. Manche Kliniker glauben — ohne freilich Beweise in der Hand zu haben —, salzfreie Ernährung erhöhe die Gefahr der Thrombose und Embolie und unterstütze das Wachstum maligner Gewächse.

Die Heilwirkungen der kochsalzfreien Ernährung erstrecken sich auf 3 Gruppen von Krankheiten: auf Krankheiten mit Wassersucht, Krankheiten mit Blutdrucksteigerung und entzündliche Krankheiten.

1. Wassersucht und Kochsalzentzug sind heute untrennbare Begriffe. Mit 5—6 g Kochsalz retiniert der Organismus 1 l Wasser und Retentionen von 10 und 20 l sind keine Seltenheit. In diese Indikationsgruppe gehören die Ödeme und Stauungsergüsse bei Herz- und Nierenkrankheiten, Anämie, Karzinom und Hungerdystrophie. Überall kann die kochsalzarme Kost den Zustand bessern und die Beschwerden erleichtern. Postoperative Hirnödeme sollen sich durch kochsalzfreie Ernährung vor und nach der Operation vermeiden oder doch abschwächen lassen. „Schon bei der Operation fällt auf, daß wir auch bei ganz großen, tiefsitzenden Tumoren nie mehr das Hervorquellen des Gehirns beobachtet haben, wenn die Patienten in richtiger Weise vorbehandelt wurden. Wir haben auch, seit wir uns streng an diese Verordnung halten, kein Hirnödem mehr festgestellt" *(Schönbauer)*.

Einschränkung der Wasserzufuhr unterstützt die Wirkung des Kochsalzentzugs durch Entlastung der Kreislauforgane; zur Entwässerung selbst ist sie aber natürlich nicht erforderlich. Ob und wieweit die Kochsalz- und Wasserarmut der Kost mit Einschränkung der Eiweißzufuhr kombiniert wird, ist im Einzelfall zu entscheiden. Keinesfalls soll Eiweißeinschränkung automatisch mit jeder Kochsalz- und Wassereinschränkung verordnet werden. Die Förderung der Entwässerung durch säureüberschüssige Ernährung ist gering. Oft nimmt der Kranke die kochsalzarme Kost am liebsten in Gestalt von Saft, Obst- oder Rohkost. Dagegen ist nichts einzuwenden. Der Arzt muß sich nur klar darüber sein, daß diese Kostformen nicht wasserarm sind. Rohkost stellt im übrigen schon an die Verdauungsorgane des Gesunden hohe Anforderungen; Meteorismus und andere Unbequemlichkeiten sind häufige Begleiterscheinungen.

Für viele Kranke muß das ganze Leben im Zeichen der Kochsalz- und Wassereinschränkung stehen. Wie das Gebot am besten zu erfüllen ist: durch Dauereinschränkung mäßigen Grades oder durch lockere Vorschriften mit Zwischenschaltung strenger Perioden, richtet sich nach den individuellen Gegebenheiten und Notwendigkeiten.

2. Erfolgreich erwies sich die kochsalzfreie Kost bei krankhaften Blutdrucksteigerungen. Ein therapeutischer Irrweg ist freilich — wir haben bereits darauf hingewiesen — die automatische Gleichsetzung von Nierenkrankheit mit Indikation kochsalzfreier Kost. Eine Herdnephritis, eine Sublimatnephrose, eine harmlose orthostatische Albuminurie oder Restalbuminurie mit kochsalzfreier Kost zu behandeln, wäre sinnlos. Überflüssig ist kochsalzfreie Ernährung auch bei chronischer Nephritis ohne Ödem und Ödembereitschaft, ohne Blutdrucksteigerung, ohne Herzschwäche und ohne Neigung zu Krampfurämie. Überflüssig ist sie schließlich, wo allein eine Retention harnpflichtiger Eiweißabbauprodukte besteht, kontraindiziert bei hypochlorämischen Nephritisformen.

Bei akuter Nephritis hängt der Erfolg von der strengsten Durchführung des Natrium- und Chlorentzugs ab. Die „Kochsalz"ausscheidung innerhalb von 24 Stunden liege bei höchstens 1 g! Man kann die Kochsalzverarmung des Organismus durch diuretische Medikamente (Salyrgan) wirkungsvoll unterstützen. Bewährt sind zu Beginn der Nephritisbehandlung Hunger- und Dursttage (dabei Sorge für regelmäßige Darmentleerung!), später Safttage, Rohkost, Obst- und Apfelreistage. Milchtage (*Karell*-Tage) stehen wegen des Kochsalz- und Eiweißgehaltes der Milch den Saft- und Obsttagen an Wert nach. Die einst üblichen Trinkkuren sind streng kontraindiziert, wo die Flüssigkeits- und Salzaufnahme eingeschränkt werden muß. Wenn bei chronischen Nephritiden stärkere Blutdrucksteigerungen und Ödeme fehlen, erübrigt sich dauernder Verzicht auf Kochsalz. Wo dagegen eine Neigung dazu besteht, ist Beschränkung (täglich nicht mehr als 3—4 g) auf alle Fälle angebracht.

Die Wasserzufuhr zu beschränken, besteht bei chronischen Nephritiden in der Regel kein Anlaß, da jede Ödembildung an die Gegenwart von Kochsalz gebunden ist. Größere Flüssigkeitsmengen benötigt der Schrumpfnierenkranke mit Hypo- und Isosthenurie. *Volhard* hat zur Senkung des Blutdrucks und Beschleunigung der Wasserausscheidung den „Wasserstoß" empfohlen: $1—1^1/_2$ l dünner Tee werden früh nüchtern im Laufe von $^1/_2$ Std. getrunken. Oft hat dieser Stoß gute Wirkungen. Er ist jedoch nicht ungefährlich und wird besser nicht schon zu Beginn der Behandlung versucht, sondern erst dann, wenn die Diurese bereits wieder in Gang kommt. Bei Herzinsuffizienz und drohender Krampfurämie sind Wasserstöße verboten. „Zur richtigen Zeit verwandt, kann der Wasserstoß die Heilung beschleunigen. Es muß aber immer dann, wenn der Arzt mit den einzelnen Symptomen der Pseudourämie und beginnenden Herzinsuffizienz der akuten Nephritis nicht ganz vertraut ist, von der Anwendung des Wasserstoßes abgeraten werden. Man kommt wohl auch ohne ihn aus" *(Becher)*.

Wir erinnern noch einmal daran, daß Nieren- und Hochdruckkranken die ausländischen und einheimischen Gewürze nicht schaden und nicht aus seinem Speisezettel gestrichen zu werden brauchen. Die Scheu vor Pfeffer, Paprika, kochsalzfreiem Senf, Sellerie, Rettich, Meerrettich, Petersilie und Dill bei akuter Nephritis beruht nicht auf klinischen Beobachtungen und Erfahrungen, sondern auf Meinungen und Verwechslung von Nephritis und Cystitis. Der Säuren- bzw. Basenüberschuß (diuretische Wirkung der Säuerung) spielt in der Nephritikerkost keine Rolle.

Der Kranke mit essentieller Hypertonie muß eine streng kochsalzfreie Kost (Tagesausscheidung nicht mehr als 1 g) dauernd und unverändert beibehalten. Jede Übertretung des Gebotes läßt den Blutdruck ansteigen. Auch der Fleischgehalt der Kost spielt vielleicht eine Rolle (s. S. 124). Man wird deshalb die Fleischzufuhr eher niedrig halten, ohne sich freilich auf extreme Vorschriften festzulegen. Unter diesen Gesichtspunkten bedienen wir uns auch hier gerne der Rohkost und Obstkost und des mehrtägigen Fastens. Es soll nicht verschwiegen werden, daß neuerdings von amerikanischer Seite die blutdrucksenkende Wirkung kochsalzfreier Kost mit sehr beachtlichen Gründen angezweifelt worden ist.

Ohne Zweifel lassen viele Beschwerden und Gefahren des Hochdrucks mit sinkendem Druck nach. Blutdrucksenkung um jeden Preis ist dennoch nicht das Ziel der Therapie. Vergessen wir über der Druckzahl nicht das Allgemeinbefinden und die immer wieder bestätigte Tatsache, daß sich viele Kranke bei zu tief und zu schnell abgesunkenem Blutdruck schlechter fühlen als vorher und daß die Blutdrucksteigerung für den Organismus wohl eine Gefahr, in anderer Hinsicht aber oft auch eine zweckmäßige Anpassung bedeutet.

In der Entlastung des Kreislaufs — sinkender Blutdruck, abnehmendes Blutvolumen — dürfte die gelegentlich gute Wirkung kochsalzarmer Ernährung bei Angina pectoris und Fettleibigkeit begründet sein. Beim Fettleibigen tritt die Entwässerung dazu, wobei es dahingestellt sein mag, ob die Abgrenzung bestimmter Fettsuchtsformen mit starker Kochsalz- und Wasserretention („Salz-Wasserfettsucht") berechtigt ist. Viele Fettleibige vertragen kochsalzarme Kost ausgesprochen schlecht.

3. Die dritte Indikationsgruppe der kochsalzfreien Kost sind entzündliche Krankheiten. Man hat im Hinblick darauf die kochsalzfreie Kost auch kurzweg „entzündungswidrige Kost", „antiphlogistische Diät" genannt.

Viel Aufsehen hat vor etwa 30 Jahren der Vorschlag erregt, die Lungentuberkulose mit kochsalzfreier Kost zu behandeln. Er knüpft sich an die Namen *Gerson* und *Herrmannsdorfer*. *Gerson*, der zunächst sich selbst von Migräne befreit und bei Asthma bronchiale, vasomotorischen Übererregbarkeitszuständen, malignen Gewächsen und Epilepsie Erfolge erzielt haben will, gab diese Kost auch bei Lungentuberkulose. Unabhängig von ihm hatte sich *Herrmannsdorfer* mit den Wirkungen säuernder und alkalisierender Kostformen auf den Heilverlauf von Wunden und chirurgischen Infektionen befaßt und war auf diesem Weg zur diätetischen Behandlung der Tuberkulose gekommen. Später haben *Gerson* und *Herrmannsdorfer* zeitweise zusammen gearbeitet, wenn auch zwischen den Kostvorschriften von *Gerson* einerseits, von *Herrmannsdorfer* andererseits immer Unterschiede bestanden haben und *Gerson* seine Kostvorschriften häufig geändert hat.

Beiden Kostformen gemeinsam ist die Kochsalzfreiheit, der hohe Kaloriengehalt — um 3000 — und der Fettreichtum (160—170 g täglich). Beide Autoren legen großen Wert auf reichlich frisches Obst und Gemüse und regelmäßige Zugabe von Lebertran. Im Gegensatz zu *Gerson* gibt *Herrmannsdorfer* reichlich Eiweiß — 90 g täglich, *Gerson* halb soviel —, erlaubt dafür aber weniger Kartoffeln und Flüssigkeit. *Gerson* verbietet Zucker, Hülsenfrüchte und alle Gewürze. Nach *Gerson* muß außerdem ein „Alkaligemisch" genommen werden, das er Mineralogen nennt und das zu 14% aus Calcium, zu 4% aus Natrium, zu 0,3% aus Magnesium und zu 0,5% aus Wismut besteht. Von Anionen enthält Mineralogen Bromid, Sulfat, Sulfid, Phosphat, Lactat und Silicat. Als „*Herrmannsdorfer-Gerson*-Diät" (H-G-Diät) bezeichnet man heute die *Herrmannsdorfer*sche Abwandlung der ursprünglichen *Gerson*-Diät. Mit ihr haben fast alle Nachuntersucher gearbeitet. Sie kann als kochsalzfreie, brennwert- und Vitamin A-, C- und D-reiche Kost bezeichnet werden. Da das entscheidende Unterscheidungsmerkmal gegenüber der freigewählten Alltagskost die Kochsalzfreiheit ist, beansprucht die H-G-Diät an dieser Stelle unsere Aufmerksamkeit.

In der Meinung über die Heilerfolge ihrer Diät bei Lungentuberkulose stimmen *Gerson* und *Herrmannsdorfer* völlig überein: „So bleibt die Annahme zu Recht bestehen, daß die besondere Beschaffenheit der Kost die über Erwarten günstigen Ergebnisse herbeiführte ... Im übrigen ist bei der Lungentuberkulose Ersatz produktiver und exsudativer Gewebsveränderungen durch Narben unter dem Einfluß der Ernährungskur ebensogut festzustellen wie bei der äußeren Tuberkulose" *(Baer-Herrmannsdorfer-Kausch)*. Ein Heilverfahren, das so viel versprach, wurde selbstverständlich an unzähligen Heilstätten und Krankenhäusern nachgeprüft. Dabei war man sich über die Schwierigkeiten der therapeutischen Erfolgsbeurteilung bei einer Krankheit wie der Lungentuberkulose durchaus im klaren. Nur ein Erfolg, der bei der großen Mehrzahl der Kranken über das mit den bisherigen Verfahren Erzielte hinausging, konnte entscheidend sein. Entgegen der Meinung von *Gerson* und *Herrmannsdorfer* hat jedoch die über Monate und Jahre durchgeführte H-G-Ernährung von Tausenden von Lungentuberkulösen mit genauester klinischer und röntgenologischer Kontrolle der Krankheitsverläufe „zu dem Urteil geführt, daß durch die diätetische Behandlung nach *Herrmannsdorfer* ein besonderer allgemein erzielbarer Erfolg im tuberkulösen Lungenprozeß im Gegensatz zu den sonst üblichen hygienisch-diätetischen Behandlungsmethoden nicht zu erreichen ist" *(Bacmeister-Rehfeldt)*. Die *Herrmannsdorfer-Gerson*sche Diät leistet bei der Lungentuberkulose nicht mehr als die bisher übliche Tuberkulosekost. Sie hat aber ihr gegenüber den Nachteil, teuer zu sein — in Notzeiten ist sie überhaupt undurchführbar — und an die Willenskraft der Kranken und die Kunst der Küche außerordentlich hohe Anforderungen zu stellen. Überdies scheinen bei *Herrmannsdorfer-Gerson*-Diät nicht ganz selten Herdreaktionen mit Einschmelzungen, Blutungen und plötzlichen Verschlimmerungen aufzutreten (Kostumstellung als Reiztherapie!). Aus allen diesen Gründen findet die *Herrmannsdorfer-Gerson*-Diät bei der Behandlung der Lungentuberkulose heute keine Verwendung mehr.

Etwas anders liegen die Dinge bei der Knochen- und Gelenktuberkulose. Hier ließen sich mit *Herrmannsdorfer-Gerson*-Diät tatsächlich überraschende Erfolge erzielen. Es scheint, daß die entzündlichen Erscheinungen oft rascher als bei üblicher Vollkost zurückgehen, daß Ergüsse rascher verschwinden und offene Wunden rascher trocken werden. Auch Drüsentuberkulosen behandelten *Gerson* und *Herrmannsdorfer* mit ihrer Diät. Die Kinderheilkunde hatte übrigens schon lange vorher bei Lymphdrüsentuberkulose und Skrofulose mit salzarmer, obst- und gemüsereicher Kost gute Erfahrungen gemacht. Manche Kinderärzte glauben sogar, die bisher übliche salzarme Ernährung wirke günstiger als die *Herrmannsdorfer-Gerson*-Diät.

An der Tatsache, daß unter dem Einfluß der *Herrmannsdorfer-Gerson*-Diät „die tuberkulösen Krankheitsherde der Haut, namentlich auch die lupösen Krankheitsherde zum Verschwinden und zur Heilung kommen", ist nach dem Urteil erfahrener Dermatologen nicht zu zweifeln. Mineralogen und Lebertran braucht man dazu nicht. Bei Lupus können allein mit dieser Kost, ohne alle Medikamente, überzeugende Heilerfolge erzielt werden. In der Praxis wird man freilich auf Unterstützung der Ernährungstherapie durch andere therapeutische Maßnahmen (Chemotherapie, Strahlentherapie) nicht verzichten wollen. Kochsalzzulagen intensivieren die Rötung und Schwellung der Lupusherde, Absetzen der Zulagen schwächen sie ab. Nicht jeder Lupus freilich spricht auf die *Herrmannsdorfer-Gerson*-Diät an; es gibt Rückfälle während der Diätbehandlung und völlige Versager. Da die Heilwirkung der Diät mindestens überwiegend auf ihrer Kochsalzarmut beruht, läßt sie sich notfalls durch eine einfache kochsalzfreie, obst- und gemüsereiche Kost ersetzen.

Die Erfolge der einfachen kochsalzfreien Kost bei anderen Hautkrankheiten sind weniger überzeugend. Es kommt höchstens zu Besserung, nicht zu völliger Abheilung, und sehr oft spricht überhaupt nur ein Teil der (unter gleicher klinischer Diagnose zusammengefaßten) Fälle auf die Behandlung an. Heilwirkungen sind bei seborrhoischen Zuständen und Rosacea beobachtet worden, bei Pruritus und pruriginösem Exanthem, bei Ekzemen, Psoriasis, Erythematodes, Ulcus cruris, Lichen ruber acuminatus, Dermatitis herpetiformis, Neurodermitis, bei Röntgenschäden der Haut, Pernionen und allergischen Hauterscheinungen. Pemphiguskranke reagieren verschieden: bei einem Teil bessert sich der Zustand unter kochsalzfreier, bei einem andern Teil unter kochsalzreicher Kost. Die Erfolge der Diätbehandlung der Hautkrankheiten werden in Zukunft nicht zuletzt davon abhängen, wieweit es gelingt, die Pathogenese jener Krankheiten zu klären, die wir bis heute lediglich nach ihrer morphologischen Manifestation an einem Organ zu kennzeichnen pflegen.

Die oft wiederholten Versuche, exsudative Erscheinungen bei akuter und chronischer Bronchitis, Pneumonie, Asthma bronchiale und bronchiektatischen, abscedierenden und gangränösen Lungenerkrankungen durch Kochsalz- und Wasserentzug einzuschränken, haben zu keinem befriedigenden Ergebnis geführt, sowenig wie die gleichen Versuche bei exsudativer Pleuritis. Verordnung kochsalzfreier Kost bedeutet hier nur überflüssige Belästigung des Kranken. Die „Wassergier" der entzündeten Gewebe rangiert vor dem Wasserbedarf des übrigen Körpers; eher leidet der Gesamtorganismus Mangel an Kochsalz und Wasser, als daß die entzündlichen Exsudationen nennenswert zurückgehen. Am ehesten hat man noch den Eindruck — aber eben nur den Eindruck —, als ob gelegentlich ein gewöhnlicher Schnupfen unter kochsalz- und wasserarmer Ernährung schneller versiege.

Oft behauptet und niemals bewiesen sind Heilerfolge der kochsalzfreien Kost bei akut und chronisch Gelenkkranken. Genauso steht es bei Neuritiden und Migräne — die Ansprechbarkeit einzelner speziell empfindlicher Migränefälle soll nicht bestritten werden —, bei akut fieberhaften Krankheiten, bei Zahnkaries, bei infizierten und stark nässenden Wunden (über Wunddiätetik s. S. 203), entzündlichen Ödemen, Phlebititen, örtlich umgrenzten Eiterherden, Decubitus, Conjunktivitis und Blepharitis sowie bei klimakterischen Beschwerden.

Ausgehend von der Tatsache, daß bei extremer Kochsalzverarmung schließlich auch die Magensäureabscheidung versiegt, haben sich einige Kliniker für die Behandlung des Ulcus ventriculi und duodeni mit kochsalzfreier Kost eingesetzt. Ihr Vorschlag hat wenig Anklang gefunden, und zwar einmal, weil die Magensäuresekretion erst bei einem Ausmaß der Kochsalzverarmung merkbar nachläßt, wie sie mit kochsalzfreier Ernährung allein niemals erreicht werden kann, zweitens, weil sehr viele Geschwüre mit Sub- und Anacidität einhergehen und endlich und hauptsächlich, weil überzeugende klinische Erfolge nicht erzielt werden konnten. In der alten Klinik waren bekanntlich Kochsalzwässer beliebte Mittel zur Behandlung Magenkranker!

Wieweit die Heilwirkungen der Rohkost, der Obsttage und der *v. Noorden*schen reinen Zuckerkost bei Darmkrankheiten auf ihrer Kochsalzfreiheit beruhen, läßt sich mit Sicherheit nicht entscheiden. Diese Kostformen sind hinsichtlich ihrer äußeren Beschaffenheit und ihres Gehaltes an Nährstoffen von der üblichen gemischten Kost so verschieden, daß der Beweis für die therapeutische Mitwirkung gerade der Kochsalzfreiheit kaum zu erbringen ist.

Die früher bei der Brombehandlung der Epilepsie übliche Kochsalzentziehung beruht auf Verdrängung des Chlors durch Brom. Ein chlorarmer Organismus bindet mehr Brom als ein chlorreicher und wird infolgedessen schon mit geringeren Brommengen anfallsfrei (1,5—2,0 g gegenüber 5—8 g).

Unter dem Eindruck des Rückgangs entzündlicher Erscheinungen und wassersüchtiger Anschwellungen bei kochsalzfreier Ernährung ist die entzündungsfördernde und wasserspeichernde Wirkung des Kochsalzes im Bewußtsein vieler Ärzte allzusehr in den Vordergrund getreten. Sie vergessen darüber, daß das Kochsalz auch wichtige Funktionen zu erfüllen hat. Ehe man einem „Entzündungskranken" oder Wassersüchtigen kochsalzfreie Ernährung vorschreibt, sollte man sich genau darüber klarwerden, ob die Indikation wirklich gegeben ist und die Heilwirkung nicht durch unerwünschte Nebenwirkungen beeinträchtigt wird. Es ist nicht nur völlig überflüssig, sondern sogar gefährlich, „daß man die Diabetikerkost entweder

12*

gar nicht oder nur sehr schwach salzen läßt" *(Herrmannsdorfer)*. Entzündungs- und Ödembekämpfung als überwertige Idee veranlaßten *Herrmannsdorfer* zu Kochsalzverboten bei erstaunlich vielen Krankheiten: Ulcus — „sehr wenig Kochsalz". „Magenschonkost" — Kochsalz verboten. Dünndarmausschaltungen — Kochsalz auf Wochen hinaus verboten. Anus praeternaturalis — Kochsalz muß „erheblich eingeschränkt werden". Peritonitis —: alle „Speisen sind kochsalzfrei zu bereiten". Gallensteinkoliken und akute Cholecystitis — „alle Gewürze, vor allem Kochsalz, sind unbedingt abzulehnen" (auffallenderweise sind nach Gallenoperation Tropfklistiere mit Kochsalzlösung „angebracht"). Gallenschonkost — „nur wenig Kochsalz". Pankreaserkrankungen — die Speisen werden „ohne Kochsalz gekocht". Nierensteinleiden — kochsalzarme Kost. Basedowsche Krankheit —„Weglassen von Kochsalz". Alte ärztliche Erfahrungen und neue Erkenntnisse der Physiologie widersprechen solchen aus einseitigen theoretischen Vorstellungen geborenen Vorschriften. Es geht auch nicht an, aus einer Neigung zu Natrium- und Chlorretention während der Schwangerschaft auf Störungen der Nierenfunktion zu schließen und nun zu verlangen: „Es ist demnach jeder Mißbrauch mit diesem Genußmittel zu unterlassen, darüber hinaus die Benutzung des Kochsalzes unbedingt einzuschränken" *(Bauer)*.

Der therapeutische Wirkungsmechanismus des Kochsalzentzugs bei verschiedenartigen Krankheiten ist nicht so einfach zu verstehen, wie es auf den ersten Blick vielleicht scheinen mag. Die Entwässerung ist ohne Zweifel eine Folge der Natriumverarmung, denn jede Natriumverarmung setzt die Wasserbindungsfähigkeit der Gewebe herab. Worauf das Absinken des erhöhten Blutdrucks beruht, läßt sich noch nicht sicher sagen. Hier gibt anscheinend die Chlorverarmung den Ausschlag. Wo sie sich auswirkt — an den Arteriolen selbst, an dem nervösen Zentrum — ist unbekannt. Beim Gesunden führt bloßer Verzehr von reichlich Kochsalz noch nicht zu nennenswerten Blutdruckerhöhungen; nur bei (total oder partiell) nephrektomierten Hunden steigt der Blutdruck nach Verfütterung größerer Mengen um 40—80 mm Hg an. Nicht restlos klar ist der Mechanismus der Entzündungshemmung. Wir erwähnten, daß bei Lungentuberkulose im Laufe kochsalzfreier Kostperioden die Prozesse aufflammen können in der Art, „wie wir sie früher nach zu großen Tuberkulingaben sahen" *(Schröder)*. Infektionen durch Eitererreger werden bei salzfrei ernährten Tuberkulösen nicht weniger häufig gefunden als bei Kranken mit freigewählter Kost. Entzündungsdämpfung heißt Veränderung der Kapillarfunktionen. Aber wie kommen sie zustande? Gewiß spielt die verminderte Wasserbindungsfähigkeit eine Rolle. Änderungen der vegetativen Erregbarkeit durch Kochsalzentziehung sind bislang nicht überzeugend nachgewiesen worden. An der Haut, wo sich die Verhältnisse methodisch am leichtesten verfolgen lassen, kann man die wechselnde Reaktion auf Entzündungsreize nicht auf Änderungen der mineralischen Gewebszusammensetzung zurückführen. Schwankungen im Gehalt lebenswichtiger Mineralstoffe — sie stehen in auffälligem Gegensatz zu der Konstanz im Blutplasma — bedeuten für die Funktion der Haut offenbar nicht viel. „Aber das Dürftige, was wir wissen, macht es uns wahrscheinlich, daß irgendwie sich irgendwelche Änderungen in der mineralischen Zusammensetzung der Gewebe geltend machen müssen, und daß solche Änderungen auch willkürlich gesetzt werden können" *(Heubner)*. Lebhafte Hautempfindlichkeit kann ebensogut mit erhöhtem wie mit erniedrigtem Natriumgehalt einhergehen, ein und dieselbe Salzzulage je nach der begleitenden Kostform gegensätzlich wirken. Wahrscheinlich spielen Bindungsform und Gesamtkonstellation der Mineralien im Gewebe und die ganze nährstoffmäßige Zusammensetzung der Kost eine Rolle.

Das starke Bedürfnis nach Salz, seine Unersetzbarkeit durch Gewürze und die Notwendigkeit strenger Kochsalzentziehung bei vielen Kranken haben die Kochsalzersatzmittel entstehen lassen. Ein ideales Kochsalzersatzmittel muß mehrere Bedingungen erfüllen. An erster Stelle steht die Unschädlichkeit. Für wassersüchtige und entzündliche Kranke muß Natriumfreiheit, für Hochdruckkranke wahrscheinlich Chlorfreiheit verlangt werden. Das Ersatzmittel soll die Ausscheidungsfähigkeit der Niere möglichst wenig beanspruchen, weil diese ja oft geschädigt ist, wo die Indikationen für kochsalzfreie Kost gegeben sind. Es muß deshalb möglichst wenig Natrium, Kalium und Chlor enthalten und bei seiner Verbrennung möglichst wenig Bicarbonat bilden (Erschwerung der Chlorausscheidung durch gleichzeitige Bicarbonatausscheidung). Selbstverständliche Voraussetzungen sind schließlich kochsalzähnlicher Geschmack und gute Würzkraft, erwünschte Voraussetzungen Beständigkeit gegen Außeneinflüsse (Luftfeuchtigkeit, Kochen) und Billigkeit. Die Tab. 14 gibt einen Überblick über die gebräuchlichen Kochsalzersatzmittel und ihre Zusammensetzung. Dazu kommen noch: Titro-Sina-Salz (soll bestehen aus KCl, NH_4Cl, Calcium- und Magnesiumformiat, Cholincitrat und einem Bindemittel), Neo-Curtasal (soll bestehen aus KCl und NH_4Cl, Calcium- und Kaliumformiat, Magnesiumcitrat und Stärke), Co-Salt (soll bestehen aus KCl, NH_4Cl, $Ca_3(PO_4)_2$, Cholin) und Xal (soll bestehen aus KCl, NH_4Cl, $MgCl_2$, KJ, Calciumformiat und einem Bindemittel).

Das ideale Kochsalzersatzmittel ist noch nicht gefunden. Das beweist schon die lange Reihe der Präparate. Die meisten von

Tabelle 14. Kochsalzersatzmittel
(Na- und Cl-Gehalt nach eigenen Analysen und Analysen von *Schmitt*)

Name	g% Na	g% Cl	Andere Ionen	Preis im Kleinverkauf DM kg	Hersteller
Kochsalz	39,7	60,3	—	0,28	—
Bromhosal	19,2	—	60% Br, Ca	90,—	Chem.-Pharm.A.G. Homburg
Citrofinal	31,7	—	K, Ca, Mg	33,3	desgl.
Curtasal	33,5	—	K, Ca, Mg	17,—	Curta u. Co., Berlin-Britz
Diätosal........	5,6	8,7	23% K, 3,7% Ca, 1,9% Mg	41,7	Chem.-Pharm.A.G. Homburg
Eugusal	?	—	Ca	30,—	Kuby u. Co., Berlin N 54
Dr. *Fresenius'* Tafelsalz	26,2	—	Ca, Mg	26,5	Dr. Fresenius, Frankfurt a. Main
Glutaminsäure ..	—	—	—	Nicht im Handel	Chem. Fabrik Promonta, Hamburg
Hosal	18,4	—	Ca	92,—	Chem.-Pharm.A.G. Homburg
Natr. citricum ..	18,7	—	—	34,5	E. Merck, Darmstadt
Natr. formicicum	37,4	—	—	14,5	desgl.
Sinechlor	28,8	—	Ca, Mg	12,—	Chem. Fabr. Tempelhof, Berlin-Tempelhof
Dr. *Stroscheins* Diätsalz	23—24	—	?	26,5	Chem. Fabr. Dr. Stroschein, Berlin SO 36
Titrosalz	35,7	50,0	2,6% K, 2% Ca, 0,5% Mg, 0,4% P_2O_5	3,08	Nordmark-Werke, Hamburg
Titrosalz-Spezial.	28,9 bis 30,8	Spur	0,2—1,66% K, 1,7—2,1% Ca, 0,30—0,7% Mg, 3,42—3,92% P_2O_5	12,—	desgl.

ihnen sind Alkali- und Erdalkalisalze organischer Säuren, deren Anionen großenteils vollkommen verbrennen und die die Harnreaktion infolgedessen nach der alkalischen Seite verschieben. Daß sich bei Ödemen und Ergüssen die Verwendung vieler von ihnen wegen ihres Natriumreichtums verbietet, ist klar.

Offenbar ist es ganz ungewöhnlich schwierig, einen dem Kochsalz geschmacklich ebenbürtigen natriumfreien Stoff zu synthetisieren. Die meisten Kochsalzersatzmittel schmecken viel weniger salzig als Kochsalz und haben überdies einen unangenehm scharfen, laugigen oder bouillonartigen Bei- und Nachgeschmack. Da die von den Herstellern angegebenen Tagesmengen nicht ausreichen, um den gewohnten Würzgrad zu erzielen und der Kranke deswegen von dem Ersatzmittel das $1^1/_2$—2fache der gewohnten Kochsalzmenge zu nehmen pflegt, wird die Kochsalzentziehung mehr oder minder illusorisch, und es ist dann schon besser, statt des Ersatzmittels einfach Kochsalz in beschränkter Menge zu erlauben. Niemals sollten Arzt und Kranker vergessen, daß kein Kochsalzersatzmittel in unbegrenzter Menge gebraucht werden darf.

Die bisher genannten Ersatzmittel suchen die unerwünschten Kochsalzwirkungen durch Chlorfreiheit und Natriumarmut zu vermeiden. Auf einem anderen Prinzip beruhen die sog. „äquilibrierten" Ersatzmittel, deren bekanntester Vertreter das Titrosalz ist. Ihre physiologische Äquilibrierung wird auch bei Citrofinal, Diätosal und Sinechlor hervorgehoben, während natrium- und chlorfreie (kalium-, calcium- und magnesiumhaltige) Salzmischungen wie Kationorm und Äquilibrin der Entgiftung und „physiologischen Ausäquilibrierung" des Kochsalzes dienen sollen.

Dem Begriff der physiologischen Äquilibrierung liegt folgender Tatbestand zugrunde: Ersetzt man das Gemisch elektropositiv geladener Ionen (Kationen), das die lebenden Zellen in wässeriger Lösung umspült, durch die Lösung einer einzigen Kationenart gleicher Gesamtkonzentration, dann kommt es zu Störungen gewisser Zellfunktionen. Es kommt weniger deshalb dazu, weil die fehlenden Kationen für bestimmte Funktionen notwendig sind, sondern weil der regelrechte Ablauf der Lebensvorgänge an die Gegenwart eines ganz bestimmten Gleichgewichtsverhältnisses von Kationen gebunden ist. Der Schaden, den eine Kationensorte für sich allein anrichten würde, kann offenbar durch die Gegenwart einer anderen Kationensorte ausgewogen, „äquilibriert", werden. Eine in diesem Sinne äquilibrierte Salzlösung ist beispielsweise das Blutplasma. Seine Zusammensetzung, für die Funktion aller Organe von großer Bedeutung, schwankt in engen Grenzen, obwohl die mineralische Zusammensetzung der Organe erheblich schwankt und in ihren Mengenverhältnissen keineswegs einer äquilibrierten Lösung entspricht. Auf dieselbe Menge Natrium bezogen enthält z. B. der Muskel 41,5mal soviel Kalium wie das Blutplasma, 1,9mal soviel Calcium und 25,6mal soviel Magnesium. Das Meerwasser — man hört so oft, unsere Körperzellen lebten eigentlich im Meerwasser — enthält halb soviel Kalium und 18mal soviel Magnesium wie das Blutplasma. Meerwasser ist also für den Menschen durchaus keine physiologisch äquilibrierte Salzlösung!

Man hat nun gesagt, unsere Nahrung sei falsch zusammengesetzt. Sie enthalte im Verhältnis zu den übrigen Kationen viel zuviel Natrium. Dieses krank machende Mißverhältnis lasse sich durch Kalium-, Calcium- und Magnesiumsalze ebensogut „äquilibrieren" wie durch Entziehung von Natrium. Durch ein physiologisch ausgeglichenes Diätsalz soll also die krank machende Wirkung des Kochsalzes ebensogut verhütet, die Ausheilung gewisser Krankheitserscheinungen ebenso wirksam unterstützt werden wie durch Entziehung von Kochsalz. Da eine geschickte Propaganda diese Behauptung den Ärzten und Laien immer als erwiesene wissenschaftliche Tatsache darstellt, der Arzt im allgemeinen aber nicht in der Lage ist, die Richtigkeit der Beweisführung nachzuprüfen, müssen wir hier kurz darauf eingehen.

Hinsichtlich der Behauptungen von den Gefahren des Natriums, überhaupt des Kochsalzes, für den gesunden und kranken Organismus verweisen wir auf die vorangehenden Ausführungen (s. S. 165), in denen ihre Unhaltbarkeit in dieser allgemeinen Form dargelegt wurde. Sieht man sich nun das Verhältnis Natrium:Kalium:Calcium:Magnesium in den gebräuchlichsten Nahrungsmitteln etwas genauer an (Tabelle 15), dann zeigt sich, daß von einer äquilibrierten Mischung keine Rede sein kann. Schweinefleisch enthält z. B. auf 100 g Natrium 145mal soviel Kalium, 104mal soviel Calcium und 237mal soviel Magnesium wie das Blutplasma. „Mit gewöhnlichem Kochsalz gesalzene Dauerwaren wie Schinken geräuchert oder Speck gesalzen bekommen durch den Kochsalzzusatz eine Mineralmischung, die sich einer äquilibrierten nähert. Sie enthalten im Vergleich mit Natrium nur 4—6,8mal soviel Kalium, 3,8mal soviel Magnesium und annähernd die richtige Menge an Calcium ... Die Zumischung weiterer, wenn auch kleiner Mengen von Kationen im Titrosalz entfernt die Mineralmischung der mit Titrosalz versetzten Wurstwaren weiter von einer äquilibrierten Salzlösung als das einfache Salzen mit Kochsalz ... Jedenfalls ist es ein ganz vergebliches Bemühen, durch Titrosalz an Stelle von Kochsalz das Mineralgemisch der Fertigware auch nur annähernd oder gar besser als mit gewöhnlichem Kochsalz zu äquilibrieren ... Praktisch unterscheidet sich die mit Titrosalz zubereitete Fertigware nicht oder sogar in ungünstigem Sinn von der handelsüblichen Zubereitung mit Kochsalz ... Mit 10 g einer äquilibrierten Salzmischung vom Typus des Titrosalzes werden etwa 0,07 g Calcium und 0,15 g Kalium zugeführt. Die übliche tägliche Zufuhr beträgt bei gemischter Kost für Calcium 0,6—3,8 g, für Kalium 2—4 g. Die Werte schwanken von Tag zu Tag beträchtlich. Die Ionen des Titrosalzes haben vor denen der Nahrung

Tabelle 15. Kationengehalt von Nahrungsmitteln

Auf 100 g Na kommen bei	K		Ca		Mg		
Leberwurst	28,5 =	4,6mal	2,85 =	1 mal	11	= 16	mal
Leberwurst mit Titrosalz	37 =	6 ,,	7,6 =	2,5 ,,	19,7 =	28	,,
Teewurst	10,4 =	1,7 ,,	0,95 =	0,32 ,,	14,7 =	21	,,
Teewurst mit Titrosalz	44,6 =	7,2 ,,	5,3 =	1,7 ,,	22	= 30	,,
Teewurst (Rüg.) mit Titrosalz ..	26,8 =	4,3 ,,	5,1 =	1,7 ,,	22	= 30	,,
Schweinefleisch ..	906 = 145	,,	311 = 104	,,	166	= 237	,,
Schinken, geräuchert	39 =	6,8 ,,	3 =	1 ,,	2,7 =	3,8	,,
Speck, gesalzen ..	24,9 =	4 ,,	2 =	0,66 ,,	2,7 =	3,8	,,
Graubrot	51 =	8,3 ,,	8,3 =	2,7 ,,	87	= 124	,,
Graubrot mit Titrosalz	47 =	7,6 ,,	13,3 =	4,4 ,,	70,7 =	100	,,
Vollkornbrot mit Titrosalz	74 =	12 ,,	19 =	6,3 ,,	80	= 114	,,
Vollkorn-Grahambrot	112 =	18 ,,	72,6 =	24,2 ,,	52	= 74	,,
Vollkorn-Schlüterbrot	106 =	15 ,,	15 =	5 ,,	35	= 50	,,
Vollkorn-Simonsbrot	124 =	20 ,,	22 =	7,3 ,,	26	= 37	,,
Blutplasma	6,15		3		0,7		

keinen Vorzug. Die Behauptung, daß die im Titrosalz enthaltenen, gegenüber der Nahrung ganz unerheblichen Mengen dieser Kationen irgendeinen Einfluß auf den Mineralhaushalt haben können, stellt bei Berücksichtigung dieser Zahlen an die Gutgläubigkeit der Leser starke Anforderungen" *(Straub)*.

Selbst wenn die behauptete, tatsächlich aber als unrichtig erwiesene Annäherung des Mineralgehaltes der Nahrung an eine äquilibrierte Salzmischung gelänge, müßte noch eine zweite Voraussetzung erfüllt sein, wenn das Titrosalz seine Aufgabe erfüllen soll: Sämtliche per os aufgenommenen Mineralstoffe müßten nämlich restlos resorbiert werden. Das trifft sicher nicht zu. Natrium und Chlor werden zwar rasch und vollständig resorbiert. Die Resorption der Erdalkalien hängt jedoch vom Säuregrad des Darminhalts ab, von seinem Gehalt an Fettsäuren, Phosphorsäure, Eiweiß,

Vitamin D und vielleicht noch von anderen Nahrungsbestandteilen. Endlich: selbst wenn die Kationen quantitativ resorbiert und ins Pfortaderblut aufgenommen worden sind, haben sie noch nicht den Weg in die übrigen Körpersäfte gefunden. Der Tierversuch hat nämlich gezeigt, daß die in den Pfortaderkreislauf gelangten Salzionen zum großen Teil in der Leber zurückgehalten und erst später, und zwar in ganz anderer Mischung, in den allgemeinen Kreislauf abgegeben werden. Eine physiologisch äquilibrierte Salzlösung, infundiert in die Pfortader, hätte also schon nach der Passage durch die Leber ihre physiologische Äquilibrierung vollkommen verloren.

Abgesehen von der Sinnlosigkeit der Zielsetzung ergibt sich aus alledem die Sinnlosigkeit der Verwendung äquilibrierter „Diätsalze" im Glauben, damit den Mineralgehalt der Säfte einer äquilibrierten Salzmischung anzugleichen. Titrosalz — auf Natrium bezogen enthält es übrigens 1,2mal soviel Kalium, 1,9mal soviel Calcium und 2mal soviel Magnesium wie das Blutplasma! — ist in Wirklichkeit nichts anderes als ein Kochsalzersatzmittel mit 36% Natrium und 50% Chlor, ein Ersatzmittel also, das zu 86% aus Kochsalz besteht! Wer seinen Herz- und Nierenkranken und Hypertonikern Titrosalz verordnet, kann ihnen ebensogut in kleineren Mengen das viel billigere Kochsalz verordnen. Das chlorfreie Titrosalz spezial enthält etwas weniger Natrium als gewöhnliches Titrosalz.

Titrosalz ist eine Erfindung von Dermatologen. Über Heilerfolge bei Hautkrankheiten haben jedoch nur einzelne Dermatologen berichtet. Ihre Berichte sind nicht beweisend, weil gleichzeitig andere Heilmittel angewendet wurden und weil außerdem jegliche Angaben über die Höhe der verabfolgten Titrosalzdosis und Harnanalysen fehlen, nach denen allein die Höhe der Zufuhr verläßlich beurteilt werden könnte. Im übrigen ist man sich in der Dermatologie wie in der Inneren Medizin über die Nutzlosigkeit äquilibrierter „Diätsalze" völlig einig. Die Gefahr, die sie für Herzkranke, Nierenkranke und Hochdruckkranke bilden, ist vielen Ärzten jedoch noch immer nicht klargeworden.

Ein anderes Verfahren, die Kochsalzzufuhr (genauer: die Natriumzufuhr) möglichst nieder zuhalten, beruht auf dem Prinzip des Kationenaustausches. Der verwendete Kationenaustauscher, eine harzähnliche, poröse Substanz, gibt bei Berührung mit NaCl NH$_4$ ab, das sich mit dem Cl des NaCl verbindet. Statt dessen geht der Kationenaustauscher mit dem Na des Darminhaltes eine im Verdauungskanal unlösliche Verbindung ein, die bewirkt, daß das zugeführte Na unresorbiert ausgeschieden wird. Ein abschließendes Urteil über die klinische Brauchbarkeit dieser neuen Methode ist noch nicht möglich.

i) Kaliumarme Kost

Die kaliumarme Kost, deren einzige Indikation heute durch die Nebenniereninsuffizienz, den Morbus *Addison*, repräsentiert wird, hat sich aus der Pathophysiologie entwickelt.

Welche Rolle das Nebennierenmark, welche Rolle die Rinde in dem Krankheitsgeschehen spielt, ist in dieser Hinsicht belanglos. Entscheidend ist der Natriumverlust durch den Harn und die Natriumverminderung im Plasma. Gleichzeitig sinken im Blute Chlor und Bicarbonat, Kalium, Phosphat, Sulfat und Reststickstoff steigen; dabei geht nur der Phosphat- und Sulfatanstieg der Wasserverarmung des Blutplasmas parallel. Diese Mineralverschiebungen und mit ihnen der Allgemeinzustand des Kranken können nicht nur durch Rindenhormon, sondern auch durch höhere Natriumzufuhr (Natriumbicarbonat, Natriumcitrat, Natriumchlorid) ausgeglichen werden. Nebennierenlose Tiere sind auf diese Weise jahrelang am Leben gehalten worden. Den Ausschlag für das Auftreten toxischer Erscheinungen und tödlicher Krisen gibt die Kaliumanreicherung: Tiere, die mit Kochsalz in gutem Allgemeinzustand gehalten werden können, verfallen sofort, wenn man ihnen größere Kaliummengen zufüttert. Beim *Addison*kranken darf unter Rindenhormonbehandlung die Kaliumzufuhr allerdings nicht zu stark beschränkt, der Kochsalzzusatz nicht allzu stark erhöht werden — nicht unter 4 g Kalium und nicht über 5 g Kochsalz —, weil es sonst zu Blutdruckanstieg, Ödemen und Tod durch Kreislaufversagen kommen kann.

Die Diätbehandlung des *Addison*kranken muß diese Störungen des Mineralhaushaltes in Rechnung stellen. Die Kost muß also nicht nur Kohlenhydrat- und Vitamin C-reich sein — Neigung zu Hypoglykämie, schlechte Verträglichkeit von Unterernährung und selbst von kurzen Fastenperioden, enge funktionelle Beziehungen zwischen Vitamin C und Rindenhormon —, sondern auch reich an Natrium und arm an Kalium. Streng kontraindiziert ist vor allem z. B. die kaliumreiche und natriumreiche Rohkost. Wiederholt sind *Addison*kranke mit Rohkost zu Tode gebracht worden. Gefährlich ist schon die gelegentlich zu diagnostischen Zwecken verordnete Rohkost.

Eine natriumreiche Kost läßt sich einfach und wirkungsvoll durch starkes Salzen aller Speisen erzielen. Von amerikanischer Seite wird dazu ein Getränk empfohlen, das in 1 l 10 g Kochsalz und 5 g Natriumcitrat enthält und eisgekühlt mit Fruchtsaft gar nicht so schlecht schmecken soll. Während bei Leichtkranken oft schon kochsalzreiche Kost ohne Einschränkung der Kaliumzufuhr zur Erhaltung eines leidlichen Allgemeinzustandes genügt, kommt man in schweren Fällen

Tabelle 16. Kaliumgehalt von Nahrungsmitteln

(g Kalium in 100 g)

Fleisch, Fisch, Eier

Kalbfleisch	0,320
Hühnerfleisch	0,470
Schellfisch	0,340
Hering	0,220
Hühnerei ohne Schale	0,795
Fleischextrakt	3,200

Getreide, Brot

Weizenmehl, fein	0,190
Weizenschrot	0,850
Haferflocken	0,345
Reis, poliert	0,120
Reis, roh	0,155
Mondamin	0,140
Weißbrot	0,125
Vollkornbrot (Schlüterbrot)	0,290
Knäckebrot	0,410

Obst

Äpfel	0,250
Pflaumen	0,250
Kirschen	0,068
Aprikosen	0,135
Apfelsinen	0,190
Mirabellen	0,017
Johannisbeeren, rot	0,110
Weintrauben	0,450
Bananen	0,266
Datteln mit Kernen	0,620
Feigen	0,960
Rosinen	0,790

Süßigkeiten, Nüsse

Zucker, weiß	0
Zucker, braun	0,090
Puderkakao	0,980
Milchschokolade	0,260
Haselnüsse	0,620
Walnüsse	0,044
Mandeln	0,830

Milch, Käse

Vollmilch	0,160
Kondensierte Milch	0,293
Rahm	0,125
Quark	0,175
Magerkäse	0,515
Fettkäse	0,230

Fette

Butter	0,052
Schmalz	0,035
Erdnußöl	0,185

Gemüse

Linsen	0,525
Gelbe Erbsen	0,810
Weiße Bohnen	1,080
Sojabohnen	0,380
Grüne Erbsen	0,320
Schnittbohnen	0,215
Kartoffeln, geschält	0,550
Kartoffeln, gekocht	0,205
Möhren, gelbe Rüben	0,440
Rote Rüben, rote Bete	0,100
Sellerieknollen	0,740
Radieschen	0,320
Tomaten	0,270
Rotkohl	0,215
Grüner Salat	0,075
Spinat	0,744
Schwarzwurzeln	0,240
Zwiebeln	0,130
Weißkohl	0,475
Pfifferlinge	0,340

Getränke

Himbeersaft	0,105
Traubenmost	0,210
Weißwein	0,060
Rotwein	0,085
Sherry	0,185
Bier	0,080
Tee, trockene Blätter	1,480
Kaffee, geröstet	0,160

(sofern nicht ausreichende Hormonmengen zur Verfügung stehen) ohne Kaliumeinschränkung und parenterale Kochsalzzufuhr nicht aus. Die *Mayo*-Klinik erlaubt hier eine Kaliumzufuhr von täglich höchstens 2 g.

Eine genießbare kaliumarme Kost herzustellen, ist schwierig, weil ja alle tierischen und pflanzlichen Nahrungsmittel Kalium enthalten und die Kost deshalb nicht einfach durch entsprechende Nahrungsmittelauswahl kaliumarm gestaltet werden kann. Zunächst wird man selbstverständlich die kaliumreichsten Nahrungsmittel soweit wie möglich in den Hintergrund treten lassen. Dazu gehören Geflügel, magerer Käse, hochausgemahlenes Mehl, Hülsenfrüchte, Kartoffeln, Möhren, Sellerieknollen, Spinat, Weißkohl, Weintrauben, Südfrüchte, Kakao und Tee. Wenn das in Zeiten mit freiem Angebot an allen Nahrungsmitteln schon nicht leicht durchführbar ist und hohe Anforderungen an die Entsagungskraft des Kranken stellt — die kaliumarme Kost muß ja dauernd beibehalten werden —, so ist die Durchführung eines Kostregimes ohne Kartoffeln, ohne Hülsenfrüchte, ohne Möhren und ohne Kohl in Notzeiten geradezu ein Ding der Unmöglichkeit. Infolgedessen spielen eine wichtige Rolle jene küchenmäßigen Verfahren, die es erlauben, dem Fleisch, den Kartoffeln, dem Gemüse und dem Obst Kalium zu entziehen.

Zum Zwecke des Kaliumentzugs aus den Nahrungsmitteln werden Kartoffeln, Gemüse und Obst in kleine Stücke geschnitten. Zum Kochen nimmt man einen tiefen, schmalen Kessel, gibt das Kochgut in die 6—8fache Menge Salzwasser ($1\frac{1}{2}$ Teelöffel auf 1 l Wasser) und kocht vorsichtig; bei zu starkem Kochen zerfallen Kartoffeln, Gemüse und Obst. Ist das Kochgut weich, dann wird das Wasser abgegossen und sanft und vorsichtig weitergekocht, bis alles trocken ist. Tomaten, Mais und Rüben werden in einem feuchten Pergamentpapiersack gekocht, hernach aus dem Kochwasser herausgenommen und mit Butter und Salz angerichtet. Fleisch schneidet man in kleine Stücke, umhüllt es mit feuchtem Pergamentpapier, das mit Zwirn in Form eines Sackes zugebunden wird und kocht 2 Std. in Salzwasser; das Kochwasser soll die 8fache Menge des Fleisches betragen. Während des Kochens muß das verdunstete Wasser immer wieder nachgefüllt werden. Auf diese Weise läßt sich der Kaliumgehalt der Gemüse auf $\frac{1}{3}$, der Kaliumgehalt von Fleisch und Fisch auf $\frac{1}{4}$ des ursprünglichen Wertes verringern. Brennwert, Eiweißgehalt und Geschmackswerte der Nahrungsmittel bleiben dabei erhalten. Der Fleischsaft, der im Pergamentsack entsteht, kann als Tunke Verwendung finden. Abschmecken und Anrichten geschehen in der üblichen Weise.

k) Phosphatarme Kost

Bald nach Entdeckung der tetanischen Hyperphosphatämie und verminderten Phosphatausscheidung, die in Anfallszeiten besonders deutlich hervortritt, hat man für Tetaniker eine phosphatarme Ernährung empfohlen. Im Tierversuch konnten epithelkörperchenfreie

Tiere mit phosphatarmem Futter anfallsfrei gehalten werden. Die ursprüngliche Forderung: Lactovegetabile Kost erscheint weniger sinnvoll, weil Milch nicht allein das therapeutisch erwünschte, gut resorbierbare Calcium sondern gleichzeitig auch nicht unerhebliche Mengen von Phosphor zuführt.

Als phosphatarm empfahl *Shelling* für diesen Zweck an Früchten: Äpfel, Bananen, Pampelmusen, Trauben, Zitronen, Orangen, Pfirsiche, Erdbeeren, Melonen, Datteln, Feigen, Heidelbeeren — an Gemüsen: Spargeln, Wirsing, Weißkraut, Karotten, Sellerie, Gurken, Salat, Tomaten, Radieschen, Kohlrabi, Kresse und Blumenkohl. Phosphatarm sind außerdem Butter, Öl, Honig, Marmelade, Zucker, Weißei, Kaffee und Tee, Sahne. Mit einer solchen Kost soll es möglich sein, den Phosphorgehalt der Tageszufuhr auf 0,3—0,5 g zu senken, ohne auf zu tiefe kalorische Werte zu kommen. Fleisch, Nüsse, Milch, Käse und Eigelb dürfen nur in ganz beschränkter Menge gegeben werden. Die klinischen Erfahrungen mit dieser Kostform sind noch nicht so ausgedehnt, daß ein abschließendes Urteil möglich wäre. Eine wirkliche Heilkost kann sie naturgemäß nicht sein.

l) Trockenkost

Wasserarme Kost, im klinischen Sprachgebrauch: Trockenkost, hat als therapeutisches Ziel die Austrocknung des Körpers. Trotz der Unbequemlichkeiten und Lasten für den Kranken gilt sie als eine der „harmlosesten" Formen der Krankenkost — nicht ganz zu Recht, wenn man bedenkt, daß alles höhere Leben an wässerige Lösungen gebunden ist. Außerdem: Quellung und physikalische Wärmeregulation hängen vom Wasserbestand der Gewebe ab; die hohe spezifische Wärme des Wassers erleichtert die Konstanthaltung der Körpertemperatur, bei der Verbrennung von Eiweiß, Fett und Kohlenhydraten entsteht Wasser. Wasser macht den gewichtsmäßig größten Teil des menschlichen Körpers aus: beim 6 Wochen alten Embryo sind es 97%, beim Neugeborenen 74% und beim Erwachsenen, abnehmend mit den Jahren, immer noch rund 60% (66—58%). Trotz des fortwährenden Fließens des Wassers durch den Körper, trotz seiner kaum übersehbaren funktionellen Differenziertheit und seiner engen Verbundenheit mit dem Umsatz der anorganischen Nährstoffe schwankt der Wasserbestand des gesunden Organismus nur innerhalb engster Grenzen. Empfindliche Steuerungen regeln Aufnahme, Ausscheidung und Verschiebungen innerhalb des Organismus.

Wasseraufnahme und Durst sind individuell stark schwankende Größen. Man kann sich an Vieltrinken gewöhnen und an Wenigtrinken. Beim Gesunden rührt der Durst in der Regel von einem absoluten

Wassermangel, von der „Austrocknung" des Körpers her, beim Herz- und Nierenkranken im Stadium der Ödemanschoppung von einem relativen Wassermangel, d. h. einer stärkeren Wasserverbindung in den Geweben. Der ödematöse Organismus ist wasserreicher als der gesunde. Da die wassergierigen (ödembereiten) Gewebe jedoch einen großen Teil des Wassers mit Beschlag belegten, steht trotz der geringen Harn- und Hautausscheidung für die übrigen Lebensbedürfnisse zu wenig Wasser zur Verfügung.

Die Hauptmenge des Wassers verläßt den Körper durch die Niere. Sie kann im Laufe einer Stunde $^{1}/_{2}$ l und mehr bewältigen, ihre Tagesleistung aber auch auf 300, 200 g und weniger reduzieren. Die Wasserabgabe durch die Haut schwankt viel weniger (Perspiratio insensibilis, etwa 600 g in 24 Std.) und steigt in Gestalt von Schweiß bei erhöhter Körpertemperatur, hohen Umgebungstemperaturen und übermäßig hoher Wasserzufuhr beträchtlich an. Schweißabgaben von 20 l am Tage sind in feuchtheißem Klima keine Seltenheit. Ödematöse Herz- und Nierenkranke geben als insensible Perspiration und Schweiß weniger Wasser ab als der Gesunde. Die Wasserausscheidung der Lunge beträgt in 24 Std. etwa 300 ccm, nach übermäßiger Wasserzufuhr vielleicht etwas mehr, die Ausscheidung durch den Darm bei ungestörter Verdauungstätigkeit 100 bis 200 g, bei profusen Durchfällen bis zu mehreren Litern.

Unter extremen Bedingungen kann die Regulationsfähigkeit überschritten und der Organismus in Gestalt von Austrocknung oder Wasserüberschwemmung empfindliche Störungen erleiden. Austrocknung entsteht entweder als Folge abnorm geringer Wasserzufuhr — die Wasserabgabe durch Nieren, Haut und Lungen kann niemals ganz abgestellt werden — oder als Folge von Wasserverlusten (ohne entsprechende Zufuhr). Solche Wasserverluste, die immer gleichzeitig Kochsalzverluste bedeuten, können als profuse Schweiße erfolgen, als Durchfälle, Erbrechen und Harnflut. Schweißverluste von bedrohlichem Ausmaß kennt man bei Hitzearbeitern und Schiffsheizern (s. Seite 168), extreme Verluste durch die Nieren bei Konzentrationsschwäche im Sinne des Diabetes insipidus.

Praktisch wichtig ist die Austrocknung bei Seeleuten und Fliegern, die, in Seenot geraten und von Durst gequält, Meerwasser zu trinken anfangen. Das Meerwasser des Atlantik enthält rund 3,2 % Salze, davon 2,7 % Kochsalz. Wenn die Niere eine Kochsalzkonzentration von 2 % durchhält — sie kann Spitzenkonzentrationen bis zu 3 % leisten —, wenn das nicht resorbierte Magnesium und Sulfat des Meerwassers in 5 %iger Lösung durch den Darm ausgeschieden wird, und wenn zur Ausscheidung des im Meerwasser enthaltenen Calcium und Brom kein zusätzliches Wasser nötig ist — alle 3 Bedingungen darf man als erfüllt betrachten —, dann erfordert die renale Ausscheidung von 500 g Meerwasser 675 + 20 = rund 700 g Wasser. Um 500 g Meerwasser auszuscheiden, muß also der Organismus aus eigenen Beständen 200 g Wasser zusetzen. Aus eigenen Beständen muß er aber außerdem die fortlaufende Wasserabgabe durch Lungen und Haut bestreiten, die je Tag auf 900 g — bei intensiver Sonnenbestrahlung auf erheblich mehr — veranschlagt werden muß. Das wäre alles in allem eine Unterbilanz von täglich 1100 g Wasser. Kann der Organismus diese Wassermengen nicht mehr bereitstellen und ausscheiden, dann häufen sich unausscheidbare Salze, vor allen Dingen Kochsalz in den Geweben an und lassen den Durst um so quälender werden, je mehr Meerwasser der Unglückliche trinkt. In Wirklichkeit ist die Wasserunterbilanz allerdings etwas kleiner, weil auch durch die Haut mit der Perspiratio insensibilis nicht reines Wasser ausgeschieden wird. Den Kochsalzgehalt jener Kochsalzlösung, die als Perspiratio insensibilis abdunstet, kennen wir zwar nicht. Vom Kochsalzgehalt des Schweißes wissen wir aber, daß er zwischen 0,02 und 1 % schwankt, jedenfalls also hinter dem maximalen Kochsalzgehalt des Harns zurückbleibt. Wenn der durstgequälte Meerwassertrinker schwitzt, entzieht er seiner Niere einen Teil des Ausscheidungswassers. Er verschlechtert damit die Ausscheidungsbedingungen des Kochsalzes noch mehr, weil die Kochsalzkonzentration des Schweißes maximal nur die Hälfte der maximalen Kochsalzkonzentration der Niere erreicht.

Ein praktisch brauchbares Mittel zum Trinkbarmachen des Meerwassers existiert noch nicht. Gleichzeitige Zufuhr einer kochsalzarmen Nahrung schiebt die Gefahrengrenze des Meerwassertrinkens zwar hinaus, weil Nahrungszufuhr auch Wasserzufuhr bedeutet und bei der Verbrennung der Nährstoffe Verbrennungswasser entsteht: bei Kohlenhydratverbrennung 12 g, bei Eiweißverbrennung 9 g und bei Fettverbrennung 13 g Wasser je 100 cal; andererseits wird aber durch die unverwertbaren Nahrungsreste Wasser im Darm gebunden.

Gesundheitliche Schädigung droht bei Verlust von 10 % des Wasserbestandes. Sie droht demnach einem 70 kg schweren Körper, der zu 60 % = 42 kg aus Wasser besteht, bei Verlust von 4,2 kg. Die Grenze der Lebensbedrohung wird bei Verlusten von 20 % des Körperwassers erreicht. Der austrocknende Organismus verliert an Gewicht. Haut und Schleimhäute werden trocken, die Augen sinken ein, röten sich und brennen, die Stimme wird rauh und tonlos, das Schlucken unmöglich. Bei kleinem, frequentem Puls und dickflüssigem Blut steigen Reststickstoff im Blut und Körpertemperatur. Subjektiv wird der Zustand zunächst nur als quälender Durst empfunden. Dann kommt es zu Apathie, Müdigkeit,

Benommenheit, Halluzinationen, Wahnvorstellungen, Erregungszuständen und Muskelkrämpfen. Das Ende ist ein qualvoller Tod. Es liegt in der Natur der Sache, daß die Folgen der Wasserverarmung von den Folgen der Kochsalzverarmung nicht scharf abgegrenzt werden können. Beim Austrocknen nach Meerwassergenuß kombinieren sich die Wasserverlustsymptome mit den bekannten Symptomen der „Kochsalzvergiftung": Erbrechen, Durchfälle, Leibschmerzen, Fieber. Ausschlaggebend für die Art der Behandlung ist die Entscheidung, ob der Austrocknungszustand mit Kochsalzverarmung einhergeht — bei weitem der häufigere Fall — oder mit Kochsalzüberladung. Die Prognose der Kochsalzüberladung ist schlechter. Schiffsärzte berichten, selbst in Fällen, in denen durstkranke Schiffbrüchige noch mit eigener Kraft an Bord kamen und vernehmungsfähig waren, sei Rettung oft nicht mehr möglich gewesen.

Der Gefahr einer bedrohlichen Wasserüberschwemmung ist der Organismus nur selten ausgesetzt. Dank der Fähigkeit der Nieren und der Haut, fast reines Wasser auszuscheiden, kann er sie auch leichter überwinden als die Gefahr des Wassermangels. Kochsalzmangelzustände sind dabei als Folge freilich nicht ganz selten. An leistungsunfähige Kreislauforgane stellt die Bewältigung großer Wassermengen eine Aufgabe, der sie oft nicht gewachsen sind. Aber selbst gesunde Menschen klagen über Übelkeit, Kopfschmerzen, innere Unruhe, Angst und Reizbarkeit, wenn man sie zu abundantem Wassertrinken zwingt. In Selbstversuchen tranken ärztliche Forscher über Wochen hin täglich bis zu 18 l Wasser mit dem Erfolg, daß sich im Blut die Zeichen eines echten Diabetes insipidus einstellten und es ihnen nur unter Aufbietung aller Energie gelang, der jetzt entstandenen Trinksucht Herr zu werden und zu einer Wasseraufnahme in normalen Grenzen zurückzufinden.

„Schwere Wasservergiftung wurde beobachtet bei chronischer Nephritis nach reichlichem Trinken, bei Diabetes insipidus, besonders wenn trotz einer durch Pituitrin verminderten Diurese die Wasserzufuhr nicht eingeschränkt wird, bei primärer Polydipsie auf organischer Grundlage nach Encephalitis, bei Hirngeschwülsten mit Zerstörung der vegetativen Regulationszentren im Bereich des 3. Ventrikels, bei Nebenniereninsuffizienz. Die Erscheinungen sind Unruhe, Schwäche, Schwindel, Kopfschmerz, Erbrechen, Durchfall, Speichelfluß, vermehrte Hautwasserabgabe, Tremor, Ataxie, tonischklonische Muskelkrämpfe von epileptiformem Charakter, Stupor, Koma und Tod. Die Fehldiagnose Epilepsie, bei Nierenkranken Urämie liegt nahe. Das Verhalten des Blutes ist nicht einheitlich, doch können starke Blutverdünnungen vorkommen mit Abnahme von Hämoglobin, Serumeiweiß, Viscosität, elektrischer Leitfähigkeit, molarer Konzentration. Chlorid, Natrium und Kalium nehmen stärker ab als der Verdünnung entspricht. Bei anderen Personen findet sich nur im Beginn des Vieltrinkens Blutverdünnung, die bald von vermehrtem Wasserabstrom aus dem Blute mit Bluteindickung gefolgt ist. Das Körpergewicht nimmt beträchtlich, das Plasmavolumen nur wenig zu. Der Liquordruck ist erhöht. Ödeme fehlen bei der akuten Wasservergiftung, oder sie sind doch kaum angedeutet" *(Straub)*.

Die Aufgabe, den Wasserbestand eines Körpers aufzufüllen, der durch Dursten, Schwitzen, Erbrechen und gehäufte Stuhlentleerungen wasserarm geworden ist, stellt an die Diätetik keine besonders schwierigen Aufgaben. Der Durst kommt den ärztlichen Bemühungen entgegen. Voraussetzung des Erfolgs ist einmal die Beseitigung der Ursachen des Durstes: der Schweiße, des Erbrechens, der Durchfälle und zweitens die Ergänzung der reduzierten Kochsalzbestände. Wenn auch ein wasserarmer Organismus nicht immer im gleichen Ausmaß kochsalzarm geworden ist (s. oben!), so darf doch in der Regel Wasserverarmung mit Kochsalzverarmung gleichgesetzt und die therapeutische Wasserzufuhr mit Kochsalzzufuhr kombiniert werden. Wir rechnen dafür 0,5—1,0 g Kochsalz auf 1000 g Wasser. Die seltenen Austrocknungszustände mit Übersalzung, die Wasser ohne Salz brauchen, wird man nicht verkennen, sofern man überhaupt an diese Möglichkeit denkt.

Schwieriger ist die Entwässerung von Kranken mit Ödemen und Höhlenergüssen. Bis zu 6 l Wasser können ohne erkennbares Ödem zurückgehalten werden! Wasserverhaltungen von 10—20 l sind keine Seltenheit. Entscheidend für jede Ödembildung sind jene „extrarenalen Faktoren", die den Wasseraustausch zwischen Blut und Gewebe regulieren: der Druck des Blutes in den Kapillaren, die Gewebsspannung, die Durchlässigkeit der Kapillarwand, die aktiven Sekretionskräfte der Kapillarendothelien, der kolloidosmotische (onkotische) Druck des Plasmas und die wasseranziehende Kraft (Quellfähigkeit) des Gewebes. Je nach Art des Ödems steht der eine oder andere Faktor pathogenetisch im Vordergrund. Auf welchen Wegen es bei den verschiedenen Ödemzuständen — kardialem und nephritischem Ödem, nephrotischem Ödem, Ödem bei Pfortaderstauung, Beriberi- und Hungerödem, entzündlichem Ödem — letzten Endes zu dem gleichen Syndrom kommt, ist noch nicht völlig geklärt. Eines aber ist klar: wenn wir so komplexe Vorgänge wie das Abströmen von Wasser in die Gewebe und die abnorme Wasserbindung in den Geweben dadurch bekämpfen wollen, daß wir die Wasserzufuhr kürzen,

dann richten wir unsere Therapie nur gegen den Endeffekt, nicht
gegen die ödembedingenden Vorgänge selbst, und noch weniger gegen
die letzten Ursachen des Krankheitsgeschehens. Damit erklärt sich
die begrenzte therapeutische Wirkung der wasserknappen Kost. Wir
würden ihre tatsächliche Begrenztheit noch klarer erkennen, wenn
wir nicht gewohnt wären, sie mit anderen Maßnahmen wie Kochsalzentziehung, Bettruhe, Aderlaß, Kreislaufmitteln und harntreibenden
Mitteln zu kombinieren. Bei entzündlichen Ödemen und entzündlichen Ergüssen ist die Trockenkost noch weniger wirksam als bei nicht-
entzündlichen Zuständen. Bloßer Wasserentzug vermag weder die Exsudation infizierter Wunden einzuschränken noch die der entzündeten
Pleura. Pleuritische und peritonische Exsudationen werden viel eher
durch die Gegenwart des Ergusses selbst gehemmt.

Wie wir sahen, läßt sich Wasserverarmung sowohl durch extrem
hohe Kochsalzzufuhr wie durch Kochsalzentzug erreichen. Therapeutisch wählen wir den zweiten Weg, weil bei erhöhter Kochsalzzufuhr der Kochsalzgehalt der Gewebe und infolgedessen auch ihre
,,Wassergier" zunimmt, Blutdruck und Blutviskosität ansteigen
(Kreislaufbelastung!) und der Kranke über immer stärkeren Durst
klagt. Kochsalzfreie Kost dagegen vermindert die Wasserbindungsfähigkeit der Gewebe, entlastet den Kreislauf, dämpft die Entzündungsbereitschaft und läßt den Kranken die Wasserknappheit der
Kost leichter ertragen. So pflegt man in der Diätetik Wasserentzug
stets mit Kochsalzentzug zu verbinden. Man muß sogar betonen, daß
selbst bei Kreislaufkranken, für die die Bewältigung größerer Wassermengen eine beträchtliche Belastung darstellt, die Kochsalzbeschränkung ungleich wichtiger ist als die Wasserbeschränkung. Amerikanische Kliniker halten die Wasserbeschränkung bei Ödemkranken
überhaupt für überflüssig.

Die klinischen Indikationen der Trockenkost decken sich
demnach mit den Indikationen der kochsalzfreien Kost. Es sind in
erster Linie die Ödemkrankheiten (Ödeme und Stauungsergüsse
bei Herz- und Nierenkranken, bei Lebercirrhose, Pfortaderthrombose,
Anämien aller Art, Carcinomen und Hungerdystrophie), in zweiter
Linie gewisse entzündliche Krankheiten (Lupus und andere
Hautkrankheiten).

Kochsalzarme Trockenkost unterstützt die Bemühungen um Verminderung des Körpergewichts bei manchen Fettleibigen. Selbst
wenn jede Kreislaufinsuffizienz fehlt, ist der fettleibige Organismus
wasserreicher als der gesunde. Er gibt auch im Hungerzustand mehr
Wasser ab, so daß in kurzer Zeit eindrucksvolle Gewichtsverminderungen erzielt werden können. Die Vermutung, der Fettleibige

schmelze unter kochsalz- und wasserknapper Kost sein Fett schneller ein als bei freigestellter Wasserzufuhr, hat sich jedoch leider nicht bewahrheitet. Sicher spielt es eine Rolle, daß Durst den Appetit dämpft. Von den Klinikern des vergangenen Jahrhunderts war es vor allem *Oertel*, der die Wassereinschränkung in den Mittelpunkt der Fettleibigkeitsbehandlung gestellt hatte. *Oertel*, selbst fettleibig, bekam in fortgeschrittenen Jahren Atembeschwerden und merkte, daß er besser atmen konnte und an Gewicht verlor, wenn er seine Flüssigkeitszufuhr — sie bestand, wie in München damals üblich, vor allem in Bier — auf täglich 1 l herabsetzte. 1 l Münchener Hofbräu aber hat friedensmäßig einen Brennwert von 550 cal! Daß dem fettleibigen alten Herrn schon allein die Verminderung seiner Brennwertzufuhr gut bekommen mußte, ist einleuchtend. Fettleibigkeit ist aber ein heterogener Symptomenkomplex und keine Krankheitseinheit. Es gibt viele Fettleibige, die das Dursten schlecht vertragen und dabei kaum abnehmen. Ein erfahrener Diätetiker wie *v. Noorden* meinte sogar, man solle Fettleibige „lieber zu reichlicher als zu spärlicher Wasseraufnahme anhalten".

Die strengste Form der Trockenkost, d.h. vollkommenes Dursten (und Hungern), kann in der Regel ohne Bedenken 3 Tage lang fortgesetzt werden. Im übrigen richte sich die Strenge des Wasserentzugs nach dem Zustand des Kranken! Grobe Verstöße gegen die Vorschrift deckt die Waage schnell auf. Dursten ist schwer! 500 ccm Wasser für 24 Stunden alles in allem (in Getränken und Nahrungsmitteln) — unter Umständen muß man noch darunterbleiben — empfinden die meisten schon als recht fühlbare Einschränkung. Man versucht, mit Mundspülen, Pfefferminzplätzchen, Dörrobst, Zitronenscheiben, Eisstückchen, Neucesol oder leichten Sedativa Erleichterung zu verschaffen. Bei voller Berücksichtigung der Tatsache, daß der Wassersüchtige stärker unter Durst leidet als der Gesunde, und daß er trotz seiner im ganzen verminderten Hautwasserabgabe bei hohen Umgebungstemperaturen mehr Wasser abgibt, darf man sich doch durch Klagen und Stöhnen nicht von der Durchführung der notwendigen Maßnahmen abbringen lassen.

Die Verwendbarkeit der Nahrungsmittel im Rahmen der Trockenkost wird durch ihren Wassergehalt bestimmt. Für praktische Zwecke genügt es, Getränke, Suppen, Gemüse und Obst mit 100%, Breie, Grützen, gekochte Nährmittel und Kartoffelgerichte mit 50%, gebratene und gebackene Nährmittel- und Kartoffelgerichte mit 25% ihres Gewichts in die überschlagsweise Berechnung der Wasserzufuhr einzusetzen. Der Wassergehalt von Fleisch, Fisch, Eiern, Käse, Butter und Brot kann dann vernachlässigt werden. Die alte *Karell*-Kur — einzige Wasser- und Nahrungszufuhr 1000, 800 ccm oder noch weniger Milch täglich — ist heute durch die kochsalz- und brennwertärmere Saftkost verdrängt. Obstkost und Rohkost sind jedoch, entgegen einer weitverbreiteten Meinung, keineswegs wasserarme Kostformen!

Wasserarmut, Kochsalzarmut und Brennwertarmut vereinigt die *Schroth*-Kost. Ihre Grundlage besteht aus altbackenen Semmeln, dicken Wasserbreien oder Reis- und Grießsuppen, die durch Zitronensaft, Gewürze, Zucker und Kompott schmackhaft gemacht sind. Trockenperioden mit Verbot jeder zusätzlichen Flüssigkeitszufuhr und Trinkperioden mit begrenzten Mengen von Wein- und Obstsaft wechseln miteinander ab. Feuchte Packungen sollen die Wirkung der Diät unterstützen. Wie beim Fasten treten in den ersten Tagen und zwischen dem 10. und 20. Tag gelegentlich verstärkte Beschwerden auf. Ähnlich wie Fastenkuren werden *Schroth*-Kuren speziell bei Entzündungsbereitschaft der Haut und Schleimhäute empfohlen, bei vegetativen Störungen (Urticaria, Ekzem, Migräne, vegetativer Dystonie) sowie bei Neigung zu Eiterungen und schlechter Wundheilung. Ob das Verfahren mehr leistet als andere, weniger eingreifende Diätmaßnahmen, steht dahin.

Die Gegenindikationen der Trockenkost sind hypo- und isosthenurische Nephritis, Diabetes insipidus, Diabetes mellitus mit starker Glykosurie, akut fieberhafte Krankheiten, starke Blutverluste und alle Zustände, bei denen der Organismus durch Wassermangel oder Wasserverluste an Wasser verarmt ist.

3. Basenüberschüssige und säureüberschüssige Kostformen

a) *Säuerung und Alkalisierung in der Ernährungstherapie*

Über die Möglichkeiten der Säuerung und Alkalisierung durch Nahrungsmittel und Medikamente sind die widersprechendsten Meinungen verbreitet — vor allem wohl deswegen, weil über die chemisch-physiologischen Grundbegriffe weithin ganz unklare Vorstellungen herrschen.

Säuerung bzw. Alkalisierung des Harns, des Blutes und der Gewebe müssen streng auseinandergehalten werden. Dabei umfaßt der Begriff Sauer zwei ganz verschiedene Dinge: 1. Die aktuelle Acidität oder aktuelle Reaktion, d. h. die Konzentration der Wasserstoffionen. „Statt zu sagen: die Wasserstoffionenkonzentration ist $C_H = 10^{-7}$ (also 0,0000001) g-Ion pro l, kann man auch sagen: $\log C_H = -7$ oder $-\log C_H = 7$. Statt $-\log C_H$ wurde von *Sörensen* das Symbol p_H eingeführt. Wenn also z. B. $C_H = 2{,}00$ mal 10^{-7} (also 0,0000002) ist, dann ist $\log C_H = 0{,}301 - 7$, also $p_H = 6{,}699$" *(Straub-Beckmann)*. 2. Die potentielle Acidität oder Titrationsacidität. Sie gibt an, wieviel saure oder basische Äquivalente einer Flüssigkeit zugesetzt werden müssen, um ein bestimmtes p_H zu erreichen. Die Tritationsacidität bezeichnet also die Säure- (bzw. Basen-) Bindungsfähigkeit einer Lösung zwischen zwei genau angegebenen p_H-Werten. Wenn nicht ausdrücklich anders vermerkt, bezieht sich die Titrationsacidität des Harns auf die Bindungsfähigkeit zwischen dem ursprünglichen (genuinen) p_H und $p_H = 7{,}4$, d. h. dem p_H des Blutes. Die Eigenschaft, trotz Zugabe größerer Mengen saurer und basischer Äquivalente ihr p_H nur relativ wenig zu ändern, verdanken die Körpersäfte der Gegenwart von Stoffen, die saure und basische Äquivalente ohne p_H-Änderung binden können („Puffersubstanzen" — „Pufferkapazität").

Die aktuelle Reaktion des Harns schwankt zwischen $p_H = 4{,}0$ und $p_H = 8{,}0$. Sie nähert sich der unteren oder oberen Grenze, je nachdem, ob mehr saure oder mehr basische Äquivalente ausgeschieden werden müssen (saure oder basische „Stoffwechsellage"). Die Reaktion verschiebt sich um so mehr nach der sauren Seite, je stärker das Verhältnis der primären Phosphate zu den sekundären Phosphaten ($BH_2PO_4 : B_2HPO_4$) basensparend zugunsten des ersten verschoben ist. Als B_2HPO_4 benötigt ein Mol Phosphorsäure zwei basische Äquivalente zur Ausscheidung, als BH_2PO_4 aber deren nur eines. Bei saurer Stoffwechsellage steigt zwecks Abdeckung ausscheidungspflichtiger saurer Äquivalente und Einsparung der fixen Basen Natrium, Kalium, Calcium und Magnesium nicht nur die Ammoniakbildung der Niere an, sondern auch ihre Calcium- und Magnesiumausscheidung, und zwar auf Kosten der Calcium- und Magnesiumausscheidung im Stuhl und bei sehr starker Säuerung sogar des Calcium- und Magnesiumgehaltes der Knochen. Bei basischer Stoffwechsellage andererseits wächst zwecks Abdeckung ausscheidungspflichtiger basischer Äquivalente und Einsparung wertvoller saurer Äquivalente wie Chlor und Phosphat die Ausscheidung von organischen Säuren (Harnsäure, Milchsäure, Zitronensäure, Hippursäure und andere) und von Kohlensäure durch die Niere.

Die Salze schwacher Säuren mit starken Basen machen zusammen mit den Phosphaten die Titrationsacidität des Harns, seine Pufferkapazität aus. Nur die Pufferkapazität, nicht die aktuelle Reaktion also, ist das Maß für die Säureausscheidung. Ein praktisches Beispiel: die Titrationsacidität eines Harns von $p_H = 5{,}7$ ergab sich zu 0,3 Milliäquivalent, die Titrationsacidität eines zweiten Harns von $p_H = 5{,}7$ zu 1,2 Milliäquivalent Lauge je 100 ccm. Das bedeutet vierfache Säureausscheidung bei gleicher aktueller Reaktion!

Die aktuelle Blutreaktion, gegeben durch das Verhältnis zwischen freier und gebundener Kohlensäure, schwankt normalerweise zwischen $p_H = 7,28$ und $p_H = 7,40$, in viel engeren Grenzen also als die aktuelle Harnreaktion. Schwere Muskelarbeit und Wasserverarmung verschieben sie gegen die untere Grenze, Überventilation gegen die obere; in der Nacht liegt sie tiefer als am Tage. p_H-Werte unter 7,0 und über 7,8 sind mit dem Leben nicht mehr vereinbar. Die Aufrechterhaltung der Konstanz des Blut-p_H, der Isohydrie, ist eine fundamentale Voraussetzung für den regelrechten Ablauf der Lebensvorgänge. Sie ist gebunden an die Fähigkeit der Niere, einen Harn von stark wechselndem Säuregehalt auszuscheiden.

Der Abtransport ausscheidungspflichtiger saurer und basischer Stoffwechselprodukte aus den Geweben wird ermöglicht, und zwar ohne stärkere Schwankungen des Blut-p_H, durch die „Puffersubstanzen" des Blutes. Die Substanzen, die die „Pufferkapazität" des Blutes ausmachen, sind in erster Linie Hämoglobin und Bluteiweißkörper, in zweiter Linie Phosphat und Bicarbonat. Für die Beurteilung eines krankhaften Zustandes — eines diabetischen oder urämischen Komas, eines Leberkomas, einer Tetanie — ist deshalb wichtig zu wissen, wieweit die Pufferkapazität des Blutes von sauren bzw. basischen Stoffwechselprodukten mit Beschlag belegt ist, wieweit also die Regulationsmöglichkeiten erschöpft sind und wie nahe der Zusammenbruch vor der Tür steht. Meist handelt es sich um Krankheitszustände, die eine Säureüberladung des Organismus mit sich bringen, bei denen also die noch vorhandene Säurebindungsfähigkeit, die „Alkalireserve" des Blutes, von entscheidender Bedeutung ist. Man ermittelt sie, indem man feststellt, wieviel Volum-$^0/_0$ Kohlendioxyd (CO_2) das Blut bei einem bestimmten Kohlendioxyddruck der Atmosphäre noch aufnehmen kann. Normalerweise sind es bei 40 mm CO_2-Druck 45—55 Volum-%. Erniedrigte CO_2-Bindungsfähigkeit bedeutet also acidotische, erhöhte Bindungsfähigkeit alkalotische Stoffwechsellage. Mit fortschreitender Erschöpfung der Bindungsfähigkeit schiebt sich das p_H des Blutes langsam den Grenzen zu, jenseits derer die Lebensfähigkeit des Organismus erlischt.

Im kranken Organismus entstehen oft so große Mengen von Säuren oder Basen, daß der Abtransport aus den Geweben Verschiebungen im Säurebasengleichgewicht des Blutes und Harns zur Folge hat. In anderen Fällen erschweren Störungen des Stoffaustausches zwischen Gewebe und Blut (z. B. bei der Hochdruckkrankheit), Störungen der Blutzusammensetzung oder Störungen der Ausscheidungsfunktionen die Aufrechterhaltung des normalen Säurebasengleichgewichts der Gewebe.

Daß die Nahrung, die ja, den Grundgesetzen der physikalischen Chemie entsprechend, stets gleichviel saure wie basische Äquivalente enthalten muß, trotzdem säuernd bzw. alkalisierend wirken kann, ist nicht so paradox, wie es auf den ersten Blick scheint. Die sauren und basischen Nahrungsbestandteile werden nämlich nicht in stets äquivalenten Mengen resorbiert, nicht in stets äquivalenten Mengen verbrannt und nicht in stets äquivalenten Mengen ausgeschieden. So kommt es, daß das Säurebasengleichgewicht der ausscheidungspflichtigen Endprodukte des Stoffwechsels, vor allem also des Harns, ein ganz anderes ist als das der Nahrung. Bei säuernden und alkalisierenden Salzen handelt es sich grundsätzlich um genau dasselbe. Die Möglichkeit einer nahrungsbedingten Verschiebung des Säurebasengleichgewichtes auch der Gewebe kann von vornherein nicht bestritten werden. Mangels geeigneter Methoden wissen wir freilich nichts Genaueres von $p_{\ddot{H}}$-Änderungen innerhalb der lebenden Zelle und von Änderungen ihrer Bindungsfähigkeit für Säuren und Basen. Gänzlich willkürlich ist es auf alle Fälle, die vielfältigen Auswirkungen zweier beliebiger Kostformen, deren eine die Alkalireserve des Blutes erniedrigt, deren andere sie erhöht, ausschließlich auf diese Verschiebungen im Säurebasengleichgewicht zu beziehen. Zwei Kostformen unterscheiden sich ja keineswegs nur hinsichtlich des Säurebasengleichgewichts. Daß es beispielsweise die säuernde Nahrungswirkung als solche ist, die bestimmte Organfunktionen und Regulationen in bestimmter Weise beeinflußt, kann selbstverständlich nur dann als erwiesen gelten, wenn mehrere säuernde, im übrigen aber möglichst verschieden zusammengesetzte Kostformen in gleichem Sinne sich auswirken.

Rascher Wechsel der aktuellen Harnreaktion, vor allem Verschiebung nach der sauren Seite, hemmt in vitro das Wachstum mancher Bakterien. Das p_H-Optimum für Proteus- und Koli-Bazillen liegt bei 6,5. Auf diese Tatsachen gründete sich die Hoffnung, durch plötzlichen extremen Wechsel der aktuellen Harnreaktion das Wachstum und die Ausbreitung pathogener Keime in den Harnwegen zu hemmen. Lediglich durch entsprechende Nahrungswahl läßt sich zwar das Harn-p_H nur langsam und nur innerhalb enger, therapeutisch wenig wirksamer Bereiche verschieben. Säuerung des Harns bis zu p_H-Werten von 5,0 und weniger und Alkalisierung bis zu 8,0 und mehr gelingt dagegen ohne allzu große Schwierigkeiten durch säuernde und alkalisierende Salze.

Harnsäuernd wirken Ammoniumchlorid (NH_4Cl, Gelamon), Calciumchlorid ($CaCl_2$) und Magnesiumchlorid ($MgCl_2$), harnalkalisierend Natriumbicarbonat ($NaHCO_3$), organische Alkalisalze und Kaliumsulfat (K_2SO_4). Die säuernde und alkalisierende Wirkung chemisch neutraler Salze beruht auf ihrem Umbau im Organismus. Anion oder Kation gehen in andersphasige oder undissoziierte (anelektrolytische) Verbindungen über, so daß lediglich eines von beiden Ionen, das Restion, in den Säurebasenhaushalt eingreift: Das HCO_3 des $NaHCO_3$ wird als CO_2 durch die Lunge ausgeschieden — das alkalische Na bleibt als Restion zurück; die organischen Anteile der Natrium- und Kaliumsalze organischer Säuren verbrennen — alkalisierendes Na und K bleibt als Restion zurück; das NH_4 des HN_4Cl geht in Harnstoff über $\left(\begin{smallmatrix} CO-NH_2 \\ NH_2 \end{smallmatrix}\right)$, der als Anelektrolyt im Harn erscheint — das säuernde Cl bleibt als Restion zurück; die organischen Anteile der Chloride und Phosphate organischer Basen verbrennen — säuernde Cl- und Phosphationen bleiben zurück. In anderen Fällen wird das eine Ion schlechter resorbiert als das andere: Calcium, Magnesium und Sulfat werden schwerer und unvollständiger resorbiert als Chlor und Kalium; von $CaCl_2$ und $MgCl_2$ gelangt daher mehr säuerndes Cl als alkalisierendes Ca und Mg, von K_2SO_4 mehr alkalisierendes K als säuerndes SO_4 in den Kreislauf. Schließlich kommt es zu Verschiebung des Säurebasengleichgewichts im Harn auch durch Wirkung von Salzen auf organische Stoffwechselvorgänge, die wir im einzelnen noch nicht klar durchschauen. Schon einfache Kochsalzgaben können z. B. — je nach dem Gehalt der Grundkost an Eiweiß, Fett, Kohlenhydraten, Mineralien und Wasser — den Harn bald säuern, bald alkalisieren.

Gleichzeitig mit dem Harn ändert sich schon bei der üblichen therapeutischen Dosierung dieser Salze (9—15 g Ammoniumchlorid, 15—18 g Calciumchlorid, 15—20 g Natriumbicarbonat je Tag) das **Säurebasengleichgewicht des Blutes.** Im Laufe von wenigen Tagen machen sich bestimmte Gegenregulationen jedoch immer stärker bemerkbar (steigende Ausscheidung von Ammoniak bzw. von Bicarbonat und organischen Säuren). Trotz gleichmäßiger Weiterverabreichung der säuernden oder alkalisierenden Salze werden dadurch die Säurebasenverschiebungen in Harn und Blut immer geringer, und schließlich kehrt, allen therapeutischen Bemühungen zum Trotz, das Säurebasengleichgewicht zu den ursprünglichen Werten zurück.

Zur Behandlung von **Proteus- und Koliinfektionen** gab man früher 2 Tage lang je 6 g, am 3. Tag 9 g Ammoniumchlorid, suchte durch Beschränkung der Wasserzufuhr und Schwitzprozeduren die Säuerung zu intensivieren und unterstützte die keimwidrige Kraft der Säuerung durch Harndesinfizienzien wie Urotropin, die (durch Abspaltung von Formaldehyd) im sauren Milieu wirken. Vom 4. Tag an machen sich die Gegenregulationen hemmend bemerkbar. Die Säuerung wurde deshalb jetzt durch dreitägige Alkalisierung abgelöst: Täglich 15—20 g Natriumbicarbonat, unterstützt durch Harndesinfizienzien, deren Wirkung in alkalischem Milieu am intensivsten

ist (Salol) und reichliches Trinken, ließen das Säurebasengleichgewicht nach der anderen Seite ausschlagen. Solche „Schaukel-
perioden" wurden u. U. mehrfach wiederholt. Ursprünglich ist zur
Verstärkung der Salzeffekte eine im gleichen Sinne wirksame Kostgestaltung empfohlen worden. Es stellte sich aber heraus, daß die
nahrungsbedingte Säuerung und Alkalisierung neben der Säuerung
und Alkalisierung durch Salze gar nicht ins Gewicht fällt und daher
entbehrt werden kann. Heute ist die Schaukelkostbehandlung der
Harnwegsinfektionen aufgegeben zugunsten der viel wirksameren und
einfacher durchführbaren Therapie mit Mandelsäure und Sulfonamiden.

Säuerung und Alkalisierung durch Nahrung und Salze kann auch
die Funktion von Organen und Organsystemen verändern.
Säuerung dämpft z. B. die motorische und sensible Erregbarkeit
des Nervensystems. Mit säuernden Salzen gelingt gelegentlich die
Bekämpfung tetanischer und epileptischer Zustände. Die bei Asthma
bronchiale beschriebenen Erfolge sind weniger überzeugend. Diuretische
Medikamente (Salyrgan u. a.) erzielen ausgiebigere Diuresen, wenn
die Niere einen möglichst sauren Harn produziert. Alkalischer Harn
soll Sulfonamide leichter lösen als saurer und auf diese Weise
renalen Störungen vorbeugen. Bei chronischer Bleivergiftung läßt
sich durch intensive Säuerung das im Knochen abgelagerte Blei
mobilisieren, wogegen Alkalisierung (ähnlich wie Calciumzufuhr) das
zirkulierende Blei vermindert, dadurch die Symptome der Bleivergiftung bekämpft und die Bleiablagerung im Skelett begünstigt. Wir
erinnern an die Alkalibehandlung der diabetischen Acidose, die wir
auch heute noch gelegentlich anwenden. Bei der Acidose des Nierenkranken liegen die Dinge insofern anders, als der Nierenkranke in
seiner Natrium-Ausscheidungsfähigkeit geschädigt ist und Natrium-
salze daher die Gefahr einer übermäßigen Anschoppung des (wasser-
bindenden) Natriums heraufbeschwören. Da außerdem die krankhafte
Neubildung von sauren Stoffwechselprodukten nicht vermieden werden
kann — beim Diabetiker erübrigt sich die Fortsetzung der Alkalisierung
nach Beginn der Insulinwirkung —, wäre der therapeutische Effekt der
Alkalisierung bei urämischer Acidose zudem bald abgeklungen. Der
Gedanke, saure Zwischenprodukte des Muskelstoffwechsels, vor allem
Milchsäure, durch Neutralisierung wegzuschaffen und dadurch die
körperliche Leistungsfähigkeit zu erhöhen, führte zu Versuchen
einer diätetischen Leistungssteigerung beim Gesunden durch Alkalisierung. Mit alkalisierenden Salzen (Natriumbicarbonat, Natriumcitrat
u. a.), weniger wirkungsvoll mit alkalisierender Kost, scheint das auch
bis zu einem gewissen Grad zu gelingen. Wenn die auf Ausgleich
jener „künstlichen" Alkalisierung gerichteten Gegenregulationen ein-

setzen, klingt allerdings trotz gleichbleibender Salzzufuhr die Leistungssteigerung schnell wieder ab.

Bekannt sind gewisse Änderungen der vegetativen Regulationen unter dem Einfluß säuernder und alkalisierender Diätmaßnahmen. Säuerung führt zu Leukocytose, Vermehrung und Linksver-
schiebung der Granulocyten, Abfall der eosinophilen Zellen, Anstieg des
Blutzuckers, der Calciumionisation im Blut, des Gesamtumsatzes, des
Blutdrucks, der dermographischen Latenzzeit und der Körpertemperatur. Unter Alkalisierung verlaufen diese Gleichgewichtsverschie-
bungen im umgekehrten Sinn. Jede Leukocytose im Blut soll mit Verschiebungen des Säurebasengleichgewichts in saurer Richtung untrennbar verbunden sein. Alkalisierung soll den Vitamin-C-Gehalt der Leber
und Nebenniere erhöhen und die Vitamin C-Ausscheidung im Harn vermindern. Bei säureüberschüssiger Ernährung speichern alle Lymph-
organe von Mensch, Igel und Ratte Lymphzellen und schwellen an.
Basenüberschüssige Nahrung bewirkt das Gegenteil; Igel und Ratte
bleiben dabei an Wachstum und Gewicht zurück und bekommen ein
struppiges Fell. Am Krankenbett fällt oft auf, wie reizbar, unzu-
frieden und deprimiert die Kranken unter der Wirkung säuernder Salze
werden; bei Alkalisierung fühlen sie sich wohler und frischer. Man hat
von Sympathicus-Adrenalin-Schilddrüsen-Nebenschilddrüsen-Über-
wiegen bei Säuerung, von Parasympathicus-Insulin-Cholin-Überwiegen
bei Alkalisierung gesprochen. Es wäre wichtig, zu wissen, ob diese in
kurzfristigen Untersuchungen gefundenen Veränderungen vegetativer
Regulationsabläufe auf die Dauer, d. h. bei gleichbleibender
säuernder bzw. alkalisierender Ernährung, in derselben Art und
Stärke bestehenbleiben oder, wie die Wirkung hoher Dosen säuernder
und alkalisierender Salze auf die Harnzusammensetzung, in wenigen
Tagen durch Gegenregulationen kompensiert werden. Ist es wirklich
richtig, daß Menschen, die viel Fleisch essen, eine acidotische
Einstellung ihres Säurebasengleichgewichtes aufweisen mit Vor-
herrschen von Sympathicus und Schilddrüse im Gegensatz zur alka-
lotischen Einstellung überwiegend pflanzlich Ernährter mit Vor-
herrschen des Parasympathicus und Insulins? Jedenfalls geht es
nicht an, verschiedenartige Wirkungen fleischreicher und fleischloser
Kost einfach dem Säureüberschuß oder Basenüberschuß zuzuschreiben.

Von chirurgischer Seite *(v. Gaza, Herrmannsdorfer)* wurde Verschiebungen des Säurebasengleichgewichts eine große Bedeutung für
die Wundheilung zugeschrieben. Die Anschauungen darüber sind
im übrigen geteilt. Die aktuelle Reaktion entzündlicher Exsudate ist
zwar stark sauer. Unbekannt ist aber (mangels geeigneter Methoden)
das Säurebasengleichgewicht in den entzündlich veränderten Ge-

weben, unbeantwortet die Frage, ob Verstärkung oder Abschwächung des Säuregrades der Exsudationen und entzündlich veränderten Gewebe das therapeutische Ziel sein muß. Vielleicht bestehen Beziehungen zwischen Bakterienwachstum und Säuregrad der Haut. Man hat nämlich gefunden, daß auf schwach sauren oder neutralen Hautstellen mehr Bakterien wachsen als auf der stärker sauren normalen Haut. Säurereiche Kost ist (neben örtlicher Säureanwendung!) bei schlechtheilenden Wunden und Phlegmonen, bei Osteomyelitis, Empyem, Erysipel, septischen Zuständen und offenen Infektionsherden aller Art empfohlen worden. Die Heilung akuter Entzündungen und aseptischer Wunden soll dagegen durch allgemeine und örtliche Alkalisierung beschleunigt werden. Es ist im ganzen genommen auch noch nicht recht klar, wieweit Säuerung und Alkalisierung als solche, wieweit andere Verschiedenheiten der therapeutisch benutzten Kostformen eine Rolle spielen.

Wichtig ist auf jeden Fall die Einschränkung der Kochsalzzufuhr. In dieser Richtung wirken säuernde Hungertage und säuernde *Schroth*kost gleichsinnig wie alkalisierende Safttage und alkalisierende Rohkost und wie kochsalzfreie Kost ohne ausgesprochenen Säuren- oder Basenüberschuß. Harnsäuernd ist die an Brennwerten, Eiweiß, Fett und Vitamin C reiche, an Kohlenhydraten, Kochsalz und Wasser arme *Herrmannsdorfer*-Diät, von ihrem Schöpfer ursprünglich als Wunddiät gedacht und später zur Behandlung der Tuberkulose empfohlen, harnalkalisierend ist die für die gleichen therapeutischen Zwecke empfohlene *Gerson*-Diät (s. S. 176). Im Vergleich zur *Herrmannsdorfer*-Diät enthält sie halb soviel Eiweiß, keinen Zucker, keine Hülsenfrüchte und keine Gewürze, dagegen reichlich Obst- und Gemüsesäfte, Kartoffeln und Wasser. Die Tatsache, daß trotz gegensätzlicher Auswirkungen auf das Säurebasengleichgewicht beide Kostformen zur Bekämpfung entzündlicher Krankheitszustände empfohlen werden konnten, macht offenbar, daß die Säuerung bzw. Alkalisierung als solche den Vorgang der Entzündung nicht merkbar beeinflussen und eine entzündungswidrige Heilwirkung (wenn sie sich tatsächlich erweisen ließe) auf andere, beiden Kostformen gemeinsame Eigentümlichkeiten, zurückgeführt werden müßte.

Zwei Kostformen, die infolge ihres Fettreichtums und ihrer Kohlenhydratarmut die Harnreaktion nach der sauren Seite verschieben, sind die ketogene Kost und die *Pemberton*sche Kost. Die erste wird gegen Epilepsie und Infektionen der Harnwege, die zweite gegen chronischen Rheumatismus empfohlen. Wir haben sie im Rahmen der kohlenhydratarmen Kostformen bereits erwähnt (s. S. 130).

b) Die Lehre von der basenüberschüssigen Kost

„Wirklich gesund und dauernd gesund erhaltend ist die Nahrung erst, wenn sie mehr Äquivalente anorganischer Basen als Äquivalente anorganischer Säurebildner enthält." Das sind Worte *Ragnar Bergs*, des Begründers der Lehre von der basenüberschüssigen Kost, die in den Jahren nach dem ersten Weltkrieg lebhafte Resonanz gefunden hat und heute zwar nicht mehr in der Medizin, dafür aber in ernährungsreformerischen Laienkreisen unter dem Schlagwort: Natürliche Kost ist basenreiche Kost! eine um so größere Rolle spielt. Nach der Lehre *Bergs* häufen sich bei säureüberschüssiger Ernährung unverbrennbare Schlacken im Körper an; die Ausnutzung der Nährstoffe, vor allen Dingen die Ausnutzung des Eiweißes, leidet Not, der Ammoniakgehalt des Harns steigt an, und schließlich entstehen schwere Schädigungen der Nieren und Neigung zu Tuberkulose, Diabetes, Gicht, Appendicitis und Krebs. Wo die Nahrungswahl allein keinen Basenüberschuß garantiert, soll der Basenüberschuß der Kost durch ein Gemisch von alkalisierenden Salzen („Basica") verstärkt werden. „Die Natur hat alle denkbaren Möglichkeiten vorausgesehen und ihnen zu begegnen gewußt, aber die Unnatur des Menschen, seine Genußsucht, stellen schließlich die Natur vor unlösbare Aufgaben, und die Folgen davon werden dann gesundheitliche Störungen. Diese Störungen können sich schon frühzeitig bemerkbar machen und lassen den Menschen ein ganzes Leben in Schwäche und Kränklichkeit zubringen ... Worauf dies beruht, ist noch nicht mit Sicherheit festgestellt. Man kann eine allmähliche Degeneration der Gewebe mit vergrößerter Schlackenretention in ihnen als das Primäre annehmen, aber es läßt sich auch denken, daß schließlich eine funktionelle Schädigung der Niere eintritt" *(Berg)*. Solche Worte haben in empfänglichen Seelen natürlich viel Unruhe und Angst erregt.

Wie steht es nun um die theoretischen Grundlagen und die praktischen Auswirkungen dieser Kost?

In ausgedehnten, sehr sorgfältigen Untersuchungen veraschte *Berg* die gebräuchlichen Nahrungsmittel und bestimmte darin, d. h. im anorganischen Rest, den Gehalt an sauren Äquivalenten: an Chlor, Phosphat und Sulfat und den Gehalt an basischen Äquivalenten: an Natrium, Kalium, Calcium, Magnesium und Eisen. Er addierte dann jeweils die sauren und basischen Äquivalente eines Nahrungsmittels, verglich die beiden Summen und fand einen Überschuß an sauren Äquivalenten bei allen Arten von Fleisch, reifen Hülsenfrüchten und Körnerfrüchten, Nüssen, Käse und Eiern, einen Überschuß an basischen Äquivalenten bei Kartoffeln, Obst und Gemüsen (außer Rosenkohl, Preißelbeeren und wenigen anderen) sowie bei Milch und Honig. Auf eine genaue tabellarische Wiedergabe der Zahlenwerte können wir verzichten. Beispiele gibt die Tab. 17. Der Basenüberschuß der Gemüse geht beim Abbrühen in der Küche weitgehend verloren, weil die leicht löslichen basischen Salze großenteils ins Brühwasser übergehen.

Nun enthält jede Nahrung, sei sie zusammengesetzt wie sie wolle, Säuren und Basen, und im Stoffwechsel des Organismus entstehen und verschwinden fortwährend Säuren und Basen verschiedenster Art. Die Aufrechterhaltung eines ganz bestimmten Gleichgewichts zwischen Säure und Basen ist aber für den Körper von grundlegender Wichtigkeit. Man weiß, daß die Konstanz der Wasserstoffionenkonzentration im Blut etwa 10 000mal so genau gewahrt wird wie die Konstanz aller anderen Ionen. Bei der Wahrung dieses Gleichgewichts spielt die Niere eine hervorragende Rolle. Ihr fällt vor allen anderen Organen die Aufgabe zu, bald mehr saure, bald mehr basische Äquivalente auszuscheiden. An sauren Äquivalenten enthält der Harn Chlor, Phosphat, Sulfat, Bicarbonat und organische Säuren, an basischen Äquivalenten Natrium, Kalium, Calcium, Magnesium, Kreatinin und Ammoniak. Die Summe der sauren Äquivalente im Harn muß, einem Grundgesetz der physikalischen Chemie folgend, stets gleich sein der Summe der basischen Äquivalente. Bei säureüberschüssiger Kost ist also der Organismus gezwungen, basische Äquivalente zuzusetzen, um den Säureüberschuß der Nahrung auszuscheiden. Wäre nun dieser Zusatz nur durch Entnahme aus eigenen Basenvorräten durchführbar, dann müßte der Körper bei säureüberschüssiger Kost immer basenärmer werden. Die Rettung aus dieser Zwangslage kommt von der Niere selbst: aus Aminosäuren, die sonst zu (neutralem) Harnstoff abgebaut werden, bildet sie basische Äquivalente in Gestalt von Ammoniak. Sie ermöglicht auf diese Weise die Ausscheidung ausscheidungspflichtiger saurer Äquivalente ohne Minderung des Basenbestandes des Körpers. Auch einen Überschuß ausscheidungspflichtiger basischer Äquivalente bewältigt die Niere ohne Zusatz saurer Äquivalente aus Körperbeständen. Unter diesen Umständen sinkt nämlich die Ammoniakbildung auf ein Minimum, dafür steigt der Gehalt des Harns an organischen Säuren (unvollständigere Verbrennung) und an Bicarbonat (verringerte Kohlensäureausscheidung durch die Lungen).

Berg sieht nun in der Ammoniakbildung einen nierenschädigenden Faktor. Befunde, die im Sinne einer solchen Schädigung gedeutet werden könnten, sind jedoch weder von *Berg* selbst noch von anderen erhoben worden. Man sollte auch nicht vergessen, daß lebenskräftige und leistungsfähige Völker seit Jahrhunderten und Jahrtausenden äußerst säureüberschüssig leben: die Eskimos und Nomaden praktisch nur von Fleisch, die Ostasiaten vorwiegend von Reis, die Russen von

Brot, die Tiroler von Brot, Mehlspeisen, Hülsenfrüchten und Käse. Schließlich schadet den Raubtieren, zivilisationsunverbildeten Lebewesen also, die ihr Säurebasengleichgewicht genau so regulieren wie der Mensch, das Fressen säureüberschüssigen Futters offensichtlich nicht im geringsten.

Die Behauptung *Bergs* von der Unfähigkeit der Niere, einen Säureüberschuß auszuscheiden, ohne selbst Schaden zu nehmen, ist sicher unrichtig. Dazu kommt, daß sich seine Hoffnung, die Säure-Basenäquivalenz-Tabelle könne für die Beurteilung des Mineralstoffwechsels dieselbe Bedeutung erlangen wie die Kalorientafel für den Energiehaushalt, durchaus nicht erfüllt hat. Vergleicht man nämlich den durch Analysen eines Nahrungsmittels festgestellten Säurebzw. Basenüberschuß mit den Harnveränderungen nach dessen Verzehr (Gesamtacidität, Ammoniak, organische Säuren, aktuelle Harnreaktion), dann fehlt jene strenge Parallelität, die nach *Bergs* Theorie bestehen müßte (vgl. Tab. 17).

Tabelle 17. Säurebasenüberschuß von Nahrungsmitteln und Harnveränderungen (nach *Kapp*)

	— Säureüberschuß + Basenüberschuß (Mäqu/100 g)	p_H-Verschiebung im Harn	Gesamt- säureüberschuß im Harn
Reis	— 39,1	— 0,65	+ 12%
Eier	— 22,2	— 0,80	+ 12%
Fleisch	— 19,7	— 0,74	+ 57%
Schweizer Käse ..	— 17,5	0	+ 5%
Hafer	— 14,5	— 0,64	+ 26%
Weißbrot	— 10,3	— 0,05	+ 6%
Kuhmilch	+ 3,3	0	+ 40%
Kartoffeln	+ 4,1	+ 0,96	— 44%
Spinat	+ 13,1	+ 0,95	— 52%
Tomaten	+ 13,7	+ 0,95	— 51%

Bei Kartoffeln, Spinat und Tomaten paßt alles noch leidlich zusammen. Der Säureüberschuß von Eiern, Fleisch und Käse ist annähernd gleich groß, die Steigerung der Säureausscheidung nach Fleisch jedoch fast 5mal so groß wie nach Eiern, und nach Käse fehlen p_H-Verschiebungen und Steigerungen der Säureausscheidungen fast völlig, genau so wie nach säureüberschüssigem Weißbrot. Die Säureausscheidung nach dem sehr sauren Reis erreicht etwa $^1/_5$ der Ausscheidung nach Fleisch und die Hälfte der Ausscheidungen nach Hafer, obwohl der Säureüberschuß des Reisgerichtes den Säureüberschuß des Fleisch- und Hafergerichtes ganz erheblich übertrifft. Am eindrucksvollsten sind die Ergebnisse bei der Milch. Trotz ihres Basenüberschusses läßt sie die Säureausscheidung im Harn erheblich ansteigen!

Solche Unstimmigkeiten sind wohl begreiflich. Einmal schwankt schon der Mineralgehalt der Nahrungsmittel, besonders der pflanzlichen Nahrungsmittel, in weiten Grenzen, unter Umständen um mehrere 100%! Vor allem aber: Das im Harn erfaßbare Endergebnis tausendfach ineinander verschlungener organischer und anorganischer Stoffwechselabläufe läßt sich nicht einfach aus einer Summierung von Äquivalentzahlen der Nahrung errechnen.

Das hat verschiedene Gründe. Eine Reihe von Ionen tritt in anorganischer und organischer Bindung auf. Vermöge mehrbasischer Salze wie H_2CO_3 und H_3PO_4 scheidet der Organismus mit derselben Menge von Anionen je nach Bedarf bald mehr, bald weniger Kationen (basische Äquivalente) aus. *Berg* betrachtet den ganzen Schwefel der Nahrung als Sulfatschwefel — tatsächlich ist der Schwefel nur teilweise als Sulfat, zum andern Teil als Neutralschwefel in der Nahrung enthalten. *Berg* rechnet den Harnschwefel in seiner Gesamtheit als Sulfat — tatsächlich wird ein großer und wechselnder Teil des Schwefels als Sulfidschwefel und in organischer Bindung ausgeschieden. *Berg* setzt das ganze Phosphat als dreibasische Säure ein — tatsächlich enthält der Harn ausschließlich primäre und sekundäre Phosphate. Zur Bindung eines Äquivalentes PO_4 im Harn sind infolgedessen nicht 3, sondern im Mittel nur $1^1/_2$basische Äquivalente notwendig. Die Phosphorausscheidung im Stuhl kann bis zu 50% aus Nucleoproteiden und Phosphatiden (neutralem Phosphor!) bestehen. Nicht berücksichtigt sind endlich bei der *Berg*schen Äquivalentrechnung die organischen Säuren, die unübersehbaren synthetischen Fähigkeiten des Körpers, seine Fähigkeit, bei Bedarf Calcium und Phosphor aus dem Stuhl in den Harn zu verschieben und seine Fähigkeit, Kohlensäure nicht als CO_2 durch die Lunge, sondern als Bicarbonat durch die Niere auszuscheiden. Schließlich können auch nichtmineralische Nahrungsbestandteile das Säurebasengleichgewicht verschieben. Kohlenhydratnahrung scheint im allgemeinen zu säuern, und zwar um so intensiver, je kleiner das verzehrte Kohlenhydratmolekül ist. Fettzulagen senken, wie jede Überernährung, die Alkalireserve des Blutes. Gleichsinnig wirkt z. B. Eiweißfutter bei überfütterten Hunden, während bei unterernährten Tieren die Alkalireserve unter Eiweißfütterung ansteigen soll. In denselben Rahmen gehört die verschiedene, unter Umständen gegensätzliche Auswirkung gleicher Salzzulagen bei verschiedener Grundkost. Kochsalz, zu Milchkost gegeben, erhöht die Basenausscheidung, während die gleiche Kochsalzzulage, zu Kartoffelkost gegeben, die Säureausscheidung erhöht. Kaliumchlorid wirkt jeweils gegensinnig.

Nach *Berg*s Lehre „versäuert" säureüberschüssige Kost den Organismus, weil die Niere den Säureüberschuß der Nahrung nicht vollständig ausscheidet und sich die unausscheidbaren Säuren in den Geweben anstauen. Eine sachliche Auseinandersetzung mit den Argumenten *Berg*s ist unmöglich, weil er festumrissenen Begriffen der Chemie und chemischen Physiologie einen anderen (in vielen Fällen überhaupt keinen klaren) Sinn unterlegt. Es widerspricht beispielsweise längst gesicherten Tatsachen, wenn *Berg* erklärt: „Die Lakmusreaktion können wir als Kennzeichen des Basenhaushaltes im Körper betrachten ..., das Resultat der Titration gegen Phenolphthalein als Maß für die Säureausscheidung ..., die Kongoalkaleszenz als Maß für die Schlackenausscheidung überhaupt". *Berg* titriert den Harn gegen verschiedene Indikatoren und zieht aus den Titrationszahlen weitgehende Schlüsse. Chemisch-physiologisch gesprochen: Er bestimmt die Pufferkapazität des Harns zwischen den p_H-Umschlagswerten seiner Indikatoren und mutmaßt dann, wodurch diese Pufferkapazität bedingt sein könnte. Die chemische Physiologie bestimmt die puffernden Stoffe direkt und weiß damit, wodurch sie im einzelnen bedingt ist. Den Beweis für eine „Gewebsversäuerung" durch säureüberschüssige Nahrung hat *Berg* nicht geliefert. Seine und seiner Nachfolger Methoden, d. h. Titrationen des Harnes gegen verschiedene Indikatoren, sind schon gar nicht in der Lage, zur Lösung dieser Frage beizutragen. Eine Säuerung der Gewebe, d. h. ein Anstieg der Wasserstoffionenkonzentration in ihnen, ist von vornherein unwahrscheinlich. Vorgebeugt wird ihr zunächst durch die Nierenregulation. Genügt diese nicht mehr, dann werden die Blutpuffer (Alkalireserve) beansprucht. Erst wenn diese nicht mehr ausreichen, ändert sich der Säuregrad der Gewebe. Die puffernden Kräfte des Blutes sind aber so groß, daß selbst bei einseitigster säure- oder basenüberschüssiger Ernährung die aktuelle Reaktion des Blutes praktisch gleichbleibt. Sie betrug z. B. in einem Versuch bei reiner Fleischnahrung 7,34, bei rein vegetarischer Ernährung 7,36. Unter säureüberschüssiger Fleischnahrung sinkt also wesentlich nur die Pufferungsfähigkeit des Blutes für saure Äquivalente, unter basenüberschüssiger Gemüsenahrung steigt wesentlich nur die Pufferungsfähigkeit des Blutes für saure Äquivalente. Die aktuelle Blutreaktion bleibt in beiden Fällen praktisch dieselbe. Sie ist überhaupt bei allen Ernährungsformen etwa gleich groß. Nur unter ganz unphysiologischen Verhältnissen, z. B. nach Zufuhr großer Mengen säuernder Salze, können Reaktionsverschiebungen nach der sauren Seite hin deutlich in Erscheinung treten. So wurden nach täglich 14 g Ammoniumchlorid p_H-Verschiebungen von 7,40 auf 7,31 festgestellt. Wenn aber durch so starke Säuerung, wie sie 14 g Ammoniumchlorid repräsentieren und wie sie durch säureüberschüssige Nahrung allein niemals erreichbar ist, nur so minimale Verschiebungen der aktuellen Blutreaktion erzielt werden können, dann kann von einer Verschiebung der aktuellen Gewebsreaktion als Folge renal bedingter Säureanhäufung im Blut beim Gesunden doch wohl nicht die Rede sein. Brauchbare Methoden zur direkten Messung des Gewebe $= p_H$ besitzen wir leider noch nicht.

Bereits früher wiesen wir darauf hin, daß bestimmten Kostformen eine bestimmte Reaktionslage und Leistungsbereitschaft des Organismus entspricht. Hier muß ausdrücklich festgestellt werden, daß es nicht angeht, derartige Veränderungen der Reaktionsbereitschaft einfach mit Krankheit und Krankheitsbereitschaft gleichzusetzen. Manche sind therapeutisch sogar durchaus erwünscht (s. S. 187 ff.) „Am Anfang standen die Erfahrungen von vielen tausenden Untersuchungen an Kranken und Gesunden", erklärt *Berg*. Im medizinischen Schrifttum ist jedoch von solchen Erfahrungen, d. h. von überzeugenden Schäden durch säureüberschüssige Kost ebenso wenig zu finden wie von Heilerfolgen durch basenüberschüssige Kost. Bezieht sich die Angabe *Berg*s vielleicht auf die Erfolge des *Lahmann*schen Sanatoriums in Dresden? Die von *Lahmann* propagierte Ernährung war reich an Vitamin B_1, Vitamin C und unverdaulichen Schlacken, arm an Eiweiß und Kochsalz. Niemand wird glauben, daß es ausgerechnet der Basenüberschuß jener Kost war, der die Kranken geheilt hat.

Endlich ist basenüberschüssige Kost noch als eiweißsparend empfohlen worden. „Sichere Beweise" für erhöhten Eiweißzerfall bei säureüberschüssiger Ernährung fehlen selbst nach der Meinung eines der nächsten Mitarbeiter von *Berg*. Der Physiologe *Silwer* aber, der 1937 alles bis dahin Bekannte zusammengestellt hat, kommt zu dem Schluß, man dürfe es „vorläufig nicht für erwiesen halten, daß Verschiebung der Säure-Basenverhältnisse, wie sie durch säureüberschüssige Nahrung möglich ist, gesteigerten Eiweißabbau ergibt". Und wäre es überhaupt erwünscht, den Eiweißumsatz möglichst niedrig zu halten? „Wer gibt das Recht dazu, dies als bewundernswerte Mehrleistung des Organismus und nicht als trübseligen Niederbruch endokriner und plasmatischer Energie zu deuten?" *(v. Noorden)*.

Zusammenfassend stellen wir fest: Die Äquivalentrechnung auf der Basis von Aschenanalysen der Nahrung ist kein brauchbares Maß für ihre säuernde oder alkalisierende Wirkung. Eine besondere gesundheits- und leistungsfördernde, krankheitsverhütende Wirkung besitzt die basenüberschüssige Kost nicht. Beweise für Schädigung des gesunden Organismus durch säureüberschüssige Nahrung fehlen, Beweise für ihre Unschädlichkeit hingegen liegen in Menge vor.

4. Kostformen bei Krankheiten der Verdauungsorgane

a) Nahrungsausnutzung und Verdauungsfunktionen

Auf richtige Wertung der klinischen Symptome und die Kenntnis des normalen Ablaufes der Verdauungsvorgänge gründet sich die rationale Diätbehandlung der Darmkrankheiten. Rufen wir uns deshalb zunächst einmal die wichtigsten Tatsachen der Nahrungsausnutzung und Physiologie der Verdauungsorgane ins Gedächtnis zurück!

Unverdaute Nahrungsreste finden sich in jedem Stuhl: unvollkommen verdaute Muskelfasern, verhornte Hautzellen, Haare, Zellmembranen, auch ganze Pflanzenzellen und Pflanzenfasern. Der Gehalt des getrockneten (wasserfreien) Nahrungsmittels an Zellhüllen beträgt bei

Gemüse	14—33%
Obst	8—25%
Kartoffeln	6%
dem ganzen Weizen- und Roggenkorn	8%
feinem Mehl	3%
Kleie	67%

Unverdaulich sind die Gerüsteiweiße (Keratin der Haut, Haare und Nägel; Elastin des elastischen Bindegewebes) und die kohlenhydratartigen Stütz- und Hüllenstoffe der Pflanzenzelle (Zellulose, Pektine, Pentosane). Für die menschlichen Verdauungsorgane schwer ausnutzbar sind überdies Fette mit hohem Schmelzpunkt (Stearin, Hammeltalg, Walrat). Je mehr Nahrungsreste im Stuhl erscheinen, desto schlechter ist also die Ausnutzung. Pflanzenkost wird ganz allgemein schlechter ausgenutzt als Kost tierischer Herkunft. Als Anhalt kann gelten: Eiweißausnutzung 76 bzw. 95%, Fettausnutzung 72 bzw. 95%, Kohlenhydratausnutzung in beiden Fällen 95% und mehr. Genauere Zahlen gibt die Tabelle.

Methodische Schwierigkeiten tragen die Schuld, daß die Angaben über die Ausnutzung der Nahrung (s. auch im Abschnitt über Rohkost S. 103) oft so weit auseinandergehen. Die Ausnutzung wird bestimmt, indem man die Zufuhr und die Kotausscheidung an stickstoffhaltigen Substanzen, Fett und reduzierenden Substanzen (Kohlenhydraten) feststellt und den Unterschied zwischen Zufuhr und Ausscheidung als Maß der Ausnutzung betrachtet. Das ist erlaubt unter der Voraussetzung, daß 1. alles, was nicht ausgeschieden wird, dem Organismus tatsächlich zugute kommt und 2. der Organismus von sich aus nichts dazu ausscheidet.

Diese Voraussetzungen sind aber nur bedingt richtig. Am leichtesten läßt sich noch die Ausnutzung der Fette beurteilen. Verschwundenes Nahrungsfett darf mit resorbiertem und ausgenutz-

14*

Tabelle 18. Ausnutzung von Nahrungsmitteln
Von den zugeführten Nahrungsstoffen werden ausgenutzt bei

	% des Eiweißes	% des Fettes	% der Kohlenhydrate
Fleisch	98	94	97
Fisch	97	91	97
Milch bei Erwachsenen	94	95	99
Milch bei Kindern	96	97	99
Butter	90	96	97
Käse	95	96	99
Eier, weich	97	96	—
Weizenbrot, fein	81	75	99
Weizenbrot, grob	72	55	93
Roggenbrot, fein	73	—	96
Roggenbrot, grob	60	—	90
Reis, gekocht	80	93	99
Makkaroni, gekocht	83	94	99
Kartoffeln, gekocht	78	98	96
Gemüse, gekocht (Mittelwert)	72	93	84
Erbsen und Bohnen, gekocht	70	30	93
Spinat, gekocht	90	90	100
Pilze, gekocht	57—77	—	96—99
Äpfel, roh	90	90	100
Kirschen, roh	64	96	91—100
Pflaumen, roh	47	95	99
Mirabellen, roh	20	93	98
Bananen, roh	76	19	97
Nüsse und Mandeln, roh	75—85	80—90	98

tem Fett gleichgesetzt werden. Die tatsächliche Fettausnutzung ist
sogar noch besser, als es nach der Bilanz zwischen Zufuhr und Ausfuhr erscheint, weil gewisse Darmbakterien aus unverdaulichen Kohlenhydraten Fettsäuren bilden, die im Stuhl ausgeschieden werden und
dadurch eine schlechtere Ausnutzung der Nahrungsfette vortäuschen.
Abgesehen von den nur für Bakterien angreifbaren Zellulosen, Pektinen und Pentosanen, sind die Nahrungskohlenhydrate leicht
verdaulich und vollkommen resorbierbar. Zellulose, Pektine und
Pentosane erscheinen, von Darmbakterien teilweise aufgespalten, im
Stuhl. Bestimmt man die Ausnutzung der zellulosehaltigen Nahrungsmittel durch Kotanalysen, dann scheint die Zellulose weitgehend ausgenutzt zu werden: bei Obst, Gemüse und Brot z. B. zu rund 44%. Das
entspricht aber nicht den Tatsachen. Die bakterielle Zellulosespaltung
im Dickdarm ergibt nämlich nur zum kleinsten Teil Stoffe, die für den
menschlichen Organismus verwertbar sind; zudem ist die Resorptionsfähigkeit der Dickdarmschleimhaut gering. Praktisch liefert daher die
Zellulosespaltung dem menschlichen Organismus keine Nahrungsener-

gien. Auch ein (zahlenmäßig unbekannter) Teil des Eiweißes wird von den Darmbakterien in Stoffe minderen Wertes umgewandelt. Ein anderer Teil wird unresorbiert ausgeschieden. Schließlich erscheint im Kot auch nicht rückresorbiertes Eiweiß von Verdauungssäften, und man kann es den stickstoffhaltigen Substanzen im Kot nicht ansehen, ob sie der Nahrung oder den Verdauungssäften entstammen. Die Menge des den Verdauungssäften entstammenden Stickstoffes („Sekretstickstoff") steigt aber mit der Menge der unverdaulichen Nahrungsreste. Er läßt sich durch „Ballaststoffe" wie Kleie willkürlich in die Höhe treiben. Trotz vollkommener Ausnutzung der Nahrung kann also die Stickstoffbilanz negativ sein! Man muß sich darüber klar sein, daß der Sekretstickstoff einen wirklichen Eiweißverlust darstellt, denn die Verdauungssäfte sind ja keineswegs Exkrete wie Harnstoff und Harnsäure; sie enthalten hochwertige Eiweißkörper! In den vergangenen Jahren spielten diese Fragen vor allem bei den Diskussionen um die zweckmäßigste Brotform (Vollkornbrotpropaganda) eine Rolle (s. S. 334).

Hinsichtlich Vitaminzufuhr und Vitaminresorption muß hervorgehoben werden, daß die Darmbakterien sicher Vitamin C, vielleicht auch noch andere Vitamine zerstören können, daß aber trotzdem kleine Mengen Vitamin C in jedem Stuhl gefunden werden. Fettlösliche Vitamine können nur dann resorbiert werden, wenn der Chymus beträchtlich mehr Fett enthält als zur bloßen Lösung der Vitamine erforderlich ist. Außerdem hängt die Ausnutzung des Vitamin A von der Art des Fettes ab. Die gleiche Vitaminmenge wird aus Margarine zu 9%, aus Butter zu 23%, aus Kokosfett zu 37% resorbiert (s. auch S. 88). Die tatsächliche Ausnutzung der Vitamine können wir mangels hinreichender Kenntnisse der enteralen Vitaminbildung und -zerstörung noch nicht exakt beurteilen. Schlackenreiche Kost kann auch die Ausnutzung der Vitamine verschlechtern.

Nicht viel besser steht es um die Beurteilung der Ausnutzung des Calcium und Phosphates. Die Sachlage kompliziert sich dadurch, daß Calcium und Phosphat in den oberen Darmabschnitten resorbiert und in den tieferen Abschnitten ausgeschieden werden. Es gibt aber bisher keine Methode, um im Kot das unresorbierte von dem resorbierten und wieder ausgeschiedenen Calcium und Phosphat zu trennen. Die Resorption von Natrium, Kalium und Chlor geht in den obersten Darmabschnitten so rasch und vollständig vor sich, daß der Gehalt der Nahrung an diesen Stoffen so gut wie immer vollkommen ausgenutzt wird.

Eine Kost mit viel unverdaulichen Bestandteilen wird also schlecht ausgenutzt. Es erscheint deshalb nicht nur subjektiv angenehmer, sondern auch rationeller, die unverdaulichen Teile der Nahrungs-

mittel nicht in größeren Mengen mitzugenießen. An der Notwendigkeit unverdaulicher „Ballaststoffe" für den geregelten Ablauf
der Verdauung (s. S. 231) ist allerdings kein Zweifel.

Kauen und Kochen beeinflussen die Ausnutzung nur wenig.
Schlecht gekautes Essen belastet die Verdauungsorgane, weil es den
Verdauungssäften schwerer zugänglich ist. Der Ausnutzungsverlust
durch schlechtes Kauen ist bei einer Tageszufuhr von 2500 cal allerdings zu nur 30 cal gefunden worden.

Überraschend wenig ändert sich die Ausnutzung durch das Kochen
(s. auch S. 104). Ungekochte Pflanzenkost stellt an die Leistungsfähigkeit der Verdauungsorgane hohe Anforderungen und führt beim
Untrainierten häufig zu Völlegefühl und Blähungen. Sie wird aber
kaum schlechter ausgenutzt als gekochte Pflanzenkost gleicher Zusammensetzung. Selbst große Mengen Getreidestärke scheinen unter
günstigen Umständen roh etwa gleich gut ausgenutzt zu werden wie
gekocht. Von 346 g Kohlenhydraten in Gestalt ungekochter Haferflocken erschienen in einem Versuch nur 30 g Kohlenhydrate im Stuhl.
Das entspricht einer Ausnutzung der rohen Stärke von 91 %. Es fragt
sich freilich, ob dabei nicht ein Teil der scheinbar ausgenutzten
Stärke in Wirklichkeit im Dickdarm bakteriell zersetzt und dem
Organismus selbst damit doch nicht zugute gekommen ist. Restlose
Ausnutzung roher Getreidestärke gibt es nur bei Hühnern und
Schweinen. Rohe Kartoffelstärke kann durch die menschlichen Verdauungsorgane nicht ausgenutzt werden. Mit modernen Methoden
getrocknetes Gemüse wird kohlenhydratmäßig nicht schlechter,
sterilisiertes Gemüse sogar eher besser ausgenutzt als rohes. Bei Besprechung der Rohkost wurde bereits erwähnt, daß die Eiweißausnutzung der Rohkost zwischen 50 und 85%, die Fettausnutzung
zwischen 80 und 90% schwankt (s. S. 104). Das Provitamin A (Carotin)
roher Mohrrüben nutzt der Darm nur zu 1% aus, das von gekochten
Mohrrüben zu 19%, Provitamin A von rohem Spinat zu 45%, von
gekochtem Spinat zu 58% (s. auch S. 88). Der ernährungsphysiologische Wert des Kochens besteht in der Hauptsache offenbar in der
Volumensverminderung, dem „Zusammenfallen" der Nahrungsmittel,
in ihrer Erweichung und der Gewinnung von Duft- und Schmeckstoffen,
weniger in der Erhöhung der Ausnutzbarkeit.

Am besten ist die Ausnutzung der Nährstoffe, wenn das Nahrungsmittel nicht für sich allein genossen wird, sondern
mit anderen Nahrungsmitteln zusammen. Dahin geht beim
Menschen schon sein natürliches Verlangen. Die Ausnutzung einer
gemischten Kost liegt beim Gesunden zwischen 95 und 97% der zugeführten Kalorien, d. h. höher als die Gesamtausnutzung der meisten
Nahrungsmittel, wenn man sie für sich allein verzehrt.

Erfahrungen von Jahrtausenden haben die Menschen gelehrt, bestimmte Nahrungsmittel zusammen zu essen. Schon die Primitiven kennen so etwas wie einen Speisezettel, und von da geht die Entwicklung in gerader Linie bis zur gepflegten Küche des Kulturvolkes und den Erfahrungen und Geheimnissen einer hochentwickelten Kochkunst. „Geleitet durch Instinkt und Geschmack, ist der erfahrene Koch in Beziehung auf die Wahl, Zusammenstellung und Zubereitung der Speisen und ihre Aufeinanderfolge zu Errungenschaften gelangt, welche alles übertreffen, was Chemie und Physiologie in Beziehung auf Ernährungslehre geleistet haben" (*Liebig*).

Ernährungsphysiologisch verstehen und erklären lassen sich die Erfahrungen über Bekömmlichkeit von Zutaten, Speisefolgen und Speisentemperaturen auch heute erst zum kleinsten Teil. In heißer Umwelt z. B. werden die Verdauungsorgane infolge der intensiven Hautdurchblutung schlecht mit Blut versorgt und nur durch Gewürze scheint ein ausreichender Magensaftfluß zustande zu kommen. Liegt hier der Grund zu dem hohen Gewürzverbrauch in heißen Ländern? Bei vielen Essensgewohnheiten scheint es auf Anregung der Magensaft- bzw. Bauchspeichelabsonderung hinauszulaufen. So werden größere Fettmengen besser ausgenutzt, wenn man sie mit Fleisch oder Gemüse zusammen ißt. Auch Alkohol und Kochsalz erleichtern die Fettverdauung. Ob Fett die Brotausnutzung hemmt oder fördert, hängt offenbar von den Mengenverhältnissen ab. Jedenfalls wird Brot mit Fett und Fleisch besser ausgenutzt als Brot allein. Melonen und andere wasserreiche Früchte pflegt man stark zu zuckern, weil die wasserbindende Kraft des Zuckers die Abführwirkung, d. h. die schlechte Ausnutzung verhindert. Verständlich ist auch der im Orient und auf dem Balkan weit verbreitete Zwiebelverzehr: Zwiebeln regen die Magensaftabscheidung an, verlängern die Verweildauer der Speisen im Magen und erhöhen auf diese Weise die Wirkungsdauer der keimwidrigen Magensalzsäure in Ländern, in denen die Gefahr von Nahrungsmittelinfektionen besonders groß ist.

Bei alledem kann sich der Mensch an verschiedenste Kostformen gewöhnen. Eskimos leben fast nur von Fleisch und Fett, afrikanische Stämme nur von Getreide und Früchten. Mit unzähligen Kostformen läßt sich volle körperliche und geistige Leistungsfähigkeit erreichen, weil sich die Funktionen des Organismus, speziell die Verdauungsorgane, den jeweiligen Forderungen in erstaunlichem Maße anpassen können. Milchreiche Ernährung bringt auch beim Erwachsenen die „vergessene" Sekretion milchverdauender Fermente wieder in Gang. Wechsel von fleischreicher zu pflanzenreicher Kost ändert die bakterielle Besiedlung des Darmkanals; pflanzenreiche Ernährung regt das Längenwachstum des jugendlichen Darmes an („Russendarm"). In dem Bestreben, die gewohnte und darum von den Verdauungsorganen leicht bewältigte Kost beizubehalten, äußert sich die Tendenz, den Verdauungsorganen Umstellungen zu ersparen. „Was der Bauer nicht kennt, das ißt er nicht."

Von klimatisch bedingten Änderungen der Nahrungsausnutzung ist wenig bekannt. Wenn Urlauber an der See und im Hochgebirge unter Verstopfung leiden, dann liegt das sicher nicht allein an der anderen Ernährungsweise. Selbst starke Kochsalzverluste durch Schweiße können die Magen- und Darmbewegungen und die Saftsekretion kaum beeinträchtigen.

Schwere körperliche Arbeit beeinträchtigt die Abscheidung von Magensaft, Bauchspeichel und Galle und die Bewegungen des Darmes. Zu nennenswerten Veränderungen der Nahrungsausnutzung führt die körperliche Arbeit aber nicht.

Die Spanne der Anpassungsfähigkeit ist für verschiedene Menschen verschieden groß. Es gibt gute und schlechte Futterverwerter, und die Verdauungsorgane des Kindes arbeiten anders als die des Greises. Die erstaunliche Anpassungsfähigkeit der Verdauungsfunktionen wird von Sektierern und Propagandisten gerne vergessen, weil darin nur zu deutlich wird, daß es für den Menschen nicht eine allein seligmachende Kostform, sondern viele Möglichkeiten einer vollwertigen Ernährung gibt. Das menschliche Gebiß ist z. B. keineswegs — wie es eine Zeitlang Mode war, zu behaupten — ein reines Pflanzenfressergebiß. Es besitzt nicht nur die dem Pflanzenfressergebiß entsprechende geschlossene Reihe breiter Backenzähne. In seinen kräftigen Schneide- und Eckzähnen, seinen langen Zahnwurzeln, seinen kurzen kräftigen Unterkieferästen und der geringen Beweglichkeit des Unterkiefers nach vorne und seitlich besitzt es typische Merkmale des Raubtiergebisses. Der Mensch ist ein unvollkommener Pflanzenfresser: ihm fehlt der ständige Speichelfluß des Pflanzenfressers, ihm fehlen die Gärkammern des Magens und Dickdarmes, wo durch Mikroben die Zellulose gespalten, der Speisebrei aufgelockert und nutzbares Eiweiß gebildet wird. $^1/_3$—$^1/_4$ seines Eiweißbedarfes kann das Pferd mit jenem Eiweiß decken, das ihm seine Infusorien synthetisieren! Der zu reiner Pflanzenkost gezwungene Mensch kann seine optimale körperliche und geistige Leistungsfähigkeit nicht erreichen. Gras und Laub macht er sich am besten dadurch nutzbar, daß er es Tieren verfüttert und diese sodann verzehrt. Nimmt man die Leistungen der Verdauungsorgane des Menschen als Ganzes, dann ist es gerade die Kombination von Pflanzenfresser- und Fleischfresserfähigkeiten, die ihm sein ungewöhnliches Anpassungsvermögen an verschiedenste Ernährungsbedingungen verleiht.

Veränderungen in der Zusammensetzung und Häufigkeit des Stuhls entstehen durch Mangel an Verdauungssäften, Störungen der Motorik und Störungen der Resorption. Diese 3 Faktoren zusammen gestalten die klinischen Zustandsbilder der Darmkrankheiten.

Im Mund kommt der mechanisch zerkleinerte Bissen zunächst mit dem Speichel in Berührung, der in einer mit der Zusammensetzung der Nahrung wechselnden Menge und Qualität abgeschieden wird. Speichel enthält 1. Mucin: einen Eiweißkörper, der den Speisebrei gleitfähig macht und die Caseinverdauung erleichtert; 2. Amylase (Diastase): = Ptyalin, ein stärkespaltendes Ferment; seine Verzuckerungsgeschwindigkeit wird durch den Kochsalzgehalt der Nahrung beschleunigt und verstärkt; 3. noch andere Fermente (Oxydase, Proteasen, Lysocym). Die Hauptwirkung der Amylase findet im Magen statt und kommt erst zum Stillstand, wenn die Magensalzsäure den Speisebrei im Laufe einiger Stunden völlig durchdrungen hat; bis dahin sind bis zu 60% der Stärke in Dextrine und Maltose aufgespalten. Wegfall der Speichelfunktionen soll die Fettresorption absinken lassen.

Die Magenschleimhaut bildet Salzsäure (Chloridabscheidung durch die Belegzellen im Fundusgebiet), Fermente (Pepsin, Kathepsin, Lipase, vielleicht ein besonderes Labferment), Schleim und das fermentartige Hämopoetin („intrinsic factor"). Die Erregung der Magensaftsekretion geschieht reflektorisch vom Mund aus (chemische Reize, Kauen) und chemisch durch unmittelbare Berührung des Speisebreies mit der Schleimhaut des Pylorusgebiets (Gastrinbildung). Sie kann, ebenso wie die Speichelsekretion, weitgehend auch vom Psychischen her bestimmt werden. Die spezielle Beschaffenheit des Saftes hängt von der Beschaffenheit der Nahrung ab. Sekretion und Motorik des Magens werden gehemmt durch Enterogastron, das bei Gegenwart von reichlich Fett und Zucker im oberen Dünndarm in der Dünndarmschleimhaut entsteht.

Reiner Magensaft enthält 0,40—0,60 % Salzsäure, dazu noch ebensoviel „Neutralchloride" (Natriumchlorid, Kaliumchlorid, Ammoniumchlorid). Die Klinik spricht von „freier Salzsäure" und „Gesamtacidität" des Magensafts. Diese Begriffe stammen aus einer Zeit, deren physikalisch-chemische Vorstellungen heute überholt sind. Im physikalisch-chemischen Sinn freie Salzsäure existiert im Magen überhaupt nicht. Was wir freie bzw. gebundene Säure nennen, ist die (in ccm n/10 Lauge je 100 ccm Magensaft ausgedrückte) Pufferkapazität des Magensaftes zwischen seinem ursprünglichen p_H (0,92—1,58) und jenen p_H-Werten, bei denen die Indikatoren der Titration umschlagen (Methylorange bei p_H 3,1—4,4, Phenolphthalein bei p_H 8,3—10,0). Die Magensalzsäure tötet Bakterien und stellt das für optimale Pepsinwirkung notwendige saure Milieu her. Wo sie fehlt, bilden die im

Mageninhalt stets gegenwärtigen Bakterien und Hefepilze aus den Nahrungskohlenhydraten Milchsäure. Ein Absinken der Magensäurewerte und eine Häufung von Anacidität bei sonst gesunden Menschen sieht man in Not- und Hungerzeiten.

Pepsin-Kathepsin spaltet Eiweißkörper in (sekretionsanregende) Albumosen und Peptone. Als einziges Ferment des Körpers greift es auch das straffe Bindegewebe des Fleisches an und wandelt (als Labferment) Milchcasein in Paracasein um, das sich dann mit dem Calcium der Milch vereinigt und als Gerinnsel ausfällt. Auf diese Weise schafft das Pepsin die Vorbedingungen für eine wirksame Verdauung des Milcheiweißes. In gelöstem Zustand würde das Milcheiweiß den Magen ebenso rasch durchlaufen wie jede andere Flüssigkeit und dadurch den Einwirkungen der Verdauungssäfte so gut wie ganz entgehen. Speicheldiastase und Pepsin scheinen außerdem, ebenso wie Pankreasfermente, Zellulosemembranen durchdringen und Stärke- und Eiweißkörper herauslösen zu können.

Im Gegensatz zur Magenverdauung verläuft die Dünndarmverdauung bei schwach saurer, im Ileum sogar bei alkalischer Reaktion. Die Sekretion der Darmdrüsen wird durch örtliche mechanische und chemische Reize (Magensaft!) erregt und wahrscheinlich durch das in der Darmschleimhaut entstehende Sekretin hormonal gesteuert. Der Darmsaft enthält reichlich Kochsalz, Natriumbicarbonat und Fermente: Erepsin (ein Gemisch verschiedener eiweißspaltender Fermente), Lipase (fettspaltendes Ferment), Diastase (stärkespaltendes Ferment), Maltase (das wichtigste disaccharidspaltende Ferment), Lactase (milchzuckerspaltendes Ferment, nur bei regelmäßigem Milchgenuß vorhanden) und Nucleasen (polynucleotidspaltende Fermente). Die Enterokinase, die von der Duodenalschleimhaut bei Berührung mit Pankreassaft abgesondert wird, aktiviert die eiweißspaltenden Darm- und Pankreasfermente. Der Dünndarm, weniger der Dickdarm, ist überdies der Ort der Eisen-, Kalk- und Phosphatausscheidung.

Menge und spezielle Zusammensetzung des alkalischen Pankreassaftes (p_H 8,3) schwanken gleichfalls mit der Art und Zusammensetzung der Nahrung. Die Absonderung wird beim Übertritt von Mageninhalt ins Duodenum durch Sekretinbildung hormonal ausgelöst. Sekretionsreize gehen aber auch vom Munde aus sowie von einer sauren Reaktionslage im Duodenum und von der Anwesenheit von Fetten (Fettsäuren). Im Pankreassaft finden sich Trypsin (ein Gemisch peptidspaltender Fermente, die durch Enterokinase aktiviert werden), Diastase, Maltase und Lipase (aktiviert durch die Galle). Vollkommene Aufspaltung der Eiweißkörper bis zu den Aminosäuren findet anscheinend nur in der Darmwand statt. Ein peptidartiger lebensnotwendiger Komplex wird vom Organismus weder auf- noch abgebaut („Streptogenin"); im übrigen verliert bei der Verdauung aber jeder Eiweißkörper seine „spezifische" Natur. Die Lipase spaltet alle Neutralfette bis zu freien Fettsäuren und Glycerin. Eine Emulgierung der Fette erfolgt dabei nicht, wie früher angenommen, durch Verseifung der Fettsäuren, sondern durch Choleinsäurebildung (aus Gallensäuren und Fettsäuren).

Galle beschleunigt die Fettverdauung. Sie ist dazu zwar nicht unbedingt notwendig, denn die Fettverdauung geht auch ohne Gallensäuren vonstatten. Fehlen die Gallensäuren, dann umhüllen jedoch die unresorbiert zurückbleibenden Fettsäuren das Nahrungseiweiß und erschweren dadurch seine Spaltung und Resorption. Ein Teil dieses Eiweißes wird unter diesen Umständen später im Dickdarm bakteriell und ohne Nutzen für den Organismus abgebaut. Die Gallensäuren unterstützen auch die tryptische Verdauung. Galle ist nicht nur Sekret (Gallensäuren), sondern auch Exkret (Lecithin, Cholesterin, gepaarte Schwefel- und Glukuronsäuren, Bilirubin). Ihre Abscheidung erfolgt stetig und wird, ebenso wie die periodische Abgabe aus der Gallenblase, durch Übertritt des Speisebreies ins Duodenum (vor allem durch Fette und Eiweißspaltprodukte), durch Sekretin (die aktive Kontraktion der Gallenblase durch Cholecystokinin) und durch Rückresorption von Gallensäuren angeregt. Durch Wasser- und Salzresorption und Abscheidung von Schleim wird die Galle in der Gallenblase so stark eingedickt, daß ihr Trockengehalt von 1—2% auf 14—20% ansteigt.

Im Dickdarm finden eigentliche Verdauungsvorgänge nicht mehr statt. Um so größer ist das Ausmaß der bakteriellen Zersetzungen. Die biologische Bedeutung der Darmflora ist noch nicht befriedigend geklärt. Naheliegend ist der Gedanke einer Symbiose zwischen menschlichem Organismus und Bakterien und die Vernichtung der auch nicht pathogenen Darmflora ist eine bedenkliche Nebenwirkung der modernen Therapie mit synthetischen Stoffen und Antibiotika. Während die Keimbesiedlung im oberen Dünndarm nur spärlich ist — es sind vor allen Dingen Milchsäurebildner — nimmt sie in den tieferen Darmabschnitten merklich zu. Der normale Stuhl besteht zu $^1/_3$—$^1/_{10}$ seines Trockengewichts aus Bakterien. Unter ihrem Einfluß entstehen aus unverdauten Kohlenhydraten (im wesentlichen also aus Zellulose) Wasserstoff, Kohlensäure, Methan, niedere Fettsäuren und (anscheinend auch) Glukose, aus Eiweißkörpern Schwefelwasserstoff, Mercaptane, Amine (Putrescin, Cadaverin), niedere Fettsäuren, Kresol, Phenol, Skatol und Indol. Diese Stoffe, die unangenehme Erscheinungen hervorrufen können (Meteorismus, Flatulenz, Darmspasmen), werden zum Teil direkt durch den Darm, zum Teil verestert mit Schwefelsäure und Glykuronsäure durch Harn und Galle ausgeschieden. Erwiesen ist im menschlichen Dickdarm die bakterielle Synthese von Vitamin B_1 (durch Bifidus und Coli), Vitamin B_2 (durch zahlreiche obligate und fakultative Anaerobier), Nikotinsäure, Vitamin C, Biotin und Vitamin K. Eine bakterielle Synthese von Vitamin A und Vitamin D scheint indessen nicht möglich zu sein.

Die Motorik des Verdauungskanals beginnt mit dem willkürlich beherrschbaren Kauen. Sobald der Bissen in den Schlund geschoben und in die Speiseröhre gedrückt wird, ist der Bereich willkürlicher Einwirkungen aber auch schon überschritten. Die magenwärts fortschreitende Einschnürungswelle des Oesophagus läßt sich nicht mehr aufhalten.

Als geräumiges Behältnis, aus dem die Nahrung in kleinen Portionen an den Darm weitergegeben wird, macht der Magen die Aufnahme großer Mahlzeiten und die Einhaltung längerer Nahrungspausen möglich. Eine Durchmischung des Inhalts findet nicht statt. Die Peristaltik bewegt lediglich den Inhalt pyloruswärts weiter. Sie wird durch Dehnung angeregt und verstärkt, durch den Plexus myentericus gesteuert, durch Vagusreizung gefördert und durch Sympathicus- (Splanchnicus-) Reizung gehemmt. Die Öffnung des Pylorus erfolgt, sobald die saure Reaktion des Duodenalinhalts neutralisiert ist (Verweildauer der Speisen im Magen s. Tab. 19 auf S. 237). Auch der leere Magen macht peristaltische Bewegungen, die oft — nicht immer! — als drückend und nagend empfunden werden („Hungerkontraktionen"). Aufstoßen verschluckter Luft und Erbrechen (Antiperistaltik) sind reguläre Mechanismen der Druckentlastung. Gase entstehen im Magen ausschließlich bei Stauung durch Vergärung des Inhalts.

Die Entleerung der Gallenblase erfolgt reflektorisch bei Übertritt von Mageninhalt in den Zwölffingerdarm; besonders stark wirken Fette, Eigelb und Eiweißabbauprodukte. Die Muskulatur von Gallenblase und Gallenwegen kontrahiert sich unter dem Einfluß des N. vagus und erschlafft unter dem Einfluß des N. splanchnicus.

Die Dünndarmbewegungen bestehen in Segmentierungs- und Mischbewegungen, die den Inhalt hin- und herschieben und durchmischen. Ausgelöst werden sie durch einen im Darm enthaltenen, vermutlich auch in ihm gebildeten Stoff (wahrscheinlich Cholin), gesteuert durch das Nerven-Gangliengeflecht des Plexus myentericus. Die Auslösung der peristaltischen, d. h. den Darminhalt weiterschiebenden Bewegungen geschieht durch die Steigerung des Innendrucks, d. h. durch die Darmfüllung. Vagusreizung erhöht den Tonus der Wandmuskulatur, so daß schon geringere Darmfüllung zur Auslösung der Peristaltik genügt. Sympathicus- (Splanchnicus-) Reizung läßt die Darmwand erschlaffen. Eine vom Coecum zum Duodenum gerichtete Antiperistaltik des Dünndarms gibt es nicht. Im Dickdarm dagegen spielt die Antiperistaltik, das Hin- und Herschieben des Inhalts, eine große Rolle.

Der nichtresorbierte Nahrungsrest ist im allgemeinen 6—8 Std. nach der Nahrungsaufnahme bis zur linken Colonflexur vorgedrungen. Nach 8—12stündiger Verweildauer im Dickdarm wird dann der Inhalt durch kräftige peristaltische Bewegungen ins Rectum geschoben, wo der Tonus des (glatten) Sphincter internus und des (quergestreiften) Sphincter externus den Austritt durch den After regelt.

Für den Ablauf der gesamten Darmmotorik spielt also die Darmfüllung eine große Rolle. Die unverdaulichen Nahrungsstoffe, die die Ausnutzung der Nahrung erschweren, erweisen sich hier als überaus nützlich, ja lebensnotwendig. Bei Kaninchen und Hühnern, in deren Darm die Zellulose sehr viel besser ausgenutzt wird als im menschlichen Darm, kann Zellulosemangel zu schweren, ja tödlich verlaufenden Krankheiten Anlaß geben. „Ballaststoffe" in diesem Sinn sind für den Menschen pflanzliche Zellulosehüllen, elastische Bindegewebsfasern, Haare, Nägel und Knochenstückchen. Der Kot besteht außerdem aus Resten von Verdauungssäften, abgestoßenen Darmepithelien, Bakterien und zu 70—80 % aus Wasser. Übergroße Mengen unverdaulicher Nahrungsreste können Krankheitszustände mit Ileus und Fieber hervorrufen. Man sieht sie nicht selten in Notzeiten, wenn alles irgendwie Genießbare gierig verschlungen wird.

Der Hungerkot — Stuhlentleerung ist auch dann notwendig, wenn der Mensch hungert — besteht aus Epithelien, Bakterien und ausscheidungspflichtigen Stoffwechselschlacken. Meconium (Kindspech) ist eine Mischung aus Epithelien und verschlucktem Fruchtwasser.

Der 3. Faktor, der neben der Sekretion und der Motorik den Ablauf der Verdauungsvorgänge bestimmt, ist die Resorption. Die Mundschleimhaut resorbiert so gut wie nichts, die Magenschleimhaut nur Wasser, Kochsalz, Alkohol und vielleicht Zucker. Der Hauptort der Resorption ist der obere und mittlere Dünndarm. Seine große Oberfläche (4—7 qm bei etwa 2,5 m Länge) macht ihn dazu besonders geeignet. Beim Übergang des Darminhalts ins Ileum sind die resorbierbaren Nährstoffe so gut wie vollständig resorbiert.

Der Vorgang der Resorption ist ein aktiver, in seinen chemisch-physikalischen Einzelphasen noch nicht völlig bekannter Lebensvorgang, der durch die rhythmische Tätigkeit der Darmzotten („Zottenpumpe") unterstützt wird und mit der Geschwindigkeit der fermentativen Spaltung etwa gleichen Schritt hält. Durch Vagusreiz wird die Zottenbewegung nicht beeinflußt, durch Oberflächenanästhesie dagegen gehemmt.

Voraussetzung für die Resorption eines Stoffes ist seine Wasserlöslichkeit. Wasser, Natrium, Kalium und Chlor werden aus allen Nährstoffmischungen leicht aufgenommen, Calcium und Magnesium nur in Gegenwart von Phosphat, Fetten, Gallensäuren und Vitamin D. Die Resorption der Kohlenhydrate geschieht bei Glykose und anderen Monosacchariden zumeist nach Bindung an Phosphorsäure. Sie geht bei verschiedenen Hexosen verschieden rasch vor sich, bei Glykose z. B. rascher als bei Galaktose. Dabei beeinflussen sich die verschiedenen Hexosen in ihrer Resorptionsgeschwindigkeit auch gegenseitig. Pentosane, Sorbit, vielleicht auch Inulin, werden nicht resorbiert. Die Fette resorbiert der Darm erst nach Aufspaltung in Fettsäuren und Glycerin. Während die Glycerinresorption keine Schwierigkeiten bietet, müssen die Fettsäuren nach ihrer Vereinigung mit Gallensäuren zu wasserlöslichen Choleinsäuren mit Cholesterin verestert werden (Aktivierung der Cholinesterase des Pankreassaftes durch Gallensäure). Unmittelbar nach der Resorption zerfallen die Cholesterin-Fettsäureverbindungen wieder. Zusammen mit dem resorbierten Glycerin bauen die Fettsäuren wieder Neutralfette auf; zum Teil wandeln sie sich vielleicht in Phosphatide um. Bei der Resorption des Lecithins wirken anscheinend Phosphatasen und Lipasen zusammen. Die Eiweißkörper passieren die Darmepithelien größtenteils als Aminosäuren, aber auch höhermolekulare Spaltprodukte werden nach neueren Untersuchungsergebnissen resorbiert. Die Eiweißsynthese erfolgt in der Darmwand und, zwar langsamer, aber in größerem Umfange, in der Leber. Über Art und Ausmaß der Vitaminresorption wissen wir nur wenig.

Wichtig ist die gegenseitige Resorptionsbeeinflussung. Kochsalz, Koffein, Senföl und andere Gewürzstoffe beschleunigen die Zuckerresorption. Hefe und Milcheiweiß unterstützen die Resorption von Kohlenhydraten und schwerlöslichen Calciumsalzen. Im einzelnen sind diese Verhältnisse, die in der besseren Ausnutzung gemischter Kost gegenüber einseitiger Kost ihren Ausdruck finden, beim Menschen noch größtenteils unerforscht, aus Tierversuchen aber nur mit Vorbehalt abzuleiten.

Die resorptive Fähigkeit des Dickdarms beschränkt sich im wesentlichen auf Wasser- und Kochsalz. Umstritten war lange die Frage der Zuckerresorption aus dem Dickdarm. Die Beantwortung ist nicht leicht, weil ein größenordnungsmäßig nicht sicher bestimmbarer Teil der Glykose, die von oben oder unten ins Colon gelangt, bakteriell zersetzt wird und damit für den Organismus keinen nutzbaren Wert mehr besitzt. Gegen das Vorkommen einer nennenswerten Glykoseresorption im Dickdarm wurde ins Feld geführt, Zuckerklysmen steigerten die Glykosurie des Diabetikers nicht oder doch viel weniger als perorale Zufuhr gleicher Zuckermengen. Das besagt jedoch nicht viel: Peroral zugeführter Zucker kommt durch die Pfortader in die Leber und bewirkt dort durch Mobilisierung von Leberglykogen die bekannte alimentäre Hyperglykämie. Rektal zugeführter Zucker dagegen kommt in die Hämorrhoidalvenen und die untere Hohlvene, kann also gar nicht als glykogenmobilisierender, blutzuckersteigernder Reiz auf die Leber wirken. Außerdem ließ sich im Tierversuch nur eine geringe (durch Kochsalz- und Natriumbicarbonatzusatz verbesserbare) Glykoseresorption im Colon feststellen. Andererseits steigt nach rektaler Zuckerzufuhr der respiratorische Quotient — ein untrügliches Zeichen vermehrter Zuckerverbrennnng — und bei Kindern läßt sich auf diese Weise sogar eine Insulinhypoglykämie beseitigen, eine Hungeracetonurie verringern. Ein Nutzen ist demnach dem ins Colon gelangten Traubenzucker nicht abzusprechen.

Fett kann im Dickdarm schon deshalb nicht in größerer Menge resorbiert werden, weil hier die Gallensäuren fehlen. Aminosäuren hingegen nimmt die Colonschleimhaut sehr gut auf, bei rektaler Zufuhr angeblich zu 90 %! Auch die im Dickdarm decarboxylierten und desaminierten Aminosäuren werden großenteils resorbiert. Mit der Resorption nennenswerter Mengen von höhermolekularen Eiweißspaltprodukten (Peptiden u. a.) ist aber nicht zu rechnen. Für die Vitaminresorption — höchstens die wasserlöslichen Vitamine kämen in Betracht — wird das Colon unter normalen Ernährungsbedingungen nicht beansprucht. Abgesehen von der Vitaminzerstörung durch Darmbakterien zeigt die Nutzlosigkeit der bakteriell im Colon gebildeten Vitamine, daß rectale Vitaminzufuhr dem Organismus nichts nützen würde. Ratten z. B., die reichlich Vitamin B_1-bildende Bakterien in ihrem Darm beherbergen, sind dadurch keineswegs vor B_1-Avitaminose geschützt. Erst wenn man ihnen zu B_1-freiem Futter ihren eigenen (B_1-reichen) Kot zu fressen gibt, verschwinden die Mangelsymptome. Ebensowenig nützt dem Säugling seine Vitamin B_1-bildende Bifidusflora.

Von Mineralien resorbiert die Colonschleimhaut Natrium, Kalium und Chlor sehr leicht, Calcium, Magnesium, Eisen, Phosphat und Sulfat dagegen nicht.

Eine unübersehbare Zahl von Kostvorschriften und Diätschemata zur Behandlung der Krankheiten des Magens, des Darms und der Gallenwege ist im Laufe der letzten 100 Jahre empfohlen worden. Die Freude an schematischen „Diätkuren" und bis ins einzelne gehenden Vorschriften hat zwar etwas nachgelassen. Es erscheinen aber auch heute noch neue Kostformen — altbekannte Dinge in modernisierter Form — mit dem Anspruch, gewisse krankhafte

Störungen besser und wirkungsvoller beseitigen zu können als die bisherigen. Die Fülle von Kostformen für gleiche Krankheiten und die Intoleranz, mit der ihre Anhänger sie verfechten, erwecken notwendig erhebliches Mißtrauen: Mißtrauen gegen die Heilwirkungen, Mißtrauen gegen die therapeutischen Erfolgsbeweise.

Die meisten der heute geläufigen Diätvorschriften für Verdauungskrankheiten verdanken ihre Entstehung nicht der Beobachtung und Erfahrung am Krankenbett, sondern der experimentellen Forschung im Laboratorium. In der Magen- und Darmsonde, im Mikroskop, in der klinischen Chemie und im Röntgenverfahren verfügt die experimentelle Medizin über Methoden, die die Funktionen der Verdauungsorgane heute so vielseitig zu erfassen gestatten, wie es bei keinem anderen Organsystem möglich ist. Unter dem Eindruck der jeweils neuesten Erkenntnisse stellte man im Laufe der vergangenen Jahrzehnte die neuentdeckte Funktion und deren Störung in den Mittelpunkt der diät-therapeutischen Bemühungen, wobei man sich vielfach nicht einmal fragte, ob das abnorme Symptom bekämpft oder (als Ausdruck zweckmäßiger Ausgleichs- und Heilungsvorgänge) durch die Therapie unterstützt werden müsse. Jeder Entdeckung und Theorie folgten neue Kostvorschriften, die älteren, grundsätzlich ebenso begründeten Vorschriften naturgemäß nicht selten diametral zuwiderliefen, denen schließlich aber doch auch kein längeres Leben und kein dauerhafteres Ansehen beschieden war als allen ihren Vorgängern.

Man war von der Richtigkeit der therapeutischen Konsequenzen aus den physiologisch-chemischen Entdeckungen so sehr überzeugt, daß klinische Beweise für die Heilkraft der jeweiligen Diät, insbesondere vergleichend-therapeutische Untersuchungen weder vorgelegt noch für notwendig gehalten wurden — schon gar nicht, wenn die neue Diät den Namen eines bekannten Klinikers trug, dessen Autorität dem Therapeuten einen beruhigenden und stärkenden Rückhalt gab und ihn aller Zweifel enthob. Beobachtungen an einzelnen Krankheitsfällen wurden verallgemeinert, die Wirkung gleichzeitig angewandter anderer Maßnahmen wurde vernachlässigt, der unbeeinflußte Verlauf der Krankheit nicht genügend in Rechnung gestellt. Die Ernährungsbehandlung der Verdauungskrankheiten ist ein klassisches Beispiel für das, was *Bleuler* vor vielen Jahren autistisch-undiszipliniertes Denken genannt hat. *Bleuler* wies darauf hin, „daß wir viel zu wenig wissen, wie manche Krankheiten ohne ärztliche Eingriffe verlaufen, und daß wir, soweit wir es wissen, diese Kenntnis in autistischer Weise von unseren medizinischen Überlegungen absperren, statt sie zur Basis unserer therapeutischen Handlungen und Forschungen zu machen ... Es ist eine alte und selbstverständliche Konstatierung, daß je mehr Mittel gegen eine Krankheit empfohlen werden, um so gewisser keines wirkt; wenn man eins hätte, das mit einiger Sicherheit heilt, so wären die anderen von selbst verlassen. Da liegt bei all den zahlreichen Krankheiten, wo viele Mittel empfohlen werden, die Frage sehr nahe: Wäre es nicht am besten oder wenigstens gleich gut, gar nichts zu machen? Sie wird indes merkwürdig selten gestellt, und beantwortet hat sie noch niemand. Sie wäre aber doch die Grundfrage für unser therapeutisches Handeln wie für das weitere Studium. Unsere gewöhnlichen Untersuchungen vergleichen nur verschiedene Behandlungsmethoden miteinander. Wenn also ein Nutzen eines neuen Mittels erwiesen wird, so ist es nur ein relativer. Hat die zur Vergleichung herangezogene Therapie schon etwas genützt, so ist alles gut. Setzen wir aber einmal voraus, daß sie schädlich gewesen wäre, was ja nicht ganz unmöglich ist, so beweist ein relativer Erfolg des neuen Mittels noch nicht sicher den Nutzen, sondern bloß den geringeren Schaden".

In neuester Zeit beginnt sich die Erkenntnis von der entscheidenden Bedeutung **klinischer Beweise** langsam durchzusetzen. Das Mißtrauen gegen neue Kostformen ist wach geworden. Dennoch pflanzen sich unzählige unnötige Diätvorschriften aus alter Gewohnheit und Pietät immer noch von einem Lehrbuch ins andere fort. Die letzte Entscheidung über die Brauchbarkeit einer Kostvorschrift kann einzig und allein die mit Wissen und Kritik gepaarte **Erfahrung am Krankenbett** treffen. Sie entscheidet, auch wenn wir sie mit unseren pathophysiologischen Kenntnissen nicht immer verstehen und erklären können.

Außerdem: **Diagnosen wie Gastritis oder Enteritis bezeichnen mit dem gleichen Wort Zustände, deren Pathogenese und therapeutische Ansprechbarkeit keineswegs gleich ist. Verträglichkeit und Bekömmlichkeit der Nahrungsmittel sind bei Verdauungskranken überdies individuell außerordentlich verschieden, und schließlich paßt nicht für jede Phase ein und derselben Krankheit ein und dieselbe Kostform.**

b) Krankheiten des Mundes und der Speiseröhre

Den diätetischen Bemühungen um Prophylaxe und Therapie der **Zahnkaries** sind bisher nur bescheidene Erfolge zuteil geworden. Im Laufe der letzten Jahrhunderte hat die Karies im Bereich der ganzen europäischen Zivilisation erschreckend zugenommen. Während in prähistorischer Zeit die Zähne ganz oder so gut wie ganz frei von Karies waren und es bei Primitiven in tropischen und arktischen Ländern auch heute noch sind, begann in Mitteleuropa mit dem Eindringen der mittelländischen Zivilisation die Karieshäufigkeit langsam und stetig anzusteigen. Heute sind in Deutschland praktisch 100%

der Erwachsenengebisse und 90% der Milchgebisse karieskrank. Die Kariesanfälligkeit der mit Europa und Amerika nur in loser Verbindung stehenden Ostgrönländer liegt auch jetzt noch unter 5%, während die der amerikanisierten Westgrönländer der Kariesanfälligkeit der Amerikaner entspricht. Die enorme Verbreitung und wirtschaftliche Bedeutung dieser Krankheit hat aber auch dazu geführt, daß Teilergebnisse der Ursachenforschung oft einseitig überwertet und von Sektierern aufgegriffen wurden.

Wir haben schon darauf hingewiesen (Hygiene der Ernährung, S. 39), daß die Zahnkaries in den Rillen der Zähne beginnt, wo sich zähhaftender Getreidekleber als filmähnlicher Belag festsetzt. Weizenkleber haftet fester als Roggenkleber. Die Kariesgefahr lauert in dem weichen, feuchten Brot und in den gekochten Mehlspeisen. Im durchgebackenen, harten Brot ist der Kleber geronnen und kann sich deswegen nicht mehr als Zahnbelag festsetzen. Regelmäßige und intensive mechanische Beanspruchung des Kauorgans durch grobe, rauhe Kost unterstützt nicht allein die Kieferentwicklung und Zahnbildung. Sie schleift gleichzeitig die Unebenheiten der Zahnoberflächen ab und verringert so die Haftmöglichkeiten des Klebers. Der Kleberbelag stellt nun seinerseits einen günstigen Nährboden für Milchsäure erzeugende Bakterien dar. Aus kohlenhydrathaltigen Nahrungsresten bilden diese die Milchsäure, die dann den Schmelz des Zahnes zerstört und dem Kariesprozeß den Weg bahnt. Grundlegende Untersuchungen *Mellanbys* zeigten, daß außerdem Zusammenhänge bestehen zwischen Zahnstruktur und Kariesanfälligkeit in dem Sinne, daß eine Ernährung, die keine normale Verkalkung der Knochen gewährleistet, die Bildung hypoplastischer Zähne mit Löchern, Furchen, weicher Zahnsubstanz und anderen Mängeln verursacht. Diese Hypoplasien gehören wesenmäßig zur Rachitis und entwickeln sich, wenn die Ernährung während der Zahnentwicklung, d. h. vom Beginn der Schwangerschaft an bis etwa zum 18. Lebensjahr, zuwenig Vitamin D und zuwenig verwertbares Calcium und Phosphat enthält. Ob auch das Vitamin C eine Rolle spielt, steht noch nicht fest. Der Speichel kann wohl die Entwicklung eines festhaftenden Zahnbelages erschweren, indem er den ganzen Tag den Mund spült; im übrigen hat er aber auf die Entwicklung der Zahnkaries keinen Einfluß. Entgegen einer weitverbreiteten Meinung bedingen Zucker und Süßigkeiten keine erhöhte Kariesgefährdung, da sie von sich aus ja nicht an den Zähnen haftenbleiben. Gefährlich werden sie nur im Zusammenwirken mit der festhaftenden Kleberschicht.

Die Forderungen einer diätetischen Prophylaxe der Zahnkaries lauten also: Hartes, gut durchgebackenes Brot und harte, grobe Nahrung als tägliche Kost; ausreichende Versorgung mit Vitamin D und resorbierbarem Calcium und Phosphat. Regelmäßige Zahnreinigung zwecks Entfernung von Nahrungsresten. Das Problem der Karies ist in erster Linie ein Problem der Rachitisverhütung. In USA sind mit Fluoranreicherung des Wassers (1:1000000) rückläufige Kariesfrequenzen von 20—40% erzielt worden. Schädigungen durch den Fluorzusatz wurden dabei niemals beobachtet. Wo in Europa die Karies zurückging, war systematische Fluorprophylaxe nicht beteiligt.

In der Genese der seit etwa 1700 in größerer Häufigkeit auftretenden paradentalen Erkrankungen (Paradentose) (von den Erwachsenengebissen in Deutschland sollen heute 8—9% paradentosekrank sein), scheinen mechanische Kauarbeit, vielleicht auch hormonale Einflüsse von Bedeutung zu sein; die Spirilleninfektion ist eine sekundäre Erscheinung. Die Erfolge der Behandlung mit Vitamin A, B_1, B_2, C und D und mit prophylaktischer und therapeutischer Kalkzufuhr sind wenig ermutigend. Nach wie vor ist die Paradentose ein Gebiet operativer zahnärztlicher Tätigkeit.

Bei den entzündlichen Krankheiten und Verletzungen im Bereich der Mundhöhle und des Rachens muß die Nahrung soweit wie möglich eine mechanische und chemische Reizung der Schleimhaut vermeiden. Zu diesen Krankheiten gehören Stomatitiden und Anginen (unabhängig von ihrer speziellen toxischen oder infektiösen Genese), geschwürige Veränderungen der Zunge (z. B. durch scharfe Zahnkanten) und postoperative Zustände (Tonsillektomie und ähnliches). Die gleiche Schonung erfordert die verletzbare Schleimhaut bei allgemeiner Blutungsneigung (Thrombopenien und andere Gerinnungsstörungen, Kapillarschäden) und die entzündete oder ohne äußerlich erkennbare Veränderungen überempfindliche Zunge.

Im Ösophagus sind es Entzündungen durch Infektion oder mechanische, chemische und thermische Reize, Verletzungen, Geschwüre, schmerzhafte Atrophien (*Plummer-Vinson*-Syndrom bei Eisenmangelanämie) und Blutungsneigung (Ösophagusvarizen!), die diätetische Schonung nötig machen.

Je größer Intensität und Ausdehnung der Entzündung oder anderweitigen Schädigung sind, desto schonender muß die Ernährung sein! In leichten Fällen genügt es, die härtesten und gröbsten Speisen zu vermeiden, in schweren muß man sich oft auf flüssige, lauwarme und von schleimhautreizenden Gewürzstoffen freie Nahrung beschränken. Obst, Säfte und Gefrorenes, überhaupt gekühlte Speisen, auch geriebenes rohes Obst werden gern genommen. Im ganzen deckt sich die Ernährungsweise mit den Schonkostformen für Magenkranke. In akuten Zuständen soll man mit Analgetica und

Anästhetica (Pfefferminzdragees, Anästhesindrops) nicht zu sparsam
sein und immer daran denken, daß nachlässige Mundpflege die
Heilung verzögert.

Bei schweren Entzündungen, Verbrennungen, Verätzungen, Verletzungen, Geschwüren und Narbenstrikturen im Bereich von Mund,
Rachen und Ösophagus sowie bei Schlucklähmungen ist perorale
Nahrungszufuhr unter Umständen ganz unmöglich. Dann bleibt nur
die Ernährung durch Sonde oder Klysma (s. S. 279 ff.).

Kranke mit Ösophagusdivertikel müssen sich zu einer besonderen
Essenstechnik erziehen: Essen in Seitenlage, Ausdrücken des gefüllten Divertikels, Ausspülen nach der Mahlzeit. Psychogene Funktionsstörungen des Ösophagus — Spasmen, Dilatation — beanspruchen
diätetische Bemühungen nur insofern, als es gilt, durch individuali-
sierende Wahl von Zeitpunkt, Menge und Art der Nahrung die Kranken bei Kräften zu halten.

c) *Krankheiten des Magens und Duodenums*

Unter Magen- und Duodenalgeschwürskrankheit verstehen
wir eine klinische Krankheitseinheit mit charakteristischen
Beschwerden, charakteristischer Geschwürsbildung und charakteristischen Veränderungen der motorischen und sekretorischen Funktionen von Magen und Duodenum. Wo die typischen Beschwerden
und Funktionsstörungen auf die Dauer fehlen, sind wir nicht berechtigt, von Magen- und Duodenalgeschwür im engeren und eigentlich klinischen Sinn zu sprechen, nicht von einer Krankheit in dem Sinn, wie
sie von *Cruveilhier, Moynihan* und *v. Bergmann* abgegrenzt und dargestellt worden ist. Nicht in den Rahmen jenes Ulcus im engeren Sinn
gehört z. B. das arteriosklerotische Ulcus, das Ulcus bei allgemeiner
Blutungsneigung und agonaler Ernährungsstörung, sehr wahrscheinlich auch nicht das Ulcus bei Erkrankungen und Verletzungen des
Nervensystems, bei Stauung im Pfortadergebiet, nach Verbrennungen
und gewissen Vergiftungen. Auf der anderen Seite ist die Diagnose
einer Ulcuskrankheit im engeren Sinn nicht an den (röntgenologischen
oder autoptischen) Nachweis der Geschwürsbildung gebunden.
Sofern die charakteristischen Beschwerden und Funktionsstörungen
vorliegen, halten wir uns auch dann zu der Diagnose Ulcuskrankheit
berechtigt, ja verpflichtet, wenn die Geschwürsbildung selbst fehlt.
Morawitz hat in diesem Zusammenhang von Ulcuskrankheit ohne
Ulcus gesprochen. Wenn im folgenden von Ulcus und Ulcuskrankheit
die Rede ist, meinen wir damit also stets die Ulcuskrankheit im
engeren Sinn. Wir sehen in ihr eine pathogenetische Einheit mit
wechselnden Funktionsstörungen und Beschwerden, deren Bild durch

Ernährung und Jahreszeit mitgestaltet wird, der aber als conditio sine qua non stets die abnorme Erlebnisreaktion eines Menschen von bestimmter charakterlicher Struktur zugrunde liegt. Von hier aus bestimmen sich die Grenzen und Möglichkeiten der Therapie.

Gastritis, ursprünglich ein Begriff der pathologischen Anatomie, bekam in der Klinik allmählich einen anderen Inhalt, weil die Morphologie selbst bei voll ausgeprägten klinischen Zustandsbildern sehr oft keinen eindeutigen krankhaften Befund ergab und ihre bestimmende Rolle in der stärker funktionell orientierten modernen Klinik immer mehr zurückgedrängt wurde. Ja, noch mehr: „Wir müssen heute verzichten, gastroskopische, röntgenologische und histologische Morphologie der Gastritis in Einklang zu bringen" *(Katsch)* und werden auf die beiden anderen Wege gedrängt: die Erfassung der Beschwerden und der sekretorischen Funktionen. Dabei sind Beschwerden und Funktionsstörungen beim Gastritiker viel uneinheitlicher als beim Ulcuskranken, und wenn die Beschwerden des akut Kranken noch einigermaßen charakteristisch sind, so verschwimmt das Bild beim chronisch Gastritiskranken immer mehr und endet schließlich beim Fehlen aller Beschwerden trotz nachweislicher Funktionsstörung.

Die Störung der Funktion ist die Grundlage der Diagnose Gastritis. Man muß sich nur darüber klar sein, daß auch sie — selbst bei gleicher Ätiologie der Krankheit — keineswegs bei allen Gastritiden in gleicher Art und gleichem Ausmaß auftritt. Akute Gastritiden sind meist superacide, chronische meist sub- oder anazide. Andere Gastritiden unterscheiden sich von gesunden Mägen nicht durch die Höhe ihrer Säurewerte — „bei einem Heer von Gastritisfällen kann man weder von Subacidität noch von Superacidität sprechen" *(Katsch)* —, sondern durch den Ablauf der Sekretion (verlängerte Sekretion, Spätacidität, unregelmäßiger Wechsel der sekretorischen Funktionen), durch die Zusammensetzung des Magensaftes (schleimig, zäh, dünnflüssig, salzarm), die Beimengung von Entzündungsprodukten (Leukocyten, Erythrocyten, Epithelzellen) und durch den Ablauf der motorischen Verdauungsvorgänge.

Ein Grund für die Buntheit des klinischen Bildes der Gastritis liegt in der Vielzahl der ursächlichen Schäden. Ätiologisch spielt die Nahrung fraglos eine Rolle. Gastritiden sieht man als Folge akuter Überfütterung (akute Überdehnung mit Auswirkung auf das intramurale Nervensystem?, Häufung chemischer Sekretionsreize?) und nach gewohnheitsmäßig allzu heißem und allzu kaltem Essen. Alkohol und Tabak spielen in Wirklichkeit eine geringere Rolle als in der öffentlichen Meinung. Eher kommen chemische Konservierungsmittel in Betracht, Zersetzungsprodukte verdorbener Nahrungsmittel, ranziges Fett, faules Fleisch, bakterielle Giftstoffe und Bakterien. Medikamente werden als Schädlinge unschwer entlarvt, wenn man nur an sie denkt (Salicylpräparate, Digitalis, Alkalien, Arsen, Eisen, Blei, Jod). Die meisten Gastritiden entstehen jedoch offenbar nicht durch unmittelbare Schädigung der Magenschleimhaut, sondern vom Blute her als Infektgastritis (Ruhr, Scharlach, Masern, Diphtherie, Sepsis, Tuberkulose, Milzbrand), urämische Gastritis, Gastritis bei Leber- und Gallenwegserkrankungen, allergische Gastritis (in dem Sinn, daß die Magenschleimhaut zum Schockorgan wird), endokrine Gastritis. „Bei aller vorhandenen Unklarheit empfinden wir es als Fortschritt, daß in der Gastritisätiologie der einfache Ingestenschaden, der sogenannte Diätfehler, zurücktritt und der hämatogene Entstehungsmechanismus, die Eliminationsgastritis, Bedeutung gewinnt. Daß auch die Wirkung der Ingestenschäden nicht mehr auf die bequeme Formel gebracht werden kann, daß an 80% aller Gastritiden irgendwelcher Alkoholgenuß schuld ist, dürfte ebenfalls ein praktisch nicht belangloser Fortschritt sein" *(Katsch)*. Ein Teil der Gastritiden ist wesensgleich mit der Ulcuskrankheit und vielleicht, wie *Konjetzny* meint, die Vorstufe der Geschwürsbildung. Schließlich wird man auch die primär vorwiegend seelische Bedingtheit einer Gastritis nicht von der Hand weisen dürfen.

So ist also die Gastritis weder klinisch-symptomatologisch noch ätiologisch-pathogenetisch eine einheitliche Krankheit. Die Therapie im ganzen und die Ernährungsbehandlung im besonderen wird immer die Beseitigung der Krankheitsursachen anstreben, im übrigen aber durch das individuelle klinische Zustandsbild bestimmt sein müssen. Vom therapeutischen Gesichtspunkt aus zweifeln wir freilich am Nutzen einer schematischen Abgrenzung von Untergruppen wie akute exogene Gastritis, rezidivierende Gastritis, chronische Gastritis, acidistische Gastritis, Spätschmerz-Gastritis, Gastritis dolorosa, schwacher Magen, Achylia gastrica usf. Eine solche Klassifizierung verführt zu schematischen, allzu bequemen Kostverordnungen. Damit verliert aber die Therapie jene Elastizität, die gerade bei den Verdauungskrankheiten so unerläßlich ist wie bei keiner anderen Krankheitsgruppe.

Die Geschichte der Ernährungsbehandlung des Magen- und Duodenalgeschwürs und der Gastritis exemplifiziert in seltener Eindringlichkeit das, was wir eingangs andeuteten: das Verfahren nämlich, 1. therapeutische Konsequenzen zu ziehen aus an sich richtigen, in ihrer Bedeutung aber überschätzten Befunden der experimentellen Medizin — 2. Einzelbefunde unzulässig zu verallgemeinern — 3. jeden vom Normbereich abweichenden Funktionsablauf als krankhaft und unerwünscht zu bekämpfen — 4. auf vergleichend therapeutische Untersuchungen zu verzichten. Infolgedessen lösten im Laufe der Jahrzehnte Kostvorschriften in großer Zahl einander ab — jede von namhaften Klinikern und Experimentalbiologen gelobt und empfohlen.

Cruveilhier (1838), dessen Arbeiten über das Magengeschwür am Anfang der modernen Klinik stehen und dessen Satz: „Le repos pour l'estomac c'est la diète" zum Grundsatz der Ulcusbehandlung wurde, hat als erster die Milch in den Mittelpunkt der Ulcusbehandlung gestellt. Seitdem gilt Milch als das Nahrungsmittel, das jedem Ulcuskranken nicht nur gegeben werden darf, sondern gegeben werden soll. *Hansen* (1943) dagegen, der allergischen Vorgängen eine große Rolle in der Pathogenese des Ulcus zuspricht und im Milcheiweiß eines der häufigsten pathogenen Antigene sieht, hält Milch als Basis der Ulcusdiät für gänzlich ungeeignet. Als man nach Einführung der Magensonde durch *Kußmaul* (1867) die Superacidität des Ulcuskranken kennengelernt hatte, führte *Ziemßen* (1871) die Alkalibehandlung mit Karlsbader Wasser und Karlsbader Salz ein. Später hat *Sippy* (1910) noch viel größere Mengen für notwendig gehalten, um den Magensaft völlig zu alkalisieren: Von 7—22.30 Uhr alle halbe Stunde abwechselnd Magnesia usta, Natrium bicarbonicum aa 0,5 und Calcium carbonicum 0,5, Natrium bicarbonicum 1,5, täglich insgesamt also 8 g Magnesia usta, 8 g Calcium carbonicum und 30 g Natrium bicarbonicum. Die *Sippy*-Kur hat ebenso viele begeisterte Anhänger wie erbitterte Gegner gefunden — Gegner vor allem, nachdem es sich herausgestellt hatte, daß durch die Alkalisierung die Säureabscheidung reaktiv noch mehr in die Höhe getrieben wird. Heute wissen wir, daß viele Geschwürskranke keineswegs peracide, sondern normacide oder gar sub- und anacide sind: Kranke mit Magengeschwüren in Friedenszeiten rund zu $^3/_4$, mit Duodenalgeschwüren zu rund $^1/_4$; in Kriegs- und Nachkriegszeiten mit der zunehmenden allgemeinen Sub- und Anacidität sind es noch mehr. Für viele Geschwürskranke wurden dementsprechend Salzsäure und säureweckende Nahrung empfohlen und ihrer Heilwirkung wegen gelobt. Weil der Harn des Ulcuskranken nach Natrium bicarbonicum weniger schnell alkalisch wird als der Harn des Gesunden, hält *Klewitz* (1940) regelmäßige Natrium bicarbonicum-Gaben für angezeigt und die *Leube*-Kost für „geradezu ein klassisches Beispiel dafür, wie eine Ulcuskost nicht beschaffen sein soll". Ausgehend von der hohen Säurebindungsfähigkeit des Eiweißes behandelte nämlich *Leube* (1876) seine Ulcuskranken mit viel Fleisch und Fleischlösung. Für die ersten Tage bestand seine Kost nur aus wenig Milch und Suppe; mit den als schwerverdaulich geltenden Eiern dagegen war *Leube* sehr zurückhaltend. Spätere

Untersuchungen erwiesen die sekretionssteigernde Wirkung von Fleisch und Fleischextrakt und gaben Anlaß, die fleischreich-gemüsearme *Leube*-Kost in eine fleischarm-gemüsereiche Kost umzuwandeln, die nicht weniger überzeugte Anhänger fand als jene und heute (diesmal wegen ihrer Wirkung auf die Kapillarfunktionen) wieder nachdrücklich empfohlen wird. *Lenhartz* (1902) empfand vor allem die Unterernährung während der *Leube*-Kur als unzweckmäßig, die Zurückhaltung hinsichtlich der Eier als überflüssig und gab daher schon am 1. Tag geschlagene Eier und Milch und am 10.—14. Tag bis zu 3000 Kalorien täglich. Während *Lenhartz* seiner Kost nachrühmte, die Kranken würden dabei eher arbeitsfähig und „vertragen bald die gewöhnliche Kost und nehmen an Gewicht in solchem Grade zu, wie dies bei der *Leube*-Kur von mir jedenfalls nie beobachtet wurde", betonte *Leube* demgegenüber, „daß ich auch nicht den leisesten Grund habe, warum hier von den Grundsätzen meiner Behandlung abgegangen werden sollte". Überzeugende Unterschiede zwischen den Erfolgen der *Leube*schen und der *Lenhartz*schen Diät haben sich nicht ergeben, und auch die Erfolge aller neueren Kostvorschriften sind nicht nachweislich wesentlich besser. Trotzdem meinte *Kalk* (1938), aus physiologischen Erwägungen heraus und nicht auf Grund überzeugender klinischer Erfahrungstatsachen, die *Leube*-Diät sei „zu verwerfen", und die *Lenhartz*-Diät „strikte abzulehnen". Ein Magenkliniker wie *Boas* (1925) dagegen hält an den Kostformen von *Leube* und *Lenhartz* fest und gibt täglich bis zu 3 l Milch und 6 Eier.

Wegen der sekretionshemmenden Wirkung des Fettes empfahlen seinerzeit *Senator* (1906), *Petrén* (1913), *Cohnheim* (1923) und andere, reichlich kalte Butter, Rahm oder Öl (täglich bis zu 300 g) zu geben. In neuerer Zeit konzentrierte sich die Aufmerksamkeit natürlich auf die Vitamine. Vitamin A, das Epithelschutzvitamin, hat mangels überzeugender Erfolge trotz unermüdlicher Fürsprache vor allem der Wiener Klinik keinen Eingang in die Ulcustherapie gefunden. Weil manche Tiere bei B_1-freier Ernährung Magengeschwüre bekommen und in USA die Ulcushäufigkeit parallel mit dem Zuckerverzehr ansteigt, versprach man sich Erfolge von einer Ulcusbehandlung mit Vitamin B_1. Die klinische Erfahrung hat auch diese Hoffnungen enttäuscht. Mit dem Vitamin C steht es nicht anders. Tierexperimentelle Ergebnisse (Geschwürsbildung bei Vitamin-C-armer Kost) und gehäuftes Auftreten von Geschwüren während der Vitamin-C-armen Ernährungsperiode im Frühjahr hatten einen Versuch damit lohnend erscheinen lassen.

Neben den Nährstoffen, d. h. der chemischen Beschaffenheit der Kost, hat man selbstverständlich auch ihre Konsistenz und die Größe und Zahl der Mahlzeiten therapeutisch berücksichtigt. Einer Zeit, deren Denken von morphologischen Erkenntnissen erfüllt war, stand der mechanische Schutz der defekten Schleimhaut an erster Stelle. Wie die alte Klinik dem Typhuskranken wochenlang nur Suppen und dünne Breie gab, das Bild des typhösen Darmgeschwürs drohend vor Augen, so war für diese Zeit Ulcusdiät gleichbedeutend mit reizloser Breikost. Wer damals blutende Ulcuskranke mit Kartoffelbrei und Butterbrot, Ruhrkranke mit rohen Äpfeln behandelt hätte, wäre für wahnsinnig gehalten worden. Daß dieses Vorgehen der alten Klinik nicht richtig sein konnte, zeigten spätere Erfahrungen am Krankenbett. Die Schonung blieb wohl wichtiges Prinzip, ihr allzu enger Rahmen aber wurde durchbrochen. *Meulengracht* (1934) fing an, seinen Ulcuskranken selbst nach frischen großen Blutungen Hafergrütze und Butterbrot, Gemüse- und Obstsuppen, Frikadellen und Karbonaden, Kartoffelbrei und Gemüsebrei zu geben und erzielte damit viel schneller Beschwerdenfreiheit und Hebung des Allgemeinzustandes als mit der bisher üblichen Schonkost. Seine Erfahrungen sind von kritischen Nachuntersuchern bestätigt worden. *Eppinger*, von *Bircher-Benner* angeregt, ging (1942) noch weiter. Seine Behandlung mit schlackenreicher Schrotkost hat er „systematisch bei allen Ulcuskranken durchgeführt". Die Heilerfolge können „als ausgezeichnet bezeichnet werden ..., was um so auffälliger erscheint, als die eigentliche Behandlung selten länger als 3 Wochen währt; viele Patienten konnten bereits nach 14 Tagen ihre gewohnte Arbeit wieder aufnehmen". Nachuntersuchungen mit dieser Methode bleiben abzuwarten.

Endlich die **Verteilung der Mahlzeiten!** Man verordnete viele kleine Mahlzeiten, um den Magen nicht zu stark zu belasten, und man verordnete wenige größere, um ihm längere Pausen zu gönnen. Für den therapeutischen Enderfolg scheint dieses Moment nicht von entscheidender Bedeutung zu sein. Immerhin empfinden die meisten Ulcuskranken häufige kleinere Mahlzeiten (schon wegen der Schmerzlinderung) als bekömmlicher.

Die Fülle dieser verschiedenen, ja gegensätzlichen und mit der Mode wechselnden Kostformen hat ihren Grund unter anderem darin, daß die **therapeutische Erfolgsbeurteilung** bei der Ulcuskrankheit schwierig und ohne langfristige Nachbeobachtung ganz unmöglich ist. Akute Ulcusbeschwerden zum Verschwinden zu bringen, gelingt mit jeder einigermaßen schonenden Kostform, ja allein mit Bettruhe, Wärme und Vermeidung der individuell schlecht verträglichen Speisen. Die Summe guter Resultate (Beschwerdenfreiheit oder wesentliche Besserung nach Ende der Kur) lag in Vorkriegszeiten im allgemeinen zwischen 80 und 90%. Von jedem Schöpfer einer neuen Behandlungsmethode muß daher verlangt werden, daß er bessere Erfolge überzeugend nachweisen oder mindestens sehr wahrscheinlich machen kann.

Verschwinden der Beschwerden ist freilich nicht immer gleichbedeutend mit Abheilung des Geschwürs. Alle Angaben des Schrifttums vor Einführung der modernen röntgenologischen Ulcusdiagnostik — die meisten Erfolgsstatistiken stammen aus jenen älteren Zeiten — sind deswegen nur mit Vorbehalt zu verwerten. Bei rund $^1/_4$ von unseren eigenen, durch Behandlung vollkommen beschwerdefrei gewordenen Ulcuskranken (1945) war sowohl nach 4 Wochen strenger Schonkost wie nach 4 Wochen beschränkter Vollkost keine wesentliche Änderung des Röntgenbefundes zu erkennen.

Was aber mit keiner Diät bis heute erzielt wird, das ist eine zuverlässige Dauerheilung. Die Summe guter Resultate, d.h. Beschwerdenfreiheit bis mindestens 2 Jahre nach der Behandlung, beträgt (nach Statistiken bis 1930) im Durchschnitt nur rund 60%; nach 5 Jahren hat bei allen Behandlungsverfahren die Hälfte der Kranken ihr Recidiv bekommen.

Aus der Auffassung vom Wesen der Ulcuskrankheit als einer abnormen Erlebnisreaktion ist das alles leicht verständlich. Mehrwöchige Diätbehandlung, womöglich im Krankenhaus, kann die krankhaften funktionellen und strukturellen Veränderungen zum Verschwinden bringen. Damit besitzen wir eine therapeutische Möglichkeit, auf die wir niemals verzichten wollen. Die während des Krieges (von *Kürten* und anderen) vertretene Auffassung, eine diätetische Behandlung des Ulcuskranken sei in den meisten Fällen überhaupt überflüssig, hat mit Recht keinen Widerhall gefunden. Mit ihrem ganzen küchentechnischen Aufwand und der Herauslösung des Kranken aus seinem Alltagsmilieu stellt die Diätbehandlung einen psychotherapeutischen Eingriff dar, der in seiner Wirkungsbreite und -tiefe gerade beim Ulcuskranken mit seinem Verlangen nach Rücksicht, Schonung, Geborgenheit und Schutz vor den Stichen und Püffen des Alltags, nach Aufmerksamkeit, Beachtung und Betonung des Wertes seiner Person, kaum überschätzt werden kann. Ist es dem Kranken während der „Kur" — aus eigener Kraft oder mit ärztlicher Hilfe — nicht gelungen, seine abnorme Erlebnisreaktion zu überwinden, dann besteht die Krankheit im Grunde unverändert fort und tritt — selbst nach bester und schulgerechtester Diätbehandlung! — greifbar körperlich wieder in Erscheinung, sobald die psychotherapeutische Nachwirkung der „Kur" abgeklungen, der Kranke neuen „ulcusspezifischen" Konfliktsituationen ausgesetzt oder seine körperliche Ansprechbarkeit (infolge von Infekten, jahreszeitlich bedingten Umwelteinflüssen oder körperlichen Überbeanspruchungen) größer geworden ist. Hat der Kranke dagegen seine Bereitschaft zu „ulcusspezifischen" Erlebnisreaktionen im Laufe der Behandlung überwunden, vielleicht auch nur abgemildert, hat der „Ulcuskonflikt" schon vor Beginn der Therapie nur noch in geringer Intensität oder gar nicht mehr bestanden, so erfolgt unter der Diätbehandlung — unter jeder Art von Diätbehandlung und oft genug auch ganz ohne solche — rasche Ausheilung jener krankhaften Veränderungen, die, als körperlicher Ausdruck der abnormen Erlebnisreaktion entstanden, nach deren Abklingen noch „selbständig" weiter bestanden haben. Das sind dann die überzeugendsten Erfolge — scheinbar der Diätetik.

Die Erkenntnis der Grenzen ihres Wirkungsbereichs beim Ulcuskranken darf selbstverständlich nicht hindern, alle Möglichkeiten der diätetischen Behandlung auszunutzen. Die Diätetik der Verdauungskrankheiten richtet sich weniger (wie die meisten anderen Diätkostformen) auf die Beeinflussung intermediärer Stoffwechselvorgänge als gegen das kranke Organ selbst. Jede Beanspruchung, die die eingeschränkte Leistungsbreite überschreitet, schwächt die Widerstandskraft, verschlimmert den Krankheitsvorgang und verzögert seine Überwindung. Erst wenn die Krankheitsvorgänge abklingen, kann das kranke Organ durch Erweiterung der Diät stärker beansprucht werden. Erste Voraussetzung jeder erfolgreichen Diätbehandlung ist mithin eine klare Entscheidung über Dauer und Ausmaß der Ruhigstellung, über Beginn und Intensität der Belastung des Organs.

Die Diät muß individualisierend sowohl die spezielle Kombination krankhafter Störungen wie die spezielle Verträglichkeit der Speisen berücksichtigen. Schematismus ist immer vom Übel. Die klinische Beobachtung und Erfahrung hat das letzte Wort. „Die Schwierigkeiten und die Verwunderung vieler Ärzte, daß manche Menschen mit Geschwüren absonderliche Nahrungsmittel vertragen, liegen wahrscheinlich daran, daß wir nicht genau wissen, welche Eigenschaft der Speisen schadet und die Beschwerden macht... Die praktische Durchführung der Ernährung soll sich nicht auf „Erklärungen", sondern auf die gemeine Erfahrung begründen ... Das ist ein Punkt, an dem sich die Schwierigkeit, man muß zur Zeit sagen die Unmöglichkeit, therapeutische Fragen pathologisch-physiologisch zu betrachten, in besonderem Maße zeigt ... Ich kann für den Arzt nicht zugeben, daß er jetzt schon die vorliegenden exakten Beobachtungen für die Diätetik des Kranken verwenden, die Form der Ernährung allein oder in erster Linie auf sie begründen kann. Entweder fehlen uns noch die maßgebenden Gesichtspunkte. Das zwar möchte ich nicht annehmen; ich halte vorläufig daran fest, daß es ankommt auf ihre Wirkung an der Schleimhaut, der Motilität und der Sekretion. Wahrscheinlich aber spielen Zwischenglieder, Mengenverhältnisse oder persönliche Verhältnisse eine uns unbekannte Rolle. Viel kommt wohl auch darauf an, was der Mensch gern ißt; oft verträgt er das besser" (*Krehl* 1933).

Welche Nahrungsmittel den Magen und Darm „schonen", welche ihn „belasten", erfahren wir aus Experiment und Beobachtung am Krankenbett. Wir möchten die Ergebnisse der experimentellen Forschung gewiß nicht entbehren, müssen sie aber vor der therapeutischen Verwertung am Krankenbett stets nachprüfen; wir verzichten auf der anderen Seite aber auch nicht auf empirisch erprobte Diätmaßnahmen, deren Wirkungsweise wir noch nicht verstehen.

Schonung bedeutet physiologisch: geringe Inanspruchnahme der motorischen, sekretorischen und resorptiven Funktionen der Verdauungsorgane; Schonung bedeutet klinisch: leicht verträgliche Kost.

Die Belastung von Magen und Darm steigt mit der Masse der Nahrung. Enthält die Nahrung wenig unverdauliche, d. h. bis in den Dickdarm gelangende Bestandteile, dann belastet sie unmittelbar nur den Magen und die oberen Darmabschnitte. Es kann jedoch starke Füllung der oberen Abschnitte auch die Motorik der tieferen erregen. Gekochte Kost hat ein geringeres Volumen als Rohkost und belastet dadurch weniger.

Mit dem Anteil des Unverdaulichen („schlackenreiche Kost", „ballastreiche Kost") wächst die Belastung des Dickdarms. Der unverdauliche „Ballast" fördert die Motorik, erschwert aber die Resorption verdaulicher Nahrungsstoffe und die Rückresorption von Verdauungssäften. Die ballastreichsten Nahrungsmittel sind Gemüse, Obst und Vollkornbrot, die ballastärmsten Milch, Butter, Käse, Eier, Öl und Zucker.

Raumbeanspruchend tritt auch die Blähwirkung der Nahrung in Erscheinung. Unmittelbar durch Verdrängung des Zwerchfells, Auftreibung des Bauchs, Aufstoßen und Flatulenz, mittelbar durch unangenehme Magen- und Darmkontraktionen, kann sie selbst den Gesunden belästigen. Kohlensäurereiche Getränke blähen vor allem den Magen, Hülsenfrüchte, manche Kohl- und Käsearten, auch Pilze, Rettich, Meerrettich, Nüsse und Feigen die tieferen Darmabschnitte. Wie und aus welchen Stoffen die blähenden Gase entstehen, ist noch weitgehend ungeklärt.

Zweifelsohne reizen harte Nahrungsbestandteile die Schleimhaut. Die Gefahr mechanischer Schädigung durch Kerne, Schalen und Spelzen wurde aber früher erheblich überschätzt. Heute wissen wir, daß nach derartig „grober" Kost wohl Beschwerden auftreten können, daß nennenswerte Verletzungen aber selbst bei leicht verletzlicher Schleimhaut (Gastritis, Typhus, Ruhr) kaum vorkommen.

Ein diätetisch wichtiger Faktor jeder Kost ist ihre Konsistenz. Von der Struktur der Nahrung hängt es ab, wie schnell und ausgiebig die Verdauungssäfte eindringen. In lockere, wasserarme Nahrungsmittel dringen sie leichter und schneller als in kompakte, „klumpige".

Tabelle 19. Verweildauer der Speisen im Magen

Es verlassen den Magen innerhalb von

1—2 Stunden:

100—200 g reines Wasser
220 g kohlensäurehaltiges Wasser
200 g Tee ohne Zutat
200 g Kaffee ohne Zutat
200 g Kakao ohne Zutat

200 g Bier
200 g leichter Wein
100—200 g gekochte Milch
200 g Fleischbrühe ohne Zutat
100 g weiche Eier

2—3 Stunden:

300—500 g reines Wasser
200 g Kaffee mit Rahm
200 g Kakao mit Milch
300—500 g gekochte Milch
500 g saure Milch
100 g Eier roh, hartgekocht, als Rührei oder Omelette
100 g Fleischwurst
250 g Kalbshirn und Kalbsbries (gekocht)
200 g Karpfen, Schellfisch, Hecht, Stockfisch, jeweils gekocht

150 g Blumenkohl, gekocht und als Salat
150 g Spargel, gekocht
150 g Kartoffeln, als Brei oder Salzkartoffeln
150 g Kirschen, roh oder gekocht
70 g Weißbrot, frisch oder alt, trocken oder mit Tee
70 g Zwieback, frisch oder alt, trocken oder mit Tee
70 g Brezeln

3—4 Stunden:

230 g junge Hühner, gekocht
250 g Tauben, gekocht
195 g Tauben, gebraten
250 g Rindfleisch, roh oder gekocht
250 g Kalbsfüße, gekocht
160 g Schinken, roh oder gekocht
100 g Kalbsbraten, warm oder kalt, mager
100 g Beefsteak, gebraten, kalt oder warm
100 g Beefsteak, roh, geschabt
100 g Lendenbraten

150 g Schwarzbrot
150 g Schrotbrot
150 g Weißbrot
150 g Kartoffelgemüse
150 g Reis, gekocht
150 g Kohlrabi, gekocht
150 g Möhren, gekocht
150 g Spinat, gekocht
150 g Gurkensalat
150 g Radieschen
150 g Äpfel, roh

4—5 Stunden:

210 g Taube, gebraten
250 g Rindsfilet, gebraten
250 g Gans, gebraten
280 g Ente, gebraten
200 g Salzheringe
100 g Rauchfleisch in Scheiben

250 g Rindszunge, geräuchert
250 g Hase, gebraten
240 g Rebhühner, gebraten
140 g Linsenbrei
200 g Erbsbrei
150 g Schnittbohnen, gekocht

Die Verdauung verzögert sich, wenn die Verdauungssäfte schützende Krusten durchdringen oder die Nährstoffe aus unverdaulichen Ballaststoffen herauslösen müssen. Der Inhalt uneröffneter, roher Pflanzenzellen wird langsamer, anscheinend aber ebenso voll-

Tabelle 20. Bekömmlichste Temperaturen von Speisen

Reines Wasser	12—13° C	Brot nicht über	30° C
Selterswasser	10—12° C	Braten nicht über	40° C
Weißwein	10° C	Breie	37—42° C
Rotwein	18° C	Kaffee, Tee, Fleischbrühe,	
Bier	12—15° C	Suppen nicht über	45° C
Milch	16—40° C		

ständig verdaut wie der Inhalt gekochter Zellen; offenbar können die Verdauungssäfte durch uneröffnete Zellwände hindurch in die Zelle gelangen und den Inhalt herauslösen. Die Verdauung geht langsamer vonstatten, wenn die Speisen von Fett durchzogen, d. h. wenn Fetthüllen die eiweiß- und kohlenhydrathaltigen Nahrungsteilchen umgeben; die Fettverdauung ist ja ein viel komplizierterer Vorgang als die Kohlenhydratverdauung. Schwer verdaulich sind deshalb fettes Hammel-, Schweine- und Geflügelfleisch, fetter Hering, Lachs, Aal, Mayonnaise, Eierkuchen, Kartoffelpuffer, fettes Hefe-, Nuß- und Mandelgebäck. Eine Verzögerung der Verdauungsgeschwindigkeit, eine Verlängerung der Verweildauer im Magen- und Darm ist aber bei vielen Magen- und Darmkranken unerwünscht — so erwünscht sie unter anderen Bedingungen wegen der länger anhaltenden Sättigung sein mag.

Anhaltspunkte für die Verweildauer der Speisen im Magen geben die alten Untersuchungen von *Penzoldt* und *Stintzing* (Tab. 19).

Schon im Mund beginnt die Temperatur der Speisen sich der Körpertemperatur anzugleichen. Kalte Speisen bringt der Magen langsamer auf Körpertemperatur als heiße. Bei $^1/_4$ l eisgekühlter Fleischbrühe dauert es immerhin eine gute halbe Stunde. Im Einklang damit steht die klinische Erfahrung, daß Magen- und Darm-Empfindliche nach einem kalten Trunk oft Leibschmerzen und Durchfall bekommen. Die bekömmlichsten Temperaturen werden subjektiv sehr genau erkannt (s. Tab. 20).

Über die (reflektorischen) Allgemeinwirkungen kalter und heißer Speisen — Abkühlung, Erfrischung, Anregung, Durchwärmung — wissen wir nur wenig. Erwähnungswert ist die Beobachtung, daß die Hauttemperatur an den Fingerspitzen nach dem Trinken von 3 Tassen heißen Tee innerhalb weniger Minuten um nahezu 16° C ansteigen kann.

Die (direkt) von der Magen- und Darmschleimhaut und (indirekt) von der Mundschleimhaut aus wirksamen chemischen Nahrungsreize beantworten die Verdauungsorgane mit Saftabscheidung, Bewegung und Resorption. Dazu kommen andere körperliche und seelische Wirkungen, die noch weitgehend unerforscht sind, in der Galenischen Medizin aber stark beachtet wurden.

Daß Nahrungsstoffe, die eine schon übermäßig erregte Sekretion noch weiter steigern — Fleisch-Extraktivstoffe, Röststoffe,

Alkohol — krankhafte Störungen verschlimmern und als unbekömmlich empfunden werden können, ist einleuchtend. In gleich unerwünschter Weise können sich aber auch Stoffe äußern, die die Magensaftabscheidung vermindern (Senf, Zucker in hoher Konzentration u. a.) oder sie unbeeinflußt lassen, während durchaus kräftige „Säurewecker" wie Zitronensaft und Apfelsinensaft von Magenkranken in der Regel überraschend gut vertragen werden. Unser Wissen hat hier noch große Lücken.

Milch, seit 100 Jahren ein bewährter Bestandteil der Diätetik der Verdauungsorgane, ruft nach vorübergehender Neutralisierung eine langdauernde Magensekretion hervor. Je fettreicher sie ist, desto geringer ist ihre Reizwirkung. Butter und andere Fette wirken vom Duodenum aus hemmend auf Sekretion und Motorik des Magens, Öl nur dann, wenn es etwa $^1/_2$ Stunde vor dem Essen gegeben wird; Margarine wirkt meist aciditätssteigernd. Starke Sekretionsreize sind ranzige Fette. Fett, das die Speisen durchzieht, hemmt, wie gesagt, die fermentative Spaltung der Nahrung, verzögert die Entleerung des Magens und macht die Kost „schwer verdaulich". Kohlenhydrate regen die Magensekretion nur wenig an und werden rasch entleert. Am raschesten passiert isotonische (rund 5%ige) Zuckerlösung den Magen; höher konzentrierte Zuckerlösungen und trockener Zucker steigern die Acidität. Ein ungewöhnlich starker Säurewecker ist der (von Ulcuskranken meist gut vertragene) Spinat; ausgesprochene Säurewecker sind auch Obst und Obstsaft. Sojamehl scheint die Magensekretion wenig zu erregen und rasch aufgespalten und entleert zu werden.

Gewürze und Gewürzkräuter sind keineswegs immer so starke Säurewecker, wie meist angenommen wird. Zu den starkwirkenden gehören Pfeffer, Paprika, Meerrettich, Nelken und hochkonzentrierte Kochsalzlösung, während die meisten Gewürzkräuter (Beifuß, Bohnenkraut, Dill, Estragon, Knoblauch, Koriander, Kümmel, Liebstöckl, Majoran, Rosmarin, Salbei, Sellerie, Thymian) die Magensekretion unbeeinflußt lassen. Selbst scharf gesalzene Kost entfaltet keine stärkeren Reizwirkungen auf den Magen. (Die alte Klinik gab Magenkranken bekanntlich gerne Kochsalzwässer). Stark magensafttreibend und entleerungsverzögernd wirkt das Fleisch, das andererseits durch sein Eiweiß auch Säure bindet. Im Eiweiß und den Extraktivstoffen liegen die Ursachen der sekretorischen und motorischen Reizwirkung der Eier, des Fleisches (vor allen Dingen des gebratenen, gesalzenen oder geräucherten Warmblüter und Kaltblüterfleisches), des Fleischextraktes und der Fleischbrühe. „Rotes" Fleisch soll die Säuresekretion stärker anregen als „weißes". Verhältnismäßig schwache Säurelocker sind gekochte Fische, überhaupt gekochtes Fleisch, und zwar um so schwächer, je fettreicher es ist. Fleischmahlzeiten werden rascher als Fettmahlzeiten, aber langsamer als Kohlenhydratmahlzeiten entleert. Wie die Röstprodukte des Fleisches sind auch die **Röstprodukte des Brotes und Kaffees** Reizwecker für die Magensekretion. Die **reizweckende Kraft der Kohlensäure, des Koffeins und des Alkohols** wird dagegen meist überschätzt. Bei der fraktionierten Magenausheberung, wo wir gerne Koffein- und Alkohollösungen benutzen (0,2 g Koffein bzw. 15 ccm 96%igen Alkohol auf 300 ccm Wasser), erweist sich die Reizwirkung des Koffeins und Alkohols in der Regel kaum stärker als die des reinen Wassers. Anders steht es mit hochkonzentrierten Alkoholika, vor allem bei Genuß auf leeren Magen. Ihre angenehme Augenblickswirkung (Schmerzlinderung) wird bei superaciden Zuständen mit um so unerwünschteren Nachwirkungen erkauft.

Die **althergebrachte Einteilung der Nahrungsmittel in starke und schwache Säurewecker** und ihre danach ausgerichtete Verwendung bei subaciden bzw. superaciden Zuständen **bedeutet also diätetisch recht wenig.** Bei der Zusammenstellung einer Kost entscheidet die Verträglichkeit. Sie läßt sich nicht an den experimentell festgestellten Wirkungen auf Salzsäure- und Schleimabscheidung und Motorik, an der Verweildauer im Magen ablesen, sondern nur an den Auswirkungen auf den Kranken. Im Grunde weiß die Kochkunst viel mehr von der Bekömmlichkeit von Speisen und Speisenzusammenstellungen als die Wissenschaft.

Physikalische und chemische Beschaffenheit der Nahrung werden nicht zum wenigsten durch die **Zubereitung** bestimmt. In der Diätetik der Verdauungskrankheiten spielt daher die Nahrungszubereitung keine geringere Rolle als die Nahrungswahl. So kann Vollkornbrot, wenn es nur locker, gut durchgebacken und abgelagert ist, ohne Bedenken auch Magen- und Darmkranken gegeben werden. Bekannt ist die gute Verträglichkeit eines wasserarmen Vollkornbrotes: des Knäckebrotes. Diätetisch gesehen ist ein weiches oder ein in der Suppe verteiltes Ei ganz anders zu werten als ein hartes Ei oder ein Solei, lockerer, frischer Quark ganz anders als Roquefortkäse, ein Eierschnee-Pfannkuchen ganz anders als ein fettdurchtränkter Kartoffelpuffer; Bratkartoffeln sind hier nicht dasselbe wie Bratkartoffeln dort, und mit Puddingen und Aufläufen ist es das gleiche. Feuchtes Brot, bindegewebsreiches und fettdurchwachsenes Fleisch und schwer schmelzbares Fett (Hammelfett, Rindertalg) sind immer schwer verdaulich. Fett zum Essen wird immer leichter verdaut als Fett im Essen. Von der Zubereitung hängt es ab, ob „rotes" Fleisch, das mehr Bindegewebe und Wasser, meist auch mehr Fett besitzt als „weißes" Fleisch, schwerverdaulich ist. Frisches, geschabtes rotes Fleisch kann in rohem Zustand auch bei strenger Schonkost gegeben werden! Alles in allem bleibt, wo die Küche versagt, die diätetische Behandlung des Magen- und Darmkranken in jedem Fall ein frommer Wunsch.

Über alle diätetischen Meinungsverschiedenheiten und Moden hinweg ergeben sich aus den kritisch ausgewerteten Ergebnissen der experimentellen Forschung und klinischen Erfahrung allgemeine Grundsätze und Richtlinien für die diätetische Behandlung des Magen- und Darmkranken. Sie heißen Schonung des akut kranken, Beanspruchung des genesenden und chronisch kranken Organes. Schonung aber bedeutet: Kleine Nahrungsmengen und von Tag zu Tag gleichbleibende Verteilung — Langsames sorgfältiges Essen und gutes Kauen — Eine halbe Stunde Ruhe vor und nach der Mahlzeit — Vermeidung sehr kalter und sehr heißer Speisen — Vermeidung ballastreicher und blähender Nahrungsmittel — Vermeidung von scharfen Suppen, pikanten Tunken, Räucherwaren, Salzfleisch, Marinaden, scharfem Käse, Pfeffer, Senf und Paprika — Vermeidung von Zuckerwaren (Marzipan, kandierten Früchten, Bonbons u. ä.), süßen Torten und Backwaren und stark gezuckertem Eingemachtem — Vermeidung aller kompakten und fettdurchzogenen Speisen (fettem Hammel-, Schweineund Geflügelfleisch, fetten Heringen, Aal, Lachs, Mayonnaisen, Eierkuchen, Kartoffelpuffern, fettem Hefe-, Nuß- und Mandelgebäck — Vermeidung von starkem Kaffee und konzentrierten alkoholischen Getränken — Sorgfältige Zubereitung der Kost. Neben diesen allgemeinen Richtlinien muß stets die individuelle Verträglichkeit berücksichtigt werden.

Unter diesen Gesichtspunkten läßt sich für jeden Magen- und Darmkranken eine passende Kostform zusammenstellen. Die Strenge und Dauer der Verordnung richtet sich, wie gesagt, nach dem klinischen Zustandsbild.

Der Verzicht auf feste Diätschemata ist natürlich unbequem und stellt an Wissen, Können, Erfahrung, Beobachtungsgabe und Anpassungsvermögen des Arztes hohe Anforderungen. Er ist aber unumgänglich für jeden, der individuelle Therapie treiben will. Nur als Richtlinien und Anhaltspunkte sollen deshalb die folgenden drei Stufen der Schonkost betrachtet werden. In elastischer Anpassung an die individuellen Notwendigkeiten und Bedürfnisse kann man das eine oder andere an sich erlaubte Nahrungsmittel weglassen oder ein an sich nicht gestattetes hinzugeben. „Wer genaue Vorschriften oder Schemata liebt, halte sich an die Vorschriften von *Leube, Kußmaul-Fleiner, Lenhartz, v. Bergmann.* Ich habe es lieber, daß der Arzt auf eigene Verantwortung nach den allgemeinen und bekannten Grundsätzen handelt und die Diät den Bedürfnissen und der Lage des Kranken anpaßt" (*Krehl*). Als Beispiel eines Diätschemas für Ulcuskranke sei die Vorschrift angefügt, nach der die Ulcuskranken der *v. Bergmann*schen Klinik behandelt werden (Tab. 21 auf S. 244/245).

I. STRENGE SCHONKOST

In extremer Form (wenn nicht strenges Fasten angezeigt ist) nur wassergekochter Schleim und ungesüßter Tee, dazu bei größeren Wasser- und Kochsalzverlusten Kochsalz und Wasser per os, per Klysma oder per Infusionem.

Im übrigen wird die Kost ausschließlich aus den folgenden, wahlweise erlaubten Speisen zusammengestellt:

1. Getränke: Tee und Kakao ohne Milch; Säuremilch (s. S. 255).

2. Suppen: Gerstenschleim, Reisschleim, Mehlsuppen. Fettarme Fleischbrühe mit Einlagen von Teigwaren, Sago, Reis.

3. Fleisch: Passiert oder feingewiegt, mager, roh oder gekocht von Geflügel und Kalb. Gekochter magerer Fisch, Fleischgelee.

4. Brot: Abgelagertes Weißbrot, Röstbrot, Zwieback, Knäckebrot.

5. Mehlspeisen: Gekocht, fettarm, mit Zucker wenig gesüßt.

6. Gemüse und Obst: Gemüse- und Kartoffelbrei (ausgenommen Kohl und andere schlecht verträglichen Gemüsesorten!), Gemüsesäfte, schwach gezuckerte oder ungezuckerte Obstsäfte.

7. Fette: Butter und Sahne in kleinen Mengen.

Diese Kostform kann flüssig-breiig oder flüssig-breiig-fest hergestellt werden. Zusätzliche Verordnung von Vitamin B_1 und Vitamin C ist nur erforderlich, wenn sie über Wochen beibehalten wird und ausschließlich feines Weißbrot und keine Obst- und Gemüsesäfte enthält.

II. MITTLERE SCHONKOST

Je freier die Kost gestaltet werden kann, desto mehr sollen sich die Vorschriften auf Verbote beschränken.

Bei mittlerer Schonkost sind verboten:

Alkoholika und starker Kaffee, Eisgetränke. — Fettes, geräuchertes und scharf gebratenes Fleisch; Wild; fette, gebratene und geräucherte Fische; fette Tunken und Mayonnaisen, Hammel- und Schweinefett. — Feste und fette Eierspeisen. — Frisches und schlecht ausgebackenes Brot, Pumpernickel und andere feuchte Brote. — Frisches Gebäck, mit Schmalz und Hefe zubereitetes Gebäck, Bratkartoffeln, in schwimmendem Fett Gebackenes. — Alle Kohlarten, Rettiche, Meerrettich, Zwiebeln, Sellerie, Knoblauch, trockene Hülsenfrüchte, Pilze, hartes und saures Obst, Nüsse und Mandeln. — Scharf und stark gewürzte Speisen, Süßigkeiten.

Erlaubt sind:

1. Getränke: Milch, Tee, Kakao, Getreidekaffee, verdünnter Rotwein.

2. Suppen: Gerstenschleim, Reisschleim, Mehlsuppen, Milchsuppen, fettarme Fleischbrühe mit Einlagen von Teigwaren, Sago, Reis und Gemüse.

3. Fleisch: Gehacktes, feingewiegtes, mageres rohes, gekochtes oder leicht angebratenes Fleisch von Geflügel, Kalb und Rind; geschabter Schinken, roh oder gekocht; gekochte Fische; Fleischgelee.

4. Eier: Weich gekocht, Rührei, Omelette (nicht zu fett), Eierschaum.

5. Brot: Abgelagertes Brot, Röstbrot, Zwieback, Knäckebrot.

6. Mehlspeisen: Gekocht, fettarm, mit Zucker wenig gesüßt; Puddinge, Mondamin- und Maizenaspeisen, mit Zucker wenig gesüßt; fettarme und mit Zucker wenig gesüßte, mild gebackene Aufläufe.

7. Gemüse und Obst: Spinat, Blumenkohl, Karotten; die übrigen Gemüse als Gemüsebrei. Kein Kohl! Kartoffeln als Brei oder Salzkartoffeln. Apfel-, Birnen-, Quitten- und Pflaumenbrei, rohe Äpfel, rohe und gekochte Erd- und Himbeeren. Gemüse- und (schwach gezuckerte) Obstsäfte.

8. Fette: Butter, Sahne, reines Pflanzenfett und Öl, immer nur in kleinen Mengen.

9. Käse: Quark, Schmelzkäse.

III. LEICHTE SCHONKOST

Verboten sind:

Alkoholika und starker Kaffee, Eisgetränke. — Fettes, geräuchertes und scharf gebratenes Fleisch, fette Tunken und Mayonnaisen, Hammel- und Schweinefett. — Frisches und schlecht ausgebackenes Brot. — Bratkartoffeln, in schwimmendem Fett Gebackenes. — Meerrettich, Sellerie, Knoblauch, trockene Hülsenfrüchte, unreifes Obst. — Scharf und stark gewürzte Speisen, Süßigkeiten.

Tabelle 21. Schema der Ulcuskur

	1. Tag	2. Tag	3. Tag	4. Tag	5. Tag	6. Tag
25—40%ige Traubenzuckerlösung intravenös, ccm	3×20	3×20	3×20	2×20	1×30	—
5,4%ige Invertzuckerlösung als Tropfeinlauf, ccm	1000	1000	1000	1000	1000	1000
5%ige Rohrzuckerlösung per os, ccm	—	200	400	400	300	200
Milch, ccm	—	—	—	100	200	300
Mondamin, g	—	—	—	—	10	20
Zucker, g	—	—	—	—	10	15
Haferschleimsuppe, ccm	—	—	—	—	200	400
Eier	—	—	—	—	—	1
Grießbrei, g	—	—	—	—	—	—
Mondamin oder Reisstärke, g	—	—	—	—	—	—
Zwieback, aufgeweicht in Milch	—	—	—	—	—	—
Grießbrei oder Reisbrei, g	—	—	—	—	—	—
Butter (ungesalzen), g	—	—	—	—	—	—
Grießbrei, Reisbrei oder Haferbrei, g	—	—	—	—	—	—
Kartoffelbrei, g	—	—	—	—	—	—
Schleim-, Grieß- oder Reissuppe, ccm	—	—	—	—	—	—
Schinken, roh, entsalzt, geschabt, g	—	—	—	—	—	—
Schleim-, Grieß-, Reis- oder Nudelsuppe, ccm	—	—	—	—	—	—
Weißbrot (ohne Rinde), g	—	—	—	—	—	—
Nudeln, g	—	—	—	—	—	—
Alle Suppen (außer Fleischbrühe, Erbsen-, Bohnen-, Linsen- und Fruchtsuppe), g	—	—	—	—	—	—
Leichte Mehlspeise, Pudding (ohne Fruchttunken), Creme, g	—	—	—	—	—	—
Zartes, gewiegtes Fleisch (Kalb, Huhn, Taube), g	—	—	—	—	—	—
Gemüse (keine Rüben, Rettiche, Bohnen, Linsen; kein Salat, Weißkraut, Rotkraut), g	—	—	—	—	—	—
Kalorien insgesamt etwa	250 bis 300	300 bis 350	350 bis 400	400 bis 430	550	820

Erlaubt sind:

1. Getränke: Milch, Tee, Kakao, Schokolade, dünner Kaffee, Mineralwasser, Rotwein.
2. Suppen: Alle nicht zu scharf gewürzten Suppen.
3. Fleisch: Mager, gekocht, geschmort oder mild gebraten.
4. Eier: Nicht hartgekocht, sonst in jeder Form.
5. Brot: Nur gut durchgebackenes und nicht zu frisches Brot, Röstbrot, Zwieback, Knäckebrot, Brötchen.

nach *von Bergmann-Kalk*

7. Tag	8. Tag	9. Tag	10. Tag	11. Tag	12. Tag	13. Tag	14. bis 15. Tag	16. bis 17. Tag	18. Tag	18. bis 22. Tag	23. bis 27. Tag
—	—	—	—	—	—	—	—	—	—	—	—
—	—	—	—	—	—	—	—	—	—	—	—
100	—	—	—	—	—	—	—	—	—	—	—
300	400	500	500	500	500	500	500	500	500	500	500
20	—	—	—	—	—	—	—	—	—	—	—
15	20	20	20	20	20	20	20	20	20	20	20
500	500	500	500	500	—	—	—	—	—	—	—
2	2	2	2	2	3	3	3	3	3	3	3
200	200	—	—	—	—	—	—	—	—	—	—
—	20	20	20	20	20	20	—	—	—	—	—
—	2	2	4	6	6	6	6	6	2	—	—
—	—	400	—	—	—	—	—	—	—	—	—
—	—	20	30	40	50	50	50	60	60	60	60
—	—	—	400	400	500	500	500	300	300	300	300
—	—	—	—	100	200	200	200	200	200	200	200
—	—	—	—	—	500	500	—	—	—	—	—
—	—	—	—	—	—	40	40	40	—	—	—
—	—	—	—	—	—	—	500	500	—	—	—
—	—	—	—	—	—	—	100	100	150	150	150
—	—	—	—	—	—	—	—	200	200	200	200
—	—	—	—	—	—	—	—	—	500	500	500
—	—	—	—	—	—	—	—	—	200	200	200
—	—	—	—	—	—	—	—	—	50	100	100
—	—	—	—	—	—	—	—	—	—	—	100
1040	1190	1650	1810	2090	2490	2570	2760	2860	3100	3100	3200

6. Mehlspeisen: Mit Milch, Rahm, Butter, Eiern locker zubereitet, Mondamin- und Maizenaspeisen, Puddinge und Aufläufe.

7. Gemüse und Obst: Alle Gemüse außer groben Kohlarten und Rüben. Kartoffeln als Brei, Salzkartoffeln oder Pellkartoffeln. Rohes und gekochtes Obst, Gemüse- und Obstsäfte.

8. Fette: Butter, Sahne, reines Pflanzenfett und Öl, Margarine.

9. Käse: Alle nicht zu scharfen Käsesorten (z. B. kein Roquefort!).

Die Kostform von *v. Bergmann* und *Kalk* „geht von dem Gedanken aus, den Magen motorisch und sekretorisch möglichst ruhig zu stellen und doch von Anfang an schon so viel Kalorien zuzuführen, wie sich mit diesem Grundsatz verträgt. Anfangs ist naturgemäß die Kost kalorisch unterwertig. Demgemäß nehmen die Kranken in der ersten Woche gewöhnlich an Gewicht etwas ab, um den Verlust dann in der zweiten Woche sehr rasch wieder aufzuholen. Später ist die Kalorienzufuhr sehr reichlich, vor allem in Anbetracht dessen, daß ja die Kranken Bettruhe einhalten. Milch wird anfangs gar nicht, später nur in mäßigen Mengen gegeben. Die eiweißhaltigen Nahrungsmittel, vor allem das Fleisch, sind zugunsten der Kohlenhydrate zurückgedrängt, von denen wir wissen, daß sie in motorischer und sekretorischer Hinsicht geringere Anforderungen an den Magen stellen als Eiweiß und Fette. Das Kostschema wird von Tag zu Tag steigend durchgeführt. Treten wieder Beschwerden auf, so kann man mit der Kost stehenbleiben oder auf frühere Tage zurückgehen. In anderen Fällen kann man auch die Kur beschleunigen, einen Tag überspringen. Während der Durchführung der Kur empfiehlt sich Kontrolle der okkulten Blutung, wenn diese bei Beginn der Kur überhaupt nachweisbar war. Wollen die okkulten Blutungen nicht weichen, so bleibt man mit der Kost stehen oder geht sogar zurück. Ist das Kostschema zu Ende durchgeführt, so geht man zur mittleren und nach dieser schließlich zur leichteren Form über. Die letztere muß dann monate-, ja jahrelang durchgehalten werden. In den ersten 6 Tagen erfolgt ein Teil der Flüssigkeits- und Kalorienzufuhr durch Tropfeinläufe annähernd isotonischer Zuckerlösungen. Die anfänglich gegebenen intravenösen, hochprozentigen Zuckerinjektionen haben einen verschiedenen Zweck. Einmal sollen sie Kalorien zuführen, zum zweiten sollen sie blutstillend wirken und schließlich wirken sie beschränkend auf die Sekretion und herabsetzend auf die Motilität" *(Kalk)*.

Eine alte Regel für die Behandlung des Kranken mit **Magen- und Duodenalgeschwür** heißt: So früh wie möglich und so intensiv wie möglich. An der Richtigkeit dieser Regel ist kein Zweifel. Man darf nur „intensiv" nicht gleichsetzen mit „strengster Schonkost". Uns will scheinen, als ob aus alter Gewohnheit und Tradition die Diätbehandlung beim Ulcuskranken im allgemeinen zu streng und zu schematisch durchgeführt würde. Die Kernpunkte der Ulcusbehandlung sind immer noch die Herausnahme des Kranken aus seinem Milieu, die Bettruhe und die Wärme. Wir möchten die Ernährungsbehandlung keinesfalls missen. Langjährige Erfahrungen an ungezählten Ulcuskranken haben uns aber gezeigt, daß sich die Diät in der Regel auf Vermeidung der schlecht verträglichen Speisen beschränken kann, ohne daß sich der dabei erzielte Heilerfolg vom Heilerfolg strengster Diätbehandlung unterscheidet.

Manche Kliniker legen großen Wert auf Beibehaltung diätetischer Einschränkungen nach Abschluß der eigentlichen Behandlung und glauben, damit Rückfällen vorbeugen zu können. Die Erfahrung scheint uns die Richtigkeit dieser Auffassung nicht zu bestätigen. Im Intervall pflegen die Ulcuskranken volle Kost beschwerdefrei zu vertragen. Es gibt viele, die unter ungünstigsten Kostverhältnissen kein Rezidiv bekommen und bei schwerer körperlicher Arbeit mit grobem Schwarzbrot, Erbsen und Speck gesund und leistungsfähig werden. Das Wiederauftreten von Beschwerden können selbst die Diätpedanten und Diäthypochonder nicht verhüten.

Ein wesentliches therapeutisches Moment der Diätbehandlung scheint uns darin zu liegen, daß sie dem Kranken die Bemühung und Sorge des Arztes sinnfällig macht. Für die meisten Zeitgenossen sind nur greifbare therapeutische Maßnahmen wie Diät, Medikamente und instrumentelle Manipulationen überzeugende Beweise ärztlichen Wirkens — Maßnahmen, die auf die seelische Seite des Kranken nicht weniger stark wirken als auf die körperliche. Diese Tatsache ist uns mit ein Grund, auch beim Ulcuskranken nicht auf Diätbehandlung zu verzichten und seine eigenen Erfahrungen über Verträglichkeit und Unverträglichkeit von Speisen (die wir mit objektiven Befunden in der Regel weder bestätigen noch widerlegen können) immer in Rechnung zu stellen. Jeder Ulcuskranke, dem man keine Diätvorschriften gibt, kommt sich schlecht beraten, vernachlässigt, nicht ernst genommen vor. Das aber sind gerade jene Eindrücke, die man beim Ulcuskranken sorgfältig vermeiden muß.

Und nun noch einige Worte zur Ernährungsbehandlung der Komplikationen der Ulcuskrankheit! Die Ulcusperforation war bisher ausschließlich Gegenstand chirurgischer Therapie. In neuester Zeit beginnen einzelne Chirurgen zurückhaltender zu werden. Wir selbst haben akut perforierte Geschwüre mit röntgenologisch nachweisbarer Luftschicht unter der Zwerchfellkuppe bei mehrtägigem Hungern und anschließendem langsamem Kostaufbau in wenigen Wochen vollkommen ausheilen sehen. Selbstverständlich kann man dieses Wagnis nur im Krankenhaus und in Zusammenarbeit mit einem erfahrenen Magenchirurgen verantworten.

Große Ulcusblutung und strengste diätetische Beschränkung gehören in der communis opinio untrennbar zusammen: Zunächst gilt mehrtägiges Verbot peroraler Nahrungs- und Wasserzufuhr mit Ersatz der Wasserverluste durch subcutane und rektale Zufuhr von physiologischer Kochsalzlösung (bei Klysmen Vorsicht wegen unerwünschter Anregung der Darmperistaltik!) und Bekämpfung des Durstes und Brechreizes mit Mundspülen und Eisstückchen, die der Kranke im Munde zergehen läßt. Dann gibt es langsam eisgekühlte Milch oder dünne (5%ige) Zuckerlösung, Gelatinespeisen und nach Aufhören der Blutung flüssig-breiige Kost, die über Wochen beibehalten wird. In der Meinung, die Blutungsneigung zu bekämpfen, gibt man dazu gerne Vitamin C und P und in der Meinung, B_1-hypovitaminotischen Zuständen vorzubeugen (kohlenhydratreiche Kost, Zerstörung von Vitamin B_1 durch Magensaft in Gegenwart von Hämoglobin?), noch Vitamin B_1. Strenge Bettruhe, Eisblase auf den Leib, Injektion blutstillender Medikamente (5—10%ige Kochsalzlösung, Sangostop u. a.), unter Umständen große Bluttransfusionen unterstützen die diätetischen Anordnungen.

Während großer Blutungen sind solche Maßnahmen vielleicht am Platz. Sobald aber das starke Bluten aufhört (Nachlassen von Brechreiz, Erbrechen und Stuhldrang, Besserung des Allgemeinzustandes), steht im Mittelpunkt der therapeutischen Bemühungen nicht mehr die Sorge um Ruhigstellung des Magens, sondern die Sorge um die Kräftigung des Kranken.

Unter dem Eindruck der vielfach bestätigten Erfolge *Meulengrachts* sind wir heute bei Ulcuskranken mit großer Blutung mit der Nahrungszufuhr viel weniger zurückhaltend geworden. Wenn der Kranke einen Tag lang kein Blut mehr erbricht und nicht mehr über starken Brechreiz klagt, kann man ihm schon am nächsten Tag eine gemischte, zunächst breiförmige Kost geben, die am nächstfolgenden oder übernächsten Tag erweitert wird zu etwa folgender Form: Zum Frühstück Milch, Brei, Butterbrot, zum Mittagessen Suppe, passiertes oder gehacktes Fleisch oder Fisch, Gemüse- und Kartoffelbrei, Pudding, Grütze, zum Abendbrot Butterbrot, Milch, Käse, Wurst oder Ei. Die Nahrungsmenge wird nur in den ersten Tagen beschränkt, dann aber freigestellt. Man sieht bei diesem Vorgehen schnellere Erholung, schnelleren Hämoglobin- und Gewichtsanstieg und bessere Stimmung als bei dem früher üblichen Hungerregime.

Entbehrlich sind auf alle Fälle die altehrwürdigen Gelatinespeisen, von denen sich Arzt und Kranker eine gelierende Wirkung auf das Blut versprechen. Gelatine hat weder in vitro noch in vivo einen nennenswerten Einfluß auf die Blutgerinnung. Die Tierversuche, die einstmals ihre therapeutische Verwendung veranlaßten, wurden von Nachuntersuchern nicht bestätigt. Eine geringe blutstillende Wirkung könnte bei intravenöser Injektion der Calciumgehalt der Gelatine haben. Zu Fibrinogenvermehrung kommt es nach Gelatineinjektion ebenso wie nach jeder anderen intravenösen Eiweißinjektion. Von peroral zugeführter Gelatine ist jedoch auch dieser Erfolg nicht zu erwarten.

Schwerheilende und penetrierende Geschwüre hat zuerst *Einhorn*

(1926) mit Ernährung durch die Duodenalsonde zu heilen versucht. Nachdem es sich gezeigt hatte, daß die Sonde den Magen keineswegs ruhigstellt, sondern vom Duodenum aus zu erheblicher Sekretion anregt, ließ man sie bis ins Jejunum weitergleiten. Bei dieser Sondenbehandlung bleibt die Jejunalsonde ohne Unterbrechung 2—4 Wochen lang liegen (Näheres im Kapitel: Künstliche Ernährung, S. 279).

Trotz aller Empfehlungen hat sich die Sondenbehandlung in der Ulcustherapie keinen festen Platz erringen können. Sie bedeutet für den Kranken eine unangenehme Belästigung und für das Pflegepersonal eine zusätzliche Arbeit; sie verlangt große Mengen hochwertiger konzentrierter Nahrungsmittel, führt trotzdem leicht zu Unterernährung und Durchfällen und erreicht letzten Endes doch keine wesentlich raschere Ausheilung des akuten Ulcus, keine sicherere Verhinderung von Rückfällen als die perorale Behandlung. Aus diesen Gründen wird die Sondenbehandlung von den meisten Klinikern höchstens noch bei drohender Perforation angewandt.

Der Zustand nach Magenresektion macht bei vielen Menschen gar keine diätetischen Rücksichten notwendig. Andere sind gegen stärkere Belastungen der Verdauungsorgane empfindlich, reagieren mit dyspeptischen Beschwerden und Durchfällen und sind darauf angewiesen, zeitlebens vorsichtige Ernährung im Sinne der leichten Schonkost beizubehalten. Die Störungen sind bedingt durch Ausfall der Magenverdauung, schnelle Magenpassage, fehlende oder überstürzte Duodenalpassage, eine infolge der abnormen Verhältnisse veränderte Keimbesiedlung und vielleicht auch durch Behinderung des Gallen- und Pankreassaftzuflusses. In vielen Fällen tritt die Pankreas- und Darmverdauung vollwertig an die Stelle der ausgefallenen Magenverdauung, in andern gelingt das nur unvollkommen, und das Fehlen des Magensaftes läßt sich selbst durch ständige Salzsäure- und Fermentgaben nur unbefriedigend ausgleichen. Jahrelang nach einer Magenresektion sieht man nicht ganz selten hyperchrome und hypochrome Anämien („agastrische Anämien"). Für die Entstehung hyperchromer Anämieformen wird der Ausfall der das *Castle*-Ferment produzierenden *Brunner*schen Drüsen im Duodenum verantwortlich gemacht, für die Entstehung hypochromer Formen Störungen der Eisenresorption.

Die Therapie der Gastritis des Restmagens deckt sich mit der Gastritistherapie des nicht operierten Magens. Das Ulcus jejuni nach Magenoperation gilt mit Recht als therapeutisch schwer beeinflußbar. Ob der Grund dafür mehr in den abnormen Verhältnissen der Entleerung, Sekretion und Passage oder mehr in der ungewöhnlich starken Neigung dieser Kranken zu Ulcusbildung überhaupt liegt, steht dahin.

Von der Ernährung des Frischoperierten wird später die Rede sein (s. S. 275).

Die Behandlung der Gastritis bleibt unbefriedigend, wenn es nicht gelingt, die Ursachen zu beseitigen. Diese Tatsache steht aller Diätetik voran.

Bei der akuten Gastritis, gleich welchen Ursprungs, ist es zunächst unzweifelhaft das beste, der Abneigung des Kranken gegen alles Essen nachzugeben und ihn hungern zu lassen. Magenspülungen und Abführmittel sind oft sehr nützlich. Ein, zwei oder drei Tage später beginnt man dann mit wassergekochten Schleimsuppen und geht nach Maßgabe des klinischen Zustandes auf Schonkost über. Die Kostverordnung sei im ganzen eher knapp als reichlich, richte sich nach Größe und Art des Appetits und gebe dem Verlangen nach Wasser und Salz ruhig nach. Akut-infektiöse Gastritis spricht, wie akute Enteritis, oft gut auf ausschließliche Apfel-Rohkost an (s. S. 254); viele Kranke ziehen sie der Tee-Schleimsuppen-Diät entschieden vor.

Jede subakute und chronische Gastritis stellt die Forderung, diätetisch nicht allein den Zustand des Magens, sondern den gesamten Kräfte- und Ernährungszustand des Kranken zu berücksichtigen. Die knappe, einseitige und reizlose Kost soll in solchen Fällen möglichst bald durch eine vielseitigere Schonkost ersetzt werden. Bestehen bleibt die Forderung: Maßhalten, nicht zuviel auf einmal essen, Extravaganzen vermeiden. Gute Erfolge sieht man oft durch Einschaltung strengerer Schonperioden von ein- bis zweiwöchiger Dauer in ein sonst freier gehandhabtes Kostregime.

Die automatische Verordnung von Salzsäure und „Stomachica" (Chinatinktur, Condurangoextrakt u. ä.) nützt meist nicht viel. Sie kann schon aus biochemischen Gründen nicht viel nützen. Als Ersatz für die fehlende Magensalzsäure sind die üblichen 3mal täglich 20 Tropfen Acidum hydrochloricum dilutum viel zuwenig. 60 Tropfen verdünnte (12,5 %ige) Salzsäure enthalten 0,4 g HCl, der in 24 Std. abgeschiedene Magensaft des Gesunden (rund 1000 ccm mit 0,6 % Salzsäure) aber 6,00 g HCl! Man muß also schon größere Dosen geben, z. B. Acidum hydrochloricum non dilutum 1 Teelöffel (= 0,7 g HCl) in Wasser zu jeder Mahlzeit. Die Verordnung kochsalzarmer Ernährung in der Absicht, die Salzsäureabscheidung einzuschränken, „umzustimmen" oder „antiphlogistisch" zu wirken, hat sich mangels klinischer Erfolge nicht durchsetzen können.

Die Achylia gastrica, das völlige Fehlen von Salzsäure und Pepsin, ist, wie die Gastritis, ein heterogenes Syndrom. Die bloße Feststellung einer Achylie (= Saftlosigkeit) oder Anacidität (= Säurelosigkeit) ist noch kein Grund für diätetische und medikamentöse Verordnungen. Wenn der Kranke keine ins Gewicht fallenden Störungen der Verdauung erkennen läßt und keine Beschwerden hat, soll man ihn nicht mit Verordnungen belästigen. Sie geben ihm das fatale Gefühl, krank zu sein und können später eintretende Störungen doch nicht verhindern. Im übrigen muß sich die Ernährungsbehandlung auch dieser Zustände mehr nach der individuellen Verträglichkeit als nach den Ergebnissen der experimentellen Forschung richten. Gerade bei diesen Kranken fällt immer wieder auf, wie verschieden die Verträglichkeit gleicher Speisen bei anscheinend gleichem objektivem Befund sein kann. Sorgfältiges Kauen und Vorsicht mit grober und zäher Kost ist immer angebracht. Große Dosen von Salzsäure und Fermentpräparaten (Dymal, Pankreon, Enzynorm, Luizym u. ä.) sollte man bei stärkeren Beschwerden immer versuchen; in vielen Fällen erweitern sie den Kreis der Verträglichkeit.

Magen-Carcinomkranke haben oft ein ausgeprägtes Verlangen nach pikanten und scharfen Speisen. Ihren Wünschen in dieser Richtung ist soweit wie möglich nachzukommen und der verbliebenen Leistungsfähigkeit des Organs durch leichtverdauliche, hochwertige und gut zerkleinerte Nahrung Rechnung zu tragen.

Spasmen des Magens, wie sie bei Magen- und Duodenalgeschwür, Gallenwegskrankheiten, Ureterkoliken, Pankreatitis, Dickdarmkoliken vorkommen, müssen als solche zunächst medikamentös bekämpft werden. Anhaltende Spasmen und erhöhten Tonus der Magenmuskulatur kann man diätetisch durch Vermeidung stärkerer Magenfüllung (Dehnung regt die glatte Muskulatur zu Kontraktion an) zu beeinflussen suchen.

Die akute Magenatonie nach Operationen, bei schweren Infektionen oder nach akuter Magenüberladung ist nicht Gegenstand einer eigentlichen Ernährungstherapie. Hier muß der Magen entleert, sein Tonus- und Saftverlust durch Kochsalz bekämpft werden. In schweren Fällen, wenn jede peroral zugeführte Nahrung erbrochen wird, bleibt als letzte Rettung die künstliche Ernährung.

Bei Muskelschwäche des Magens (Parese; Atonie bedeutet strenggenommen nur Schwäche der peristolischen, nicht der austreibenden Funktion) gilt als Regel: Entlastung, ja Aussetzen der peroralen Nahrungs- und Flüssigkeitszufuhr für einige Tage. In vielen Fällen gewinnt dabei der Magen seine Austreibungsfähigkeit wieder. Wenn in der Ätiologie der Magenparese die Unterernährung eine Rolle spielt, müssen die Kranken bei möglichst geringer Belastung des Magens ausreichend ernährt werden. Es gibt aber auf der anderen Seite Kranke mit muskulärer Magenschwäche, denen grobe Kost, auch Rohkost, ausgesprochen gut bekommt.

Schwierig ist die Erhaltung eines ausreichenden Allgemeinzustandes bei Pylorusstenose. Die Schwierigkeiten steigen mit dem Grad der Verengung. Die Röntgenuntersuchung gibt kein ganz zutreffendes Bild der tatsächlichen Entleerungsverhältnisse, weil der Röntgenbrei länger im Magen bleibt als die natürliche Nahrung. Durch morgendliche Magenausheberung nach vorabendlichem Genuß verschiedener Speisen — Butterbrot, Ei, Reis, Gemüse- und Kartoffelbrei, Preißelbeeren, Blaubeeren, Weißbrot und Zwieback — gewinnt man am besten eine Vorstellung von den tatsächlichen Verhältnissen und Richtlinien für die Gestaltung der Kost. Größere Mahlzeiten müssen auf alle Fälle vermieden werden; einmalige Überladung kann den Zustand auf Tage hinaus verschlechtern! „Bisweilen ist es sogar ausgesprochen nützlich, die diätetische Behandlung nach gründlicher Magenentleerung mit einer vollkommenen Sperrung der Speisezufuhr per os (für 2 oder 4 Tage) zu beginnen. Während dieser Tage muß selbstverständlich auf rektalem Wege genügend Flüssigkeit mit Traubenzucker und Kochsalz zugeführt werden" (*Katsch*). Mit wiederholten abendlichen und morgendlichen Magenspülungen, die Stagnierungen im Magen verhindern, läßt sich die Diätbehandlung überhaupt wirkungsvoll unterstützen. Das Ziel der Behandlung ist immer die Kräftigung des meist stark reduzierten Kranken. Die früher üblichen Ölkuren (3mal täglich 1—2 Eßlöffel), im Hinblick auf die krampflösende, aciditätsvermindernde und nährende Eigenschaft des Öles warm empfohlen, sind heute nicht mehr üblich. Stenosekranke, die viel erbrechen, müssen Kochsalz und Wasser parenteral bekommen.

Eine allgemeine Bemerkung zum Rauchen! Die Tabakfrage wird herkömmlicherweise zur Diätetik gerechnet. Die landläufige Meinung geht dahin, Magenkranken, insbesondere Ulcus- und Gastritiskranken sei das Rauchen in jedem Falle zu verbieten. Zweifelsohne bekommen viele Kranken durch Rauchen stärkere Beschwerden. Andere versichern glaubhaft, das Rauchen lindere sie. In der Ätiologie der Ulcuskrankheit und der Gastritis spielt der Tabak keine nennenswerte Rolle. Bezüglich der Gastritis meint ein Magenkliniker wie *Katsch* sehr vorsichtig: „Neben dem Alkohol wird Tabak, insbesondere verschluckter Tabaksaft, angeschuldigt". Während der eigentlichen Diätbehandlung ist es gewiß richtig, das Rauchen zu verbieten. Wo es nachweislich schlecht vertragen wird, wirken wir selbstverständlich auch später auf Einschränkung des Tabakkonsums oder völligen Verzicht hin. In allen anderen Fällen sehen wir jedoch keine Veranlassung dazu.

d) Darmkrankheiten

Kennzeichnende Symptome der Darmkrankheiten sind veränderte Beschaffenheit und Häufigkeit des Stuhlgangs. Der Stuhl kann abnorm

viel oder abnorm wenig unverdaute Nahrungsreste und Wasser enthalten, abnorme Zersetzungsprodukte der Nahrung, abnorme Mengen
nicht rückresorbierter Verdauungssäfte, entzündliche Abscheidungen
oder eine aus dem Rahmen der Norm fallende Darmflora. Es können
täglich 20 und mehr Entleerungen stattfinden oder auch nur eine
Spontanentleerung innerhalb von 3, 4 und mehr Tagen.

Die Feststellung krankhafter Abweichungen der Verdauungsfunktionen des Darms und die klinische Erfahrung am Krankenbett sind
die Grundlagen der Ernährungsbehandlung der Darmkrankheiten. Es hat sich gezeigt, daß sie nach klinischen Zustandsbildern, nicht nach ätiologischen Krankheitseinheiten aus-
gerichtet werden muß. Auch die Ausrichtung nach dem primären
pathophysiologischen Geschehen: Entzündung — Störung der Saftabscheidung — Störung der Resorption — Störung der Motorik erwies
sich als wenig fruchtbar. Alle diese Störungen sind eng miteinander
verkoppelt und finden sich in wechselnder Art und Intensität bei jeder
Darmkrankheit. Im Gegensatz zur medikamentösen Therapie ist es also
für die Ernährungsbehandlung bedeutungslos, ob eine Durchfall-
krankheit durch Erreger der Dysenteriegruppe *(Kruse-Sonne, Flexner,
Schmitz)* oder der Paratyphus-B-Gruppe *(Schottmüller, Breslau, Gärtner)*
bedingt ist, ob „dyspeptische" Beschwerden von einer chronischen
Gastritis oder einer perniciösen Anämie herrühren. Die Ernährungsbehandlung wird durch das klinische Syndrom geleitet: akut fieber-
hafter oder chronisch afebriler Zustand, Durchfall, Verstopfung,
Fäulnisdyspepsie, Gärungsdyspepsie, usf.

Es ist hier nicht der Ort für diagnostische Hinweise. Hervorgehoben
sei trotzdem, daß wir therapeutisch nutzbare Folgerungen aus Stuhl-
untersuchungen nur dann ziehen können, wenn wir den Stuhl bei
immer derselben Kost untersuchen. Eine altbewährte „Belastungs-
kost" dieser Art ist die *Schmidt-Strasburger*sche Probekost.

*SCHMIDT-STRASBURGER*SCHE PROBEKOST:

Morgens:	$^1/_2$ l Milch oder Kakao mit möglichst viel Milch, dazu 1 Brötchen mit Butter und 1 weiches Ei.
Vormittags:	1 Teller Haferschleimsuppe in Milch gekocht und durch-gerührt oder Mehlsuppe oder Hafergrütze.
Mittags:	125 g gut gehacktes mageres Rindfleisch, nur leicht über-braten, dazu eine nicht zu kleine Portion Kartoffelbrei.
Nachmittags:	wie morgens, aber kein Ei.
Abends:	$^1/_2$ l Milch oder 1 Teller Suppe wie zum zweiten Früh-stück, dazu 1 Brötchen mit reichlich Butter und 1—2 weiche Eier oder Rühreier.

Die alte therapeutische Regel: Schonung der übererregbaren, Training der untererregbaren Funktion, gilt zwar für alle Darmkrankheiten. Sie enthebt uns aber nicht der Notwendigkeit einer Anpassung an die individuellen Gegebenheiten und der Überlegung, ob die Bekämpfung des krankhaften Symptoms angezeigt oder überflüssig, ja vielleicht sogar unzweckmäßig ist. Man denke nur an Symptome wie Durchfall und Erbrechen, die wir einmal energisch bekämpfen, ein anderes Mal absichtlich herbeiführen.

In der Diätetik der Darmkrankheiten gelten dieselben Grundsätze wie in der Diätetik der Magenkrankheiten und die dort aufgeführten Schonkostformen dienen gleichermaßen zur Behandlung von Darmkranken. Wie überall machen wir uns — sofern nur die Heilerfolge einer kritischen Prüfung standhalten — auch jedes rein empirisch gefundene Behandlungsverfahren zunutze, und zwar ohne Rücksicht darauf, ob wir seinen Wirkungsmechanismus naturwissenschaftlich verstehen oder nicht. Daß wir um Aufklärung der Wirkungsweise immer bemüht sind, ist selbstverständlich.

Der Empirie verdanken wir drei bewährte Kostformen: die Rohapfelkost, die Schlackenkost und die Sauermilchkost.

Die Rohapfelkost — sie soll schon den römischen Ärzten bekannt gewesen sein — ist in der modernen Medizin mit dem Namen *Heisler* verknüpft. Sie leistet sehr Gutes bei der Behandlung von Durchfallkranken. Auf 5 Mahlzeiten verteilt gibt man täglich 1—2 kg oder mehr frischgeriebene Rohäpfel ohne Kerne und Kerngehäuse oder entsprechende Mengen von rohen Bananen, Heidelbeeren, Johannisbeeren oder Erdbeeren. Mancher empfindet gegen geriebene Äpfel eine unüberwindliche Abneigung. Kann er gründlich kauen und kann man sich darauf verlassen, daß er es auch wirklich tut, dann ist gegen die Verwendung ungeriebener Äpfel nichts einzuwenden. Die Bräunung geriebener Äpfel läßt sich mit einigen Tropfen Zitronensaft verzögern.

Rohapfelkur machen, heißt: ausschließlich rohe Äpfel essen. Höchstens etwas ungesüßter Tee dazu ist erlaubt — nichts sonst, kein Zwieback, kein Medikament! Nach 1, 2 oder 3 Tagen hören die Durchfälle in der Regel auf; man kann dann mit Schonkost beginnen und bald auf volle Kost übergehen. Dieser Übergang ist aber der kritische Zeitpunkt. Allzu plötzlicher Übergang läßt die Durchfälle wiederauftreten.

Die Wirkungsweise der Apfelkost ist vielseitig. Ihre Eiweißarmut entzieht den eiweißzersetzenden Fäulnisbakterien den Boden. Die Fettfreiheit und die zum größten Teil aus leicht resorbierbarem Zucker bestehenden Kohlenhydrate machen sie leicht verdaulich, die stark quellenden, adsorptionsfähigen, unverdaulichen und von

Fäulniserregern unangreifbaren Pectine entfernen „wie ein Pfropf" schädliche Zersetzungsprodukte und Bakterien. Die organischen Säuren sollen das Wachstum von Fäulniserregern hemmen. Der hohe Gerbstoffgehalt, die Kochsalzarmut und die gerinnungsfördernden Fähigkeiten der Kost kommen therapeutisch erst in zweiter Linie in Betracht. Wo frisches Obst fehlt, tun Apfelpräparate (Aplona, Malostip, Intestisan), notfalls Präparate aus Karotten (Diarrhostip), roten Beten (Betasan) oder Kleie ähnliche Dienste.

Schlackenreiche Kost, deren Kennzeichen Reichtum an Zellulose, Pentosanen, Pectinen und anderen unverdaulichen Nahrungsbestandteilen ist, kann gegeben werden als Rohkost, als gekochte Obst- und Gemüsekost oder auch als freigewählte Kost mit Zusatz von 200—300 g Vollkorn-Schrotbrot und 1 kg rohem Obst. Alterprobt, altberühmt und altbeliebt sind im Rahmen dieser Kostform Backpflaumen, getrocknete Äpfel, Feigen und Datteln; hingegen wirken Weintrauben, Preißelbeeren und Heidelbeeren eher stopfend (Gerbsäuregehalt der Schalen!). Die Abführwirkung der Kost läßt sich durch feingemahlene Kleie (teelöffelweise), Honig, Milchzucker, Apfelmost, Weißwein und Präparate wie Normacol unterstützen. Ob an den Wirkungen der Schlackenkost die Peristaltikanregung durch organische Säuren, Kohlensäure und Methan mitbeteiligt ist, ist noch nicht klar. Sicher ist auch die Änderung der Darmflora therapeutisch von Belang.

Sauermilch — spontan gesäuerte Milch, Joghurt, Kefir, Kumys — genießt auf dem Balkan und im Orient hohes Ansehen, weil dort die Menschen infektiösen Darmkrankheiten sehr viel mehr ausgesetzt sind als in Mitteleuropa. In die moderne Klinik kam die Sauermilch von der Kinderheilkunde her, die bei dyspeptischen Kindern mit Buttermilch gute Erfahrungen gemacht hatte und das wirksame Prinzip in der Milchsäure erkannt zu haben glaubte. Heute neigt man mehr dazu, das Entscheidende bei der Sauermilchwirkung in Veränderungen der Darmflora zu sehen, und zwar in der Förderung des Wachstums von Milchsäure-Streptokokken und Bacillus lactis aerogenes und der Hemmung des Wachstums von Colibazillen und Mikrokokken. Wegen der gleichmäßig feinflockigen Caseinverteilung gibt man der „künstlichen" Milchsäure- und Zitronensäuremilch den Vorzug vor spontan gesäuerter Milch und Joghurt. Gastritiden, chronische Gastroenteritiden, Gärungsdyspepsien und Colitiden sprechen auf ausschließliche Säuremilchernährung, ja schon auf Beigabe von Säuremilch zu leichter Schonkost, oft überraschend gut an.

Herstellung von Milchsäure-Vollmilch: Zu 1 l Milch gibt man 50 g Zucker, verrührt 20 g Mondamin (Maizena, Gustin) mit 50 g Wasser, setzt es der Milch zu und läßt das ganze 3—5 Min. lang kochen. Nach dem

Abkühlen werden unter stetem Umrühren tropfenweise 50 ccm 10proz. Milchsäure oder 5 ccm 75proz. (offizinelle) Milchsäure zugesetzt.

Herstellung von Zitronensäure (Citretten)-Vollmilch: Zuckerund Mondaminzusatz wie bei Milchsäure-Vollmilch. Nach dem Abkühlen werden auf 1 l Milch 5 g gepulverte Zitronensäure oder auf 100 ccm Milch eine in Wasser gut zerdrückte Citrette unter stetem kräftigen Umrühren langsam zugesetzt.

Einige spezielle Hinweise zur Ernährungsbehandlung der Darmkrankheiten sind vielleicht nicht überflüssig.

Das häufigste Darmsyndrom ist die Enteritis. Wir legen in therapeutischer Hinsicht keinen großen Wert auf die (übrigens auch kaum durchführbare) Trennung von Dünndarmentzündung und Dickdarmentzündung. Nichtresorbierte, normalerweise resorbierte Nahrungsreste zeigen auf Störungen im Dünndarmbereich, wässerige Entleerungen zeigen Störungen im Dickdarmbereich an.

Die Behandlung jeder akuten Enteritis beginnt mit einem gründlich reinigenden Abführmittel (Rizinusöl, Karlsbader Salz, Bittersalz). Durchfälle sind keine Gegenindikation! Nur bei stark geschwächten Kranken sieht man davon ab. Die Therapie besteht zunächst in 1—2 Fasttagen mit ungesüßtem Tee und geht unter steter Sorge für gleichmäßige Wärme (Bettruhe, heiße Leibwickel) langsam auf strenge Schonkost über. Keinen Tag länger als unbedingt nötig soll die strenge Schonkost ausgedehnt werden! Sie ist auf die Länge der Zeit eine zu einseitige Ernährung. Der Kranke aber muß Kraft zur Überwindung seiner Krankheit gewinnen. Dazu braucht er Eiweiß, Fett und Vitamine. Häufige kleinere Mahlzeiten sind empfehlenswert. Kalte und kohlensäurehaltige Getränke regen in unerwünschter Weise die Peristaltik an und müssen darum gemieden werden; Kaffee wirkt manchmal ebenso.

Anhaltende Durchfälle und Brechdurchfälle entziehen dem Organismus viel Wasser und Kochsalz. Mit Wasser allein läßt sich der Wasserverlust bekanntermaßen nicht ersetzen. Nur Wasser und Kochsalz zusammen (per os, subcutan oder intravenös) können die Austrocknung beseitigen; sie heben oft zauberhaft den Zustand des schwer danniederliegenden Kranken. Säuremilch, die wir in solchen Zuständen gerne geben, bringt außer leicht resorbierbarem, hochwertigem Eiweiß fast 2 g Kochsalz im Liter und kann noch mit Kochsalz angereichert werden. Bei akut infektiösen Gastroenteritiden sind, wie gesagt, rohe Äpfel oder Beeren der Tee-Schleimkost oft überlegen. Der durstige Kranke nimmt gierig das frische Obst, leidet dabei weniger unter Hunger und kann in der Regel früher auf reichhaltigere Kost eingestellt werden. Nur in diätetisch schwer beeinflußbaren Fällen greift man zu Tierkohle, Adsorgan, Tanninpräparaten, spasmolytischen Medikamenten und unter Umständen zu Opium.

Die geschilderte Art der Behandlung, deren Heilwirkung nicht allein auf Schonung der sekretorischen und motorischen Darmfunktionen, sondern auch (vielleicht zum wesentlichen Teil) auf Änderung der Bakterienbesiedlung beruht, ist grundsätzlich bei jeder akuten Enteritis am Platz (Enteritis durch Enterokokken, Streptokokken, Staphylokokken, Koli, Proteus). Akute Enteritiden in diesem Sinn sind auch die Dysenteriekrankheiten *(Schmitz, Kruse-Sonne, Flexner, Strong Y., Shiga-Kruse)*, der Typhus abdominalis und die paratyphösen Krankheiten *(Schottmüller, Gärtner, Breslau)*. Die Therapie mit Sulfonamiden und Antibiotika geht gegebenenfalls nebenher. Denken wir aber daran, daß mit dieser nicht nur pathogene Keime, sondern auch nutzbringende Symbionten vernichtet werden können und der „therapeutisch" angerichtete Schaden vielleicht nicht immer durch den therapeutischen Nutzen aufgewogen wird!

Im Gegensatz zur alten Klinik tragen wir heute keine Bedenken mehr, bei Fehlen akuter enteritischer Symptome auch dem Typhuskranken die Nahrungswahl freizustellen und sind froh über alles, was er zu sich nimmt. Wir suchen seinen Appetit mit den Künsten der Diätetik anzuregen. Niemals sollte man vergessen, daß ausreichende Ernährung bei jeder langdauernden Krankheit von entscheidender Wichtigkeit ist. Dagegen scheint mir der alte Rat, Typhuskranke sollten reichlich trinken, theoretisch und empirisch nicht hinreichend begründet zu sein.

Zur Behandlung chronischer Enteritiden ist besonders viel Erfahrung und Beobachtungsgabe nötig. Gemeinsames Symptom ist der ständige oder periodische Durchfall, d. h. vor allem die Beschaffenheit, weniger die Anzahl der Stühle. Die Ursachen chronischer Enteritis sind oft nicht mehr zu eruieren. Manche entwickeln sich von vornherein langsam und schleichend, anderen geht ein akutes Stadium voran. Oft findet man Anacidität und Achylia gastrica, entzündliche Dünndarm- und Dickdarmveränderungen, abnorme Bakterienbesiedlung, Sekretions- und Resorptionsstörungen, oft aber auch gar keinen verwertbaren krankhaften Befund. Keineswegs jede Achylia gastrica macht gastrogene Diarrhöen. Der Magensaftmangel an sich ist offenbar nicht das Entscheidende, sondern die gleichlaufende Störung der Darmsekretion — man hat von „Afermentie" gesprochen — bzw. die Änderung der Darmflora. Zahlenmäßig spielen heute die aus dem Kriege stammenden postdysenterischen Magen-Darmstörungen mit und ohne Achylie eine gewisse Rolle. Während ein Teil der Magenoperierten trotz weitgehenden Ausfalls des Magens klinisch gesund ist, leiden andere zeitlebens an dyspeptischen Erscheinungen und Durchfällen. Manche Kliniker glauben, die Resektion nach *Billroth I* disponiere weniger zu solchen Störungen, weil hier der Mageninhalt nahe der Einflußstelle von Galle und Pankreassaft in den Darm gelangt und die Magensalzsäure dadurch schneller abgestumpft wird. Die Untersuchung auf pathogene Keime ist bei chronischer Enteritis in therapeutischer Hinsicht überflüssig. Chronische Enteritiden durch Balantidien, Trichomonaden und Amöben sind recht selten. Häufiger als man in der Regel denkt sind neurotisch bedingte Durchfälle und Durchfälle als Symptome von M. *Basedow* und M. *Addison*.

Die diätetische Anpassung an die individuellen Verträglichkeiten und Störungen ist auch der bei Behandlung der chronischen Enteritis die grundlegende therapeutische Notwendigkeit. Medikamente (Fermentpräparate wie Pankreasdispert, Enzynorm, Luicym, Dymal und Festal, adsorbierende Stoffe, Sulfonamide und Antibiotika, Vitamin B_1 und Vitamin C, Eisen, Leber) und Bluttransfusionen kommen erst in zweiter Linie. Medikamente beherrschen die Therapie lediglich bei der Balantidien-Enteritis (Emetin, Yatren) und der Amöbenruhr (Yatren). In jedem Fall muß man herausfinden, was der Kranke verträgt. Es gibt „therapeutische Grundanschauungen und Grundregeln, aber innerhalb dieser muß reichlich probiert werden. Und sogar oft weit außerhalb von ihnen muß zum Nutzen des Kranken reichlich experimentiert werden. Dabei wird nicht selten Gutes erreicht" *(Krehl)*. Erfahrene Kliniker halten viel von einem Wechsel zwischen gärungswidriger und fäulniswidriger Kost. Apfelkost und Säuremilch sind oft nützlich. Geringste Diätfehler können andererseits den Zustand auf Tage und Wochen hinaus verschlechtern. Bei kaum einer anderen Krankheit hängt die Prognose so sehr von einer ausreichenden Nahrungszufuhr ab. Alle Mittel des Wissens und der Kochkunst müssen eingesetzt werden, um diese Kranken zum Essen zu bringen. Gelingt das nicht, dann ist der Ausgang in Unterernährung und Kachexie unaufhaltsam. Noch Wochen nach Wiederherstellung einer geregelten Darmtätigkeit muß grobe und blähende Kost vermieden und die Neigung zu Durchfällen durch gleichmäßiges Warmhalten, Vermeidung kalter Getränke, vielleicht auch mit Heidelbeeren, Kakao und Rotwein bekämpft werden.

Als Gärungsdyspepsien bezeichnen wir speziell jene Enteritiden, deren Bild von Kohlenhydrat-Gärungsvorgängen beherrscht wird. Ganz ausgesprochene Zustände sind selten, und die Trennung zwischen Gärungs- und Fäulnisdyspepsie erweist sich am Krankenbett in der Regel als undurchführbar, weil beide Zustände beim gleichen Kranken gleichzeitig oder nacheinander vorkommen. Gärungserscheinungen leichterer Art sieht man bei den meisten Enteritiden. Die Gärungserreger haften der Nahrung an. Zusammen mit den Produkten bereits beginnender Gärung bewirkt die bei jeder Enteritis beschleunigte Dünndarmpassage, daß größere Mengen unverdauter Stärke in den

Dickdarm gelangen, wo sie zum Substrat einer krankhaft gesteigerten Gärung werden, die ihrerseits dann wieder die Dickdarmpassage beschleunigt. Neben unverdauten Stärkekörnern enthält der saure Gärungsstuhl niedere Fettsäuren und Gase (Kohlensäure, Methan, Schwefelwasserstoff).

Das Prinzip der Behandlung besteht darin, den Gärungserregern den Boden zu entziehen, d. h. möglichst kohlenhydratarme Kost zu geben. Bei der Hartnäckigkeit und Recidivneigung dieser Störungen empfiehlt es sich, nicht mit halben Maßnahmen anzufangen. Wir beginnen auch hier mit 1 oder 2 Hungertagen und einem kräftigen Abführmittel. Dann geben wir gut ausnutzbare eiweiß- und fettreiche Nahrungsmittel (Fleischbrühe, Eier, Käse, Fleisch), einige Tage später dazu leicht resorbierbare Kohlenhydrate (Zucker, Zwieback, Maizena, Grieß in steigender Menge), erst nach 2—3 Wochen Kartoffelbrei und nicht vor Ablauf von 4 oder 5 Wochen zartes Gemüse und Obst in Breiform. Grobes und schlecht ausgebackenes Brot und grobe Gemüse sind auf Monate hinaus verboten. Leichte gärungsdyspeptische Störungen verschwinden übrigens oft schon durch eine mehrtägige Rohapfelkur.

Genauere Vorschriften gibt das Schema von *Strasburger*.

DIÄTSCHEMA NACH *STRASBURGER*
ZUR BEHANDLUNG DER GÄRUNGSDYSPEPSIE

1. Stufe (1—2 Tage; Bettruhe). 1. Frühstück: Tee mit Saccharin, 2. Frühstück: Fleischbrühe, eventuell 25 g Branntwein. Mittags: Fleischbrühe mit Mark, 25 g Branntwein oder 100 g Rotwein. Nachmittags: Tee mit Saccharin. Abends: Tee mit Rum.

2. Stufe (2—3 Tage). 1. Frühstück: Tee mit Saccharin, 2 gekochte oder gebackene Eier. 2. Frühstück: Fleischbrühe, 150 g Quark oder 50 g Hartkäse mit Butter. Mittags: Fleischbrühe mit Mark oder Ei, 200 g gekochtes oder gebratenes Fleisch, 100 g Rotwein. Nachmittags: Tee mit Saccharin, Quark oder Hartkäse wie zum zweiten Frühstück. Abends: Rührei ohne Mehl, 100 g Fleisch, Tee oder 100 g Rotwein.

3. Stufe (2—3 Tage). 1. Frühstück: Tee mit Zucker, 1—2 Zwieback mit Butter. 2. Frühstück: Fleischbrühe, 1—2 Spiegeleier oder gekochte Eier oder Aufschnitt oder Käse mit Butter. Mittags: Fleischbrühe, 200 g Fleisch, 100 g Rotwein. Nachmittags: Tee mit Zucker, 1—2 Zwieback mit Butter, unter Umständen Käse. Abends: Spiegelei, Rührei oder gekochte Eier mit Butter, 100 g Fleisch oder Quark oder 50 g Käse, Tee oder Rotwein.

4. Stufe (2—3 Tage). 1. Frühstück: Tee mit Zucker, 2—3 Zwieback mit Butter. 2. Frühstück: Fleischbrühe oder Wasserkakao, Spiegelei

oder gekochte Eier oder Aufschnitt oder Käse mit Butter. Mittags: 1 Teller Suppe aus Maizena oder feinstem Weizenmehl, 200 g Fleisch, 100 g Rotwein. Nachmittags: 1 altbackenes Brötchen oder Röstbrot mit Butter, Tee mit Zucker. Abends: Eier, 100 g Fleisch, Quark, Maizena oder Mondaminbrei, Tee mit Rum.

5. Stufe (2—3 Tage). 1. Frühstück: Tee oder Kaffee mit Zucker, Zwieback mit Butter. 2. Frühstück: Fleischbrühe, Eier oder Käse oder Aufschnitt, 1 altbackenes Brötchen mit Butter oder Röstbrot mit Butter. Mittags: 1 Teller Fleischsuppe, 100 g Reisbrei oder Grießbrei, Fleisch, Rotwein. Nachmittags: Kakao mit 100 g Milch, Zwieback oder Röstbrot mit Butter. Abends: Eier, Fleisch, Quark oder Hartkäse, 1 Teller Reisbrei oder Grießbrei.

6. Stufe (2—3 Tage). 1. Frühstück: Tee oder Kaffee, 1 Brötchen mit Butter. 2. Frühstück: Fleischbrühe, 1 Scheibe Weißbrot mit Butter, Käse oder Aufschnitt. Mittags: Schleimsuppe, 200g Fleisch, Stärke- oder Grießpudding, Rotwein. Nachmittags: Kakao mit 150 g Milch, 2 Schnitten Weißbrot mit Butter, 3 Zwieback. Abends: Fleisch, Quark, 200 g Reisbrei oder Grießbrei.

Voraussetzung der Fäulnisdyspepsie, einer anderen Form von Enteritis, ist die Anwesenheit größerer Eiweißmengen im Dickdarm. Man findet fäulnisdyspeptische Erscheinungen bei Kauunfähigkeit, Achylia gastrica („gastrogene Diarrhöen"), bei schneller Darmpassage oder übermäßiger Darmsaftabscheidung (z. B. bei Carcinomen und Darmtuberkulose), gelegentlich auch bei Pankreasinsuffizienz. Die Darmpassage ist bei jeder Fäulnisdyspepsie beschleunigt. Zur eigentlichen Fäulnis mit Bildung von Kohlensäure, Methan, Ammoniak, Wasserstoff und Schwefelwasserstoff kommt es jedoch erst im Dickdarm, weil der Darminhalt nur dort lange genug verweilt. Der Stuhl des Fäulnisdyspeptikers enthält Fleischfetzen, Bindegewebsfasern und quergestreifte Muskelfasern. Das Prinzip der Behandlung besteht im Entzug eiweißreicher Nahrungsmittel. Nach 1, 2 oder 3 Hungertagen mit Tee und gründlichem Abführen bekommt der Kranke eine Kohlenhydratkost aus Zucker, feinem (wenig ausgemahlenem) Mehl und Zwieback. Auch Säuremilch kann man versuchen; meist wird sie recht gut vertragen. Zugaben von Vitamin B_1 und Vitamin C sind heute üblich. Fleisch gibt man vor Ablauf von 2—3 Wochen nicht und dann zweckmäßig zunächst nur als Fleischbrühe, vielleicht mit einem Eigelb. Auch Obst und Gemüse werden erst jetzt, und zwar zunächst in Breiform, zugelegt. Sie sind ja verhältnismäßig schlecht ausnutzbar, hemmen infolgedessen auch die Eiweißresorption und erhöhen dadurch den Eiweißgehalt des Dickdarminhaltes.

Eine chronische Darmerkrankung mit fettreichen Durchfallstühlen

und starker Reduzierung des Allgemeinzustandes stellt die Sprue
dar. Wahrscheinlich ist sie eine Avitaminose (Folsäuremangel), besteht
wesentlich in einer Störung der Fettresorption (der Neutralfett-Resynthese in den Darmepithelien ?) und ist identisch mit der *Heubner-Herter*-
schen Krankheit der Kinder (Coeliakie). Die Sprue-Stühle sind voluminös, geformt oder wässerig, und enthalten Fettsäuren in Form löslicher
und unlöslicher Seifen. Sogar in mittelschweren Fällen werden aber
noch 60—80% des Nahrungsfettes resorbiert. Erst bei Auftreten profuser Durchfälle leidet die Resorption der Eiweißstoffe, des Eisens, des
Calciums (Tetanie!) sowie der Glykose und anderer Monosaccharide,
die vor der Resorption phosphoryliert werden müssen. Eine auch nur
einigermaßen sicher wirksame Therapie der Sprue gibt es nicht —
Leberpräparate, Nikotinsäureamid, Vitamin B_2, Hefe, Nebennierenrinde und Folsäure eingeschlossen. Gelegentlich sieht man von eiweißreicher, kohlenhydrat- und fettarmer Kost mit viel Frischobst und
Frischmilch Gutes. Auch Milch-Obstkuren mit täglich 1 l Milch und
1—2 kg frischer Erdbeeren, Äpfel, Apfelsinen oder Bananen werden
gelobt.

In der Colitis gravis (ulcerosa) sehen wir eine auf das Colon
beschränkte Sonderform der chronischen Enteritis. Pathogene Keime
finden sich auch bei ursprünglich infektiöser Genese der Krankheit
nicht mehr. Die Therapie mit lokalen Adstringentien und Vitaminen,
mit Vaccinen und Seren, großen Eisendosen und Calcium ist alles
andere als befriedigend. Am meisten Erfolg sieht man noch von Bluttransfusionen. Die Diätetik hat die Aufgabe, stärkere Belastungen
des Dickdarms durch schlackenreiche Nahrungsmittel zu vermeiden
und den Kranken bei Kräften zu halten. Die alte Regel, konzentrierte
schlackenarme Kost zu geben, hat immer noch ihre Berechtigung. Das
heißt praktisch: Mehlspeisen aus wenig ausgemahlenem Mehl, Kartoffelbrei, zartes Fleisch, Eier, Milch, Käse, Butter und Fruchtsäfte.

Diättherapeutisch unbeeinflußbar ist die Colica mucosa, eine
allergische Erkrankung mit periodischer Entleerung schleimiger und
pseudomembranöser Massen. Die auf Ausschaltung eines Antigens und
vegetative „Umstimmung" gerichtete Therapie spielt die Hauptrolle.

In den Jahren 1945 bis 1948 trat im nordwestlichen Deutschland
bei Erwachsenen und bei Kindern bis herab zu 10 Monaten der
Darmbrand auf, die Enteritis necroticans. In der operativen Behandlung sind die Chirurgen immer zurückhaltender geworden.
Therapeutisch steht an erster Stelle strengste Enthaltung jeder peroralen Nahrungs- und Wasserzufuhr für mindestens 5—6, in schweren

Fällen für 10, ja für 14 Tage. Wegen der Gefahr einer Anregung der Peristaltik soll in den ersten Tagen sowohl auf Darmentleerung durch Einlauf wie auf rectale Nahrungs- und Wasserzufuhr verzichtet werden. An ihre Stelle treten subcutane Infusionen physiologischer Kochsalzlösung, Bluttransfusionen und intravenöse Ernährung.

Die chronische Obstipation ist seit je eine bevorzugte Domäne der Diätetik. Kostvorschriften bis in alle Einzelheiten hat man für verschiedene Obstipationsformen ausgedacht: für die hypokinetisch-atonische und für die hyperkinetisch-spastische Form, für den Ascendenstyp und für den Transversumtyp, für die reflektorische, die nervöse und die „hyperpeptische" Obstipation. Die Erfahrung am Krankenbett lehrte aber, daß solche Trennungen klinisch undurchführbar sind, weil die verschiedenen Obstipationsformen beim gleichen Menschen miteinander abwechselnd, ja gleichzeitig vorkommen können und sie lehrte außerdem, daß, entgegen einer allzusehr vereinfachenden Theorie, die schlackenarme Kost bei spastischer Obstipation ebensowenig in allen Fällen jene Erfolge bringt, die sie theoretisch bringen müßte wie die schlackenreiche Kost bei atonischer Obstipation.

Obstipation tritt oft im Gefolge von Änderungen der Lebensgewohnheiten auf: bei Bettruhe und Wechsel der äußeren Umgebung („Reiseobstipation"). Man sieht sie bei stehender Berufstätigkeit (bei Frisören, Straßenbahnfahrern, Zahnärzten usf.) und bei Zwang zu gewohnheitsmäßiger Unterdrückung des Stuhldrangs („Domestikations-Obstipation"). Sie tritt auf als Begleiterscheinung anderer Krankheiten (Magen- und Duodenalgeschwür, Gallenblasenerkrankungen, Gewächse, Hämorrhoiden, Adnexerkrankungen, Tabes dorsalis, multiple Sklerose, Bleivergiftung), als unerwünschte Nebenwirkung von Medikamenten (z. B. Codein) und — in sehr vielen Fällen — als Ausdruck abnormer Erlebnisreaktionen. Fraglich ist die Existenz einer „hyperpeptischen Obstipation" infolge abnorm vollständiger Zelluloseverdauung. Wo hartnäckige Obstipation mit heftigem, von Koliken begleitetem Durchfall abwechselt, spricht man von Stercoraldiarrhöen. Hier ist es oberhalb einer Kotstauung zu fauliger Zersetzung des Darminhalts gekommen.

Jede Ernährungsbehandlung der Obstipation bleibt letzten Endes erfolglos, wenn die auslösenden Ursachen fortbestehen. Die Heterogenität des Leidens macht es verständlich, daß die gleiche Therapie nicht in allen Fällen zum gleichen Ziel führen kann. Eine vielfach bewährte Behandlungsmethode ist die schlackenreiche Kost dennoch, wenn sie auch oft keinen befriedigenden Erfolg zeitigt und gelegentlich die Beschwerden sogar verstärkt.

Die Kennzeichen der schlackenreichen Kost wurden bereits genannt (s. S. 255). Grobes Brot, Obst und Nüsse sind im übrigen wirkungsvoller, wenn man sie vor dem Essen, nicht als Nachtisch verzehrt. Der Morgentrunk kalten Wassers auf nüchternen Magen, der Genuß einer Hand voll in Wasser gequollener Backpflaumen früh nüchtern, die morgendliche Zigarette, die Tasse kräftigen Kaffee hilft vielen Menschen recht gut, und man soll sich diesen Dingen nicht aus Abneigung gegen das eine oder das andere prinzipiell widersetzen. Regelmäßigkeit ist das oberste Gesetz der Obstipationsbehandlung: regelmäßige Mahlzeiten — regelmäßiger Tageslauf — regelmäßiges Aufsuchen des Klosetts mit intensiver Bemühung um Stuhlgang. (Dann aber für den Rest des Tages keine weiteren Versuche mehr und kein begieriges Lauschen auf jede Regung eines Stuhldrangs!) Sachgemäße und individuell abgestimmte Gymnastik gehören zu jeder Behandlung, während Medikamente soweit irgend möglich wegbleiben und nur in strenger Indikation verordnet werden sollten. Das gilt sowohl für die eigentlichen Abführmittel wie für die Gleit- und Ballastmittel (Paraffinöl, Agarol, Leinsamen, Normacol, Kleie), auf die man zu Beginn oft nicht verzichten kann, und es gilt für die tonisierenden und antispasmodischen Medikamente (Doryl und andere Cholinpräparate, Atropin, Syntropan u. ä.). Bei Anhäufung und Verhärtung der Stuhlmassen im Rectum (Dyschezie) läßt sich wiederholte mechanische Ausräumung der Ampulle nicht vermeiden.

Ein störendes Begleitsymptom bei Herzinsuffizienz, Lebercirrhose und anderen Krankheiten ist der Meteorismus. Er ist nicht leicht zu beseitigen. Die Ernährung muß schlackenreiche und blähende Speisen sorgfältig vermeiden. Kleine Mahlzeiten, physikalische Therapie in Gestalt von sachgemäßer Massage, Atemübungen, heißen Leibwickeln, Darmrohr und aktiver körperlicher Bewegung, auch Adsorgan, Kohle, Hypophysin und Doryl bringen gelegentlich Nutzen.

e) Leber- und Gallenwegskrankheiten

Will man sich in Lehrbüchern, Monographien und Zeitschriften über die zweckmäßigste Ernährung des Leberkranken orientieren, dann stößt man auf die gegensätzlichsten Vorschriften und Ratschläge. Alle aber berufen sich auf exakte pathophysiologische Befunde und Überlegungen.

Was lehrt nun die Physiologie? Die zentrale Stellung der Leber im Stoffwechselgeschehen gründet sich auf den Umsatz aller Nährstoffe. Bei einem Anteil am Körpergewicht von 3—4% erreicht der Energieumsatz der Leber rund 12% des Gesamtumsatzes und spielt damit auch eine nicht zu unterschätzende Rolle für die Regulierung der Körpertemperatur. Die Leber baut niedermolekulare Nährstoffe zu hochmolekularen auf, gibt sie an die Organe ab und greift an vielen Stellen in den Abbau der Körperbausteine ein. Im Kohlenhydratstoffwechsel bildet sie Glykogen aus Glykose, Fructose und Galaktose; wenn diese 3 Zucker fehlen bildet sie ihr Glykogen aus Glycerin, Milchsäure und anderen Kohlenhydratspaltprodukten, aus Eiweißg (glukoplastischen Aminosäuren) und vielleicht auch aus Fett. Erst die Glykogenbildung und Glykogenspeicherung in der Leber — der Glykogengehalt der Hundeleber kann durch Kohlenhydratmast bis auf 20% gesteigert werden — ermöglicht die Aufrechterhaltung eines normalen Blutzuckerspiegels. Das Leberglykogen schwankt tagesperiodisch und erreicht sein Maximum um 2 und 16 Uhr, sein Minimum um 10 und 20 Uhr (zur Zeit der maximalen Gallensekretion). Nur die Leber kann Neutralfette ab- und umbauen, und vor allen Dingen sie vollzieht die Umwandlung von Kohlenhydraten in Fett. Die Anhäufung größerer Mengen saurer Zwischenprodukte des Fettabbaus (Ketonkörper) wird durch die Anwesenheit von Kohlenhydraten verhindert. Im Einzelnen ist der Mechanismus dieser antiketogenen Wirkung nicht bekannt. Der Endabbau der Ketonkörper erfolgt vorzugsweise im Muskel. Eine nennenswerte Fettspeicherung findet in der gesunden Leber nicht statt (höchster Fettgehalt etwa 4%). Während die organspezifischen Eiweißkörper jeweils in den Organen aufgebaut werden — lediglich Fibrinogen wird in der Leber synthetisiert — spielt die Leber im Eiweißabbau eine überragende Rolle. Die Weiterverarbeitung des durch Desaminierung in der Leber und Niere freigesetzten Ammoniaks zu Harnstoff scheint ausschließlich in der Leber zu geschehen. Ihr kommt auch die Fähigkeit zum Aufbau mancher Aminosäuren aus stickstofffreien organischen Vorstufen und Ammoniumsalzen zu.

Nukleïnstoffe werden nicht nur, aber doch besonders intensiv in der Leber abgebaut. Bei Fischen und Säugetieren ist die Leber das Vitamin A-reichste Organ. Hier geht die Bildung von Vitamin A aus Carotin vor sich. Am meisten Vitamin A enthält die Leber der Schwangeren, am wenigsten die des Embryos. Die Säugetierleber enthält außerdem reichlich Vitamin B_1, B_2, B_{12} und C. Warum Fischleber so ungewöhnlich Vitamin D-reich ist, wissen wir nicht; auf die Säugetierleber trifft das jedenfalls nicht zu. Ein Teil der aus dem Darm zuströmenden Mineralstoffe wird in der Leber zunächst zurückgehalten und später langsam abgegeben. Nächst der Milz ist die Leber das eisenreichste Organ (0,06% der Trockensubstanz). Auch andere Schwermetalle (Kupfer, Mangan) finden sich hier besonders reichlich. Am eisenreichsten ist die Leber des ausgetragenen Neugeborenen. Schließlich kann die Leber bis zu 20% der gesamten Blutmenge speichern und dadurch den *Wasserhaushalt* des Organismus steuern.

Außer *Fibrinogen* bildet die Leber *Heparin* (das, seiner Struktur nach unbekannt, die Gerinnung des strömenden Blutes verhindern soll), *Glykuronsäure* (die der Ausscheidung von Giftstoffen dient), *Gallenfarbstoffe* und *Gallensäuren.*

Die Galle wird fortlaufend gebildet. Sie enthält neben Gallenfarbstoffen und Gallensäuren (Taurocholsäure und Glykocholsäure) *Choleinsäure, Lecithin* und *Cholesterin.* Als Sekretionsreize (*Choleretica*) wirken Fette, Eiweißspaltprodukte, Sekretin, rückresorbierte Gallensäuren und hochkonzentrierte Sulfate. Choleretische Wirkungen werden auch dem Atophan, dem Guajakol, dem Podophyllin, dem Menthol, dem Rettichsaft und dem Temoe-Lavack zugeschrieben. Die Frage, wie weit diese Stoffe wirklich choleretisch (*galletreibend*) und wie weit sie lediglich *cholekinetisch* (*gallenentleerend*, cholagog) wirken, ist nicht immer eindeutig zu beantworten. Atophan ist überdies ein Lebergift und deshalb in jeder Form (z. B. als Ikterosan) bei kranker Leber kontraindiziert.

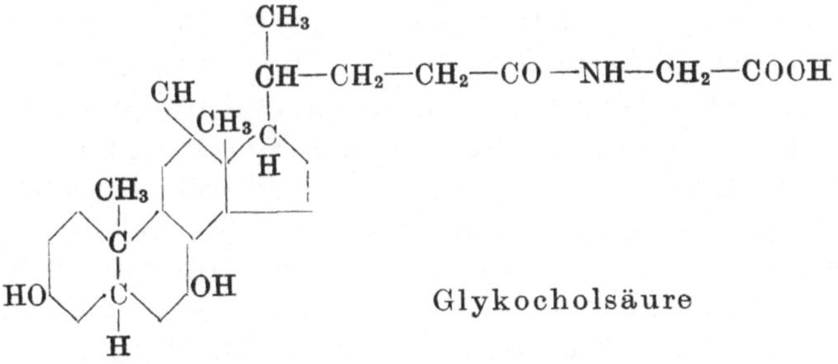
CH3
CH—CH2—CH2—CO—NH—CH2—COOH
CH
CH3
C
H
CH3
C
HO
C
OH
H

Glykocholsäure

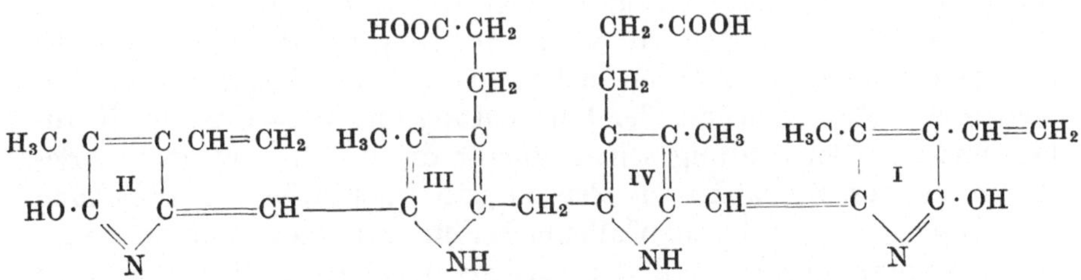
HOOC·CH2
CH2·COOH
CH2
CH2
H3C· C=C·CH=CH2
H3C·C—C
C—C·CH3
H3C·C=C·CH=CH2
II
III
IV
I
HO·C
C=CH—C
C—CH2—C
C—CH=C
C·OH
N
NH
NH
N

Bilirubin

Jede Leberfunktion kann krankhafte Störungen erleiden, und gewiß sind Funktionsstörungen eines derart im Mittelpunkt des Stoffwechselgeschehens stehenden Organes viel häufiger als wir am Krankenbett klinisch erkennen. Bedenkt man, welche Fülle von Stoffwechselabläufen sich in der Leberzelle auf engem Raum abspielt, dann versteht man leicht, daß nichtisolierte Störungen einer Funktion, sondern immer nur komplexe Funktionsstörungen vorkommen, und daß lediglich die Akzente wechseln: hier steht die Störung des Eiweißstoffwechsels, dort die des Gallenfarbstoff- oder Kohlenhydratstoffwechsels im Vordergrund. Auf der anderen Seite ist immer wieder erstaunlich, wie geringe Reste leistungsfähigen Lebergewebes (etwa $^1/_5$ des Organs) zur reibungslosen Bewältigung aller Aufgaben genügen.

Die chemische Pathologie hat der klinischen Medizin Mittel zur Feststellung krankhafter Störungen in die Hand gegeben. Die Fülle der daraus geborenen Leberfunktionsprüfungen ist geradezu überwältigend, und die Erfindung neuer Proben — bei der kaum übersehbaren Zahl der Leberfunktionen ein unerschöpfliches Tätigkeitsfeld — erscheint vielen klinischen Biochemikern offenbar höchst nutzbringend und erstrebenswert. Es liegt jedoch in der Natur der Sache, daß jede Funktionsprüfung bestenfalls über die jeweils geprüfte Funktion etwas besagt. Aus dem Ergebnis einer Funktionsprüfung läßt sich niemals auf andere Funktionen schließen. Mit anderen Worten: Es gibt Prüfungen einzelner Leberfunktionen, es gibt aber keine Prüfung der Leberfunktion. Bei manchen Funktionsprüfungen ist außerdem unklar, was man eigentlich prüft, und gewisse Ergebnisse werden von den Leberfunktionsprüfern nur deswegen als krankhaft bezeichnet, weil sie bei Zuständen, die auf andere Weise als krankhaft erkannt wurden, häufig nachweisbar sind. Ausreichende Reihenuntersuchungen an Gesunden fehlen so gut wie überall. Es ist darum wenig überzeugend, wenn lediglich auf Grund des „pathologischen" Ausfalls einer derartigen Funktionsprüfung ein sonst offensichtlich gesundes Organ für krank erklärt wird. Jeder Arzt weiß, daß der Wert der von der Experimentalmedizin ausgearbeiteten Leberfunktionsprüfungen für die klinische Therapie sehr bescheiden ist. Aus der ganzen Fülle chemischer Daten können wir, wenn wir kritisch sind, nicht viel mehr therapeutische Konsequenzen ziehen als aus den wenigen alten diagnostischen Methoden: aus der Betrachtung und Betastung des Kranken und der Betrachtung seines Harns, die durch quantitative Bestimmung des Bilirubins im Plasma und qualitative Untersuchung des Harns und Stuhls auf Gallenfarbstoffe verfeinert werden kann. *von Bergmann* glaubt, daß der Ausbau der Leberfunktionsprüfung „unser Wissen um die intermediären Abläufe und die funktionellen Zusammenhänge des Leberstoffwechsels leider nur bescheiden gefördert hat. Ob aus dem Resultat einzelner Funktionsproben sich einst ein verbesserter Schluß auf den biologischen Zustand des Organs ziehen lassen wird, ist mir nicht wahrscheinlicher geworden". Die meisten Funktionsprüfungen sind außerdem technisch so schwierig, daß sie in der freien Praxis gar nicht durchführbar sind.

Jede Leber, die sich als krank erweist, braucht Schonung. Unter „kranker Leber" verstehen wir in erster Linie jene diffuse Erkrankung des Leberparenchyms, an deren einem Pol die leichte Hepatitis, an deren anderem die akute gelbe Leberatrophie (Leberinsuffizienz, Hepatargie, Coma hepaticum) steht. Zu den Parenchymerkrankungen gehören weiterhin die Cirrhosen, die Vergiftungen und die endokrinen Leberschäden. Die örtlich umschriebenen Leberkrankheiten: Gewächse, Abscesse, Parasiten, Lymphogranulomatose, Tuberkulose, Syphilis und die kreislaufbedingten Leberkrankheiten bedürfen keiner auf die Leber gerichteten Diätetik.

Was Schonung der Leber heißt, darüber ist man sich freilich nicht immer einig. Zahlreiche Kostvorschriften für Leberkranke kommen nicht von der Klinik, sondern von der chemischen Pathologie und jede neue pathophysiologische Entdeckung scheint hier therapeutische Konsequenzen geradezu herauszufordern. Man entdeckte Störungen des Fettstoffwechsels — also fettarme Kost! Man entdeckte Störungen des Eiweißstoffwechsels — also eiweißarme Kost! Mit der gleichen Berechtigung könnte man z. B. Vitamin A-arme Kost fordern, weil der Vitamin A-Stoffwechsel des Leberkranken gestört ist oder natriumarme und kaliumreiche Kost, weil die kranke Leber Natrium retiniert und Kalium ausschwemmt. Bedingungslos bekämpfen viele durch pathophysiologische Einzeltatsachen und Industriepropaganda allzu leicht beeindruckbare Ärzte jedes abnorme Symptom und übersehen dabei ganz, daß es heute ja auch niemand mehr einfällt, bei akuten Infektionen um jeden Preis das Fieber zu bekämpfen. Von der Pathophysiologie her ist man zu diametral entgegengesetzten Kostverordnungen gekommen. Irgendwo stimmt hier also etwas nicht.

Einig ist man sich, daß die kranke Leber am leichtesten Kohlenhydrate bewältigt, daß Glykogenreichtum die erste Voraussetzung für alle Leistungen der Leberzelle ist, und daß demzufolge die Kost des Leberkranken kohlenhydratreich sein soll. Freilich, die Leber des Hepatitiskranken ist keineswegs glykogenarm, obwohl auch sie in ihrem Kohlenhydrathaushalt gestört ist. Im großen und ganzen soll der Brennwertbedarf des Leberkranken zu etwa 70% mit Kohlenhydraten gedeckt werden (bei insgesamt 3100 cal rund 2100 cal = 68% als Kohlenhydrate). Der klinische „Eindruck" der guten Bekömmlichkeit kohlenhydratreicher Kost bestätigt sich immer wieder, und den gleichen Eindruck gewinnt man von der Wirkung intraduodenaler und intravenöser Traubenzuckerzufuhr bei Schwerleberkranken (täglich bis zu 5 Liter 5—10%ige oder 300—400 ccm 20%ige Glykoselösung). Wegen ihrer Leichtverwertbarkeit wird neuerdings Fructose empfohlen.

Die meisten Ärzte sind sich auch darin einig, daß es notwendig ist, dem Leberkranken kalorisch ausreichend zu essen zu geben — 3000—3500 Kalorien —, um Hungeracidose mit Fettinfiltration der Leber, Hungerlipämie und erhöhte Eiweißeinschmelzung zu vermeiden. Die alte Meinung, knappe Ernährung trage dem Ziel der Leberschonung besser Rechnung, findet heute kaum mehr Vertreter.

Im übrigen gehen, wie gesagt, die Ernährungsvorschriften erheblich auseinander, wobei sich die verschiedenen Vorschriften und Meinungen so gut wie nie auf vergleichend-therapeutische Untersuchungen sondern immer nur auf pathophysiologische Überlegung und Tradition stützen. Kritische vergleichend-therapeutische Untersuchungen wären sehr erwünscht. In vielen Büchern steht z. B., Leberkranke sollen fettarm ernährt werden. Amerikanische Kliniker aber haben neuerdings bei 70 Kranken mit Hepatitis epidemica die Erfolge fettreich-eiweißarmer und fettarm-eiweißreicher Kost verglichen und gefunden, daß die fettreich-eiweißarm ernährten Kranken weniger an Gewicht verloren, in der Rekonvaleszenz stärker zunahmen und früher normale Werte der Bromsulfaleinprobe erreichten. Solange größere Vergleichsreihen dieser Art fehlen, besteht die Gefahr, daß die Ernährungsbehandlung von Dogmen, Eindrücken und Meinungen geleitet wird.

An Eiweiß geben *Brugsch* und andere dem Leberkranken etwa 1 g je kg Körpergewicht, darunter 60 g Fleisch. Andere verbieten, und zwar ohne überzeugende Begründung, Schwerleberkranken jedes Fleisch, *Eppinger* und andere das tierische Eiweiß überhaupt, und noch andere glauben, eiweißärmste Kost verordnen zu sollen. Wir sehen aber keine Veranlassung, die Eiweißaufnahme des Leberkranken unter das für den Gesunden geltende Maß (1—1,5 g je kg Körpergewicht) herabzudrücken.

Die Eiweißfrage ist besonders aktuell geworden, nachdem sich herausgestellt hatte, daß man im Tierversuch mit eiweißarmer, cholinarmer und gleichzeitig fettreicher Ernährung Fettleber, Leberatrophie und sogar Lebercirrhose hervorrufen kann. Dabei entsteht die Lebercirrhose nach längerem Bestehen der Fettleber — bei Ratten etwa nach 1, bei Hunden nach 2 bis 4 Jahren —, und zwar infolge der durch die verfetteten, vergrößerten Leberzellen bedingten Durchblutungsstörungen. Die Leberverfettung bei eiweiß- und cholinarmen, fettreichem Futter beruht auf Mangel an Cholin und an (zur Cholinbildung die nötigen NH^3-Gruppen lieferndem) Methionin. Das Cholin besitzt nämlich die Fähigkeit, einer Fettablagerung in der Leber dadurch entgegenzuwirken, daß es den Aufbau von Phosphatiden ermöglicht und damit die Voraussetzungen für den Abtransport des Fettes aus der Leber schafft. Cholin, Methionin und gewisse andere Stoffe (Pyridoxin, Inosit, Coffein, einzelne Steroidhormone) werden deshalb lipotrope Stoffe genannt. Eine an hochwertigem Eiweiß, d. h. an

Methionin reiche Kost verhindert also die Entwicklung einer Fettleber; sie kann beim Tier sogar Cirrhosen beseitigen. Alipotrop, d. h. im Sinne einer Begünstigung der Leberverfettung wirken Cystin sowie einige Vitamine (Aneurin, Laktoflavin, Panthothensäure und Biotin).

Neben seiner lipotropen Funktion, die, wie gesagt, auf der Bereitstellung von Methylgruppen zur Cholinbildung beruht, hat Methionin als Eiweißbaustein zu dienen und den Schwefel für die Bildung von Cystin und anderen schwefelhaltigen Verbindungen zu liefern. Diese zweite Aufgabe scheint die vordringliche zu sein. Mangel an schwefelhaltigen Aminosäuren in der Nahrung — nicht aber völlige Nahrungskarenz — führt in kurzer Zeit zu Nekrosenbildung in der Leber. In dieser Hinsicht, d. h. als Schwefellieferanten, wirken Methionin und Cystin also gleichsinnig, während sie hinsichtlich der Fettleberbildung gegensinnig wirken. In sehr hohen Dosen sind übrigens Cystin, Methionin und Cholin nekroseerzeugende Lebergifte.

Wie weit alle diese tierexperimentellen Ergebnisse für die klinische Therapie von Bedeutung sind, läßt sich noch nicht übersehen. Zunächst wurde, wie das in solchen Fällen ja stets zu sein pflegt, begeistert von Erfolgen der Cirrhose —, Hepatitis- und Fettleberbehandlung mit lipotropen Stoffen berichtet. Kritischen Nachprüfungen konnten diese meist an nur wenigen Fällen gewonnenen kurzfristigen Beobachtungen nicht standhalten. Im ganzen sind die bisher bekanntgewordenen Ergebnisse wenig ermutigend. Vergleichende Untersuchungen an großen Reihen gleichartiger Krankheitszustände sind unerläßlich, ehe ein abschließendes Wort über die Indikationen und den Wert des Verfahrens gesprochen werden kann. Es ist im übrigen noch gar nicht sicher, daß die kranke Leber isolierte Aminosäuren und hydrolysierte Eiweißstoffe überhaupt verwerten kann.

$$\begin{array}{l} CH_2OH \\ | \qquad\quad OH \\ CH_2 \cdot N \\ \qquad\quad (CH_3)_3 \end{array} \qquad \text{Cholin}$$

$$\begin{array}{l} CH_2 \cdot S \cdot CH_3 \\ | \\ CH_2 \\ | \\ H-C-NH_2 \\ | \\ COOH \end{array} \qquad \text{Methionin}$$

$$\begin{array}{ll} CH_2 \cdot S\text{------}S \cdot CH_2 \\ | \qquad\qquad\qquad | \\ H-C-NH_2 \qquad H-C-NH_2 \qquad \text{Cystin} \\ | \qquad\qquad\qquad | \\ COOH \qquad\qquad\; COOH \end{array}$$

Fett lassen manche Kliniker bei Leberschonkost nach Möglichkeit ganz weg, andere legen sogar noch Sahne zu und geben aus Sorge vor Unterernährung bis zu 200 g Fett täglich. Schädigungen von Leberkranken durch fettreiche Kost sind nicht einwandfrei beobachtet worden. Das resorbierte Fett gelangt ja auch nicht in den Pfortaderkreislauf, sondern in den Ductus thoracicus. Fettarme Kost ist nur dann fraglos notwendig, wenn der Gallenfluß ins Duodenum aufgehört hat. Dazu kommt es nicht selten auch bei Hepatitis, wenn die Galle so zähflüssig geworden ist, daß sie nicht mehr abfließt. Die Spaltung der Neutralfette fällt selbst dann zwar nicht ganz aus, leidet aber doch Not. Da bei schwerer Leberschädigung das Organ an Vitamin A und B-Vitaminen verarmt, halten einzelne Autoren Vitaminpräparate und Leberextrakt für angezeigt.

Kochsalzfreie wie kochsalzreiche Kost, wasserreiche Kost (täglich 3 l) und wasserarme Kost (Durstkur) sind empfohlen worden — immer auf Grund pathophysiologischer Überlegungen. Sicher praktisch belanglos ist der Säure- oder Basenüberschuß der Kost und ihr Calciumgehalt.

Im ganzen können wir für die diätetische Behandlung des Leberkranken folgende Richtlinien aufstellen: Kalorisch genügende, in der Rekonvaleszenz kalorisch hochwertige, kohlenhydratreiche Kost. Mittlere Fett- und Eiweißmengen (etwa 1 g Eiweiß je kg Körpergewicht, vor allem in Form von Milcheiweiß). Da Leberkrankheiten oft Resorptionsstörungen von Vitamin A und K nach sich ziehen, muß man die Sicherung der Vitaminversorgung im Auge behalten (eventuell in Form von Vogan und Karan intramuskulär). Zu Kochsalzentzug ist kein Anlaß — im Gegenteil: Kochsalz scheint sich am fermentativen Kohlenhydratauf- und -abbau zu beteiligen, und hypochlorämische Situationen, bei Leberkranken nicht ganz selten, schreien bekanntlich nach Kochsalz.

Auf Alkohol in jeder Form muß der Leberkranke nach alter Tradition verzichten. Das Verbot stammt aus Zeiten, da der Alkohol nicht nur in der Aetiologie der Magenkrankheiten, sondern auch in der Aetiologie der Leberkrankheiten (Cirrhose, Fettleber) die führende Rolle gespielt hat. Wahrscheinlich kann reichlicher Genuß von Alkoholika die Leber schädigen. Unbeantwortet ist jedoch immer noch die Frage, ob es der Äthylalkohol selbst ist oder ein anderer Bestandteil alkoholischer Getränke. Auf alle Fälle ist es vorsichtiger, während einer akuten Leberparenchymerkrankung und noch einige Monate danach strengste Alkoholabstinenz durchzuhalten. Nil nocet!

Nach anfänglich großer Begeisterung ist man im Laufe der Jahre mit der Insulinbehandlung Leberkranker (*Richter* 1924) immer zurückhaltender geworden. Die Insulinbehandlung ging aus von dem

Gedanken, durch Insulin und Traubenzucker die Leber — sie ist beim Hepatitiskranken nicht glykogenarm! — mit Glykogen anzureichern und dadurch in ihrer Abwehr- und Heilkraft zu stärken. Wie experimentelle Untersuchungen ergeben hatten, steigt nach Insulin- und Zuckerzufuhr die Zuckerverbrennung und der Glykogengehalt der Muskulatur, nach kleineren Insulindosen auch der Glykogengehalt der Leber. Die Leber des normalen Tieres verarmt an Glykogen aber schon nach kleinen Dosen von Insulin ohne Zucker; außerdem hemmt Insulin die Kohlenhydratbildung aus Eiweiß. Die Richtigkeit der therapeutischen Grundgedanken ist also mindestens fraglich. Sicher kann es nach Insulin ohne Zucker, in einem kohlenhydratarmen Organismus auch nach Insulin mit Zucker, zu Glykogenverarmung der Leber, d. h. zum Gegenteil des erhofften Erfolges kommen. Für den Leberkranken bedeutet das zusätzliche Schädigung. Kritische klinische Beobachtungen hinsichtlich Krankheitsdauer und Vollständigkeit der Heilung haben denn auch keine Überlegenheit der Insulin-Traubenzucker-Diät behandlung über die bloße Traubenzucker-Diätbehandlung ergeben. Wegen des nicht erwiesenen Nutzens und der Gefahr einer Schädigung haben wir die Behandlung Leberkranker mit Insulin und Traubenzucker (tägl. 2mal 3—5 E mit je 30—50 g Zucker) ganz aufgegeben.

Nützen die altbeliebten Mineralwässer von Karlsbad und Kissingen, von Mergentheim und Neuenahr dem Leberkranken und Gallenwegskranken wirklich mehr als daß sie, ähnlich wie Calomel und Istizin, für regelmäßige Darmentleerung sorgen? Der klinische „Eindruck" spricht dafür. Experimentell sind choleretische und cholekinetische Effekte der natürlichen Wässer nicht sehr überzeugend nachweisbar, Effekte der Quellsalze nur in sehr viel höherer als der üblichen Dosierung (Magnesiumsulfat in mindestens 5 %iger Lösung, Karlsbader Wasser in der 10fachen Menge der üblichen Dosierung). Brauchbare vergleichendtherapeutische Untersuchungen über Krankheitsverläufe mit und ohne Mineralwässer und Quellsalze fehlen. Duodenalspülungen mit 5- bis 30 %igem Magnesiumsulfat setzen starke choleretische Reize, bedeuten dadurch aber für die kranke Leber nicht Schonung, sondern Belastung. Vielleicht kommt dabei auch die Ableitung von Duodenalsaft nach außen therapeutisch in Betracht (Entfernung von Giftstoffen vor der Rückresorption)? Bei frischen und schweren Leberparenchymerkrankungen sei man jedenfalls mit Spülungen zurückhaltend.

Die dargelegten Richtlinien gelten für alle diffusen Leberparenchymerkrankungen. Zahlenmäßig steht unter ihnen die Hepatitis contagiosa (die Hepatitis epidemica, der sogenannte Ikterus catarrhalis, die akute interstitielle Hepatitis mit Ikterus, die akute ikterische Hepatopathie) an erster Stelle. Leberkrankheiten bei bekannten

Infektionen (Morbus *Weil*, Gelbfieber, Sepsis, Scharlach, Typhus, Morbus *Bang*, Malaria) fallen zahlenmäßig weniger ins Gewicht.

Ob Leberschonkost mit strengster Alkoholabstinenz und Sanierung infektiöser Herde, ob cystin- und methioninreiche Ernährung den Verlauf einer Lebercirrhose aufhalten oder verlangsamen können, ist fraglich. Erfahrene Kliniker wie *Eppinger* halten viel von Rohkost; auch wir selbst haben überraschende Besserungen dabei erlebt. Aber der therapeutisch unbeeinflußte Verlauf einer Lebercirrhose ist kaum vorauszusagen, und die Erfahrungen mit Rohkost sind noch nicht zahlreich genug. Gewürzverbote, Fettverbote und Fleischverbote sind weder theoretisch noch empirisch hinreichend begründet. Die spezifische Heilwirkung einer eiweißreichen, insbesondere einer cystin- und methioninreichen Kost aber ist nicht erwiesen.

Im Lebercoma und bei Vergiftungen muß man eine möglichst reichliche Kohlenhydrataufnahme anstreben. Intraduodenale Dauertropfinfusionen (täglich einige Liter 5—8%iger Glykoselösung) ziehen wir der intravenösen Infusion vor (Dauertropfinfusionen 5%iger oder wiederholte Injektionen von 100—200 ccm 20%iger Glykoselösung), weil sie den gesamten Zucker in den Pfortaderkreislauf gelangen läßt und den Kranken weniger belästigt. Bei anhaltendem Erbrechen braucht der Kranke Wasser und Kochsalz, unter Umständen hochprozentige Kochsalzlösung (10—20%) intravenös. Auch Milchsäure wird gelobt: Acidum lacticum 5,0 in 50,0 Natrium chloratum 0,9% intravenös injiziert. Nach Beseitigung der akuten Gefahr wird die Leberschonkost, beginnend mit leicht assimilierbaren Kohlenhydraten, langsam aufgebaut.

Die Funktion der Gallengänge und der Gallenblase besteht in aktiver Fortbewegung und Speicherung von Galle und Absonderung von Mucin. Der Sekretionsdruck der Galle wird nach Tierversuchen auf 200—300 mm Wasser geschätzt. Durch Rückresorption in der Gallenblase steigt der Trockengehalt der Lebergalle von 1—2% auf 14—20%. Die aktive Entleerung (Cholekinese) kann sowohl nerval in Gang gesetzt werden (Vagusreiz) wie auch humoral (Reiz der Nahrung vom Duodenum, bei operiertem Magen vom oberen Jejunum her). Von Nahrungsstoffen wirken cholekinetisch am intensivsten Eigelb und Öl, von Drogen Rettichsaft, Lavendula spica, von Mineralien Magnesiumsulfat, Natriumsulfat, Karlsbader Salz und Mergentheimer Salz. Intramuskulär sind Hypophysen-Hinterlappenpräparate wirksam.

Eine Diät für subakut und chronische Gallenwegskranke — das Feld der Ernährungsbehandlung sind naturgemäß weniger die akut-dramatischen Zustandsbilder — muß anders aussehen als eine Diät für Leberkranke, genau so, wie eine Diät für Cystitiskranke anders aussehen muß als eine Diät für Nephritiskranke. Vom Arzt und von der Diätköchin wird das oft nicht bedacht. Den Schaden trägt der Kranke. Man muß sich klar darüber sein, was im gegebenen Fall und Augenblick therapeutisch notwendig ist: Will man die Gallenwege möglichst ruhig stellen oder lebhaften Gallenfluß erzielen? Bei entzündlichen Erkrankungen kommt eine aktivierende Therapie erst nach Abklingen der akuten Erscheinungen in Betracht und Konkremente, die keine Beschwerden machen, soll man nicht durch aktive Maßnahmen fahrlässig in Bewegung setzen!

Schonung der Gallenwege, wie wir sie nach Steinkoliken und bei akuter Entzündung für angezeigt halten, heißt medikamentös: Spasmolytica, Antineuralgica, salinische Abführmittel — physikalisch: Wärme und Bettruhe — diätetisch: fett- und eigelbfreie, leicht verdauliche Kost. Mit cholesterinarmer Kost (Vermeidung von Leber, Nieren, Lunge, Hirn, Thymus zwecks Herabsetzung des Cholesteringehaltes der Galle) läßt sich die Neigung zu Konkrementbildung nicht wirkungsvoll bekämpfen. Gebratene und gebackene Speisen, grobe Gemüse und schlecht ausgebackenes Brot verträgt der Kranke (vermutlich wegen der begleitenden Gastro-Duodenitis) in der Regel schlecht. Fette mit hohem Schmelzpunkt und Margarine können neue Koliken auslösen. Nach akuten Koliken fastet der Kranke am besten für 1—2 Tage.

Nach dem Abklingen von Koliken, bei chronisch entzündlichen Zuständen und bei cholecystektomierten Kranken, geht die Therapie darauf aus, den Gallenfluß und die Gallenentleerung zu beleben, die Gallenwege „durchzuspülen", entzündliche Stoffe und Sedimente auszuschwemmen. Diesem Zweck dient die Kombination gallensekretionssteigernder und gallenaustreibender Stoffe (Choleretica — Cholekinetica). Neben gallensäurehaltigen Medikamenten kann da eine fett- und eigelbreiche Kost sehr nützlich sein. Mit Mineralwässern und Quellsalzen glauben wir bessere gallentreibende und weniger stark abführende Wirkungen zu erzielen, wenn wir nicht die ganze Dosis auf einmal wegschlucken lassen, sondern sie in Form der alten *Naunyn*-Kur geben: Früh nüchtern und am Spätnachmittag läßt man je 250 ccm Karlsbader Wasser so heiß wie möglich in kleinen Schlucken innerhalb von 20 Min. trinken, danach so heiß wie möglich kataplasieren. Künstliches Quellsalz wird so dosiert, daß der Kranke täglich 2—3 dünnbreiige Stühle hat. Lebhaften Gallenfluß erzielt man durch Duodenalspülungen, die täglich wiederholt werden können: 20—50 ccm 30%iger oder 250 ccm 10—15%iger Magnesiumsulfatlösung werden nach vorherigem Absaugen von 10—20 ccm Duodenalsaft langsam körperwarm durch die Duodenalsonde eingegossen. Die Kranken lernen das Einführen der Sonde meist sehr schnell selbst und empfinden die Wirkung der Spülung wohltätig und erleichternd. Früher wurde gegen Gallensteine gerne die Ölkur verordnet: Nach abendlichem und morgendlichem Abführen hatte der Kranke früh nüchtern 50—150 g Öl langsam innerhalb von 10 bis 15 Min. zu trinken, bei Brechreiz dazu etwas heißen Kaffee oder Zitronensaft; 1 Stunde später bekam er dann ein kräftiges Abführmittel. Die nach der Kur im Stuhl feststellbaren Seifenkonkremente wurden vom Patienten und Arzt gern als Gallensteine angesprochen und als Beweis für den glänzenden Erfolg der Kur betrachtet. Heute werden Ölkuren kaum mehr gemacht, weil den meisten Menschen das Öltrinken widerstrebt und der einmalige cholekinetische Stoß doch nicht soviel nützt.

f) Pankreaskrankheiten

Der Ausfall der äußeren Pankreassekretion beeinträchtigt durch den Ausfall des Trypsins und der Pankreaslipase in erster Linie die Eiweiß- und Fettverdauung. Der Ausfall der kohlenhydratspaltenden Fermente (Amylase, Maltase) kann durch die Speichel- und Dünndarmfermente ausgeglichen werden und in vielen Fällen von Pankreaserkrankung zeigt der Stuhl überhaupt keine Störungen der Eiweiß-, Fett- und Kohlenhydratverdauung an. In anderen Fällen enthalten die Darmentleerungen unverdaute Muskelfasern und — im Gegensatz zu den Sprue-Stühlen mit ihrem hohen Fettsäuregehalt — ungespaltene Neutralfette. Bei beschleunigter Darmpassage entwickeln sich auf dem Boden unresorbierter Eiweißstoffe auch sehr leicht fäulnisdyspeptische Erscheinungen.

Katsch, der sich um die Entwicklung der Pankreasdiagnostik sehr verdient gemacht hat, schuf den Begriff der „leichten Pankreasschäden“ und vertritt die Ansicht, „die leichten Pankreasschäden gehören zu den häufigen Krankheiten“ und sind „sehr häufig Zweitkrankheiten oder Begleitkrankheiten bei anderen Krankheitsvorgängen“ (bei Infektionskrankheiten, Gallenwegs- und Leberkrankheiten, Magen- und Duodenalgeschwüren). Die Meinung *Katschs* ist nicht unbestritten geblieben. Man hat darauf hingewiesen, daß die Pankreassymptome: Linksschmerz, hyperästhetische Zonen, dyspeptische Beschwerden, enteritische Symptome, Harnzuckerausscheidung, Ätherschmerz, vermehrte Diastase in Harn und Blut, verminderter Fermentgehalt des Duodenalsaftes sehr inkonstant und vieldeutig sind und daß es daher im Einzelfall oft zweifelhaft bleibt, ob man berechtigt ist, eine Erkrankung des Pankreas anzunehmen oder nicht.

Neben Beseitigung einer Erstkrankheit bzw. des auslösenden Schadens strebt die Therapie nach diätetischer Schonung des Organs.

Bei heftigen Schmerzen sind Magenspülung, Darmentleerung und vollständige Nahrungsentziehung die wirksamsten Maßnahmen. Sie vermeiden die belastende Verdauungshyperämie und die digestive Sekretvermehrung. Bei Schwellungen des akut entzündeten Pankreas (internistisch immer eine recht unsichere Diagnose!) dringt *Katsch* auf strengste Kochsalzentziehung „und zwar länger als die Nahrungsentziehung". Ob der Kochsalzentzug die gewünschte Wirkung tatsächlich tut, weiß niemand. Auf alle Fälle muß man vorsichtig damit sein, denn wenn der Kranke viel erbricht, ist die Hypochlorämie sicher die größere Gefahr, die mit Kochsalzzufuhr bekämpft werden muß.

Über leicht assimilierbare Kohlenhydrate (Zucker, Maizena, Grieß, Röstbrot) wird die eigentliche Pankreasschonkost aufgebaut. Entsprechend den fermentativen Ausfällen enthält sie reichlich Kohlenhydrate und wenig Fett und Eiweiß. Als Dauerkost muß sie immerhin so eiweißreich sein, daß sich keine Eiweißmangelsymptome entwickeln. Bestmögliche Ausnutzung der Eiweiß- und Fettträger wird durch Lockerung und Feinverteilung erreicht. Als Eiweiß- und Fettträger eignen sich deshalb am besten Milch, Quark, Eier, gekochter Fisch, gekochtes, zartes Warmblüterfleisch, Rahm, frische Butter — alles gut zerkleinert und sorgfältig zubereitet. Fermentpräparate und Salzsäure (in nicht zu geringer Dosis!) können die Ausnutzung verbessern.

Unzweckmäßig ist die (auf tierexperimentellen Ergebnissen beruhende) eiweiß- und fettreiche Kost, die seinerzeit *Wohlgemuth* vorgeschlagen hat und die sich bei Chirurgen auch heute noch einer gewissen Beliebtheit erfreut. Sie ist außerdem nicht ungefährlich. Im Anschluß an fettreiche Mahlzeiten kann man die Entwicklung einer akuten Pankreasnekrose erleben.

Die Ernährungsbehandlung bei Störungen der inneren Pankreassekretion, beim Diabetes mellitus, haben wir im Abschnitt III dargestellt. Die Kombination äußerer und innerer Sekretionsstörungen stellt an das ärztliche Wissen und Können hohe Anforderungen.

g) Die Ernährung des Frischoperierten

Der Frischoperierte ist krank — um so mehr krank, je schwerer sein Zustand vor der Operation und je schwerer der Eingriff als solcher war. Da es nicht zum wenigsten eine Frage der Ernährung ist, wie schnell und vollkommen die Kräfte wiederkehren, werden Nahrung und Ernährung zu entscheidenden Faktoren der postoperativen Behandlung. Eine aus dem Rahmen der vollwertigen Durchschnittskost herausfallende Ernährung erübrigt sich, wo Grundkrankheit und operativer Eingriff nicht zu schwer waren und die Verdauungsorgane selbst nicht betroffen sind.

Wenn operativer Eingriff und andere krankhafte Störungen (Diabetes, Herz- und Nierenkrankheiten) nicht spezielle diätetische Maßnahmen notwendig machen, muß die Kost also einerseits hochwertig an konzentrierten Nährstoffträgern, andererseits aber auch leicht verdaulich sein. Liegt der therapeutische Akzent auf der Hochwertigkeit, dann handelt es sich im wesentlichen um das, was wir als Kräftigungskost bezeichnen (s. S. 44). Einfache Kräftigungskost bedeutet aber für Frischoperierte nicht selten eine Belastung, der sie nicht gewachsen sind. Wie beim Hungerkranken und Rekonvaleszenten tritt in diesen Fällen an die Stelle der einfachen Kräftigungskost eine schonende Kräftigungskost, d. h. jene Schonkost, von der bei der Behandlung von Magen- und Darmkranken die Rede war. Jede Beschränkung über das unumgänglich notwendige Maß hinaus hat jedoch zu unterbleiben. Ohne rechte Indikation, nur „vorsichtshalber", verordnen viele Ärzte Kostbeschränkungen auf Wochen und Monate hinaus. Die Berechtigung der Vorsicht soll gewiß nicht bestritten werden. Unbegründete Vorsicht verzögert aber die Wiederherstellung der Kräfte, beeinträchtigt das Lebensgefühl und die Lebensfreude und — beweist die Unsicherheit des Arztes.

Hat der operative Eingriff an den Verdauungsorganen selbst stattgefunden, dann muß selbstverständlich das durch den Eingriff geschädigte Organ geschont, die Lösung von Nähten und Ligaturen verhindert werden. In jedem Fall ist die Frage zu entscheiden, wie streng und wie lange an dem Prinzip der Schonung festgehalten werden soll. Die Meinungen darüber stehen sich manchmal unvereinbar und, wie uns scheinen will, nicht immer überzeugend begründet, entgegen. Wie in der Frage des Frühaufstehens haben moderne Chirurgen und Gynäkologen auch in der Frage der postoperativen Ernährung viel von der traditionellen Scheu verloren. Im Bereich der Inneren Medizin ist jene Furcht vor Schädigung der Verdauungsorgane durch mechanische und chemische Beanspruchung, die noch aus der Zeit *Rokitanskys* und der ersten Entdeckungen der pathologischen Anatomie stammt und zu der jahrzehntelang üblichen Brei-Unterernährung der Typhuskranken und Ulcuskranken geführt hat, allmählich überwunden. Physiologische und klinische Erkenntnisse haben die Überbewertung des morphologischen Befundes beseitigt. Immer klarer hat auf der anderen Seite die Forschung die entscheidende Rolle hochwertiger Eiweißkörper, leicht assimilierbarer Kohlenhydrate, des Vitamin C und des Kochsalzes gerade bei der Überwindung von Operationsfolgen erwiesen. Klinische Erfahrungen am Krankenbett und klinische Chemie stimmen darin völlig überein.

Die schwierigste Aufgabe bei der postoperativen Ernährung bleibt der Eiweißersatz. Die Brennwertzufuhr in Gestalt von Kohlenhydraten macht auch dann, wenn Hinfälligkeit des Kranken und operativer Eingriff eine perorale Zufuhr verbieten, geringere Schwierigkeiten. Traubenzucker läßt sich subkutan und intramuskulär in 5,4%iger Lösung, intravenös in 20%iger oder noch höher konzentrierter Lösung, notfalls auch rectal verabfolgen (vgl. unter: Künstliche Ernährung; S. 279ff.).

Unterernährung, Fieber, Verdauungsstörungen, Eiterungen und Blutverluste haben oft schon vor der Operation den Organismus durch Eiweißverlust beträchtlich geschwächt. Blutverluste während und nach der Operation, Narkoseschäden (beschleunigter Eiweißzerfall!) und Wundsekretverluste kommen dazu. Postoperativ ist die Stickstoffbilanz negativ, der Eiweißgehalt des Blutes abgesunken, die Ödemneigung infolgedessen erhöht. Man hat postoperative Eiweißverluste bis zu 1100 g errechnet. In allen Fällen, wo der Kranke unfähig ist, seine Eiweißversorgung auf natürlichem Wege sicherzustellen und sich wegen Verletzungen und Operationsfolgen perorale Nahrungszufuhr verbietet, bleibt als letztes Mittel die Bluttransfusion oder, noch besser, die intravenöse Zufuhr von Aminosäuregemischen (künstliche Ernährung, S. 272). Die intravenöse Ernährung ist die einzige Methode, mit der die postoperativen Eiweißverluste quantitativ und qualitativ ersetzt werden können und die, vor dem Eingriff gegeben, die Heilerfolge wesentlich verbessern kann. Nach Verbrennungen z. B. müßten, sollen die Eiweißverluste durch natürliche Nahrungsmittel ersetzt werden, Fleichmengen verzehrt werden, die der begeistertste Fleischliebhaber nicht bewältigen könnte.

Bei Magenoperierten müssen zunächst die großen Mengen Mageninhalt (500—1000 ccm) entleert werden, die aus Magensaft, Blut und rückgeflossenem Duodenalinhalt bestehen, faulig-übel riechen und beim Erbrechen ein quälendes Brennen der Rachen- und Mundschleimhaut verursachen. Man macht dieses Fäulnisgemisch für die postoperativen Durchfälle nach Magenresektion verantwortlich. Ausheberung und 100—200 ccm Haferschleim (während der ersten 24 Stunden post operat. getrunken!) pflegt die Beschwerden rasch zu beseitigen.

Während manche Chirurgen in den ersten Tagen nach Magenresektion jede perorale Nahrungszufuhr für unangebracht halten, gibt z. B. die *Bauer*sche Klinik am ersten Tag löffelweise ungesüßten Tee, am zweiten stündlich Tee mit Milch, am dritten dazu Schleimsuppe, am vierten Tag Suppe mit Ei, Brühe mit Ei und Gemüse, Fruchtsaft und Nährpräparate (Traubenzucker, Plasmon u. a.), um dann

auf langsam erweiterte Schonkost überzugehen. Ähnlich wird die Ernährung nach Gastroenterostomie und Anlage einer Magenfistel
gehandhabt. Besonders kritisch scheint bei allen Magenoperierten der
vierte bis fünfte Tag post operationem zu sein (Durchschneiden der
Nähte?). Den postoperativen Durst stillen rectale Dauer-Tropfein-
läufe und subcutane Infusionen physiologischer Kochsalzlösung.

Amerikanische Chirurgen führen vor der Operation eine doppel-
läufige Sonde in den Magen, deren eines Ende sie bei der Operation
in den Dünndarm weiterschieben, während das andere im Magen
liegen bleibt und fortlaufend Mageninhalt absaugt. Nach intravenöser
Infusion von 1—3 l 5%iger Glykoselösung am Operationstag selbst
geben sie vom dritten Tag ab täglich rund 3400 cal, teils durch die
Dünndarmsonde, teils durch intravenösen Dauertropfeinlauf.

Bei Operationen wegen Pylorusstenose kann man während der
Operation eine dünne Sonde bis tief ins Jejunum schieben und gleich
nach dem Eingriff mit der Infusion von Nährlösung beginnen. Diese
Kranken sind ja meist so kachektisch, daß man ihnen keinen einzigen
Hungertag zumuten kann.

Nach Choledochusdrainage ist die Fettverdauung erschwert,
weil durch das Drain viel Galle nach außen abfließt. Während jüngere
Kranke die Gallenverluste in der Regel gut vertragen, bekommt sie
älteren Menschen in der Regel sehr schlecht. Das Trinken der abge-
flossenen Galle stößt auf große Schwierigkeiten, weil die Galle widerlich
schmeckt und ihr Geschmack auch durch Kaffee, Rotwein und andere
Korrigentien nicht zu übertönen ist. Meist bleibt kein anderer Ausweg,
als die abgeflossene Galle durch die Jejunalsonde wieder einfließen zu
lassen. Stark eitrige Galle ersetzt man besser durch Rindergalle.

Bei postoperativen Leberschäden ist, wie bei allen Leberparenchymschäden, Traubenzucker in jeder Form angezeigt.

Für die Ernährung nach Darmoperationen gilt im wesentlichen
das Gleiche wie für die Ernährung nach Magenresektion. Die Strenge
des diätetischen Vorgehens hängt von der Größe und Schwere des
Eingriffs ab. Umfangreiche Mahlzeiten und ballastreiche Nahrungsmittel vermeidet man, weil sie Beschwerden und Durchfälle machen.
Erstaunlicherweise sind Kachexien selbst nach ausgedehnten Dünn-
darmresektionen sehr selten. Besondere diätetische Rücksichten sind
hier auf die Dauer meist nicht erforderlich. Nur in der der Operation
unmittelbar folgenden Zeit muß der Darm sich bei Schonkost, unter
Umständen mit medikamentöser Unterstützung, langsam an den neuen
Zustand anpassen. Jeder von pathophysiologischen Deduktionen beherrschte Schematismus ist unangebracht. Am besten probiert der
Kranke selbst aus, was ihm bekommt. Danach richte der Arzt seine
(möglichst sparsamen!) Verbote.

Nach Dickdarmoperationen wird der Stuhl für 3 oder 4 Tage medikamentös gestoppt und der Kranke wegen der Gefahr der Nahtdehiszenz 7—10 Tage lang vorwiegend flüssig ernährt. Manche Kranke mit Anus praeternaturalis müssen sich eine Zeitlang vor rohem Obst und Gemüse, vor viel Fett und kohlensäurehaltigen Getränken in acht nehmen; später können die meisten alles essen.

Die Wunddiätetik ist im Abschnitt: Säuerung und Alkalisierung in der Ernährungstherapie besprochen (s. S. 203).

5. Künstliche Ernährung

Künstlich heißt jene Ernährung, die nicht in normaler, natürlicher Weise durch den Mund erfolgt. Künstlich ist die Ernährung durch die Magen-Darm-Sonde, durch Magen- und Darmfisteln, durch rectale, intravenöse, intrasternale und subcutane Infusion. Keine künstliche Ernährung kann die natürliche vollwertig ersetzen. Immer bleibt sie ein Notbehelf für begrenzte Zeit. In vielen Fällen bietet sie indessen die einzige Möglichkeit, den Kranken über kritische Perioden hinweg bei Kräften zu halten.

Den natürlichen Verhältnissen gleicht noch am ehesten die Sondenernährung. Wenn man die Unbequemlichkeiten der täglich mehrmaligen Einführung vermeiden will, legt man den dünnen Schlauch — er hat üblicherweise einen Durchmesser von 5 mm und eine lichte Weite von 3 mm — durch Mund oder Nase in den Magen, wo er notfalls wochenlang liegenbleiben kann. Wenn der Magen ausgeschaltet werden soll, läßt man die Sonde ins Duodenum oder, noch besser, unter Röntgenkontrolle 110—120 cm tief bis in die zweite Jejunalschlinge hinabgleiten. Da die mechanische Zerkleinerung der Nahrung und die Verdauung durch den Speichel, bei Sondenlage im Duodenum oder Jejunum auch die Verdauung durch den Magensaft, wegfällt, muß die gleichmäßig flüssige körperwarme Nährlösung aus leicht resorbierbaren Kohlenhydraten (Traubenzucker, wenig ausgemahlenes Mehl, Stärkemehl) und feinverteilten Eiweiß- und Fettträgern (Milch, Eier) zusammengestellt werden.

Eine brauchbare Mischung gibt folgendes Rezept: 500 ccm Milch werden zwecks Vorverdauung (Peptonisierung) des Eiweißes mit einer Tablette Acidolpepsin versetzt und 24 Stdn. in den Brutschrank gestellt. Dann gibt man 50 g Sahne, 50 g Butter, 4 Eier, 100 g Zucker, den Saft von 2 Zitronen und 20 g Pankreon dazu. Das Gemisch enthält 1500 Kalorien mit 39 g tierischem Eiweiß. Durch ein Sieb gepreßt und auf Körpertemperatur erwärmt, wird es in Portionen von 100—150 ccm alle 2 Stdn. langsam durch die Sonde gespritzt. 9mal 100 ccm (2 stündlich je 100 ccm von 6—22 Uhr) bringen 2700 cal.

Nach jeder Benutzung muß die Sonde mit Wasser durchgespült werden, um haften gebliebene Nahrungsreste zu entfernen.

Je tiefer die Sonde im Jejunum liegt, desto eher leidet die Ausnutzung der Nährstoffe. Schlecht wird in erster Linie das Fett ausgenutzt; unter ungünstigen Bedingungen erscheinen fast 50%, unter günstigen immer noch über 10% der Zufuhr im Stuhl. Es ist indessen von Fällen berichtet worden, in denen die kalorische Gesamtausnutzung flüssiger Kost (Milch, Ei, Butter, Zucker, Zitronensaft) bei duodenaler Verabreichung kaum schlechter war als bei oraler (89 gegen 95%). Da aber trotz ausreichender Brennwertzufuhr durch die Sonde die Kranken bei Jejunalernährung an Gewicht zu verlieren pflegen, muß die Ausnutzung in der Regel doch wesentlich unter 90% liegen. Für nennenswerte Wasserverluste des sondengefütterten Organismus — sie wurden für die Gewichtabnahme verantwortlich gemacht — ist kein Anhalt.

Als Indikationen der Jejunalsondenernährung gelten in erster Linie alte, schlecht heilende Magen- und Duodenalgeschwüre. Die Sondenbehandlung, meist mit Bettruhe verbunden, dauert hier „schulmäßig" 3—6 Wochen. In der Praxis spielte und spielt sie keine große Rolle, weil ihre Erfolge offensichtlich nicht besser sind als die Erfolge von weniger umständlichen und weniger unbequemen Verfahren. Als Vertreter einer strengen diätetischen Ulcusbehandlung sieht *Kalk* den Vorzug der Sondenernährung darin, daß sie den Kranken zu wochenlanger Ernährung mit flüssiger Kost zwingt. Er meint, auf andere Weise wäre das kaum zu erreichen, und es sei „vielleicht ganz gut, daß dem schwachen menschlichen Willen des Patienten der Nimbus des Schlauches und dem Skeptizismus des Arztes der Glaube an eine neue Methode zu Hilfe kommt".

Bei mechanischen Hindernissen, Lähmungen und Verletzungen im Bereich von Mund, Oesophagus und Magen, bei langdauernder Benommenheit und psychotischer Nahrungsverweigerung ist die Sonde oft das einzige Mittel zur Erhaltung eines leidlichen Kräftezustandes. Die intraduodenale Dauertropfinfusion von täglich einigen Litern 5—8%iger Glykoselösung bei schwerer Leberschädigung haben wir schon erwähnt (s. S. 262).

Die Ernährung durch eine Magenfistel bietet kaum Schwierigkeiten. Auf den etwa fingerdicken Fistelschlauch, der $^1/_2$—$^3/_4$ m aus der Fistel herausragt, wird ein Glastrichter gesetzt und durch ihn die Nahrung eingefüllt. Um möglichst gute Verdauung und Ausnutzung zu erreichen, ist es zweckmäßig, wenn sich der Kranke daran gewöhnt, die Mahlzeit Bissen für Bissen gründlich durchzukauen und einzuspeicheln, in den Trichter zu spucken und mit Wasser in den Magen zu spülen. Verweigert er diese Art der Nahrungsaufnahme als unappetitlich und unschön oder kann sie aus äußeren Gründen nicht konsequent durchgeführt werden, dann bleibt nichts übrig, als die ganze Nahrung — eine vollwertige, gemischte Kost — körperwarm in breiig-flüssiger Form durch die Fistel zu gießen und auf die Speichelverdauung zu verzichten. Besondere Kostschemata und Nährpräparate sind entbehrlich. Viel wichtiger ist es, die Kranken zur Sorgfalt und Regelmäßigkeit zu erziehen.

Die Möglichkeiten rectaler Nahrungszufuhr sind begrenzt. Wir erwähnten bereits, daß die Colonschleimhaut Wasser und Kochsalz resorbiert. Daneben resorbiert sie von Traubenzucker einen größenordnungsmäßig nicht genau bekannten Teil der Zufuhr, von höhermolekularen Eiweißspaltprodukten höchstens Mengen, die praktisch nicht ins Gewicht fallen, von Fetten, Mineralien (außer Natrium, Kalium und Chlor) und Vitaminen gar nichts. Die raffiniert ausgeklügelten Nährklysmen alter Zeiten mit Eiern, Milch, Butter, Sahne, Weizenmehl, Rotwein und anderen leckeren Dingen waren ziemlich nutzlos und gingen, soweit sie nicht der bakteriellen Zerstörung anheim fielen, per vias naturales wieder ab. Saponinzusatz soll die Resorption rectal gegebenen Traubenzuckers unterstützen. Von größter praktischer Bedeutung ist die Tatsache, daß Aminosäuren und Aminosäuregemische rectal anscheinend sehr gut (zu 90%?) resorbiert werden.

Eine sinnvolle und zugleich sparsame rectale Ernährung muß sich also auf Wasser, Traubenzucker, Aminosäuren und Kochsalz beschränken; schon der Alkohol ist mehr oder minder Luxus. Zweckmäßig ist eine Nährlösung aus 54 g Traubenzucker, 30 g Aminosäuren, 7 g Kochsalz und 1000 g Wasser. Sie entspricht einer blutisotonischen Traubenzuckerlösung und wird nach einem Reinigungseinlauf als körperwarmer Dauertropfeinlauf (je St. 200—300 ccm) oder, was manche Kranken vorziehen, in mehrstündigem Abstand als Klysma von je 300 ccm verabreicht. Zur rectalen Aminosäurenzufuhr löst man bis zu 35 g eines kristallinischen Aminosäuregemisches oder entsprechende Mengen eines Aminosäurepräparates in 1000 ccm Wasser und gibt es als Tropfklysma innerhalb von 4—6 Std. Reizzustände des Rectums durch häufige Nährklysmen lassen sich mildern durch Zusatz von 2 Eßlöffeln Haferschleim oder Reisschleim, evtl. Anästhesinzäpfchen und durch sorgfältige Vermeidung zu heißer und zu kalter Einläufe.

Wenn natürliche Ernährung durch den Mund, Sondenernährung und rectale Ernährung undurchführbar sind wegen örtlicher Hindernisse (Strikturen und Stenosen, Verletzungen, frische operative Eingriffe), wegen der Hinfälligkeit des Kranken oder wegen unüberwindlichen Erbrechens und Durchfalls, dann wird die parenterale Nahrungszufuhr zur letzten Rettung in der Not. Ihre Schwierigkeiten liegen darin, daß auf diesem Wege nur wasserlösliche Nährstoffe zugeführt werden können und zwar bei subcutaner Zufuhr nur in blutisotonischer Lösung, daß ohne weiteres wasserlöslich aber nur Mono- und Disaccharide sind.

Bluttransfusionen, Plasma- und Seruminfusionen und Serumkonserven haben ihre Bewährungsprobe durchaus bestanden. Ihre Reichweite ist indessen begrenzt und zwar nicht allein wegen der Bereitstellung und Kontrolle der Spender und der Schwierigkeiten der Materialbeschaffung. Die transfundierten Bluteiweißkörper müssen auch im Empfängerorganismus zunächst weitgehend abgebaut werden, um körpereigene Eiweißstoffe bilden zu können. Das gilt vor allem für das **Blutkörpercheneiweiß**, das 16 von 20 g des Vollbluteiweißes ausmacht und erst 60 bis 120 Tage nach Infusion für den Empfängerorganismus nutzbar wird. Das Plasmaeiweiß ist rascher verwertbar, wird aber auch rascher wieder ausgeschieden.

Wo es sich darum handelt, größere Nahrungsmengen zuzuführen, wählt man daher am besten die **intravenöse Dauertropfinfusion** reiner Nährstoffe, die auf gleichmäßiges Zuflußtempo (200 bis 250 ccm in der Stunde) eingestellt wird. Subkutane Infusion kommt wegen der Belastung des Organismus durch die großen Wassermengen (blutisotonische Nährlösungen!) als Nahrungszufuhr praktisch nicht in Betracht. Bei intravenöser Verabreichung liegt die maximal mögliche Nährstoffkonzentration beträchtlich höher: für Zucker bei 20%, für Kochsalz bei 3%. Höher konzentrierte Zuckerlösungen sind dickflüssig und lassen sich nur unter Druck injizieren. Bei hochprozentigen Kochsalzlösungen muß bedacht werden, daß sie paravenös höchst unangenehme Nekrosen machen.

Die Möglichkeiten intravenöser Ernährung sind dank amerikanischer Bemühungen in den vergangenen 10 bis 15 Jahren ganz erheblich verbreitert worden und wenn ein deutscher Kliniker noch im Jahre 1944 schreiben konnte, als Material für parenterale Ernährung käme nur isotonische Traubenzuckerlösung in Betracht, dann zeigt das mit erschreckender Deutlichkeit, wie weit die wissenschaftliche Isolierung Deutschlands damals gegangen war.

Wegen ihres hohen Energiewertes wären die **Fette** für intravenöse Ernährung besonders geeignet. Von der erwiesenen Verwertbarkeit intravenös gegebener Fettemulsionen ausgehend, fanden amerikanische Forscher, daß man Hunden eine 30%ige Fettemulsion ziemlich rasch infundieren und ihnen auf diesem Weg ziemlich große Mengen Fett — bis zu 800 g im Verlauf von einigen Wochen — beibringen kann. Es muß nur die Teilchengröße der Fettemulsion möglichst klein sein,

d. h. an der unteren Grenze der mikroskopischen Sichtbarkeit liegen. Durch Glykosezusatz läßt sich die Verträglichkeit der Fettemulsionen verbessern. Auch kranken Menschen sind Fettemulsionen mit gutem Erfolg intravenös infundiert worden. In einem von amerikanischen Klinikern veröffentlichten Fall wurden während einer 9tägigen Periode $^2/_3$ der Gesamtenergiezufuhr in Gestalt von Fett intravenös verabreicht.

Die intravenöse Verabfolgung von Eiweißkörpern und Aminosäuren gewann in den letzten Jahren ebenfalls wachsende Bedeutung. Vor allen Dingen mit der immer klarer werdenden Erkenntnis der unerwarteten Höhe des operativen und postoperativen Eiweißzerfalls (durch den operativen Eingriff als solchen, durch Narkose und u. U. durch Wundinfektion), des Eiweißverlustes nach außen (Blut, Wundsekret, Eiter) und der ganz entscheidenden Bedeutung des Eiweißersatzes für die Prognose des Operierten, wuchs im chirurgischen Arbeitsbereich das Bedürfnis nach einer Methode, die es ermöglichte, größere Mengen von Eiweißsubstanzen parenteral zu verabreichen. Von den Fragen der peroralen Ernährung mit Eiweißsubstanzen (Eiweißhydrolysaten, Aminosäuren) haben wir bereits gesprochen (s. S. 67).

Intravenös gegebene Eiweißkörper werden, nicht anders als peroral gegebene, nur dann vollständig retiniert und verwertet, wenn das Gemisch alle essentiellen Aminosäuren enthält und wenn der energetische Bedarf des Organismus gleichzeitig mit Kohlenhydraten und Fett gedeckt wird. Tierversuche und Beobachtungen an eiweißunternährten Menschen ergaben, daß es bei ausreichender Glukose-Fett-Infusion mit intravenöser Zufuhr einer 5- bis 10%igen Lösung vollständiger Aminosäurengemische gelingt, positive Stickstoffbilanzen und Wiederanstieg eines abgesunkenen Serumeiweißspiegels zu erzielen.

Bei der üblichen Herstellung von Aminosäurengemischen aus Eiweißkörpern werden jedoch oft einzelne essentielle Aminosäuren zerstört. Versager der intravenösen Aminosäuretherapie erklären sich auf diese Weise. Störend sind unter Umständen unangenehme Begleiterscheinungen (Kopfschmerzen, Schüttelfrost, Fieber, Kollaps), die durch biogene Amine oder Dicarboxylsäuren bedingt sind, denen man aber durch Glukosezusatz und langsame Infusion vorbeugen kann und die mit Verbesserung der Präparate immer seltener werden. Als Faustregel für die intravenöse Ernährung mit Aminosäuren gilt: täglich rund 1600 Kalorien in Form von 400 g Glukose, dazu 1 bis 1,5 g Aminosäuren je kg Körpergewicht. In USA wurden viel größere Mengen gegeben. Bei Infusion größerer Mengen von Aminosäuren und hochkonzentrierter Lösungen (über 5%) kann es zu Thrombosen kommen. Wegen der Gefahr der Acidose und des Harnstoffanstieges im Blut gelten Störungen der Nierenfunktion als Gegenindikation der intravenösen Aminosäurentherapie. Ob wirklich mit Recht, steht dahin.

Die Frage, ob hinsichtlich der Ausnutzung der peroralen oder der intravenösen Verabreichung der Vorzug gebührt, läßt sich noch nicht sicher beantworten. Im Zustand extremer Eiweißverarmung wird anscheinend bei peroraler Zufuhr mehr retiniert als bei intravenöser.

Die Erfahrungen vor allen Dingen der amerikanischen Klinik zeigen übereinstimmend, daß mit dieser Form der Ernährungstherapie erstaunliche Erfolge erzielt werden können. Es ist jedenfalls gelungen, Kranke über Wochen hin ausschließlich intravenös zu ernähren und während dieser Zeit große operative Eingriffe erfolgreich durchzuführen.

IV. DIE ERNÄHRUNG DES KINDES, DER SCHWANGEREN UND DES GREISES

Kindesalter, Schwangerschaft und Greisenalter sind zwar keine Krankheiten. Streng genommen fällt die Ernährung während dieser Lebensabschnitte also nicht mehr in den Bereich der Krankenernährung. Sie unterscheidet sich aber doch so vielfach von der des voll leistungsfähigen Erwachsenen, daß eine zusammenfassende Darstellung berechtigt erscheint. Wir werden dabei auch die speziellen diätetischen Erfordernisse des kranken Kindes, der kranken Schwangeren und des kranken Greises berücksichtigen.

1. Kinderernährung

Der überzeugteste Vegetarier kann nicht bestreiten, daß die Natur für den Säugling die Muttermilch, ein durchaus animalisches Produkt, als Nahrung vorgesehen hat. Dennoch gibt es Eltern, die sich darüber hinwegsetzen und sogar noch wundern, wenn ihre mit „Pflanzenmilch" aufgezogenen Kinder kümmerlich, blaß und anfällig sind.

Für den gesunden ausgetragenen Säugling gibt es in den ersten Monaten keine bessere Nahrung als die Milch seiner Mutter. Sie ist seinen Bedürfnissen besser angepaßt als jede Tiermilch und jede künstliche Milchmischung, weil überall die Wachstumsgeschwindigkeit des Neugeborenen in enger Verbindung steht mit der Zusammensetzung der Muttermilch. Die Muttermilch schnell wachsender Tiere enthält relativ mehr Eiweiß und anorganische Bestandteile, die Muttermilch langsam wachsender Tiere relativ mehr Zucker (Tab. 22 bis 24). Säugetiere, die ständig der Kälte ausgesetzt sind, geben besonders fettreiche Milch (Walmilch enthält bis zu 20% Fett). Der Nährstoffgehalt der Milch schwankt mit der mütterlichen Ernährung nur wenig. Körperfremde Stoffe (Alkohol, Morphin, Atropin, Skopolamin, Jod, Brom, Arsen, Quecksilber, Salizylsäure, vielleicht Nikotin) und Antitoxine gehen in die Milch über.

Die **Eiweißkörper** (zu 75—80% Caseïn, daneben Albumin und Globulin) und die Phosphate der Milch sind kolloidal gelöst. Kuhmilchcaseïn und Frauenmilchcaseïn unterscheiden sich chemisch zwar nicht; das erste fällt aber bei der Gerinnung in gröberen und schwereren Flocken aus. Die biologische Hochwertigkeit, der hohe Ergänzungswert und der günstige physiologische Nutzwert des Milcheiweißes wurden bereits erwähnt (s. S. 54). Labferment verwandelt Caseïn in Paracaseïn; dieses vereinigt sich mit Calcium, fällt als Gerinnsel aus und reißt dabei das Milchfett in feiner Verteilung mit. Milchalbumin gerinnt beim Kochen, schlägt sich an den Caseïnmizellen nieder und überzieht sich noch mit einer Schicht unlöslichen Calciumcarbonates (Milchhautbildung). Das in der Frauenmilch relativ reichlich vorhandene Milchglobulin verleiht als Schutzkolloid der Frauenmilch ihre Resistenz gegen Auslabung. Außer der Labwirkung und beim Kochen findet eine Gerinnung von Caseïn und Milchalbumin bei der Säuerung statt. Im Gegensatz zu der fermentativen Labungskoagulation beruht die Säuerungskoagulation auf isoelektrischer Ausfällung, d. h. einem rein physikalisch-chemischen Vorgang. Während bei Labgerinnung das Milchserum klar bleibt, ist es nach Säuregerinnung durch Calciumcarbonat getrübt.

Tabelle 22. Milch verschiedener Säugetiere (je 100 g)

	Mensch	Pferd	Esel	Rind	Ziege	Schwein	Schaf	Kaninchen	Rentier
g Eiweiß	1.2	1,8	2,1	3,6	3,6	5,4	5,8	10,4	10,9
g Fett	2,5–4,0	1,0	1,9	2,5—3,8	3,9	8,6	5,2	7,8	19,7
g Zucker	7,2	6,5	5,5	4,8	4,7	3,0	4,2	3,5	2,6
Kalorien	68	—	49	68	70	114	—	129	—
g Asche	0,2	0,4	0,4	0,5	0,8	0,8	0,7	2,5	1,4
mg Calcium	27	—	—	125	130	—	—	—	—
mg Magnesium	3	12	—	—	—	—	—	—	—
mg Natrium	11	50	—	—	—	—	—	—	—
mg Kalium	49	158	—	—	—	—	—	—	—
mg Chlor	32	150	—	—	—	—	—	—	—
mg Phosphor	13	94	—	—	—	—	—	—	—
mg Schwefel	13	33	—	—	—	—	—	—	—
γ Eisen	150	—	—	60	—	—	—	—	—
I. E. Vitamin A	350	—	—	100-200	170	—	—	—	—
mg Vitamin B$_1$	0,03	—	—	0,05	0,05	—	—	—	—
mg Vitamin B$_2$	0,10	—	—	0,20	0,08	—	—	—	—
mg Vitamin C	4,50	8,5 bis 10,1	—	2,0—3,0	3,0	—	—	—	—
γ Vitamin D	+	—	—	0,2	—	—	—	—	—
mg Vitamin E	0,400 bis 1,860	—	—	0,020 bis 0,100	—	—	—	—	—

Das menschliche Colostrum enthält 6,0% Eiweiß, 2,8—4,8% Fett, 3,6—5,0% Zucker und 10mal soviel Carotin wie die reife Milch. Wichtig ist das unterschiedliche Verhältnis Milchalbumin:Milchcaseïn in Frauenmilch und Kuhmilch; es beträgt in der Frauenmilch 1:3-4, in der Kuhmilch 1:7. Das Milchglobulin der Frauenmilch macht nur 0,1% des Gesamteiweißes aus.

Tabelle 23. Aminosäurengehalt der Milch (mg in 100 g)

	Mensch	Rind
Histidin	12,3	59,3
Arginin	40,9	127,3
Lysin	49,7	222,6
Tyrosin	49,6	197,3
Tryptophan	18,7	42,6
Cystin	19,8	22,8
Methionin	18,1	103,7

Tabelle 24. Wachstumsgeschwindigkeit und Gehalt der Milch an Eiweiß, Calcium und Phosphorsäure (nach *Lang*)

Spezies	Verdoppelung des Geburts-Gewichts in Tagen	Gehalt der Milch an Eiweiß. Kalorien-prozente	Ca mg%	P mg%
Mensch	180	13	32	30
Kuh	47	20	120	90
Ziege	19	19	128	103
Schaf	10	23	207	125

Unter den Neutralfetten der Milch überwiegen die Glyceride der Ölsäure; Lecithin und Cholesterin kommen nur in kleinen Mengen vor. Körperfremde Nahrungsfette können unverändert in die Milch übergehen. Die biologische Hochwertigkeit des Milchfettes beruht u. a. auf seinem Gehalt an lebensnotwendigen (essentiellen) Fettsäuren; 3—5% der Fettsäuren des Milchfettes sind z. B. Linolsäure. Milchfett ist das am leichtesten verdauliche Fett. Es ist in der Frauenmilch gleichmäßiger und feiner verteilt als in der Kuhmilch und kann künstlich durch Homogenisieren noch so viel feiner verteilt werden, daß es nicht mehr zu Rahmbildung kommt.

Das Kohlenhydrat der Milch ist der in·der Milchdrüse aus Traubenzucker gebildete Milchzucker, ein Disaccharid von Glykose und Galaktose. Andere Kohlenhydrate sind quantitativ bedeutungslos (s. aber Seite 390). Milchzucker verbessert die Kalkresorption und beeinflußt die bakterielle Darmflora in erwünschtem Sinne.

Unter den anorganischen Bestandteilen der Frauenmilch überwiegen die Phosphate, die zum größten Teil aus Calciumphosphat bestehen, unter den Vitaminen die Vitamine A, B_1, B_2, C, E und K. Der Calciumgehalt der Milch läßt sich durch perorale Zufuhr von Calcium nicht erhöhen. Der Gehalt an allen Vitaminen schwankt nicht unerheblich. Das Vitamin A der Milch wird sehr gut ausgenützt. Milch und Butter gehören zu den besten Vitamin A-Quellen überhaupt. Vitamin D kommt zwar nur in Spuren vor, seine Vorstufen, die bei Ultraviolettbestrahlung in Vitamin übergehen, aber in beträchtlicher Menge. Für die Versorgung mit Vitamin B_2 ist die Milch deswegen von Bedeutung, weil die übliche Ernährung nur wenig davon enthält. Die Molke verdankt dem Lactoflavin ihre gelbgrünliche Farbe.

Milch besitzt endlich noch eiweiß-, fett- und kohlenhydratspaltende und oxydationsbeschleunigende Fermente (Frauenmilch, auch Amylase, die der Kuhmilch fehlt) und Bakterien. Keine Muttermilch ist keimfrei.

Das oberste Gesetz der Säuglingsernährung heißt Regelmäßigkeit. Sie beginne schon am 3. oder 4. Lebenstag! Beim ersten Anlegen an die Brust, 12—24 Std. nach der Geburt, bekommt der Säugling zunächst das Colostrum, vom 3. bis 4. Tag an die in ihrer Zusammensetzung annähernd gleichbleibende reife Muttermilch. Für Mutter und Kind hat sich am besten das Anlegen in Abständen von 4 Std. bewährt: 5 Mahlzeiten von je 15—20 Min. Dauer mit 8stündiger Nachtpause. Diese Abstände müssen unbedingt eingehalten werden, um dem Magen Zeit zur vollständigen Entleerung zu lassen (Entleerungszeit rund $2^1/_2$ Std.).

Mit der speziellen Technik des Stillens — Sauberkeit, Warzenpflege, Lage der Mutter und des Kindes — haben wir uns hier nicht zu befassen.

Der Säugling soll die Brust in einer Mahlzeit schon deswegen leer trinken, weil der Fettgehalt der Milch mit dem Absaugen ansteigt.

Am Ende der ersten Lebenswoche braucht der gesunde Säugling täglich 300—400 g Muttermilch. Die Trinkmenge steigt auf rund 800 g am Ende des zweiten Lebensmonats und bleibt dabei stehen. Zu Beginn seines Lebens nimmt der Mensch also normalerweise tägl. 4 g tierisches Eiweiß je kg Körpergewicht zu sich.

Der Erfolg des Stillens läßt sich am einfachsten an Hand der Waage beurteilen. Der Säugling muß immer zur gleichen Tageszeit, am besten 1—2mal wöchentlich gewogen werden; seine durchschnittliche tägliche Gewichtszunahme soll 20—30 g betragen. Es empfiehlt sich, von vornherein alle Beteiligten darauf hinzuweisen, daß kurze Gewichtsstillstände und kleine Gewichtsschwankungen nichts zu bedeuten haben. Wie oft macht die Ängstlichkeit der Mutter aus Vernunft und und Wohltat der Waage nur Unsinn und Plage! Im Laufe der ersten 5—6 Lebenstage sinkt das Gewicht um 200—500 g und braucht 2 bis

3 Wochen, um seinen Geburtsstand wieder zu erreichen. Für die weitere Gewichtszunahme gilt die Regel: monatliche Zunahme im 1. Halbjahr je 600, im 2. Halbjahr je 500 g, für die Längenzunahme im 1. Vierteljahr 10 cm, im 2. Vierteljahr 6 cm, im 3. Vierteljahr 5 cm und im 4. Vierteljahr 4 cm. Gewichtsstillstand des gesunden Säuglings beruht auf unzureichender Milchergiebigkeit der Brust oder schlechtem Saugen. Das Längenwachstum hört erst bei langdauernder schwerer Unterernährung auf.

Die Milchergiebigkeit wird nach der Beschaffenheit der Brust beurteilt. Das gut sezernierende Organ fühlt sich schwer und warm an und zeigt starke Venenfüllung; auf sanften Druck entleert sich reichlich Milch. Besser ist es, Trinkproben anzustellen, indem man bei allen 5 Mahlzeiten das Kind vor und nach der Brustmahlzeit wiegt. Hohlwarzen und andere Warzenmißbildungen, Rhagaden, Fissuren, Mastitis bei der Mutter, Lippen- und Gaumenspalten, Lähmungen, behinderte Nasenatmung, Saugschwäche und Trinkfaulheit beim Kind erschweren das Stillen bis zur Unmöglichkeit. Absolute Stillhindernisse von seiten der Mutter sind aktive, fortschreitende Lungentuberkulose, schwere endokrine Krankheiten, schwere Psychosen und andere schwere Infektionskrankheiten, kurzum Krankheiten, bei denen das Leben der Mutter von der Erhaltung des Kräftezustandes abhängt und jeder vermeidbare Kräfteentzug vermieden werden muß. Mütterliche Infektionen gefährden unter Umständen auch das Kind. Die Lues einer Mutter ist an sich noch kein Grund, das eigene Kind nicht zu stillen. Mindestens 3 Monate lang sollte der Säugling ausschließlich natürlich ernährt werden. Die Stillfähigkeit kann bei regelmäßigem Trinken jahrelang aufrechterhalten werden; im Hinblick auf eine vollwertige Ernährung des Säuglings ist es jedoch zweckmäßig, spätestens am Ende des 6. Monats mit dem Abstillen zu beginnen.

Wo eigene Muttermilch fehlt oder zu knapp ist, tritt Ammenmilch oder aus der Frauenmilchsammelstelle bezogene Milch für sie ein. Zwingt Mangel an Frauenmilch zu Zufütterung, dann soll das Kind die künstliche Nahrung (s. S. 289 ff.) auf alle Fälle erst als zweiten Teil der Mahlzeit bekommen.

Schon im 3. Monat beginnt man mit Zulagen von Obst- und Gemüsesaft (2—3 Teelöffel). In Hungerzeiten wurde roher Kartoffelpreßsaft als Ersatz empfohlen (roh geriebene Kartoffeln durch ein Seihtuch gepreßt). Vom 4. Monat an kommen zu den Säften Rohrfrüchtebreic aus Äpfeln, Apfelsinen, Bananen und Zitronen, die mit Honig gesüßt werden (in Notzeiten Rohkartoffel-Zwiebackbrei). Nach und nach werden die Rohfrüchtebreie (1—2 Eßlöffel) durch Gemüse (Möhren, Spinat, gekochter Salat) ergänzt. Des weiteren gestaltet sich die Kostführung etwa in folgender Art: vom 6. Monat an Ersatz einer Milchmahlzeit durch Gemüsebrei (Grieß in Gemüsesuppe) — vom 7. Monat an nur noch 4 Mahlzeiten (2mal Flasche, 1mal Gemüse, Kartoffelbrei, Ei, Fleisch und 1mal Milchbrei mit Zwieback) — nach Vollendung des 1. Lebensjahres Milch nur noch als Zukost. Grobe Kohlsorten, Hülsenfrüchte, Rote Beten, Rettiche und andere „grobe" Gemüse vertragen Kleinkinder meist schlecht. Wichtig ist es, das Kind schon frühzeitig durch hartes, grobes Brot zu kräftigem Kauen zu zwingen. Fehlentwicklungen des Kiefers und Neigung zu Zahnkaries können auf diese Weise bekämpft werden.

Die eiweiß- und fettreiche, kohlenhydratarme Säuglingskost geht im Laufe der ersten Jahre in die eiweiß- und fettärmere, kohlenhydratreichere Kinderkost über. Für den Eiweiß- und Brennwertbedarf zwischen dem 1. und 21. Lebensjahr hat die Hygiene-Sektion des Völkerbundes im Jahre 1936 Richtzahlen festgelegt (s. Tab. 26). Die neueren Zahlen des Food and Nutrition Board der USA liegen bezüglich des Eiweißes etwas tiefer, bezüglich der Kalorien etwas höher (abweichende Zahlen in der Tabelle 26 in Klammern gesetzt).

Die richtige Ernährung des Kindes steht im Zeichen einiger weniger Grundregeln: Keine Überernährung — Regelmäßigkeit in Mahlzeiten und Nahrungspausen — Kein Zwang zum Essen; Hungern ist ein gutes Mittel für schlechte Esser! — Süßigkeiten nur als Ausnahme — Vermeidung von Einseitigkeit und dogmatischem Schematismus — Vermeidung von starken Reizen; Kinder sind gegen Geschmacks- und Geruchreize empfindlicher als Erwachsene und haben viel ausgesprochenere und schwerer überwindbare Abneigungen.

Milch als ein an biologisch hochwertigem Eiweiß, Fett, Calcium, Vitamin A und Vitamin D reiches Nahrungsmittel, soll ständiger Bestandteil jeder Kinderkost sein. Zu lange fortgesetzte reine Milchernährung schädigt aber das Kind, weil seine steigenden Nährstoffbedürfnisse mit Milch allein nicht mehr befriedigt werden können; überdies sinkt der Vitamin C-Gehalt der Milch langstillender Mütter merklich ab. Der Speisezettel soll Abwechslung nur im engen Rahmen bringen und der konservativen Tendenz des gesunden Kindes entgegenkommen. Allzu zähes Haften am Gewohnten — es gibt Kinder, die mit 2 und 3 Jahren noch kein Gemüse und kein Fleisch essen! — muß aber ebenso vermieden werden wie ständige Neuerung.

Die künstliche Ernährung, d. h. die Ernährung ohne Frauenmilch, ist viel schwieriger durchzuführen als die natürliche. Kuhmilch, der nächstliegende Ersatz, enthält mehr Caseïn, Calcium, Phosphat und Vitamin B_2, relativ weniger Lactalbumin, absolut weniger Fett, Zucker, Eisen, Vitamin A und Vitamin C. Da Muttermilch und Neugeborenenorganismus jeder Säugetierart aufeinander eingestellt sind (s. auch Tab. 22—24), muß die Kuhmilch „künstlich" den Bedürf-

Tabelle 25. Sollgröße und Sollgewicht von Kindern bis zu 15 Jahren
(nach *Scheer*)

Alter	Knaben		Mädchen	
	Gewicht in kg	Länge in cm	Gewicht in kg	Länge in cm
Geburt	3,5	50	3,2	49
1 Monat	4,5	54	4,1	53
2 Monate	5,3	57	4,8	56
3 Monate	6,2	60	5,7	59
4 Monate	6,8	62	6,3	61
5 Monate	7,3	64	6,9	63
6 Monate	7,9	66	7,4	65
7 Monate	8,5	68	7,8	67
8 Monate	8,9	70	8,2	69
9 Monate	9,2	71	8,5	70
10 Monate	9,5	72	8,8	71
11 Monate	9,9	74	9,4	73
12 Monate	10,2	75	9,7	74
13 Monate	10,5	76	10,0	75
14 Monate	10,7	77	10,2	76
16 Monate	11,0	78	10,5	77
17 Monate	11,2	79	10,7	78
18 Monate	11,5	80	11,0	79
19 Monate	11,7	81	11,2	80
20 Monate	12,0	82	11,5	81
22 Monate	12,2	83	11,7	82
23 Monate	12,5	84	12,0	83
2 Jahre	12,7	85	12,2	84
3 Jahre	14,7	93	14,2	92
4 Jahre	16,5	99	15,7	98
5 Jahre	18,0	104	17,0	103
6 Jahre	20,5	109	19,0	107
7 Jahre	23,0	115	21,0	113
8 Jahre	25,0	120	23,0	118
9 Jahre	27,5	125	25,0	123
10 Jahre	30,0	130	27,0	128
11 Jahre	32,5	135	29,0	133
12 Jahre	35,0	140	32,0	139
13 Jahre	37,5	145	37,0	146
14 Jahre	41,0	151	43,0	153
15 Jahre	45,0	157	48,0	158

nissen des menschlichen Säuglings angepaßt werden. Zahllose Wege
sind beschritten worden. Die Tatsache, daß immer Neues versucht
wird, beweist die Unvollkommenheit der Ergebnisse.

Für die Durchführung der künstlichen Ernährung ist es wichtig,
zunächst eine Vorstellung von der Größe des Nahrungsbedarfs zu ge-

winnen. Der energetische Bedarf eines gut gedeihenden Säuglings („Gedeihquotient" nach *Nitschke*) beträgt im

1. Quartal 100—110 cal/kg
2. Quartal   90—100 cal/kg
3. Quartal   80— 90 cal/kg
4. Quartal   70— 80 cal/kg

Der Grundumsatz des Neugeborenen steigt in den ersten 12 Lebensmonaten von 42 auf 57 cal je kg, um im Laufe der Jahre bis zur Pubertät auf den Erwachsenenwert von 24 cal je kg abzusinken.

Der zur Bestanderhaltung eben genügende Energiebedarf („Erhaltungsquotient" nach *Nitschke*) liegt im

ersten Halbjahr bei   70 cal/kg
zweiten Halbjahr bei 60 cal/kg

Der Eiweißbedarf des Neugeborenen beträgt rund 4 g je kg Körpergewicht. Für Frühgeburten wurde er zu rund 3 g je kg Körpergewicht berechnet; mit fortschreitendem Alter der Frühgeburt steigt er bis zur Vollreife an. Vom Höchststand des vollreifen Neugeborenen sinkt der Eiweißbedarf im Lauf der Jahre langsam auf den Wert des Erwachsenen von rund 1 g je kg Körpergewicht. Der Eiweißbedarf des Brustkindes ist geringer (etwa $^2/_3$) als der des künstlich ernährten Säuglings.

Mit reiner Kuhmilch gedeiht der Säugling schlechter als mit Frauenmilch. Verträglich wird die eiweißreiche Kuhmilch erst mit einem Zusatz

Tabelle 26. Eiweiß- und Brennwertbedarf je Tag zwischen 1. und 21. Lebensjahr. (Richtlinien der Hygiene-Sektion des Völkerbunds; abweichende Zahlen des Food and Nutrition Board sind in Klammern beigefügt.)

Alter (Jahre)	Eiweiß		Kalorien	
	insgesamt g	je kg Körpergewicht	insgesamt g	je kg Körpergewicht
1—2	41 (40)	3,5	840 (1200)	73
2—3	48	3,5	1000	73
3—5	49 (50)	3,0	1200 (1600)	73
5—7	51	2,5	1440	70
7—9	63 (60)	2,5	1680 (2000)	67
9—11	75 (70)	2,5	1920 (2500)	64
11—12	84	2,5	2160	64
12—15	100 (80—85)	2,5	2400 (2600—3200)	60
15—17	104	2,0	2400	46
17—21	90 (75—100)	1,5	2400 (2400—3800)	40
über 21	70	1,0	2400	34

von etwa 7% Kohlenhydraten. Infolge ihres höheren Eiweißgehaltes verweilt sie auch länger im Magen. Am schwierigsten für die Verdauungsorgane des Säuglings ist die Verdauung des grob emulgierten Kuhmilchfettes.

„Die Frauenmilchstühle sind wasserreicher, gelbgrün (Biliverdin), salbenartig, oft aber wesentlich dünner und dann auch schleimhaltig, riechen säuerlich, aromatisch und reagieren sauer (p_H 5—5,5); die Kuhmilchstühle werden fester, meist geformt entleert, sind bräunlich bis lehmfarben (Kalkseifen, Urobilin) und stinken faulig. Ihre Reaktion ist meist alkalisch (p_H 6—8). Die Unterschiede sind durch die verschiedene Bakterienbesiedlung des Dickdarms bedingt. Der bei Geburt sterile Magen-Darmkanal fängt nach wenigen (2—4) Tagen an, die charakteristische, rasch zahlenmäßig zunehmende Bakterienbesiedlung aufzuweisen . . . Magen und Dünndarm bleibem beim gesunden Säugling dauernd keimarm; die Besiedlung beginnt im unteren Ileum und wird im Dickdarm sehr reichlich. Grundsätzlich sind in beiden Stuhlarten die gleichen Keime enthalten, aber im Frauenmilchstuhl überwiegen gärungserregende, säurebildende Keime, B. bifidus, B. acidophilus und Enterococcus = Streptococcus, Lacticus (im Kuhmilchstuhl Fäulniserreger), B. coli und B. lactis aerogenes, die beide unter bestimmten Umweltbedingungen auch in gewissem Umfang Gärung bewirken können und Anaerobier (Gasbacillus Fraenkel, B. amylobacter, putrificus, Proteus). Bei Darmstörungen jeder Art können vor allem Colikeime in die oberen Dünndarmabschnitte aufsteigen (Nachlassen der normalen bakteriziden Kräfte des Dünndarms, dazu Störungen der Motilität?). Die lange Zeit umstrittene Frage nach der Auswirkung dieser Colibesiedlung scheint durch die neueren günstigen Erfahrungen mit der Wirksamkeit von Antibioticis (Streptomycin, Chloromycetin) auf dyspeptische Störungen dahin entschieden zu werden, daß ihr für gewisse Gruppen von Erkrankungen eine pathogenetische Bedeutung zukommt" *(Nitschke)*.

Bei künstlicher Ernährung muß auch der große Flüssigkeitsbedarf des Säuglings berücksichtigt werden: 140—200 g je kg Körpergewicht — eine Menge, die beim Erwachsenen von 80 kg Gewicht 16 l entsprechen würde). Rascher als der Erwachsene gerät daher der Säugling in einen Austrocknungszustand, in die Acidose und in die Chlorverarmung. Schneller und müheloser als der Erwachsene erbricht er.

Der Grundstoff der künstlichen Säuglingsernährung ist die Kuhmilch, die nicht nur als frische, sondern sehr gut auch als kondensierte oder getrocknete Milch (s. S. 395) verwendet werden kann. Stets ist zu beachten, daß sie die notwendigen Kohlenhydratzusätze bekommt (5% Zucker, 2—3% hochmolekulare Kohlenhydrate) und zu bedenken, daß gesäuerte, d. h. feinflockig geronnenes Caseïn enthaltende Milch besser vertragen wird als ungesäuerte.

Als Kohlenhydratzusätze kommen in Betracht Milchzucker, Rübenzucker, Traubenzucker, Nährzucker, Mehle und Schleime. Der Milchzucker „hat abführende Wirkung. Zur Säuglingsernährung ist er deswegen als Zusatz ungeeignet, falls nicht eine Neigung zu Obstipation bekämpft werden soll. Ob die reine β-Lactose (mit Begünstigung der Bifidusflora im Darm) — als Aletobiose erhältlich — dem racemischen Milchzucker deutlich überlegen ist, muß erst die weitere Erfahrung zeigen. Der Rübenzucker kann für die Mehrzahl der gesunden Säuglinge Verwendung finden. Im ersten Trimenon und bei Frühgeburten ist Traubenzucker (z. B. Dextropur) als sicherer zu empfehlen, weil er leichter resorbierbar ist und eine gewisse vorbeugende Wirkung gegen Durchfälle hat. Noch geeigneter wegen einer relativen, antidyspeptischen Wirksamkeit sind die sog. Nährzucker. Das sind Gemische von ungefähr gleichen Teilen Dextrin und Maltose (Soxhlet-, Lactana-, Löflund-, Alete-Nährzucker). Bei Durchfallsstörungen und Neigung zu Durchfällen wird also der Milch Nährzucker beigegeben. Neben dem Zucker enthält die Nahrung regelmäßig einen Zusatz von Schleimen (Hafer, Reis, Gerste etwa 3%) oder Mehlen (Weizenmehl 3—5% für ältere Säuglinge; Maismehl, z. B. Mondamin, 2%; Reismehl 3%; geröstete, dextrinisierte Mehle; Kindermehl" *(Nitschke)*.

Fettreiche Nahrungen dürfen nur darmgesunden Säuglingen gegeben werden.

Um das Ausfallen der groben Kuhmilchcaseïnflocken zu verhindern, verdünnte man die Kuhmilch früher mit Schleim oder Wasser ($^1/_2$, $^1/_3$, $^1/_4$ Milch), geriet aber dadurch, daß der Säugling nicht wesentlich mehr als 1 l Flüssigkeit täglich zu sich nehmen kann, in die Schwierigkeit, überhaupt noch eine ausreichende Nahrungszufuhr zu erreichen. Durch Fettzusatz (Rahmgemenge) suchte man dann diesen Übelstand wieder auszugleichen.

Ein Ergebnis derartiger Bemühungen ist die Buttermehlnahrung nach *Czerny-Kleinschmidt*, die besonders bei untergewichtigen Säuglingen in Betracht kommt (cave Überfütterung!), aber bei akut dyspeptischen Störungen und exsudativer Diathese jedoch kontraindiziert ist. Der *Moro*-Brei, in gleicher Indikation verwendet, ist eine Buttermehlvollmilch, die aus Vollmilch (100 g), Butter (5 g), Weizen- oder Mondaminmehl (7—10 g) und Zucker (5 g) besteht.

Die Buttermehlnahrung nach *Czerny-Kleinschmidt* hat den Vorzug, daß durch den Röstprozeß des Fettes mit dem Mehl die zu dyspeptischen Stühlen und Erbrechen reizenden, flüchtigen niederen Fettsäuren aus der Nahrung entfernt werden. Erst wird die gewünschte Tagesmenge ermittelt auf der Grundlage von 150—200 g pro kg Körpergewicht (zu Beginn 150 g. 200 g ist das Höchstmaß. Nie über 1000 g Gesamtmenge je Tag!). Zur Herstellung von 1000 g Nahrung werden 500 g Milch, 500 g Wasser, 10—25 g Butter, 10—25 g Weizenmehl und 25 g Zucker benötigt. Das Besondere der Nahrung besteht darin, daß Butter und Mehl, die stets in gleichen Mengen zu verwenden sind, zu einer Einbrenne verarbeitet werden. Die Butter wird über gelindem Feuer unter starkem Umrühren mit einem Holzlöffel so lange erhitzt, bis sie schäumt und nicht mehr nach Fettsäuren riecht; dann wird das Weizenmehl hinzugefügt und mit der zerlassenen Butter vermischt. Beides zusammen wird über mäßigem Feuer (Asbestplatte) so lange gerührt, bis die Masse dünnflüssig und hellbraun geworden ist. Jetzt wird angewärmtes Wasser und Zucker hinzugefügt, zum Schluß die rohe Milch zugesetzt und das Ganze aufgekocht oder sterilisiert. Die Nahrung schmeckt ausgezeichnet. Bei jungen Kindern beginnt man zweckmäßig mit ganz kleinen Einbrennezusätzen, vielleicht 5 g Butter und 5 g Mehl pro 1000 g Nahrung, und steigt allmählich an.

Die Zahl der Modifikationen und Nachahmungen ist groß, keine aber übertrifft (nach den Erfahrungen *Bessau*s) das Original.

Andere Kinderärzte sahen weniger in den groben Caseïnflocken als in dem gröber und ungleichmäßiger emulgierten Fett der Kuhmilch den Schädling und setzten deswegen der Milch Zucker und Mehl zu. Gute Erfolge erzielen (vor allem bei Frühgeburten) einfache Zuckeranreicherungen der in ihrem Caseïn- und Fettgehalt unveränderten Vollmilch (z. B. Dubo = Duplex lac bovinum nach *Schick* mit 17% Rohrzucker). Für gesunde Säuglinge ist, wie schon erwähnt, der gewöhnliche Rohrzucker (Rübenzucker) durchaus brauchbar; Milchzucker ist schlecht resorbierbar, gärt leicht und führt oft zu stark ab. Ungereinigter brauner Zucker bekommt vielen Säuglingen schlecht. Malzextrakt wirkt infolge seines Malzzuckergehaltes abführend.

Bei Schleim- und Mehlabkochungen ist zu beachten, daß Gerste und Reis stopfen, Hafer abführt, Mondamin stark quillt. Kartoffelmehl ist für diese Zwecke schlecht geeignet. Alle Getreidearten dämpfen die Gärungsvorgänge und lassen das Caseïn feinflockig gerinnen.

„Die Schleime werden durch Auskochung ganzer Körner von Reis, Gerste, Weizen und Hafer bereitet: 20—30 g Haferflocken, Hafergrütze, Graupen, Reiskörner oder Reisflocken, Gerstenkörner oder Weizenkörner werden in 1 l Wasser kalt eingeweicht und 1—2 Std. auf kleiner Flamme unter Zusatz von einer Prise Salz gekocht; das verkochte Wasser wird auf 1 l wieder aufgefüllt und auf ein feines Haarsieb gebracht. Der so durchfiltrierte Schleim wird kaltgestellt. Gesäuerte Schleime sind nicht verwendbar.

Trockenschleime: Kochdauer nur 15 Min. wie z. B. Trockenhaferschleim (Galactina) und Trockenreisschleimpulver nach *Bessau*: 50 Teile Reisschleimpulver in der Kälte mit 200 g Wasser gründlich mit dem Schneebesen vermischen. Die so vorbereitete Masse wird in $^1/_4$ l kochendes Wasser geschüttet, das Ganze mit dem Schneebesen weiter behandelt und kurz zum Kochen gebracht = $^1/_2$ l Reisschleim.

Der Nährwert der Schleime ist sehr gering. Größer ist der Nährwert von dicken Schleimen, die aus 30—50 g Hafergrütze oder 80—100 g Reis pro l bestehen. Der gewaschene Reis wird 12 Std. in wenig kaltem Wasser eingeweicht, dann mit heißem Wasser auf 1 l aufgefüllt, langsam mehrere Stunden verkocht, dann 3mal ohne Druck durch ein Seihtuch oder ein feines Haarsieb filtriert und das verdunstete Wasser wieder auf 1 l durch Zugießen von abgekochtem Wasser ergänzt. Solcher 10%iger Reisschleim, der in der Kälte kleistrig erstarrt, löst sich durch Vermischung mit den üblichen Milchverdünnungen wieder. Bei Obstipation verwendet man Haferschleim, bei dünneren Stühlen Reis- oder Gerstenschleim.

Mehlabkochungen (5%) bestehen vorwiegend aus Stärke, sind gehaltvoller als Schleime. Die Mehle werden nach Anrühren mit kleinen Mengen kalten Wassers 15 Min. unter stetigem Rühren gekocht und nachträglich nicht durchgesiebt. Reis-, Weizen- oder Vollmehl, auch Roggenmehl haben leicht stopfende, Hafermehl dagegen abführende Wirkung.

Stärkemehle wie Maisstärke, Maizena, Mondamin, Kartoffelmehl enthalten reine Stärke und können wegen ihrer starken Verkleisterung nur 2 bis 3%ig verwendet werden.

Dextrinisierte Mehle (Kufeke-Kindermehl, Theinhardts Infantina, Nestles Kindermehl), die durch Vermahlen von Keks und Zwieback gewonnen werden und bei denen durch den Backprozeß die Stärke in Dextrin und Malzzucker umgewandelt ist, verkleistern nicht so stark wie die anderen Mehlsorten. Zu warnen ist vor dem Gebrauch von milchhaltigen Kindermehlen, da ihr Milchgehalt nicht genau bekannt ist" (*Goeters*).

Auf der geringen Menge von Magensalzsäure, die bei Sauermilchfütterung notwendig ist, um den optimalen Säuregrad (p_H 4,0) für die Labung zu erreichen, auf der Säureausflockung des Caseïns, die es dem Zugriff der Verdauungssäfte leicht erreichbar macht und sehr wahrscheinlich auch auf Änderungen der Darmflora beruht die Wirkung der Säuremilch (s. auch S. 255). Sie hat sich nicht allein in der Ernährung des kranken, sondern auch in der Ernährung des gesunden Kindes als überaus nützlich erwiesen. Fettansatz und Wasserbindung sind dabei besser, Durchfälle seltener, die Gewichtszunahmen stetiger. Die Verweildauer der Säuremilch im Magen ist bei gesunden Säuglingen und Frühgeburten praktisch die der Frauenmilch.

Säuremilch ist heute in verschiedenen Formen im Gebrauch. Sie entsteht entweder „natürlich" durch Milchsäuregärung (Buttermilch, Joghurt, Kefir) oder „künstlich" durch Säurezusatz (Milchsäure, Zitronensäure, Essigsäure, Salzsäure) und hat sich zahllosen Vorurteilen zum Trotz langsam und sicher durchgesetzt. Die Säuerung läßt das Caseïn feinflockig gerinnen, daut die Albumine und Globuline an und verhindert die Colibesiedelung der oberen Darmabschnitte. Der Milchzuckergehalt der Milch nimmt infolge der Milchsäurebildung nur wenig ab (von rund 4,5 auf 3,5%).

Wegen der ungleichmäßigen Beschaffenheit, der schlechten Haltbarkeit und der Verunreinigungsgefahr verwendet man Buttermilch heute fast nur noch in Form von Konserven, die vor dem Gebrauch mit Wasser verdünnt werden (Buco, Holländische Säuglingsnahrung, Edelweiß-Buttermilch, Eledon). Infolge ihrer Fettarmut (Fettgehalt etwa 0,7%) verweilt die Buttermilch kürzer im Magen als Vollmilch.

Die „künstliche" Herstellung der Milchsäure- und Zitronen-
säure- (Citretten-) Vollmilch wurde schon erwähnt (s. S. 255).
Auch mit Essigsäure läßt sich Sauermilch bereiten (auf 1 l Milch 10 ccm
10%iger Essigsäure = 20 ccm Haushaltessig). Fabrikmäßig kommt
Zitronensäure-Vollmilch mit Zuckerzusatz als Alete-Milch in den
Handel. Eine gesäuerte $^2/_3$ Milch in Pulverform ist Pelargon. Joghurt
entsteht durch Milchsäurebildung des Thermobacterium Joghurt und
des Streptokokkus Joghurt, Kefir durch Streptokokkus lactis bei
gleichzeitiger alkoholischer Hefegärung. Beide enthalten etwa 1%
Milchsäure. Molke besitzt lediglich noch Milchzucker, Salze und
Lactalbumin. Verwendung findet sie lediglich zum Auffangen von
Gewichtsstürzen im Verlauf von akuten Dyspepsien und Toxikosen.

*Finkelstein*sche Eiweißmilch ist eine mit Caseïn angereicherte
Buttermilch, Pelargon eine Säuremilch in Pulverform, die nach Wasser-
zusatz eine milchsaure Zweidrittelmilch mit 2% Mondamin und 5%
Zucker ergibt.

Durch „Pflanzenmilch" kann tierische Milch nur sehr unvollkommen ersetzt werden. In Frage kommen Mandelmilch, Sojamilch und Milch aus Sonnenblumenkernen. Die Mandeln werden mit Wasser im Mörser fein zerrieben, durch ein Tuch gegeben und
mit Mondamin (15 g auf 1 l) aufgekocht. Einer industriell hergestellten
Sojamilch, die in ihrem Eiweiß-, Fett- und Kohlenhydratgehalt der
$^2/_3$-Kuhmilch gleicht, wird nachgerühmt, sie sei kraft ihres Gehalts an
biologisch hochwertigen Eiweißkörpern, Calcium und Eisen ein vollwertiger Ersatz für Kuhmilch. Wenn sich die Ergebnisse bestätigen —
sie stammen aus 40tägigen Versuchen an gesunden und kranken Säuglingen und Kleinstkindern — wäre diese Sojamilch in milchknappen
Zeiten (die freilich leider auch sojaknappe Zeiten zu sein pflegen) eine
Säuglingsnahrung von hohem Wert. Die therapeutischen Erfolge der
gebräuchlichen Sojapräparate (Sojabohnenmehl, Lactopriv, Sojabasan,
entöltes Sojamehl) konnten wenig befriedigen.

Zur Herstellung von Milchverdünnungen lassen sich an Stelle
von Schleimen auch Bananen, Äpfel und Karotten verwenden.
„Bananenmilch besteht einfach aus $^1/_3$ geschlagener Banane, $^2/_3$ abgekochter Vollmilch, mehrfach durch ein feines Sieb passiert, ohne
Zuckerzusatz. Apfelmilch enthält $^1/_3$ rohgeriebenen Apfel, $^2/_3$ ab-
gekochte Vollmilch, dazu 5% Zucker. Bei der Karottenmilch werden
$^1/_3$ gekochte, gedämpfte, passierte Möhren mit $^2/_3$ abgekochter Vollmilch gemischt, sie erhält 5% Zucker und auf 100 g fertige Milch
1 Citrette und wird ebenfalls mehrfach passiert. Diese Milchen werden
auch von schlechttrinkenden Kindern sehr gut genommen, sie sind
vitaminreich und haben eine ausgesprochen antidyspeptische Wirkung.
Der gesunde Säugling kann eine oder zwei Mahlzeiten Obstmilch

erhalten. In ihr — besonders in der Bananenmilch — läßt sich durch Fettzusatz der Fettgehalt ohne Bedenken erhöhen. Wegen ihrer antidyspeptischen Eigenschaften sind sie zur Bekämpfung von nichttoxischen Dyspepsien sehr geeignet. Man beginnt dann zweckmäßig mit Obstmagermilchen, die für einige Zeit als ausschließliche Nahrung gegeben werden. Die Herstellung dieser Milchen ist einfach und begegnet auch im Haushalt keinen Schwierigkeiten. Empfehlenswert ist es, sie möglichst frisch hergestellt zu verwenden" *(Nitschke)*.

Im ganzen steht für die künstliche Ernährung des Säuglings und Kleinstkindes eine Fülle von brauchbaren Nahrungsgemischen zur Verfügung. Eine erschöpfende Aufzählung aller Möglichkeiten liegt nicht in unserer Absicht. Was die Fülle beweist, ist, daß man gesunde Säuglinge auf viele Weisen ernähren und aufziehen kann.

Die Dosierung der Nahrung, normalerweise durch die Milchproduktion der Mutter bestens geregelt, muß sich bei künstlicher Ernährung den natürlichen Verhältnissen so gut wie möglich anpassen. Das kann in etwa folgender Weise geschehen:

Während der ersten 24 Std. des Lebens gibt man höchstens etwas Fencheltee, vom 2. Tag ab ein Halb- und Halbgemisch aus abgekochter Vollmilch und 3%igem Reis- oder Gerstenschleim mit 5% Zucker (1 Teelöffel auf 100 g). Von dieser Halbmilch werden in den ersten Tagen 10—20 g je Mahlzeit verabreicht und dann die Portionen bis auf 80—120 g am Ende der 2. Woche gesteigert.

„Jenseits der Neugeborenenperiode halte man sich an folgende Regeln:

1. Die *Budin*sche Zahl: die tägliche Menge an Kuhmilch soll nicht mehr als $^{1}/_{10}$ des Körpergewichts des Flaschenkindes betragen (= 100 g/kg Körpergewicht).
2. Kalorienbedarf im 1. Vierteljahr pro Tag und kg Körpergewicht etwa 100—120 cal, im 2. Vierteljahr 90—100 cal, im 3. Vierteljahr etwa 80—90 cal, im 4. Vierteljahr etwa 70—80 cal.
3. An Gesamtflüssigkeit benötigt das Flaschenkind pro die und kg Körpergewicht 150—200 g, wobei die Menge von einem Liter keinesfalls überschritten werden soll.
4. Die Gesamtmilchmenge soll nicht mehr als 500 g Milch betragen.
5. Zahl der Mahlzeiten fünf, in Ausnahmefällen sechs.

Praktische Beispiele:
a) Körpergewicht sei 3000 g, somit 300 g Milch, Gesamtflüssigkeit 600 g; 300 g Milch (= 3mal 68 cal = 204 cal) und 300 ccm 3% Gerstenschleim (= 3mal 12 cal = 36 cal) und 15 g 5% Rübenzucker (= 4mal 15 cal = 60 cal), insgesamt als 100 cal/kg Körpergewicht = 610 ccm Halbmilch = 5 Mahlzeiten zu je 120 ccm.

b) Körpergewicht sei 6000 g, Gesamtmilchmenge darf 500 g nicht überschreiten, somit: 500 ccm Milch (= 5mal 68 cal = 340 cal) und 500 ccm 5%ige Mehlabkochung (= 4mal 25 cal = 100 cal) und 25 g Rübenzucker (5 %) (= 4mal 25 cal = 100 cal), insgesamt also 90 cal/kg Körpergewicht = 1000 ccm Halbmilch = 5 Mahlzeiten zu 200 ccm" (*Goeters*).

Die Aufzucht Frühgeborener, d. h. von Kindern mit einem Geburtsgewicht unter 2500 g, stellt an die Kunst der Ernährungsführung hohe Anforderungen. Die Grenze der Lebensfähigkeit liegt bei 700—900 g. Neben der Temperaturregulierung, der Atmungsregulierung und der Verhütung von Infektionen erfordert die Ernährung alle Sorgfalt und Aufmerksamkeit. Auch für den Frühgeborenen ist Frauenmilch immer das beste. Da den Kindern die Kraft zum Saugen meist fehlt, muß die abgepreßte Milch bzw. die künstliche Nahrung mit dem Löffel, der Sonde oder der Pipette in kurzen Pausen (8—10 Mahlzeiten am Tag) und in Mengen von 5—10, später von 20—30 ccm eingegeben werden. Als durchschnittliche Nahrungsmenge rechnet man 140 cal je kg Körpergewicht. Manche Kinderärzte sehen in einer „Minimalernährung" die Methode der Wahl (70 cal = 100 g Frauenmilch je kg Körpergewicht) und halten es für besser, die Nahrungsmenge nur bei Gewichtsstillstand zu erhöhen. Gelingt es nicht, dem Kind die notwendige Nahrungsmenge in Gestalt von reiner Frauenmilch beizubringen, dann wird diese mit Eiweißpräparaten und Nährzucker angereichert (1—2% eines Caseïnpräparates, 4—6% Nährzucker) oder durch Kuhmilchgemische ersetzt. Fettzulagen empfehlen sich weniger, weil die Fettverdauung des Frühgeborenen noch nicht die Leistungsfähigkeit des vollreifen Organismus besitzt. Milchzuckerzusatz wird von den meisten Kinderärzten als schlecht verträglich abgelehnt. Vielleicht liegt es an seiner anderen stereochemischen Struktur (α-Lactose, β-Lactose), wenn der Milchzucker der Frauenmilch stets gut vertragen wird. Gegen Hypovitaminosen gibt man vorbeugend täglich 10 mg Vitamin C und 3—5 Tropfen Vigantol.

Aus unzweckmäßig zusammengesetzter oder mengenmäßig unzureichender Nahrung entsteht ein großer Teil der Krankheiten des Säuglings und Kleinstkindes. Außerdem wirkt sich in diesem Alter jede Infektion, überhaupt jede Störung des Allgemeinbefindens, auf die Verdauung aus und erfordert diätetische Rücksichten. Beim Säugling und Kleinstkind nimmt daher die Ernährungsbehandlung im Rahmen der gesamten Therapie einen sehr viel breiteren Raum ein als beim Erwachsenen. Um die kindlichen Ernährungsstörungen richtig verstehen und behandeln zu können, muß man aber die Eigentümlichkeiten der kindlichen Verdauungsfunktionen kennen, die sich in mancher Hinsicht von denen des Erwachsenen unterscheiden.

Die Salzsäureabscheidung im Säuglingsmagen bleibt hinter der des Erwachsenen kaum zurück. Es liegt an der groben Caseïnausflockung und dem hohen Caseïngehalt, wenn Kuhmilch sehr viel länger im Magen verweilt als Muttermilch (3—4 gegen 2—3 Std.). Kuhmilch braucht 3mal soviel Salzsäure, um das für die Pepsinverdauung optimale p_H zu erreichen wie Frauenmilch. Während der Dünndarm des Säuglings praktisch bakterienfrei bleibt, ist der Dickdarm üppig besiedelt. Es leben dort grampositive Keime (Bacillus bifidus, Bacillus acidophilus, Buttersäurebazillen, Enterokokken), gramnegative Keime (Bacterium coli, Bacterium lactis aero genes, Proteus) und sporenbildende Fäulniserreger (Bacillus putrificus u. a.). Die meisten von ihnen wirken, je nach der Art des Nährbodens, sowohl gärend wie fäulniserregend: Ist die Nahrung zuckerreich und der gesamte Zucker nicht schon im Dünndarm resorbiert — die Darmpassage dauert beim Säugling nur 6—8 Std. — dann wird der Zuckerrest erst im Dickdarm vergoren. Er säuert auf diese Weise den Darminhalt und verhindert faulige Zersetzungen. Frauenmilchstuhl als Stuhl einer zuckerreich-eiweißarmen Nahrung ist deshalb stets sauer, Kuhmilchstuhl als Stuhl einer zuckerarm-eiweißreichen (fäulnisfördernden) Nahrung stets alkalisch. Jede Gärung beschleunigt die Peristaltik des Säuglings und macht saure, jede Fäulnis verlangsamt sie und macht alkalische Stühle. Zuckerreiche Nahrung (z. B. Milchzucker) führt infolgedessen ab, während eiweißreiche Nahrung (z. B. eiweißreiche Säurevollmilch) stopft. Eine alte Erfahrung der Kinderheilkunde geht dahin, daß die Abführwirkung der Kohlenhydrate im allgemeinen um so geringer, ihre Stopfwirkung um so stärker wird, je größer das Molekül ist (Monosaccharide < Disaccharide < Polysaccharide). Der Grund scheint weniger in der größeren Widerstandsfähigkeit hochmolekularer Kohlenhydrate gegen bakterielle Zersetzung zu liegen als in deren kolloidaler Struktur, die unabhängig ist von der speziell-stofflichen Natur. Wegen dieser Auswirkungen kombiniert man gerne abführende und stopfende Kohlenhydrate (z. B. Milchzucker und Reisschleim). — Das gesunde Brustkind entleert täglich 1—3 hellgelbe, gebundene Stühle; Kuhmilchstühle sind fester und massiger.

In der schwierigen und umstrittenen Systematik der kindlichen Ernährungsstörungen folgen wir den *Czerny*schen Gesichtspunkten. *Czerny* unterscheidet Ernährungsstörungen 1. ex alimentatione, 2. ex infectione und 3. ex constitutione. Wo keine richtige Gewichtszunahme mehr zustande kommt, sprechen wir bei allen Ernährungsstörungen von Dystrophie (mit und ohne Durchfall), wo die Gewichtsabnahme ständig fortschreitet, unter Umständen mit rapiden Gewichtsstürzen, von Atrophie (mit und ohne Durchfall). Zu den Ernährungsstörungen ex alimentatione gehören Inanition, Milchnährschaden, Mehlnährschaden, Avitaminosen und Eisenmangelanämie. Ernährungsstörungen ex infectione sind Durchfälle bei enteraler Infektion mit pathogenen Colistämmen und anderen pathogenen Keimen und bei parenteralen Infektionen wie Pneumonie. Ätiologisch heterogene, in ihrer Wesensart und Pathogenese noch klärungsbedürftige Krankheitszustände umfaßt die Gruppe der Ernährungsstörungen ex constitutione: Exsudative Diathese, Pylorospasmus, habituelles Erbrechen und azetonämisches Erbrechen.

Nitschke hat die Formen der Ernährungsstörungen anders gegliedert. Seine Einteilung beruht auf klinischen Symptomen, läßt die ätiologischen Faktoren unberücksichtigt und kommt zu folgender Gliederung:

Einteilung der Ernährungsstörungen

Akute Ernährungsstörung:

Einfache Form	Akute Dyspepsie
Schwere Form	Alimentäre Intoxikation

Chronische Ernährungsstörung:

Einfache Form	Dystrophie
Schwere Form	Atrophie

Auf die spezielle Symptomatologie der einzelnen Zustandsbilder kann hier nicht eingegangen werden.

In der Ätiologie der akuten Störungen (Dyspepsie, alimentäre Intoxikation) spielen Infekte die entscheidende Rolle, während ein großer Teil der chronischen Störungen (Dystrophie, Atrophie) durch langdauernde, unzweckmäßige oder ungenügende Ernährung zustande kommt. Andere chronische Ernährungsstörungen entstehen trotz richtiger Ernährung bei schweren angeborenen Herzfehlern, schweren chronischen Nieren- und Lebererkrankungen, ausgedehnten Bronchiektasen, Hydrocephalus und anderen langdauernden Krankheiten.

Nitschke rechnet zu den Bedingungen, „die zu den ausgeprägtesten Formen von chronischen Gedeihstörungen führen können, auch jene Einwirkungen ..., die man mit der Bezeichnung ‚Hospitalismus' zusammenfaßte: In manchen — aber durchaus nicht allen — Heimen für Säuglinge und Kleinkinder wird die Entwicklung der Kinder, falls sie längere Zeit in diesen Heimen leben, zunehmend beeinträchtigt. Sie bleiben nicht nur in der geistigen und statischen Entwicklung weit zurück, sondern gedeihen auch körperlich nicht mehr. Langsam bilden sich Zustände schwerster Atrophie aus, bösartig verlaufende Infektionen aller Art sind in diesen Heimen endemisch und fordern ihre Opfer. Man war lang geneigt, unzureichende hygienische Lebensverhältnisse für diese Schädigungen und die hohen Sterblichkeitszahlen verantwortlich zu machen. Aber wir wissen jetzt, daß die gleichen Störungen auch als Einzelbeobachtungen in Familien zu finden sind, und daß vor allem auch ganz einwandfreie moderne hygienische Bedingungen sie nicht zu beseitigen vermögen, wenn der eigentliche Mangel nicht behoben wird. Entscheidend bestimmt wird die Störung in der Entwicklung solcher Kinder durch den Mangel an menschlicher, mütterlicher Wärme und Umsorgung. Immer dann finden sich diese tiefgehenden Schäden, wenn z. B. durch zu wenig Pflegepersonen nur das Notwendige für die körperliche Versorgung dieser Kinder getan werden kann, die liebevolle Zuwendung und Ansprache, die Einbeziehung in die menschliche Welt aber ausbleibt, die der Säugling sonst als selbstverständliche Gegebenheit vorfindet. Solche dystrophen und atrophen Kinder sind nur schwer und oft nur bei intensiver Bemühung einem gesunden Dasein wiederzugewinnen. Als Voraussetzung dafür muß es gelingen, einen vom Vertrauen durchwärmten, einen ‚mütterlichen‘ Bereich zu schaffen, in dem sich das kindliche Wesen körperlich und seelisch entfalten kann. Aber auch dann setzt die Erholung nur zögernd ein und bleibt von vielen Rückschlägen bedroht . . .

Die auslösenden Faktoren sind also bei dystrophen und atrophen Zuständen die gleichen, die Verhältnisse liegen darin ganz ähnlich wie bei der Beziehung zwischen akuter Dyspepsie und alimentärer Intoxikation. Aber wie dort ist die eingetretene Schädigung eine ungleich tiefere und nachhaltigere. Sie hat zur Folge, daß der atrophische Säugling nur noch unvollkommen imstande ist, selbst eine zweckmäßig zusammengesetzte Nahrung zur Erhaltung und zum Ansatz zu verwenden. Über viele Wochen besteht neben dem immer drohenden Atrophietod die Gefahr der Toleranzüberschreitung und zugleich eine außerordentliche Empfänglichkeit für banale Infekte, die mit bedenklichen Dyspepsien verlaufen und nicht selten die dann meist tödliche Intoxikation zur Folge haben.

Es erfordert neben der sorgfältigen Pflege eine große Erfahrung und Fähigkeit zu individueller Anpassung, wenn es gelingen soll, einen ausgesprochenen Atrophiker wieder zur Gesundung zu bringen."

a) Ernährungsstörungen ex alimentatione

Die „einfache" Inanition, die kalorische Unterernährung, war in den Nachkriegsjahren in ganz Deutschland weit verbreitet. Unter den Millionen von Ostvertriebenen und Lagerinsassen konnten die wenigsten Frauen ihre Kinder stillen. Auch an Kuhmilch fehlte es und mehr als 3 Jahre nach Kriegsende gab es in Deutschland noch Mütter, die ihren Säuglingen nichts als dünnen Ersatzkaffee und Mehlsuppe geben konnten — oft genug halb kalt, weil die Feuerung fehlte. Die Prophylaxe und Therapie dieser Zustände ist einfach: normale Ernährung.

Während qualitative Unterernährung, also Unterernährung infolge unzweckmäßiger Zusammensetzung der kalorisch ausreichenden Nahrung, beim Brustkind praktisch nie vorkommt, ist sie eine spezifische Störung des künstlich ernährten Säuglings und Kleinstkindes. Die Erfahrung lehrt, daß Eiweiß-, Fett- und Kohlenhydrat-Anteile einer gesund erhaltenden Kost (in g gerechnet) etwa ihrem Verhältnis in der Frauenmilch entsprechen müssen — in runden Zahlen also Eiweiß: Fett: Kohlenhydrate = 1 : 3 : 4. In ähnlicher Weise ist das Verhältnis der Vitamine und Mineralien untereinander und ihr Verhältnis zu Eiweiß, Fett und Kohlenhydraten für den Säugling und das Kleinstkind (mit ihren weniger anpassungsfähigen Regulationen) von viel größerer Bedeutung als für den Erwachsenen. Exakte zahlenmäßige Unterlagen fehlen zwar noch. Wir wissen aber — um nur wenige Beispiele zu nennen —, daß Lebertran in übergroßen Mengen die antiskorbutische Wirkung von Fruchtsäften bremst, daß Lebertranüberdosierung durch Hefe, A-Hypervitaminose durch Vitamin C verhindert werden kann, daß der Vitamin B_1-Bedarf von der Höhe der Kohlenhydratzufuhr und der Vitamin D-Bedarf von dem Quotienten Calcium: Phosphor in der Nahrung abhängen. Man wird an solche Zusammenhänge denken müssen, um Mangelerscheinungen in der richtigen Weise bekämpfen zu können.

In einfachen Fällen von Dystrophie (im Sinne von *Czerny*) genügt die Richtigstellung der fehlerhaft zusammengesetzten Nahrung.

Bei allen Durchfallzuständen ist das diätetische Vorgehen grundsätzlich dasselbe; verschieden ist lediglich die Dauer der Behandlungsphasen und die Zusammensetzung der Heilnahrung. Im Prinzip sind es (nach *Nitschke*) 5 Punkte, die das therapeutische Vorgehen leiten:

1. Absetzen der bisherigen Ernährung, Tee-Pause.
2. Einstelldiät, Erhöhung der Zahl der Mahlzeiten.
3. Zulage der vorgesehenen Heilnahrung in kleinen, gleichmäßig verteilten Mengen.
4. Allmählicher Ersatz der Einstelldiät durch Heilnahrung.
5. Allmählicher Übergang auf normale, altersgemäße Kost.

Zu den häufigsten Ernährungsstörungen ex alimentatione gehört der Milchnährschaden, der nicht selten mit Rachitis und Anämie zusammen auftritt. Er entsteht bei Überfütterung mit Kuhmilch durch ein Zuviel an Eiweiß und ein Zuwenig an Kohlenhydraten. Die Stühle werden massig, grau-weißlich und bröckelig (Kalkseifenbildung). Therapeutisches Leitprinzip ist Kürzung der Milch und Erhöhung der Kohlenhydratzufuhr. Praktisch gesprochen: man gibt Malzextrakt, *Keller*sche Malzsuppe, Buttermilch mit Milch und Mehlzusatz.

*Keller*sche Malzsuppe: In $^1/_3$ l Milch werden unter Erwärmen langsam 150 g Weizenmehl eingequirlt. In einem anderen Gefäß werden 100 g Löflunds-Malzsuppenextrakt (57% Maltose, 12,4% Dextrin, 4,3% Eiweiß, 2,5% Asche, 23,8% Wasser) in $^2/_3$ l Wasser gelöst, beides wird zusammengegossen; dann läßt man unter Rühren mehrmals aufwallen. 1 l Suppe entspricht 800 cal.

Mehlnährschäden mit Gärungsdurchfällen sind Folgen einer vorwiegend aus Zucker (vor allem Milchzucker), Brei und wenig Milch bestehenden Kost. Eine solche Kost erfreut sich bei vielen Müttern großer Beliebtheit, weil die Kinder dabei so schön dick und prall werden (gegen Infekte freilich hochgradig anfällig sind). Den Kindern fehlt Eiweiß, Fett, Vitamin A, B_1, B_2 und Phosphat. Milch ist Heilmittel der Wahl. Bei schweren Zuständen (Atrophien) kommt nur Frauenmilch in Betracht. Wenn sich Vitamin A-Mangelerscheinungen zeigen, gibt man dazu Vitamin A. Wie bei jeder Gärungsdyspepsie ist Zucker verboten. Die kranken Kinder vertragen die erforderlichen Mengen der heilenden Milch aber erst langsam. Die gewohnte Schleim- und Breikost darf nicht zu plötzlich abgesetzt werden; langsam muß man sich mit kleinen Mengen von Halbmilch oder Säurevollmilch einschleichen.

Bei Gewichtsverlusten von mehr als $^1/_3$ des Anfangsgewichtes läßt sich der tödliche Ausgang eines Mehlnährschadens kaum mehr aufhalten. Es handelt sich hier um grundsätzlich das gleiche Krankheitsbild wie beim Hungerödem, der Dystrophie des Erwachsenen. Die Ödeme — es gibt auch bei Säuglingen hydropische Formen — fehlen in den meisten Fällen nur deshalb, weil die Nahrung des Säuglings kochsalzärmer zu sein pflegt als die des Erwachsenen. „Kochsalzhungrig" sind seine Gewebe aber trotzdem, und nach reichlicher Kochsalzzufuhr kommt es zu manifesten Ödemen. Aus unbekannten Gründen versagt gelegentlich das Wasserbindungsvermögen der Gewebe ganz plötzlich. Große Wassermengen werden ausgeschwemmt, das Gewicht sinkt rapide und die Kinder gehen in kurzer Zeit zugrunde.

Auf die klinische Symptomatologie und die Pathogenese der Avitaminosen (besser: Hypovitaminosen) im einzelnen einzugehen, ist hier nicht der Ort. Wir beschränken uns auf die ernährungstherapeutische Seite und erinnern an die Ausführungen auf Seite 88 ff.

A(Axerophthol)-Avitaminosen kommen vor allem bei Mehlnährschäden und einseitiger Ernährung mit entrahmter Milch vor. Resistenzschwäche gegen Infekte, Xerophthalmie und Keratomalacie fordern schnell einsetzende Behandlung mit Lebertran oder reinem Vitamin A (Vogan), dazu eine milchfettreiche Ernährung. Der Minimalbedarf des Kindes an Vitamin A liegt mit 1—1,5 mg pro die sehr hoch und beträgt absolut 50% des Erwachsenenbedarfs.

B_1(Aneurin)-Avitaminosen mit cardialen Störungen, Ödemen und Neuritis sieht man in Deutschland höchst selten. Immerhin ist damit zu rechnen, daß bei Mehlnährschäden (infolge des Kohlenhydratreichtums der Nahrung) eine B_1-Verarmung mitspielt. Hefe und Hefeextrakte, bei älteren Kindern B_1-reiche Nahrungsmittel (Eigelb, Leber, Hülsenfrüchte, Vollkornbrot, Nüsse) sind deshalb bei Mehlnährschäden empfehlenswert, selbst wenn spezielle B_1-Mängel nicht überzeugend nachgewiesen werden können. Beriberi kann bei Säuglingen klinisch gesunder Mütter auftreten! Die Vitamin B_1-erzeugende Bifidusflora des Dickdarms kann B_1-Mängel nicht verhüten, weil die Dickdarmschleimhaut das Vitamin nicht resorbiert. Ähnlich dem Vitamin A liegt der minimale Bedarf des Kindes an Vitamin B_1 relativ sehr viel höher als der des Erwachsenen (rund 0,25 gegenüber 1 mg).

Mängel an den Vitaminen des B_2-Komplexes (Lactoflavin, Nikotinsäureamid, Adermin u. a.) spielen in Deutschland bei Säuglingen und Kindern anscheinend keine Rolle.

Altbekannt als Säuglings- und Kleinkinderkrankung ist die als *Möller-Barlow*sche Krankheit bezeichnete C(Ascorbinsäure)-Avitaminose. Vor dem 5.—6. Lebensmonat kommt sie nicht vor. Ihre Symptome sind die des Skorbuts: Blutungen in die Haut, ins Zahnfleisch, in den Darm, in die Nieren, schmerzhafte Blutungen ins Periost mit Veränderungen an den Epiphysen („Trümmerfeldzone"), Osteoporose und Knochenbrüchigkeit. Häufiger als diese schweren sind die leichteren Zustandsbilder mit allgemeiner Mattigkeit, Unlust, Blässe, Blutungsneigung, von denen freilich nicht immer überzeugend nachweisbar ist, daß sie wirklich entscheidend durch Vitamin C-Mangel und nicht durch Mangel an anderen Vitaminen und Nährstoffen oder Infektionen bedingt sind. Eine Häufung von Vitamin C-Mängeln bei künstlicher Ernährung wäre nicht verwunderlich, denn beim Kochen der an sich schon Vitamin C-armen Kuhmilch wird das Vitamin zum großen Teil zerstört. Eine Orientierung über diese Verhältnisse ermöglicht die Tabelle 27.

Die Beseitigung eines Vitamin C-Mangels kann durch reines Vitamin oder natürliche Vitaminträger geschehen. 0,5 mg Vitamin C entsprechen 1,5 ccm frischem Zitronen- oder Orangensaft. Wieviel

Tabelle 27. Vitamin C-Bedarf des Säuglings (nach *Wachholder*)

Mittlerer Vitamin C-Gehalt in mg%	Täglicher Mindestbedarf des menschlichen Säuglings zum Schutze gegen	
	akute C-Avitaminose 5 mg	latente C-Hypovitaminose 10—15 mg
	enthalten in	
A. Frische Milch		
I. Frauenmilch		
Erst kurze Zeit stillende Mütter 4,5	115 ccm	230— 345 ccm
Lange Zeit stillende Ammen 2,5	200 ccm	400— 600 ccm
II. Kuhmilch (Vollmilch) roh oder pasteurisiert 1,3	400 ccm	800—1200 ccm
B. 6—8 Std. gestandene Milch		
I. Frauenmilch 2,0—3,4	150—250 ccm	300— 750 ccm
II. Kuhmilch 0—0,5	über 1000 ccm	über 2000—3000 ccm

Vitamin C der gesunde Säugling eigentlich braucht, steht noch nicht
eindeutig fest. Nimmt man die Muttermilch als Maß, dann bekommt
er in einer Tagesportion von 1 l Muttermilch rund 45 mg Vitamin C,
das ist ebensoviel, wie (nach hochliegenden Schätzungen!) der Erwachsene je Tag benötigt. Die Ausheilung skorbutischer Erscheinungen ist nur mit viel größeren Mengen (insgesamt 400—500 mg)
möglich. Da es keine Schädigungen durch Überdosierung gibt, soll
man bei gesunden Kindern, vor allen Dingen aber bei Frühgeburten,
und Kindern mit Dystrophie, Pylorospasmus und haemorrhagischer
Diathese mit Obst- und Gemüsesäften, notfalls mit reiner Ascorbinsäure, nicht zu sparsam sein.

Der Minimalbedarf des gesunden Brustkindes an Vitamin D
liegt bei 0,002 mg, der des Flaschenkindes bei 0,01 mg tgl., der
des Erwachsenen wahrscheinlich nicht viel höher als der des Brustkindes. Daß Flaschenkinder eine stärkere Neigung zu Rachitis zeigen,
ist damit verständlich.

Die häufigste und praktisch wichtigste kindliche Avitaminose ist
immer noch die D(Calciferol)-Avitaminose, die Rachitis.
Ihre klinischen Symptome dürfen als bekannt vorausgesetzt werden.
Im Blut ist bei annähernd normalem Calcium-Spiegel das Phosphat
stark abgesunken, die Phosphatase erhöht. Vor dem 4. Lebensmonat
wurde die Rachitis früher bei uns kaum beobachtet; in Notzeiten

kommt sie auch bei jüngeren Säuglingen nicht selten vor. Offenbar besitzt der ausgereifte, gesunde Säugling bei der Geburt einen beträchtlichen Vorrat an Vitamin D.

Den physiologischen Wirkungsmechanismus des Vitamin D hat die klinische und experimentelle Forschung trotz jahrzehntelanger Bemühungen noch nicht in jeder Hinsicht aufklären können. Die rachitische Stoffwechselstörung beginnt mit einer Verschlechterung der Phosphatbilanz; die Verschlechterung der Calciumbilanz und die Störungen des Knochenwachstums folgen nach. Wahrscheinlich sind gewisse Phosphorverbindungen, die für die Mineralisation des Knochens unentbehrlich sind, im Blutplasma entweder in ungeeigneter Form vorhanden oder sie fehlen ganz. Jedenfalls liegt die Störung nicht im Knochen selbst. Auf der anderen Seite steigt nach großen Vitamin D-Gaben die Calcium- und Phosphatresorption aus dem Darm. Die Tatsache, daß Vitamin D die rachitische Störung beseitigt, beweist noch nicht unbedingt die Entstehung der Krankheit aus Mangel an diesem Vitamin! Sicher entsteht Rachitis nicht allein aus Vitamin D-Mangel. In diesem Sinn spricht die Tatsache, daß Frauenmilch, obwohl sie weniger Vitamin D, weniger Calcium und weniger Phosphor besitzt als die Kuhmilch und auf Grund ihres Calcium: Phosphor-Quotienten eine höhere Rachitisgefährdung erwarten ließe, besser gegen Rachitis schützt als Kuhmilch. Leichte Fälle von Rachitis heilen mitunter ohne zusätzliche Vitaminzufuhr bei Übergang auf Frauenmilch aus. Nach der Auffassung *Romingers* bedingt die „Supermineralisation" des Kuhmilch-Kindes einen höheren Vitamin D-Verbrauch. Neuerdings hat *Mellanby* in Milch und Getreide, besonders im Hafer, einen rachitogenen organischen Faktor gefunden, und *Rominger* ist es gelungen, ohne Licht und Vitamin D die Spontanrachitis lediglich mit zitronensaurem Natrium zu heilen und zu verhüten. Abgesehen von Vitamin D ist für Entstehung und Verhütung der menschlichen Rachitis die Art der Ernährung jedenfalls von großer Bedeutung.

Im 2.—3. Lebensjahr pflegt die Säuglingsrachitis auch ohne Behandlung auszuheilen. Sich darauf zu verlassen, wäre freilich bedenklich, da während des floriden Stadiums eine gefährliche Resistenzschwäche gegen Pneumonie und Infektionskrankheiten besteht. In späteren Lebensjahren entsteht floride Rachitis („Spätrachitis") sehr selten. Die Spätrachitis ist im Gegensatz zur Säuglingsrachitis eine Hungerkrankheit, die wahrscheinlich nichts mit der Vitamin-Versorgung zu tun hat. Die Schwangerschaftsosteomalacie hingegen, vermutlich durch Erschöpfung der Vitamin D-Vorräte entstanden und morphologisch und pathogenetisch eine echte Rachitis, pflegt auf große Vitamin D-Dosen gut anzusprechen.

Trotz aller Problematik der Aetiologie und Pathogenese der Rachitis ist Vitamin D unbestritten das Heilmittel der Wahl. Ob man es in Form von Bestrahlung oder aktivem Vitamin gibt, ist grundsätzlich gleichgültig. Auf diese Erkenntnis gründet sich die planmäßige öffentliche Rachitisprophylaxe, als deren Auswirkung die Rachitis in Deutschland — nicht verschwunden ist. Von 1946 an wurde von verschiedenen Seiten auf den Wiederanstieg der Krankheit hingewiesen, und 1947 betonte *Jochims*, „daß wir fast wieder auf den Stand, den wir vor 20 Jahren innehatten, also vor der Vigantol-Aera, zurückgeworfen worden sind". Gleichzeitig stieg der Anteil der älteren Säuglinge und der rachitiskranken Kleinkinder bis zum 3. Lebensjahr merkbar an. Der Hauptgrund lag vermutlich in einem zeitbedingten Mangel an Vitamin D und zeigte eindringlich die Notwendigkeit ausreichender Prophylaxe.

Auf Grund der klinischen Erfahrungen wurde die zur Heilung der Rachitis als notwendig bezeichnete Dosis mehrfach erhöht. Sie steht jetzt prophylaktisch bei täglich 10 Tropfen Vigantol (Vitamin D_2) $= 0{,}17$ mg Vitamin $D = 6700$ I. E. (10 ccm-Flasche $= 5$ mg Vitamin D $= 200\,000$ I. E.); therapeutisch auf täglich 2mal 8—10 Tropfen. Zur Durchführung einer zweckmäßigen Prophylaxe gibt man die erste 10 ccm-Flasche Vigantol zu Beginn des 3. Lebensmonats, die zweite Flasche kurz danach und die dritte um die Wende des 1. Lebensjahres. Bei Frühgeburten ist ausreichende Prophylaxe doppelt notwendig. In den letzten 10 Jahren hat sich an Stelle dieser Art von Prophylaxe die Stoßprophylaxe so gut bewährt, daß sie das ältere Verfahren immer mehr verdrängt hat. Hierbei gibt man den ersten Stoß (1 ccm Vigantol forte $= 10$ mg Vitamin $D = 400\,000$ I. E.) im 1. Lebensmonat, den zweiten im 4. Monat und den dritten weitere 3 Monate später. Überdosierungsschäden wurden seit Befreiung des Präparates von Beimengung verwandter Stoffe (Toxisterin) nicht mehr beobachtet.

Der Dorschlebertran kann wegen seines schwankenden Vitamin D-Gehaltes, seines Geschmacks und der Gefahr der Öldyspepsie das Vigantol nur unvollkommen ersetzen. Von Lebertran sind täglich mindestens 6 Teelöffel ($= 3000$—6000 I. E. $= 0{,}7$—$0{,}15$ mg Vitamin D) notwendig, um die prophylaktische Dosis zu erreichen — mehr also, als gewöhnlich gegeben wird. Eine therapeutisch und prophylaktisch brauchbare Methode ist neben Vigantol und Lebertran die Höhensonnenbestrahlung (Ultraviolettbestrahlung) des Kindes und der Milch. Der Vitamin D-Gehalt der Kuhmilch kann dadurch auf das 20—25fache erhöht werden; das Vitamin C freilich geht dabei restlos zugrunde. Theoretisch unbegründet und praktisch nutzlos ist die Verfütterung lediglich von Calciumpräparaten an rachitische Kinder.

20*

Gemüse und Obst spielen in der Rachitisbehandlung eine Rolle, die wir noch nicht genau verstehen und therapeutisch ausnutzen können. Interessant sind die Heilerfolge mit Zitronensäure, die mit der Bildung eines leicht assimilierbaren Calciumkomplexes in Zusammenhang zu stehen scheinen (s. S. 100).

Unter Bedingungen, die im einzelnen gleichfalls noch nicht völlig aufgeklärt sind, steigt beim rachitischen Säugling das Serumphosphat plötzlich weit über den Normalwert hinaus, das Serumcalcium sinkt ab, die Tetanie (Spasmophilie) tritt klinisch in Erscheinung. *Rominger* hat von einer „Heilkrise" der Rachitis gesprochen, während andere den springenden Punkt in ungenügender Behandlung und verzögerter Heilung sehen. Die Behandlung der Spasmophilie deckt sich mit vorsichtiger Rachitisbehandlung. Den Vigantolstoß, auch hier gut bewährt, gibt man vorsichtshalber unter dem Schutz von Calcium. Die Krämpfe der spasmophilen Säuglinge lassen sich durch Narkotica und Säuerung mit Calciumchlorid und Ammoniumchlorid mildern.

Zur Frage der Vitaminmangelschäden vergleiche im übrigen die Darstellung auf Seite 86 ff.

Unter den Mängeln an mineralischen Nahrungsbestandteilen spielt, soviel wir heute sehen, praktisch nur der Eisen - und der Kalkmangel eine Rolle. Die hypochromen Anämien im Säuglings- und Kleinkindalter (zwischen 4 Monaten und 4 Jahren), die unter den verschiedensten Namen laufen, sind teils Infektanämien, teils alimentäre Eisenmangelanämien, die mit erhöhter Anfälligkeit der Atmungs- und Verdauungsorgane und gelegentlich auch einmal mit allgemeiner Wachstumshemmung einhergehen. Ihre Häufigkeit bei Frühgeburten ist begründet in der Tatsache, daß die Eisendepots erst in den letzten Schwangerschaftsmonaten angelegt werden. Der der Kuhmilch überlegene Heilerfolg der Frauenmilch beruht auf ihrem höheren Eisengehalt. Nicht minder wichtig als die Behandlung, die am intensivsten mit Ferro-Eisenpräparaten geschieht, ist die diätische Prophylaxe bei Mutter und Kind. Im Hinblick darauf hat man empfohlen, künstlich ernährten Säuglingen schon von der 6. Woche ab regelmäßig Fleisch zu geben.

Die analytisch gefundenen Eisenwerte der Nahrungsmittel, wie alle Mineralwerte stark schwankend, gehen den physiologischen Nutzwerten nicht parallel. Ausnutzungs-, d. h. resorptionsfördernd wirkt z. B. Vitamin C, hemmend wirken Milchsäure, Zitronensäure, Weinsäure, Ameisensäure und Essigsäure. Hämoglobinpräparate nützen wenig, weil nur ein kleiner Teil des Hämoglobineisens im Darm aus dem Hämoglobinmolekül herausgelöst, das Hämoglobin selbst aber nicht resorbiert wird. Reich an verwertbarem Nahrungseisen sind Herz, Leber, Eidotter, getrocknetes Gemüse, Hafermehl und Rohzuckermelasse, arm sind Milch, Fette und Öle, Früchte und rohe Gemüse, weißes Mehl und Puderzucker.

Zur Frage von Calciummangelschäden vgl. die Darstellung auf Seite 82.

Enthält die Nahrung des Säuglings zu wenig Wasser, dann entwickeln sich Fieberzustände: Durstfieber, Eiweißfieber, Kochsalzfieber. Die Pathogenese dieser Zustände ist im Einzelnen noch nicht ganz klar. Viele Säuglinge fiebern schon, wenn sie nicht mindestens 50 bis 60 g Wasser je kg Körpergewicht bekommen. Eiweißfieber und Kochsalzfieber beruhen wie infektiöses Fieber auf einer Steigerung des Eiweißumsatzes und der Wärmebildung, der keine entsprechende Wärmeabgabe gegenübersteht. Wasserzufuhr und Einschränkung der Eiweiß- und Kochsalzaufnahme sind die Therapie der Wahl; sie beseitigen die Fieberzustände schnell und sicher.

b) Ernährungsstörungen ex infectione

Ernährungsstörungen ex infectione entstehen durch enterale Infektion oder Reaktion der Verdauungsorgane auf infektiöse Erkrankungen anderer Organe („parenteraler Durchfall"). Unabhängig von der speziellen Art der Erreger (es sind meist pathogene Colistämme, seltener Typhus-, Paratyphus-, Dysenteriebazillen,) und der Primärkrankheit (Bronchopneumonie, Otitis u. a.) ist das klinische Zustandsbild die leichtere oder schwerere Dyspepsie.

Durchfall, Fieber, Erbrechen und Gewichtsabnahme beherrschen das Bild. Besteht der Zustand länger fort, dann verliert die Haut ihren Turgor, und unter Bewußtseinsstörungen und zerebralen Reizerscheinungen entwickelt sich die Toxikose. Dyspepsie und Toxikose, „Brechdurchfall", waren in früheren Jahrzehnten die Ursache der hohen Säuglingssterblichkeit. Als besondere Form ist neuerdings wieder auf die „ockergelbe Säuglingsdyspepsie" aufmerksam gemacht worden, die mit plötzlich einsetzendem Erbrechen, sauren, gelben Stühlen, cystopyelitischen Symptomen und raschem Verfall verläuft. Auf Cibazol soll sie gut ansprechen.

Die Therapie der infektiösen Dyspepsien geht auf Entleerung und Ruhigstellung des Darmes, Ersatz der Wasserverluste und Hebung des Kräftezustandes aus. Nach 1—2tägiger Hungerpause mit Tee ohne Zucker gibt man in langsam steigenden Mengen eine antidyspeptische Nahrung: Frauenmilch, Schleime, Molke, Karottensuppe, pectinreiche Obstpräparate, Eiweißmilch, Buttermilch oder Säurevollmilch. Die Umstellung auf Milch muß sehr vorsichtig geschehen: Säuremilch, zunächst 30—40 ccm je Flasche in 5 Mahlzeiten, täglich steigend um 10—20 ccm je Flasche, daneben weiter Karottensuppe oder ähnliches (200—300 g täglich). Steht nur Schleim zur Verfügung, dann gibt man zweckmäßig ein Eiweißpräparat dazu (Plasmon, Larosan), Zucker vorsichtig und schrittweise aber erst dann, wenn die notwendige Milchmenge erreicht ist. Die Austrocknung läßt sich am besten mit subcutanen Infusionen von 0,9%iger Kochsalzlösung und 5,4%iger Traubenzuckerlösung bekämpfen. Heftige Durchfälle werden, sofern das Kind noch ißt, mit Karotten oder gleichwertigen Präparaten bekämpft (Aplona, Intestisan und Malostip aus Äpfeln, Daucaron und Diarrhostip aus Möhren, Betasan aus Zuckerrüben). Geriebene Rohäpfel kommen erst für ältere Säuglinge und Kleinkinder in Betracht.

Karottensuppe *(Moro)*: 500 g gereinigte Möhren werden fein geschabt, 1—1 $^1/_2$ Stdn. lang mit 1 l Wasser gekocht und durch ein Haarsieb getrieben. Dann fügt man 6 g Kochsalz hinzu, füllt auf 1 l auf und läßt nochmals aufkochen.

Apfelsuppe *(Moro)*: 200 g rohe reife, geschabte Äpfel werden durch ein Haarsieb in 100 ccm Ringerlösung oder 1%ige Kochsalzlösung und 500 g dünnen Tee (schwarzen Tee, Pfefferminz- oder Kamillentee) gedrückt.

Rohkartoffelsuppe: Rohe Kartoffeln werden gerieben und frisch durch ein feines Sieb in die doppelte Menge Schleim eingetragen. Die Zubereitung soll ziemlich frisch, vor stärkerem Quellen der Masse verabfolgt werden; auf dem Boden des Gefäßes abgesetztes Stärkemehl wird durch kräftiges Schütteln vor dem Trinken verteilt.

Eiweißmilch: 1 l Milch wird durch Zusatz von 1 Löffel Labessenz bei 40° ausgelabt, durch ein Seihtuch gegossen und der Käseklumpen gut abgetropft. Dieser wird dann mehrmals durch ein feines Haarsieb unter Zugabe von $^1/_2$ l Wasser getrieben, zum Schluß noch $^1/_2$ l Buttermilch oder Molke zugefügt, 3—8% Zucker (oder Nährzucker) zugesetzt und aufgekocht. Kaloriengehalt ohne Zucker 400. Fehlendes Lab kann durch 10 ccm 20%iges Calciumchlorid je Liter Milch ersetzt werden.

Molke: 4 g Calcium lacticum werden in 1 l roher Vollmilch verrührt und auf kleinem Feuer bis zur Gerinnung (80°) erhitzt. Dann läßt man durch ein Seihtuch die Molke durchtropfen.

Adam hat darauf aufmerksam gemacht, daß alle Heilnahrungen nur solche Stoffe enthalten, die von Colibazillen nicht oder nur schwer angegriffen werden können, während alle Nahrungsbestandteile, welche Dyspepsie auslösen oder fördern, solche Stoffe sind, die von den Colikeimen leicht verwertet werden können. Er sucht die Gefahr des Hungerns dadurch zu vermeiden, daß er statt einer Teepause ein von Colibazillen nicht verwertbares Eiweißhydrolysat gibt und dann übergeht auf konzentrierten Reisschleim und Dextrinpräparate (Dexamyl) — schwer angreifbare Polysaccaride also, die nicht allein Energien bringen, sondern auch die Entwicklung der für das Frauenmilchkind typischen und beim künstlich genährten Kind meist fehlenden Bifidusflora fördern.

Prophylaktisch wird gegen infektiöse Dyspepsie auch eine aus tuberkulinnegativen Rinderbeständen stammende keimarme, homogenisierte und D-vitaminisierte Milch empfohlen.

c) Ernährungsstörungen ex constitutione

Schließlich die heterogene Gruppe der Ernährungsstörungen ex constitutione! Die exsudative Diathese *(Czerny)* mit ihren Krankheitserscheinungen an Haut und Schleimhäuten läßt sich nur unter Mithilfe der Diätetik überwinden. Es gilt, jede Überfütterung mit Kohlenhydraten, Milch und Eiern zu vermeiden, die Kost im ganzen fett- und kochsalzarm zu halten und die Flüssigkeitszufuhr soweit wie möglich einzuschränken. In diesem Rahmen kann man den individuellen Neigungen und Möglichkeiten Rechnung tragen.

Der Pylorospasmus, bei männlichen Brustkindern am häufigsten und in seiner Genese dunkel, beginnt meist um den 10. Lebenstag und hält einige Wochen lang an. Die diätetische Behandlung, ergänzt durch äußere Ruhe, Spasmolytica und parenterale Kochsalz- und Traubenzuckerzufuhr (Wasser- und Chlorverarmung!) legt den Nachdruck auf kleine, häufige Mahlzeiten.

Die Behandlung des habituellen Erbrechens, der Anorexie und der Rumination (des Wiederkäuens) „neuropathischer" Kinder ist zuerst eine erzieherische Aufgabe. Wenn die pädagogischen Maßnahmen diätetisch gestützt werden sollen, bekommen die habituell erbrechenden Kinder $1/_2$—1 Std. nach jedem Erbrechen die gleiche Nahrungsmenge nachgefüttert. Durch Spasmolytica, häufige kleine Mahlzeiten oder Breikost versucht man den Zustand zu bessern und eine ausreichende Nahrungszufuhr zu erreichen. Empfohlen wird Eindickung der Nahrung mit Johannisbrotkernmehl *(Nestargel)*. Wie bei dem (diätetisch unbeeinflußbaren) Wiederkäuen wird beim habituellen Erbrechen nach dem Essen $1/_2$ Std. lang Bauchlage empfohlen.

Aetiologie und Pathogenese des periodischen acetonämischen Erbrechens sind noch nicht hinreichend aufgeklärt. Es beginnt meist erst nach dem 2. Lebensjahr und wiederholt sich alle paar Wochen oder Monate. Die Kinder geben riesige Mengen einer dünnen, oft gallig gefärbten Flüssigkeit von sich und geraten dabei in schwerste acidotische Erschöpfungszustände mit Benommenheit und Coma. Immer noch ist nicht klar, ob die primäre Störung das Erbrechen oder die Ketonämie ist. Um die gefährliche Ketose zu bekämpfen, sucht man die Fettzufuhr soweit als möglich zu drosseln und die Kohlenhydratzufuhr soweit als möglich zu steigern, unter Umständen durch intravenöse Infusion hochkonzentrierter Traubenzuckerlösung. Im ganzen ist die Ernährungstherapie des acetonämischen Erbrechens wenig befriedigend.

Die Versuche einer diätetischen Behandlung der *Heubner-Herter-schen Krankheit* wurden bereits genannt (Sprue, s. S. 261).

Anhangsweise soll erwähnt werden, daß bei Icterus neonatorum subcutane Infusionen von Glykoselösung empfohlen wurden. Begründung und Aussichten dieser Therapie sind nicht sehr einleuchtend, wenn man sich darüber klar ist, daß der Icterus neonatorum, der etwa $1/_3$ aller Neugeborenen und fast alle Frühgeborenen befällt, keine Erkrankung des Leberparenchyms ist. Er entsteht durch Zerfall von Erythrocyten, deren Zahl bei der Geburt bis zu 8 Millionen beträgt (Anpassung an das sauerstoffarme foetale Milieu?) und innerhalb der ersten Lebenstage auf 5 Millionen abfällt. Das plötzlich in großen Mengen entstandene Bilirubin kreist einige Zeit im Blut, ehe es durch die Leber ausgeschieden wird.

2. Die Ernährung der schwangeren und der stillenden Frau

9 Monate lang muß in der Schwangerschaft die Nahrung nicht nur den energetischen und stofflichen Bedarf des mütterlichen Organismus, sondern auch den energetischen und stofflichen Bedarf der Frucht befriedigen. Die Erfüllung dieser Forderung ist auf zweierlei Weise denkbar: Entweder wird die Nährstoffzufuhr um den Betrag dessen erhöht, was die Frucht zu ihrem Aufbau und Leben und die Mutter zur Abdeckung ihres schwangerschaftsbedingten Mehraufwands für den eigenen Organismus benötigt (Uterus- und Brustdrüsenwachstum, stärkere Beanspruchung der Körpermuskulatur). Oder aber: Der mütterliche Organismus arbeitet ökonomischer, zieht seine Vorratsbestände heran und ermöglicht auf diese Weise das Wachstum der Frucht bei gleichbleibender Nahrungszufuhr. Es scheint, daß die Natur beide Wege beschreitet. Von den Einsparungsmaßnahmen des mütterlichen Organismus besitzen wir vorläufig nur sehr unklare Vorstellungen. In jedem Fall aber stehen Mutter und Frucht in einem Verhältnis gegenseitiger Konkurrenz. Man hat vom „Selbstschutz" der Frucht, und von Parasitismus gesprochen. Wieweit der mütterliche Organismus der Frucht das zum Leben und Heranwachsen Notwendige „zukommen" läßt, wieweit die Frucht der Mutter das Nötige „entziehen" kann, ist für das Kind nicht weniger bedeutungsvoll als für die Mutter.

Mit einiger Sicherheit bestimmen läßt sich nur der Bedarf des Neugeborenen. Danach versuchen wir den Bedarf der ungeborenen Frucht abzuschätzen. Der Ruhe-Nüchternumsatz des 3000 g schweren reifen Neugeborenen liegt bei 150 cal; bei Frühgeborenen wurden tiefere Werte gefunden, und zwar um so tiefere, je unreifer das Kind war. Da die Frucht intrauterin wohl aktive Bewegungen vollführt, für chemische Wärmeregulation und Verdauung aber nichts aufzuwenden braucht, dürfen 150 cal als Energiemenge betrachtet werden, mit der das energetische Bedürfnis der Frucht reichlich gedeckt ist. Mindestens in den ersten zwei Dritteln der Schwangerschaft beträgt es sicher nur Bruchteile davon.

Wie erwähnt, braucht der gesunde Säugling am Ende der ersten Lebenswoche täglich 300—400 g, am Ende des zweiten Monats 800 g Muttermilch. 800 g Muttermilch entsprechen 560 cal und 14,4 g Eiweiß, das sind rund 4 g Eiweiß je kg Körpergewicht des Säuglings. In ähnlicher Weise errechnet sich der Bedarf des Säuglings an Vitamin A auf die Hälfte (d. h. auf rund 1 mg Carotin), an Vitamin B_1 auf $^1/_4$ (d. h. auf 0,25 mg) der absoluten Höhe des Erwachsenenbedarfs, an Vitamin C und D auf absolut ebensoviel (d. h. auf rund 50 mg bzw. 0,002 mg) wie beim Erwachsenen.

Exakte Bestimmungen des Mineralbedarfes des Neugeborenen kennen wir nicht. „Setzt man den durchschnittlichen Mineralbestand des Foetus auf 60—75 g Asche an, so berechnet sich ein durch den Foetus während der Schwangerschaft bedingter täglicher Mehrverbrauch von 200—270 mg pro Tag" (*Klinke*). Setzt man weiterhin (auf Grund von Mineralanalysen menschlicher Foeten) den Natriumanteil an der Gesamtasche mit 10% ein, den Kaliumanteil mit 7%, den Calciumanteil mit 46%, den Magnesiumanteil mit 1%, den Chloranteil mit 9%, den Schwefelanteil mit 1% und den Phosphoranteil mit 26%, dann ergibt sich ein Tagesansatz der Frucht im Durchschnitt der ganzen Schwangerschaft von rund 23 mg Natrium, 16 mg Kalium, 109 mg Calcium, 2 mg Magnesium, 21 mg Chlor, 2 mg Schwefel und 62 mg Phosphor.

Nach dieser Art der Berechnung ergibt sich ein Tagesansatz von Eiweiß im Durchschnitt der ganzen Schwangerschaft (Eiweißgehalt des 2800 g schweren Neugeborenen 19,4% = 543 g) von 1,95 g. Unter der Annahme, daß die Muttermilch den Bedarf des Neugeborenen in idealer Weise deckt, waren wir zu einem Tagesbedarf von 14,4 g Eiweiß gekommen, d. h. $7^1/_2$mal soviel! In frühen Schwangerschaftsmonaten liegt der Eiweißbedarf der Frucht gewiß beträchtlich tiefer als beim ausgereiften Kind. Da das Leben jedoch nicht nur an Eiweißansatz, sondern auch an Eiweißumsatz gebunden ist, muß der optimale Bedarf notwendig immer höher liegen als der Ansatz.

Das gleiche gilt im Bereich des anorganischen Stoffwechsels. Leben ohne Mineralansatz, d. h. ohne Bestandsvermehrung, gibt es wohl, Leben ohne Mineralumsatz aber nicht. Die Mineralausscheidung der

Frucht geschieht durch die mütterlichen Nieren und den mütterlichen Darm. Der Gesamtbedarf an anorganischen Stoffen muß also größer sein als der Bedarf allein für den Ansatz. Legen wir wieder die Muttermilch als Indikator des Bedarfs zugrunde, dann bekommt der Neugeborene in 800 g Muttermilch täglich 1600 mg anorganische Bestandteile, darunter 384 mg Natrium, 672 mg Kalium, 216 mg Calcium, 24 mg Magnesium, 576 mg Chlor, 32 mg Schwefel und 56 mg Phosphor. Das ist mithin für den Umsatz an Gesamtasche das 17fache, an Natrium das 17fache, an Kalium das 42fache, an Calcium das 20fache, an Magnesium das 12fache, an Chlor das 27fache, an Schwefel das 16fache und an Phosphor das 0,9fache der oben für den Ansatz berechneten Werte. Wir erinnern uns an den Minimalbedarf des Erwachsenen: 4000—5000 mg Natrium, 2000—3000 mg Kalium, 500 bis 1500 mg Calcium, 100—300 mg Magnesium, 6000—9000 mg Chlor und sehen, daß absolut genommen der Erwachsenenumsatz zwar sehr viel höher liegt als der Embryonalumsatz, je kg Körpergewicht gerechnet (vom Magnesium abgesehen) aber sehr viel tiefer: an Natrium erreicht er nur rund 45%, an Kalium 15%, an Calcium 20%, an Magnesium 150% und an Chlor 52% der Werte des Neugeborenen. Der Eisenstoffwechsel ist aus methodischen Gründen sehr schwer exakt zu erfassen. Nach dem Eisengehalt der Muttermilch zu schließen, wäre der Tagesbedarf des Neugeborenen an Eisen 1,2 mg. Mit dieser Menge kann sich auch der erwachsene Organismus im Eisengleichgewicht halten. Da die Frucht in den letzten Schwangerschaftsmonaten aber große Mengen von Eisen speichert — die Leber des Neugeborenen enthält 5mal soviel Eisen wie die des Erwachsenen —, sind die Ansprüche mindestens am Ende der Schwangerschaft offenbar größer. Nach neueren Untersuchungen kostet eine Schwangerschaft die Mutter rund 500 mg Eisen; dazu kommen 100—120 mg durch Blutverlust bei der Geburt und 200 mg durch die Laktation.

Kurz zusammengefaßt: Auf den Tagesdurchschnitt der Schwangerschaft gerechnet beläuft sich der Bedarf der Frucht auf 150 cal und 14 g Eiweiß, auf rund 1 mg Carotin (= etwa 500 I. E. Vitamin A), 0,25 mg Vitamin B_1, 50 mg Vitamin C und 0,002 mg Vitamin D, auf 0,4 g Natrium, 0,7 g Kalium, 0,2 g Calcium, 0,02 g Magnesium, 0,6 g Chlor und 0,002 g Eisen. Diese Bedarfszahlen sind Maximalwerte, die eher über dem tatsächlichen Bedarf der Frucht, vor allen Dingen über dem Bedarf während der ersten zwei Drittel des intrauterinen Lebens liegen.

Welche Konsequenzen ergeben sich daraus für die Ernährung der schwangeren Frau? 150 cal kann der Organismus bei einer Tageszufuhr von 2300 cal ohne Schwierigkeiten einsparen. Planmäßige Überfütterung der Schwangeren, früher mancherorts bis zur Unsinnigkeit getrieben, kommt heute wohl kaum mehr vor. Überfütterung ist immer vom Übel, plötzliche Kostumstellungen und Mastversuche während der Schwangerschaft sind es doppelt! Hat sich die Frau vor ihrer Schwangerschaft kalorisch ausreichend ernährt, dann kann sie mit der gleichen Brennwertzufuhr auch ihre Schwangerschaft austragen. Erreicht jedoch der Energiewert der Nahrung nicht das notwendige Minimum, kann also durch Einsparung nichts gewonnen werden, um den Schwangerschaftsbedarf zu decken, dann werden die Bestände des mütterlichen Organismus selbst angegriffen. Wir wissen, daß bei kalorisch knapper Kost der Energieverbrauch während und nach der Arbeit höher liegt als bei ausreichender Ernährung, daß also der unterernährte Organismus unökonomischer arbeitet. Ob der schwangere Organismus über bessere Einsparungsmechanismen verfügt als der nichtschwangere, bedarf noch der Klärung. Da die Muskulatur des nicht schwangeren Organismus günstigstenfalls mit einem Wirkungsgrad von 25—35% arbeitet, wäre eine Energieeinsparung durch Verbesserung des Wirkungsgrades wohl denkbar.

Wird die Energiezufuhr knapp, dann hat zunächst die Frucht den Vorrang vor der Mutter. In dem Mutter-Kind-Organismus werden die Gewebe mit dem intensivsten Umsatz „bevorzugt" beliefert. Frucht und Placenta kommen gleich nach dem mütterlichen Zentralnervensystem und den mütterlichen Nieren; erst dann folgen mütterliches Skelett, mütterliche Muskulatur und mütterliches Fettgewebe. Da die Intensität des foetalen Gesamtstoffwechsels mit zunehmendem Alter der Frucht sinkt, das „Intensitätsgefälle" zwischen mütterlichem und kindlichem Stoffwechsel also kleiner wird, ist die Frucht in den letzten Schwangerschaftsmonaten durch Unterernährung der Mutter mehr gefährdet als in den ersten. Im letzten Schwangerschaftsdrittel sinkt gleichzeitig die Intensität des Placentarstoffwechsels; die in der Placenta gespeicherten Nährstoffe werden an die Frucht abgegeben. Ihren Ausdruck finden diese Dinge in der altbekannten und oft bestätigten Tatsache, daß Unterernährung der Mutter die Länge und das Geburtsgewicht des Kindes in der Regel nicht beeinflußt. Erst sehr hochgradige mütterliche Unterernährung führt zu Gewichtsabnahme des Neugeborenen (um kaum mehr als 200 g), größerer Frühgeburtenhäufigkeit und höherer Säuglingssterblichkeit. Alle Versuche, durch knappe Ernährung der Schwangeren das Geburtsgewicht des Kindes tief zu halten, um die Geburt zu erleichtern, haben sich als nutzlos erwiesen.

Das Körpergewicht ist nur ein Maß, nicht das Maß für ausreichende Ernährung. Normales Geburtsgewicht beweist noch lange nicht vollwertige Nährstoffversorgung während der Schwangerschaft und Freisein von Mangelschäden. Es erhebt sich damit die Frage, ob spezielle stoffliche Mängel stets zuerst bei der Mutter auftreten, ob die Frucht also in jeder Hinsicht den Vorrang hat oder ob unter Umständen die Mutter ihren Bedarf zuerst deckt, so daß wohl die Frucht, nicht aber die Mutter an Mangel leidet. Endgültig und generell läßt sich die Frage nicht beantworten. Im allgemeinen ist es aber doch wohl so, daß zunächst allein die Mutter unter dem Mangel leidet, während der foetale Bedarf noch gedeckt wird („Selbstschutz" der Frucht); erst bei wachsender Verschärfung des Mangels wird auch die Frucht in Mitleidenschaft gezogen. Wenn Kinder von anscheinend gesunden Müttern Mangelzeichen aufweisen, muß bedacht werden, daß der kindliche Organismus gegen alle Mängel weit empfindlicher ist als der mütterliche und bereits bei einem Defizit mit Mangelsymptomen reagieren kann, das der mütterliche Organismus ohne solche übersteht.

Die hohe Sterblichkeit und Anfälligkeit der neugeborenen Kinder unterernährter Frauen ist in der Regel eine Folge von Eiweißunterernährung. Man hat neuerdings sogar geglaubt, eine Häufung von Mißbildungen bei Kindern von unterernährten Müttern feststellen zu können. Ein Organismus, der sich selbst nur mühsam auf niedrigstem Stickstoffgleichgewicht halten kann und dessen Eiweißbestand minderwertig geworden ist, kann nicht noch Tag für Tag 10 g hochwertige Eiweißkörper und mehr für den Aufbau eines anderen Lebewesens zur Verfügung stellen. Bei qualitativer Eiweißmangelernährung (auch wenn sie quantitativ noch ausreichend ist) verschlechtert sich der Eiweißbestand des Körpers in qualitativer Hinsicht, und wir müssen damit rechnen, daß unter diesen Umständen der foetale Organismus aus minderwertigem Eiweiß aufgebaut wird. Während eine kalorisch nicht ausreichende Kost in jedem Fall zu Eiweißmangelerscheinungen führt, schützt selbst eine kalorisch ausreichende Kost die Schwangere vor dieser Gefahr nur dann, wenn sie die für den nicht schwangeren Organismus geltenden Minimalbedingungen erfüllt: 1 g Eiweiß je kg Körpergewicht, davon mindestens ein Drittel tierischer Herkunft. Die Hygiene-Sektion des Völkerbundes fordert als optimale Versorgung bei einer Energiezufuhr von täglich 2500 cal für die ersten 3 Schwangerschaftsmonate mindestens 1,0, für den Rest der Schwangerschaft 1,5 g Eiweiß je kg Körpergewicht. Neuerdings genannte höhere Werte sind als untere Grenze des Optimalbedarfs sicher zu hoch: im 9. Schwangerschaftsmonat 4 g, im 6.—8. Monat 2 g Eiweiß je kg Körpergewicht. Das Food and Nutrition Board der USA gibt als völlig ausreichende Eiweißzufuhr für die 2. Schwangerschaftshälfte täglich 85 g an.

Von rational unbegründeter und unbegründbarer Eiweißfeindlichkeit erfüllt, haben manche Reformer die eiweißärmste Ernährung als die einzig richtige Ernährung für Schwangere bezeichnet. Ein Glück für Mütter und Kinder, daß ihre Rufe ziemlich ungehört verhallen!

Manche glauben, Einschränkung der Nahrungszufuhr im ganzen oder Einschränkung der Eiweiß- und Fettzufuhr im besonderen, könne bei gesunden Schwangeren die Gefahr von Schwangerschaftsniere und Eklampsie verhüten. Der Nutzen einer Eiweiß- und Fettbeschränkung im präeklamptischen Stadium steht außer Zweifel. Daß damit aber bei einer gesunden Frau die Entstehung von Schwangerschaftsniere und Eklampsie verhütet werden kann, ist von vornherein unwahrscheinlich und bislang unbewiesen. Keine Nephritis läßt sich mit eiweiß- und kochsalzfreier Ernährung verhüten! Im gleichen Sinn spricht die unveränderte Eklampsiehäufigkeit während des letzten Krieges, wo die Eiweiß- und Fettportionen gegenüber Friedenszeiten doch recht merkbar gekürzt waren. Man muß mit aller Sorgfalt auf die Frühzeichen einer Eklampsie achten, um mit Hunger- und Dursttagen und strengen Kostbeschränkungen beizeiten eingreifen zu können. Man soll aber nicht gesunde Frauen mit überflüssigen Kostvorschriften belästigen. Die Forderung fettarmer Ernährung stützt sich auch auf die acidotisch gerichteten Verschiebungen im Säure-Basen-Gleichgewicht während der Schwangerschaft, deren Genese und Bedeutung zwar noch nicht ganz klar liegen (Leberfunktionsstörungen?, relative Unterernährung?), die aber keinesfalls zu weitgehenden diätischen Konsequenzen berechtigen. Wir kennen die Gründe für die Notwendigkeit einer regelmäßigen Fettzufuhr von bestimmter Höhe (40—60 g täglich) noch nicht. Gewiß ist es aber unangebracht, ohne wirklich dringenden Grund bei Schwangeren diese Werte zu unterschreiten.

Alle Aufmerksamkeit fordert die Sicherstellung der Vitaminversorgung. Gegen Ende der Schwangerschaft sieht man in vielen Fällen ein Absinken des Vitamin A-Spiegels im Blut, das auf den hohen Vitamin A-Verbrauch der Frucht und die verminderte Vitaminbildung aus Carotin bezogen wird. (Während der Gravidität ist die Leber ganz besonders carotinreich.) Mit Vitamin A-Mangel ist demnach während der Schwangerschaft bei an sich schon knapper Versorgung durchaus zu rechnen.

Während für den Vitamin B_1-Bedarf der Schwangeren von manchen Ernährungsphysiologen auf Grund theoretischer Erwägungen sehr hohe Werte angegeben wurden — bis zu 3 mg täglich gegen 1 mg bei der Nichtschwangeren —, ergaben sorgfältige Untersuchungen des Gynäkologen *Gaehtgens*, ,,daß die Schwangerschaft keineswegs mit einem wesentlichen Mehrbedarf an Vitamin B_1 einhergeht und daher auch keine Zufuhr von Aneurin über das Optimum des Normalen hinaus unter den Verhältnissen einer normalen Durchschnittsernährung, die den optimalen Tagesbedarf des Menschen garantiert, erfordert". Schwangerschaftsneuritiden können nicht einfach zu B_1-Mangelsymptomen ernannt werden, und die weithin beliebte reflektorische Neuritisbehandlung mit Vitamin B_1 ist auch bei Schwangeren unangebracht. Die Beobachtung, daß klinisch gesunde Mütter beriberikranke Kinder zur Welt bringen, zeigt die Empfindlichkeit der Frucht, deren B_1-Versorgung im Rahmen des Verfügbaren doch kaum schlechter sein dürfte als die der Mutter. Eine Parallelerscheinung ist vielleicht das auf Vitamin H-Mangel bezogene seborrhoische Ekzem von Säuglingen gesunder Mütter. — Über den Bedarf des schwangeren Organismus an Vitamin B_2 läßt sich noch nichts Sicheres sagen.

Wir erinnern an die Problematik aller Methoden zur Feststellung von Hypovitaminosen (s. Seite 86), wenn wir vernehmen, daß aus der Absättigungsprobe ein zusätzlicher Tagesverbrauch der Schwangeren von rund 50 mg Vitamin C errechnet worden ist. Scheint dieser Wert auch sehr hoch zu liegen, so läßt er eine reichliche Vitamin C-Versorgung der Schwangeren (60—80 mg täglich) immerhin vorläufig als geraten scheinen. Die Vermutung, der Säugling vermöge Vitamin C zu synthetisieren, harrt noch des Beweises; anscheinend verfügt er aber über angeborene Reserven.

Die Identität von Schwangerschaftsosteomalacie und Rachitis hat sich im Laufe der Jahre immer eindeutiger herausgestellt. Sie ist beidem hohen Vitamin D-Bedarf der Frucht und dem geringen Vitamin D-Gehalt der Allgemeinkost wohl plausibel. Wahrscheinlich hängt die Anfälligkeit der Schwangeren gegen Zahnkaries — „Jedes Kind kostet einen Zahn" — mit einem Vitamin D-Defizit zusammen. Wenn auch bei der Mehrzahl der schwangeren Frauen eindeutige osteomalacische Zeichen fehlen, sollte man doch, um nichts zu versäumen, auf Licht und Sonne Wert legen und unter Umständen Vigantol geben. Ob die Frucht durch Vitamin D-Verabreichung an die Mutter vor Mangelschäden sicher geschützt werden kann, ist umstritten.

Die Frage des Vitamin E-Bedarfs während der Schwangerschaft harrt noch der Lösung. Die Placenta speichert zwar Vitamin E, gibt aber an die Frucht nur wenig ab, so daß diese keine E-Rerserven mit auf die Welt bekommt. Die Anschauungen über die Bedeutung des Vitamin E für Fruchtentwicklung und Schwangerschaftsablauf beim Menschen sind noch geteilt (vgl. die Darstellung auf Seite 101). Der Vitamin K-Bedarf kann nicht nur beim Erwachsenen, sondern anscheinend auch beim Säugling durch K-erzeugende Darmbakterien gedeckt werden. K-Reserven besitzt der Neugeborene nicht.

Im ganzen genommen kann der Bedarf des schwangeren Organismus an Vitaminen mit natürlichen Nahrungsmitteln sehr wohl und gewiß besser und angenehmer gedeckt werden als mit Vitaminpräparaten, die für den gesunden Menschen doch immer nur ein letzter Ausweg bleiben sollen. Mit Recht widerstrebt es jeder gesunden Schwangeren, ohne zwingenden Grund ihren natürlichen Zustand mit Erzeugnissen der chemischen Industrie zu „verbessern". In wirtschaftlich „normalen" Zeiten entspricht aber die von *Bircher-Benner* (vorsichtshalber ohne den Versuch sachlicher Begründung) aufgestellte Behauptung, in Deutschland gäbe es nicht eine einzige ausreichend mit Vitaminen versorgte Schwangere, ganz sicher nicht den Tatsachen. In Notzeiten freilich sind wir nicht in der beneidenswerten Lage jener amerikanischen Gynäkologen, die hochbefriedigt feststellten, alle für die Schwangere notwendigen Nährstoffe — 70 bis 150 g Eiweiß, 5 bis 10000 I.E. Vitamin A, 150 bis 200 mg Vitamin C, 15 mg Eisen — seien in der amerikanischen Durchschnittskost in vollkommen ausreichender Menge enthalten.

Von den anorganischen Nährstoffen erfordern nur Calcium, Phosphat und Eisen die Aufmerksamkeit des Arztes. Der Bedarf an Natrium, Kalium, Magnesium und Chlor wird, selbst wenn er wirklich das 2—6fache des Nichtschwangerschaftsbedarfs erreichen sollte, selbst bei kalorisch weit unterwertiger Nahrung stets gedeckt. Natrium, Kalium und Chlor werden überdies so leicht resorbiert, daß von hier aus keine Mängel zu fürchten sind. Auf der anderen Seite besteht keine Veranlassung, gesunden Frauen Kochsalz zu verbieten — etwa in dem frommen Glauben, damit Eklampsieprophylaxe zu treiben. Im übrigen scheint immerhin die vor 20 Jahren noch so beliebte Methode, allen möglichen Kranken ohne triftigen Grund das Salz zu verbieten, im Abflauen zu sein.

Die Calcium- und Phosphatversorgung ist viel weniger eine Frage der peroralen Zufuhr — jede nicht allzu einseitige Kost enthält genügend davon —als eine Frage der Resorption. Die Resorption von Calcium und Phosphat ist an Fett, Gallensäuren und Vitamin D gebunden und erfährt darin während der Schwangerschaft keine Änderung. Am besten wird das Calcium und Phosphat der Milch resorbiert, da das Mengenverhältnis von Calcium, Phosphat, Fett und Vitamin D in der Milch optimal ist und Caseïn, Milchzucker, Calcium und Phosphat sich gegenseitig in ihrer Resorption unterstützen. In Form von Milch wird der Calcium- und Phosphatbedarf am sichersten gedeckt. Calciumpräparate sind zwar unschädlich, im allgemeinen aber entbehrlich. Das Calcium von Calciumpräparaten wird im allgemeinen auch schlechter ausgenutzt als das Calcium der Milch (z. B. Calcium-Glukonat zu höchstens 66%, Calcium lacticum zu 30—60%). Schwangerschaftsosteomalacie, Zahnkaries und Tetanie sind weder Zeichen primären Calciummangels noch durch calciumreiche Ernährung wirkungsvoll zu bekämpfen.

Gar nicht so selten entwickeln sich bei Schwangeren Eisenmangelanämien. Das ist nicht verwunderlich, wo der Eisenbedarf der Frucht so hoch und der Eisengehalt der Allgemeinkost in Deutschland so knapp ist. Schon die physiologischen Eisenverluste durch die Menstruation bewirken, daß das Serumeisen der Frau „normalerweise" tiefer liegt als das des Mannes (90 gegen $125\gamma\%$). Das Serumeisen gilt als Indikator für den Eisenbestand des Organismus. Gewöhnlich tritt die Anämie erst in den letzten Schwangerschaftsmonaten auf, wenn die foetalen Eisendepots angelegt werden. In diesem Bereich tritt eine Vorzugsstellung der Frucht klar zutage: nur anämische Mütter, aber nicht alle anämischen Mütter, bringen anämische Kinder zur Welt. Intensive Eisentherapie bei jeder anämischen Schwangeren, eisenreiche Ernährung überhaupt, sind die therapeutischen Konsequenzen dieser Erkenntnisse. Vergessen wir nur nicht, daß nicht jede Anämie eine Eisenmangelanämie ist, und daß Eiweißmangel- (Hunger-) Anämien in Notzeiten weitverbreitet sind!

Bei 90% aller Schwangeren soll die Wasserdurchlässigkeit der Blutgefäße abnorm groß sein. Da außerdem der onkotische Druck des Plasmas infolge Absinkens des Plasmaeiweißes (um rund 11%, bei ödematösen Schwangeren um maximal 55%) geringer geworden ist, neigt die Schwangere zu Ödembildung. Während der Geburt, wo auch noch der Venendruck ansteigt, kommt es schon normalerweise zum Abströmen von Flüssigkeit aus der Blutbahn; ihre Menge wird auf 650 ccm geschätzt. Angesichts dieser Ödemneigung und der mechanisch bedingten stärkeren Belastung der Kreislauforgane ist es vielleicht erlaubt, für die letzten Schwangerschaftsmonate Einschränkung der Kochsalzzufuhr zu empfehlen.

Alles in allem lassen sich also für die Ernährung der schwangeren Frau folgende Richtlinien herausstellen: Brennwertgehalt der Kost mindestens 2400 Kalorien — 70 bis 100 g Eiweiß, davon die Hälfte tierischer Herkunft — 50 bis 60 g Fett — Reichliche Versorgung mit Vitamin A, Vitamin C und Vitamin D in Gestalt natürlicher Nahrungsmittel (Milch, Butter, Eier, frisches Obst und Gemüse, Lebertran, unter Umständen ein Vigantolstoß mit 10—15 mg) — Sicherstellung der notwendigen Calcium- und Phosphatversorgung (Milch!) — Reichliche Zufuhr von Eisen in Form von Nahrungsmitteln und (notfalls) von Medikamenten — Keine überflüssigen Verbote, bei gesunden

Schwangeren insbesondere keine generellen Beschränkung von Eiweiß, Fett, Kochsalz und Wasser.

Erfahrene Gynäkologen haben die Meinung vertreten, es könnten während der ersten 3 Schwangerschaftsmonate, wo Uteruswachstum und Hyperemesis den Zustand beherrschen, durch unzureichende Versorgung Vitamin- und Mineralmängel entstehen, die durch die ganze Schwangerschaft mitgeschleppt würden, sofern man sie nicht im Beginn der 2. Schwangerschaftsphase (4.—8. Monat) therapeutisch beseitigen könne. Die häufigsten Störungen der 2. Phase beständen in Tonusverminderung der glatten Muskulatur, die zu Gallenwegstauung, Cystopyelitis und Obstipation führe. Man tue daher gut, in dieser Phase auf peristaltikanregende Kost hinzuwirken. In den beiden letzten Monaten (3. Phase der Schwangerschaft), gekennzeichnet durch starke mechanische Belastung, solle sich zwecks Entlastung der Kreislauforgane die Kochsalzzufuhr in mäßigen Grenzen halten.

Der zusätzliche Nährstoffbedarf der stillenden Frau läßt sich leichter abschätzen als der der schwangeren. Für die Erzeugung von 1 l Milch mit 700 cal rechnet man einen Aufwand von rund 1000 cal. Was die stillende Frau braucht, ist also eine vollwertige „Kräftigungskost" zuzüglich der durch die Milch abgegebenen Nährstoffe. Ob sie ihren Durst mit Milch, Tee, Kaffee, Malzbier oder Wasser stillt, ist weniger wichtig. Milchtreibende Nahrungsmittel und Medikamente, d. h. wirkungsvolle Lactagoga, kennen wir bisher nicht.

Bei der Lactation fällt zunächst die Eiweißabgabe ins Gewicht: 18 g hochwertige Eiweißkörper je Liter, die durch 18 g noch so hochwertiges Nahrungseiweiß nicht ersetzbar sind, Nur eine Zufuhr, die mindestens einige Gramm darüberliegt, ersetzt dem mütterlichen Organismus den Verlust. Unzureichende Eiweißversorgung der Mutter verschlechtert quantitativ und qualitativ den Eiweißgehalt der Milch. Der Vitamin A-Gehalt steigt im Blut der Wöchnerin unter Absinken des Carotingehaltes gleich nach der Geburt an (Umwandlung und Ausschüttung des in der Leber gespeicherten Carotins; Carotingehalt des Colostrums 80—200 γ % gegenüber 40—60 γ % der reifen Milch). An Vitamin B_1 scheint bei einer Kost, die für die gesunde Erwachsene ausreicht, auch die stillende Frau nicht zu verarmen. Die Frage der Heilwirkung sehr hoher Dosen reinen Aneurins (unter Umständen 20 mg intravenös) bei Uterusatonie und sehr hoher Dosen reiner Ascorbinsäure (100 bis 200 mg intravenös) bei Endometritis gehört nicht mehr in den Bereich der Diätetik. Bei Vitamin C-armer Ernährung und lange fortgesetztem Stillen kann der Vitamin C-Gehalt der Milch unter 1 % absinken. Vitamin C-reiche Kost und reines Vitamin C sollen den C-Gehalt der

Milch erhöhen. Ob Vitamin D-reiche Ernährung der stillenden Mutter D-Mängel des Säuglings verhüten kann, ist unsicher. Der Calciumgehalt, wahrscheinlich auch der Eisengehalt der Frauenmilch, scheint unabhängig von der Ernährung zu sein. Daß Alkohol, wahrscheinlich auch Nikotin und gewisse Medikamente wie Morphin, Atropin u. a. von der Mutter auf das Kind übergehen können, ist erwiesen.

Der Nahrungsbedarf der Stillenden ist somit in erster Linie an Brennwerten, Eiweiß und Wasser größer als der Bedarf der Schwangeren. Die stillende Frau muß die Nährstoffbedürfnisse eines größeren Lebewesens befriedigen als die schwangere Frau. Dieses Lebewesen benötigt größere Nährstoffmengen als die intrauterine Frucht auch deshalb, weil es sich intensiver bewegt, weil es seine Verdauungsorgane beansprucht und seine chemische Wärmeregulation anspannt. Die Nährstoffverluste durch die Milch müssen voll ersetzt werden. Ersetzt werden müssen aber nicht nur diese Nährstoffverluste nach außen, sondern auch die Aufwendungen für die sekretorische Arbeit der Milchdrüse. Auf reichliche Versorgung mit Vitamin A, C und D ist jetzt doppelter Wert zu legen. Eine Steigerung der Fettzufuhr ist nicht erforderlich, da Fette aus Kohlenhydraten gebildet werden können. Wenn Auszehrung der Mutter und vorzeitiges Versiegen der Milchsekretion vermieden werden soll, ist aber eine Steigerung der Brennwert- und Eiweißzufuhr unumgänglich. Als angemessenen Gehalt der täglichen Kost einer stillenden Frau nennt die Hygiene-Sektion des Völkerbunds 3000 cal mit 2,0 g Eiweiß je kg Körpergewicht; das Food and Nutrition Board der USA insgesamt 85 g. Unerklärt sind die bei Stillenden gelegentlich festgestellten hohen Calciumverluste; man wird sie am besten durch Milch ausgleichen.

Die Ernährungsbehandlung der kranken schwangeren und stillenden Frau geschieht nach den gleichen Gesichtspunkten wie die der nichtschwangeren und nichtstillenden. Das gilt für Leberparenchymschäden, Hyperemesis, Cystopyelitis, Osteomalacie, Gelenkerkrankungen u. ä. Die Veränderungen des Fettpolsters und die akromegalen Züge der Schwangeren sind Zeichen diencephal-hypophysärer Umsteuerungen und diätetisch unbeeinflußbar.

Klinische Symptomatologie und Pathophysiologie der Schwangerschaftsniere und Eklampsie gleichen der der akuten Nephritis und der eklamptischen Urämie.

Die eklamptischen „Anfälle haben mit Niereninsuffizienz und Retention nichts zu tun. Manchmal treten sie auf der Höhe der diuretischen Ausschwemmung der Oedeme oder nach ausgiebiger Entwässerung durch Schwitzprozeduren auf. Die Annahme, daß fragliche Gifte nicht im Blute, aber im Gewebe zurückgehalten werden, wird durch Tatsachen nicht gestützt. Kochsalzretention ist für das Auftreten der Anfälle nicht verantwortlich zu machen, obgleich salzreiche Kost das Auftreten der Anfälle begünstigt. Die Anfälle treten unabhängig von anatomischen und funktionellen Veränderungen der Nieren auf. Man erklärt sie durch Gefäßkrämpfe der Hirngefäße, vielleicht infolge eines unbekannten, nicht renalen toxischen Agens. Wie weit Hirnoedem bei den Anfällen ursächlich in Frage kommt, wie weit das Hirnoedem Folge vermehrten Übertritts von Chlorid in den Liquor oder Folge der gestörten Hirndurchblutung ist, wird verschieden beantwortet... Dem hypothetischen, angeblich aus dem Chorionepithel stammenden Eklampsiegift wird die Eigenschaft zugeschrieben, zugleich durch pressorische Stoffe spastische Gefäßveränderungen, die das klinische Bild, und degenerative Tubulusveränderungen, die das anatomische Bild beherrschen, hervorzurufen. Vielleicht handelt es sich nur um vermehrten Übertritt eines für die Schwangerschaft physiologischen Stoffes in das Blut. In Betracht gezogen wird eine direkte oder indirekte Wirkung des Hypophysenhinterlappens und Zwischenhirns. Von anderen wird dem Hypophysenvorderlappen ein Einfluß zugeschrieben. Daß die Giftwirkung sich über den Bezirk der Niere hinaus auf den Gesamtkörper erstreckt, wird im Zeitalter der extrarenalen Betrachtung zahlreicher Nierensymptome wohl allgemein anerkannt... Die Aufklärung des Zustandsbildes der echten Schwangerschaftsniere wird dadurch erschwert, daß vielfach chronisch entzündliche Nierenerkrankungen während einer Schwangerschaft erstmals bemerkt werden oder jedenfalls ernstere Symptome machen. Sie werden dann leicht mit echter Schwangerschaftsniere verwechselt. Solche Erkrankungen führen nicht selten zum Absterben des Foetus" (*Straub-Beckmann*).

Die Behandlung der Schwangerschaftsniere und Eklampsie besteht in strengster Wasser- und Kochsalzbeschränkung (Hunger- und Dursttage); sie entspricht der Behandlung der Nephritis und eklamptischen Urämie. Rohkost hat sich wegen ihres großen Volumens bei der Behandlung der Schwangerschaftsniere weniger bewährt. In schweren Zuständen ist vorzeitige Einleitung der Geburt bzw. Unterbrechung der Schwangerschaft geboten.

3. Die Ernährung des alten Menschen

Altern ist nicht an ein bestimmtes Lebensalter gebunden. Der eine ist schon mit 45 Jahren alt, der andere mit 60 noch keineswegs. Im Alter verändern viele Gewebe — Bindegewebe, Knorpel, Linse, Cornea, Trommelfell, Arterien — ihre chemisch-physikalischen Eigenschaften, indem sie wasserarm werden, schrumpfen, an Fähigkeit zu reversibler Quellung, Adsorption und Permeabilität verlieren und schwerlösliche Stoffe (Cholesterin, Fett, Pigmente, Calcium, gewisse Eiweißkörper) nicht mehr in gleichem Maße in Lösung halten, sondern niederschlagen und ansammeln. Hochdifferenzierte Parenchyme atrophieren, während auf der anderen Seite neue Wachstumsimpulse erwachen (Wachstum der Haare in Nase, Ohren, Augenbrauen, Verdickung der Weichteile der Nase, deformierende Osteoarthrose Prostatahypertrophie).

Der Stoffumsatz des alternden Organismus wird langsamer, sein Bedarf an Nahrung und Wasser geringer. Ob speziell der Vitamin B_1-Bedarf im Alter steigt, ist fraglich. Appetit und Körpergewicht nehmen ab — teleologisch gesehen eine höchst zweckmäßige Anpassung an die verminderte Leistungsfähigkeit der Organe. Im ganzen läßt die Anpassungsfähigkeit an neue Lebensbedingungen beträchtlich nach.

Das Gehirn des älteren Menschen dagegen ist „zu den höchsten Leistungen befähigt, aber nur in dem Stil, den er in jüngeren Jahren entwickelt hat. Er hat die Fähigkeit der schöpferischen Eingebung verloren. In weiterem Fortschritt des Alterns leidet infolge Nachlassens des Gedächtnisses und der sinnlichen Wahrnehmungen die Intimität der Beziehungen zur Umgebung. Der Alternde leidet Einbuße an Interessen und Mitgefühl, zieht sich mehr auf sich selbst zurück, wird einsam. In dieser Periode der wechselnden Mentalität erreicht der Mann mit reichem geistigen Inhalt den Höhepunkt der Persönlichkeitsentwicklung in der Linie des einzigartigen Phänomens des alten *Goethe*. Der leere Kopf dagegen entwickelt Egoismus, Neid, Bitterkeit und Mißtrauen. Dieser Typus ist sicherlich häufiger. Die Abnahme der Beziehung zur Umgebung bringt den Automatismus hervor, der für alte Leute charakteristisch ist . . . Jede Altersklasse hat eine eigentümliche Verwendungsfähigkeit, eine eigene Ehre und Würde. Ein harmonischer Lebenslauf zeigt Harmonie von Befähigung und Betätigung in Lebensziel und Lebensführung. Die ausgeglichene Persönlichkeit entwickelt unbewußt den Lebensstil, der ihrem physiologischen Alter angemessen ist. Jugendliche Allüren im vorgerückten Alter zeugen nicht von „ewiger Jugend“, sondern von chronischem Infantilismus“ (*Lichtwitz*).

Die Besonderheiten für die Ernährung des alten Menschen ergeben sich aus den Alterserscheinungen. Die Leistungsfähigkeit der Verdauungsdrüsen hat nachgelassen, gastrische Achylien werden häufiger. Die Resorptionsfähigkeit sinkt vor allem für Fette und Calcium (Folge: senile Osteomalacie!). Die Intensität der Geschmacks- und Geruchsempfindungen läßt nach. Infolgedessen bewältigt der alte Organismus nicht mehr eine Kost, die hohe Anforderungen an die Verdauungs- und Kreislauforgane stellt. Völlegefühl, Druck in der Lebergegend, Kurzatmigkeit, Herzklopfen machen sich bemerkbar und jeder Exzeß im Essen und Trinken kann Anlaß zu ernsten Störungen werden. In möglichst leicht verdaulicher und konzentrierter Form muß in dieser Lebensphase die Nahrung gereicht werden. Unter der minderwertigen, voluminösen und schlackenreichen Kost, mit der wir nach 1945 lebten, litt niemand so sehr wie die alten Menschen. Sie konnten die notwendigen großen Quantitäten nicht bewältigen und verfielen daher noch schneller als die Jungen.

Die Abstumpfung der Geschmacks- und Geruchsempfindungen des alternden Menschen erfordert intensivere Reize (Gewürze, Extraktivstoffe, Alkoholica), um die erwünschten Wirkungen auf die Verdauungsfunktionen zu erzielen. Und schließlich: Alte Bäume soll man nicht mehr verpflanzen — alte Leute soll man nicht ohne Not zu neuen Essensgewohnheiten und Kostformen zwingen. Jede Kostumstellung aus therapeutischen oder anderen Gründen bedeutet einen Eingriff, zu dem man sich niemals ohne wirklich zwingende Gründe entschließen soll und den man nur sehr vorsichtig und langsam durchführen darf. Strenge diätetische Behandlung, gleichviel welcher Art, ist im Alter nur noch sehr schwer möglich. Erzwungene, eingreifende Diätkuren bringen hier mehr Schaden als Nutzen. Regelmäßigkeit und Beibehaltung des Gewohnten in Nahrungsart und Nahrungseinteilung braucht der Säugling, weil er noch nicht, der Greis, weil er nicht mehr die Anpassungsfähigkeit des vollkräftigen Menschen besitzt.

Wenig umfangreich, leicht verdaulich, reizintensiv, gleichbleibend nach Art und Menge der Nahrung und Zeiteinteilung der Mahlzeiten muß die Ernährung des alten Menschen sein. Schnelle Gewichtsabnahmen sind ebenso zu verhindern wie eine zunehmende Fettleibigkeit.

Je weiter die Involutionsvorgänge fortschreiten, desto schwieriger wird die Ernährung. Kauen und Regelung des Stuhlgangs werden immer schwieriger, der Kreis der verträglichen Speisen wird immer enger, die Bindung an eingefahrene Gewohnheiten immer starrer. „Vergreisung ist keine Krankheit, sondern gehört unlösbar zum Leben. Sie ist eine ausschließlich menschliche, d. h. humane Eigentümlichkeit. Sie kann daher nur vom Gesichtspunkt der Humanität betrachtet werden. Es ist nicht sinnvoll, mit der Verehrung der Väter erst nach deren Tode zu beginnen. Menschen, die unter der Last der Jahre leiden, leisten der Menschheit ihren letzten Dienst, indem sie den Willen zum Helfen, Nächstenliebe und Gemeinschaftssinn wachhalten" (*Lichtwitz*).

V. VON DEN NAHRUNGSMITTELN

Nahrungsmittelfachmann und Lebensmittelchemiker kann und braucht der Arzt nicht zu sein. Wenn er aber keinen Täuschungen erliegen und die Kostführung seiner Kranken wirklich überwachen und steuern, wenn er Helfer und Berater in den täglichen Nahrungsfragen des Gesunden und Kranken sein will, dann genügt es für ihn nicht, in der Ernährungsphysiologie und Diätetik zu Hause zu sein. Dann muß er von den Nahrungsmitteln selbst etwas wissen. Eine umfassende Nahrungsmittelkunde würde den Rahmen eines diätetischen Lehrbuches überschreiten. Ohne Anspruch auf Vollständigkeit wollen wir uns deshalb im folgenden auf Tatsachen und Gesichtspunkte beschränken, die für die Kostführung des Gesunden und Kranken von Bedeutung sind. Zur Orientierung über spezielle Fragen sei verwiesen auf die Darstellungen im Handbuch der Lebensmittelchemie von *Boemer* u. a. und die neueste Darstellung von *Diemair*.

1. Getreide

Alles Leben der Erde baut auf der Pflanze auf. Ohne Pflanzen kein tierisches und kein menschliches Leben. Die primitivste Art der Nutzung, das Sammeln von wildwachsenden Früchten, Wurzeln, Knollen und Blättern, tritt auf der menschenüberfüllten Erde zurück gegenüber der Nutzung angebauter Pflanzen. Zwei Fünftel der Gesamtfläche Europas sind heute pflanzliches Kulturland, ein Fünftel der Fläche Amerikas, Asiens und Afrikas und ein Neuntel der Fläche Australiens und Ozeaniens.

Im unbeeinflußten Lebenskreislauf der Natur bleiben organisches Leben und anorganischer Stoffwechsel des Bodens im Gleichgewicht. Mit dem Dazwischentreten des erntenden Menschen ändert sich das, und auf die Dauer läßt sich ein Absinken der Erträge nur durch Ergänzung der Nährstoffe des Bodens, durch Düngung, ausgleichen und verhindern. Zu den alten Methoden der Stallmist-, Jauche-, Kompost- und Gründüngung hat *Liebig* die Mineraldüngung mit Stickstoff-, Phosphor-, Kalium- und Calciumsalzen hinzugefügt. Spezielle Hinweise auf den Bedarf des Bodens ergeben sich aus dem Vorkommen gewisser „Unkräuter" und bestimmter Veränderungen der Kulturpflanzen selbst. Auf Stickstoffmangel deuten Wachstumshemmung und Verfärbung der Blätter. Phosphor fördert das Wurzelwachstum, die Bestockung und Samenbildung und beschleunigt die Reife. Kalium begünstigt die Stärke-, Zucker- und Eiweißbildung. Calcium festigt die Gewebe. Die Bedeutung der Düngung mit anderen Elementen — Mangan, Bor, Eisen, Kupfer, Silicium u. a. — läßt sich noch nicht übersehen. Was würde es für unsere Ernährungswirtschaft bedeuten, könnten wir den Nährstoffgehalt der Kulturpflanzen durch Düngung planmäßig besser steuern!

Während man nach Einführung der Mineraldüngung die Düngungsfrage für grundsätzlich gelöst hielt und glaubte, die Ertragshöhe werde durch den in geringster (verwertbarer) Menge vorhandenen Nährstoff bestimmt — „Gesetz des Minimums" von Liebig —, zeigte die weitere Entwicklung, daß die Dinge doch erheblich verwickelter liegen. Trotz gleichbleibender Mineraldüngung gingen die Erträge zurück. Es kommt offensichtlich nicht nur auf den anorganischen Stoffgehalt des Bodens an, sondern auch auf sein organisches Leben, das sich unter dem Einfluß ständiger Kultur ein und derselben Nutzpflanzen („Monokulturen") ebenso verändert wie unter dem Einfluß einseitiger Mineraldüngung. Vom chemischen, physikalischen und biologischen Zustand des Ackerbodens hängt das Pflanzenwachstum ab. In diese Geheimnisse beginnen wir erst langsam einzudringen. Pflanzen und Tiere des Bodens bilden eine ökologische Einheit, das Edaphon, vergleichbar dem Plankton des Meeres. Bakterien, Pilze, Algen, Protozoen, Würmer und Insekten leben hier in enger Gemeinschaft. Die Landwirtschaft trägt aus ihren praktischen Erfahrungen heraus seit Jahrhunderten den Lebensgesetzen des Bodens Rechnung und vermeidet es, Jahr für Jahr die gleiche Kulturpflanze auf dem gleichen Boden anzubauen. Im richtigen „Fruchtwechsel", in der richtigen „Fruchtfolge", liegt ein gut Teil des landwirtschaftlichen Erfolgs. In neuerer Zeit ging man vielfach noch weiter und lehnte auch den gleichzeitigen Anbau nur einer Kulturpflanze als unbiologisch ab. Die Forstwirtschaft hat schon lange praktisch nach dieser Forderung gehandelt. Die Ablehnung der Monokultur ist (neben der Ablehnung der mineralischen Düngung und deren Ersatz durch besondere Kompostierungs- und Bodenbearbeitungsverfahren) auch das wesentliche Kennzeichen der „biologisch-dynamischen Wirtschaftsweise" *Rudolf Steiners*.

Bessere Düngung und bessere Bodenbearbeitung waren es aber nicht allein, die die erstaunlichen Ertragssteigerungen unserer Böden zuwege brachten. Der dritte Faktor ist die Züchtung. Die „Originalzuchten" des 19. Jahrhunderts arbeiteten mit Auswahl und Weiterzüchtung einzelner hochentwickelter Pflanzen. Die bedeutendsten Erfolge erzielten jedoch erst die modernen Verfahren, die auf einer breiten Basis von Genetik, Chemie und Physiologie die Nutzpflanzen erforschten und ganz systematisch bestimmte Zuchtziele anstrebten: Mengenmäßige Ertragssteigerung, Steigerung des Eiweiß-, Kohlenhydrat-, Fett- und Fasergehaltes, Verringerung von Bitterstoffen und Alkaloiden, Steigerung der Widerstandsfähigkeit gegen Kälte, Krankheiten und Schädlinge, Halm- und Dürrefestigkeit, Verschiebung der Reifezeit und Verkürzung der Reifungsdauer, Anpassung an gegebene Bodenverhältnisse, Steigerung der Lagerfähigkeit und anderes mehr. Auf diese Weise wurden — um nur wenige Beispiele zu nennen — „süße", eiweißreiche und ölreiche Lupinen mit nichtplatzenden Samenhüllen geschaffen, früh- und schnellreifende Sojabohnen, frost- und krebsfeste Kartoffeln, kleberreicher Weizen für deutsche Bodenverhältnisse, spätreifende Zuckerrüben und nikotinarmer Tabak. Die Ergebnisse der modernen Züchtungsforschung gehören zu den glanzvollsten Leistungen der Naturwissenschaft.

Bedeutungsvoll im Hinblick auf die Verbreiterung der Nahrungs-basis ist schließlich die systematische Schädlingsbekämpfung. Wir kommen darauf noch zu sprechen (siehe S. 349).

Mangel an Düngung, Bodenbearbeitung, hochwertigem Saatgut, Schädlingsbekämpfungsmitteln und Arbeitskräften ließen während des 2. Weltkriegs die deutschen Getreideerträge um 30%, die Hack-fruchterträge um 20%, die Milcherzeugung um 25 bis 30% absinken.

Getreide bildet die Grundlage unserer Ernährung. Zu 40% bestreitet es in Friedenszeiten die Nahrungsbedürfnisse des deutschen Volkes. Züchtung, Düngung und Bodenbearbeitung haben im Laufe der Jahre so beträchtliche Ertragssteigerungen erzielt (Tab. 28), daß trotz Zunahme der Bevölkerung der größte Teil des Bedarfs immer noch im Inland erzeugt werden kann. Der alte Landroggen z. B. brachte 12,5 dz/ha, der Petkuser Roggen bringt heute 22,5 dz/ha.

Tabelle 28. Steigerung der Erträge von Getreide und Kartoffeln

Kulturart	Erträge dz/ha		Steigerung in %
	1878—1882	1934—1938	
Roggen	9,9	17,3	74,7
Weizen	13,0	23,0	76,9
Gerste	13,3	22,2	66,9
Hafer	11,6	20,2	74,1
Kartoffeln	76,0	170,4	124,2

Die ältesten Getreidesorten sind Gerste, Hirse, Spelz und Weizen. Später kamen Hafer und Roggen dazu, noch später der Buchweizen. Außer den einheimischen Getreidearten gehören in wirt-schaftlich geordneten Zeiten einige ausländische zu den gewohnten Bestandteilen unserer Kost: Mais, Reis, Sago (aus Palmenmark; „deutscher Sago" besteht aus Kartoffelmehl) und Tapioka (Arrowroot aus Maniokpflanzen). In ihrem Nährstoffgehalt und dem biologischen Wert ihres Eiweißes unterscheiden sich die Getreidesorten nur wenig. Eine Ausnahme macht der eiweißarme Reis; biologisch am wenigsten wertvoll ist das Maiseiweiß.

Das längliche, von der Samen- und Fruchtschale umhüllte Roggen-und Weizenkorn — der Bauplan der anderen Getreidekörner ist grund-sätzlich derselbe — besteht aus dem Mehlkörper und dem an hochwer-tigem Eiweiß, Lipoiden und den Vitaminen B_1, B_2 und E reichen Keim-ling. Der Mehlkörper enthält im wesentlichen Stärke und (bei Weizen und Roggen) Kleber; er enthält wenig Mineralien und keine Vitamine. Erst während der Keimung entsteht in ihm Vitamin C (25 mg in 100 g gekeimter Gerste und gekeimtem Weizen). Unter der Samenschale liegt die Schicht der eiweiß- und fettreichen Aleuronzellen. Beim Kneten des (allein aus Mehlkörper bestehenden) Mehles im Seihtuch unter Wasser bleibt der Kleber, ein Gliadin-Glutenin- (d. h. Eiweiß-) Gemisch, als fadenziehende Masse zurück. Frisches Weizenmehl enthält etwa 10% Kleber. Roggen und Gerste sind eiweißärmer als Weizen, weil sie mit Rücksicht auf Müllerei und Brauindustrie möglichst eiweißarm gezüchtet wurden. Bemerkenswert hoch liegt der Fettgehalt des Hafers. Die mineralische Zusammensetzung — es handelt sich in der Hauptsache um Kalium, Magnesium und Phosphat — schwankt von Getreideart zu Getreideart nur wenig.

Beim Mahlen wird der Mehlkern zerkleinert und die Kleie (= Fruchtschale + Aleuronschicht + Keimling = rund 17% des Korngewichts) mehr oder minder vollständig entfernt, weil hoher Eiweiß- und Fettgehalt die Haltbarkeit des Mehles beeinträchtigen. Kleie und Mehlkörper lassen sich aber nicht glatt voneinander abtrennen. Die Trennung kann nur durch schrittweise Zerkleinerung des Kornes und wiederholtes Sortieren und Absieben erreicht. Je weniger Kleie das Mehl enthält, je weniger es „ausgemahlen" wird, desto weißer ist es. Da die Kleie sehr viel mehr Mineralien besitzt als der Mehlkörper, kann der Mineralgehalt des Mehls, seine Asche, als Maß des Ausmahlungsgrades zur Kennzeichnung der Mehltype dienen. Ein Aschengehalt von 0,630% entspricht z. B. der Type 630. Zu 30—40% ausgemahlenes Weizenmehl, „Kaiser-Auszugsmehl", entspricht etwa der Type 405 und besteht praktisch nur aus Mehlkörper. Weizenmehl Type 630 ist Weizenvollmehl, Roggenmehl Type 1370 Kommißmehl u. s. f. Die nährstoffmäßige Zusammensetzung der Mahlerzeugnisse geht aus der Tabelle 29 hervor.

Tabelle 29. Zusammensetzung der Mahlerzeugnisse

	Eiweiß %	Fett %	Asche %	Zellmembran %
Weizenmehl				
30—40%	11—13	1—2	0,4	3
Weizenkleie	15—16	4—5	6—7	32
Weizenkeimling .	35—40	11—12	4—5	0

In neuerer Zeit fand das Phytin des Getreidekorns größere ernährungs-physiologische Beachtung. Anlaß dazu war einerseits der Mangel an tierischen Nahrungsmitteln in der Volksernährung, der die Gefahr einer Calciumunterernährung in greifbare Nähe rückte (Erschwerung der Calciumresorption durch Eiweiß- und Fettmangel), andererseits die rachitisfördernden Eigenschaften von Mais und Hafer. Phytin (Inosithexaphosphorsäure) stellt das Phosphorsäuredepot des Kornes dar, das während der Keimung mobilisiert wird. Es ist selbst unresorbierbar und bindet gleichzeitig Calcium, so daß auch dieses nicht resorbiert werden kann. Weizen, Roggen und Gerste, nicht aber Hafer und Mais, enthalten eine phytinspaltende Phytase. Man hat guten Grund anzunehmen, daß diese Phytase im Verdauungskanal das Phytin spaltet, die Phosphorsäure resorbierbar macht und auf diese Weise auch die Calciumresorption verbessert. Die rachitogene Wirkung von Hafer und Mais wäre damit als Folge des Phytasemangels erklärt. Den menschlichen Verdauungssäften selbst fehlt eine Phytase. Der Phytingehalt des Brotes — um das schon vorwegzunehmen — hängt vom Ausmahlungsgrad des Mehles und dem Backverfahren ab (s. Seite 334).

Für die praktisch wichtigen Mahlerzeugnisse haben sich bestimmte Bezeichnungen eingebürgert. Flocken: Geschälte Hafer-, Weizen- und Maiskörner, die gedämpft, feucht gewalzt und getrocknet werden. Schrot: Grobes, stark kleiehaltiges Mehl. Grütze: Enthülste, in gröbere Stücke zerbrochene Körner von Hafer, Gerste, Buchweizen und Hirse. Graupen: Geschälte, durch Schleifen kugelig gemachte Weizen- und Gerstenkörner; die eiweiß- und mineralreiche Randzone des Kornes fehlt. In gleicher Weise wird der Reis bearbeitet („polierter Reis"). Grieß: Von Schalen und pulverförmigem Mehl befreite Bruchstücke von Weizen-, Mais- und Reiskörnern. Grobe Grieße und Grützen gehen ineinander über. Dunste: Sehr feine Grieße. Stärkemehl: Möglichst rein gewonnene Stärke aus Weizen, Mais, Kartoffeln, Reis, Arrowroot; Eiweiß, Faser- und Mineralstoffe sind entfernt. Grünkernmehl: Mehl aus unreifem, über gelindem Feuer getrocknetem Spelz (Dinkel). Kindermehle: Teilweise in Dextrine und Zucker aufgespaltene Getreidemehle.

Über Schwund- und Verderbverluste von Getreide und Getreideerzeugnissen siehe Seite 349.

Aus Mehl lassen sich Suppen, Breie, Teigwaren, Fladen und Gebäcke herstellen. Suppen enthalten über 90%, Breie 70—80% Wasser. Beim Erhitzen einer Mehl-Wassermischung „verkleistert" die Stärke durch Bindung an Wasser und wird dadurch für die Verdauungssäfte leichter angreifbar; ein Teil zerfällt in Dextrine, die Eiweißkörper einschließlich des Klebers gerinnen. Drei Fünftel der Menschheit essen kein Brot sondern Brei, und selbst im brotessenden Europa nimmt die Breikost einen breiten Raum ein.

Ein ungekochter Brei ist das *Bircher*-Müesli, das Stammgericht der *Bircher-Benner*-Kost. Es besteht aus Haferflocken, geriebenen Äpfeln, Nüssen, Honig und Milch. Als Beginn des Tages kommt mit Recht auch in Deutschland der Haferbrei wieder mehr zu Ehren. Mit Zucker, Butter, Milch, Sahne oder Marmelade ist er ein leicht bekömmliches, nahrhaftes und sättigendes Gericht — gerade das also, was man sich vor dem Arbeitsbeginn wünscht. Bis gegen Ende des 18. Jahrhunderts waren **Haferbrei, Hafergrütze** und **Buchweizengrütze** das erste Frühstück von Arm und Reich. Erst dann begann der Kaffee den Brei zu verdrängen. In der Schweiz und den angelsächsischen Ländern gelang ihm das nie so radikal wie in Deutschland.

Hirsebrei und **Buchweizenbrei**, der Sterz der Tiroler und Steiermärker, schmecken kräftiger als Weizen- und Reisbrei. Die Hirse, eine uralte Kulturpflanze, gibt gute Breie aber schlechte Gebäcke und ist deshalb von anderen Getreidearten verdrängt worden. Der Buchweizen soll erst im 15. Jahrhundert nach Europa gekommen sein. Auch er läßt sich nicht leicht verbacken. Hirse und Buchweizen liefern zwar geringere Hektarerträge als Roggen und Weizen, gedeihen aber noch auf ärmsten Sand- und Moorböden und kommen deshalb vor allem für Gebiete in Betracht, die sich auf andere Weise landwirtschaftlich nicht ausnutzen lassen. Geringe Bodenansprüche stellt auch der **Spelz (Dinkel).**

Die **Polenta** der Italiener und Balkanvölker ist steifer **Maisbrei,** der mit süßer oder saurer Milch angerichtet und mit Butter und Gewürzen verzehrt wird. Man kann ihn auch in Scheibenform backen. Maiskonserven, ganze Maiskolben und Maiskörner kennt man (im Gegensatz zu Amerika) in Deutschland, wo der Mais mangels geeigneter Sorten nur selten reif wird, noch kaum. In seinem Eiweiß- und Fettgehalt gleicht der Mais dem Hafer. Er liefert größere Hektarerträge, jedoch ein biologisch weniger wertvolles Eiweiß. Aus den Keimlingen gewinnt man das Maiskeimöl.

Für viele Millionen Menschen ist der (eiweiß- und fettarme) **Reis das** Nahrungsmittel. Geschmacklich fast neutral, läßt er sich als Suppe oder steifer Brei, süß, salzig und gewürzt so vielseitig verwenden wie keine andere Pflanze. In dem schwachen Eigengeschmack des Reises liegt der Grund für das starke Würzbedürfnis und das Suchen nach immer neuen Gewürzen und Gewürzmischungen in den reisessenden Ländern. Dem reisessenden fernen Osten verdankt das Abendland seine Gewürze.

Teigwaren nennen wir Mehlerzeugnisse — Nudeln, Makkaroni u. a. m. —, die aus kleberreichem Weizenmehl- oder Weizengrießteig durch einfaches Trocknen bei gewöhnlicher Temperatur oder mäßiger Wärme hergestellt werden.

Fladen unterscheiden sich von den (gleichfalls mit Hitze bereiteten) eigentlichen Gebäcken durch die geringe Lockerung des Teiges. An ihrer Oberfläche entstehen beim Backen Röststoffe aus Stärke und Fett. Das Backfett dringt auch in die Kruste ein und erschwert so den Zutritt der Verdauungssäfte zum Inneren. Lockerung durch Eischnee, kurzes Erhitzen, Absaugen des Fettes (durch ein aufgelegtes Tuch) macht das Gericht — den Pfannkuchen, den Puffer — leichter verdaulich. Ein Fladen ist übrigens auch das Knäckebrot (s. unten).

Bei weitem das wichtigste Gebäck ist das Brot. $^2/_5$ der Erdbewohner sind Brotesser. 100 Teile Mehl geben 120—150 Teile Brot. Im Gegensatz zum Fladen wird im Gebäck der Teig durch Kohlensäure gelockert. Er muß deshalb vor dem Backen einige Stunden „gehen", d. h. Kohlensäure bilden. Der Teig hält die Kohlensäure aber nur dann fest, wenn er eine gewisse Zähigkeit besitzt. Diese Zähigkeit verleiht ihm der Kleber. Kleberarme Getreidearten — Hafer, Gerste, Mais — sind deshalb als Brotgetreide unbrauchbar.

Jeder Teig, den man sich selbst überläßt, fängt allmählich an zu gären, d. h. Kohlensäure zu bilden. Um von dieser Spontangärung unabhängig zu sein und eine gleichmäßigere Lockerung zu erreichen, wird die Kohlensäurebildung planmäßig gesteuert. Das geschieht durch Hefe (Kohlensäurebildung aus diastatisch gespaltener Stärke), durch Sauerteig (Kohlensäurebildung durch Hefe und Bakterien), durch Backpulver (Kohlensäurebildung aus anorganischen Salzen) und durch Einpressen von Kohlensäure unter hohem Druck.

Das älteste Verfahren ist die Sauerteiglockerung. Um Sauerteig zu gewinnen, läßt man die Wasser-Mehlmischung bei Zimmertemperatur einige Stunden lang stehen. Während des rasch einsetzenden Bakterienwachstums gewinnen Milchsäurebakterien und Hefen die Oberhand, hemmen das Wachstum der anderen Keime und geben später dem Gebäck seinen säuerlichen Geschmack. Mehrere Tage alte Teigreste werden dann als Sauerteig für das nächste Backen aufbewahrt. Hefe findet vor allem für Kleingebäcke sowie für fette und süße Großgebäcke Verwendung. Die Hefelockerung ist leichter zu handhaben als die Sauerteigführung und macht den Teig in kürzerer Zeit backreif. Die Kohlensäurebildung geschieht nach der Formel $C_6H_{12}O_6 = 2\,CO_2 + 2\,C_2H_5OH$. Als Backpulver sind verschiedene Stoffe gebräuchlich: Natriumbikarbonat, das in der Hitze gespalten wird nach der Formel: $2\,NaHCO_3 = CO_2 + Na_2CO_3 + H_2O$ (Sodageschmack!). Natriumbicarbonat mit saurem Natriumpyrophosphat ($Na_2H_2P_2O_7$; Kohlensäureentwicklung aus $NaHCO_3$). Hirschhornsalz (Kohlensäureentwicklung nach der Formel: $(NH_4)\,HCO_3 = CO_2 + NH_3 + H_2O$; Ammoniakgeruch!). Ein altes Haushaltsmittel ist die Pottasche (Kohlensäureentwicklung nach der Formel $K_2CO_3 + 2\,CH_3COOH = CO_2 + 2\,CH_3COOK + H_2O$).

Im Backofen platzen bei 200—270° C die Hüllen der Stärkekörner, die Stärke verkleistert, ein Teil zerfällt in Dextrine und Malzzucker, der Kleber und die übrigen Eiweißstoffe gerinnen. In der Rinde des Gebäcks geht ein Teil der Dextrine in karamelisierte Zucker und Röststoffe über. Die B-Vitamine leiden beim Backen anscheinend nicht. Gutes Brot muß eine gleichmäßig feste Kruste, eine lockere Krume und einen angenehmen aromatischen Duft haben. Sein Wassergehalt soll nicht viel über 45% liegen. Zuviel Sauerteig macht das Brot sauer, zuviel Wasser, schlechtes Durchkneten und schlechtes Ausbacken macht es speckig und „wasserstreifig". Der nicht völlig geronnene Kleber des schlecht ausgebackenen Brotes setzt sich an den Zähnen fest (Kariesgefahr s. S. 225!).

Das Altbackenwerden des Brotes beruht weniger auf Wasserverlust, wenn auch Wasserverlust das Altbackenwerden beschleunigt. Sofern der Wassergehalt nicht unter 30% gesunken ist, läßt sich der Geschmack des frischen Brotes durch Erwärmen wiederherstellen. Andererseits verzögert Aufbewahrung in luftdicht schließender Kapsel das Altbackenwerden nur wenig. Offenbar handelt es sich beim Altbackenwerden um physikalisch-chemische Wasserverschiebungen und Bindungen, die durch Erwärmung unter Umständen wieder gelöst werden können. Altbackenes Brot wird zwar rascher verdaut, jedoch nicht besser ausgenutzt als frisches.

Daß sich der Nährstoffgehalt des Brotes (nicht in gleichem Sinne der Nährwert! siehe Seite 335) mit dem Ausmahlungsgrad des Mehles ändert, versteht sich nach dem oben Ausgeführten von selbst. Je höher ausgemahlen das Brot, desto höher sein Eiweiß-, Fett- und Aschegehalt, desto geringer sein Kohlenhydratgehalt. Die in Notzeiten üblichen Zusätze und Streckmittel — Kartoffelmehl, Mais und andere Mehle — verschlechtern die Backfähigkeit und Qualität des Brotes. Während die Ausnutzung des Brotes durch 5%igen Kartoffelmehlzusatz nicht berührt wird, wird sie durch Holz- und Luzernenmehlzusatz ganz erheblich verschlechtert.

Roggen oder Weizen? Feinbrot oder Vollkornbrot? Die sachliche Beantwortung dieser Fragen ist durch eine ernährungsphysiologisch getarnte Propaganda, die sich geschickt mit sektiererischen Ernährungsbestrebungen verband, erheblich erschwert worden. In Wahrheit entsprang diese Propaganda der Tatsache des deutschen Roggenüberschusses und Weizenmangels und der anderen Tatsache, daß man aus der gleichen Getreidemenge mehr Brotlaibe backen kann, wenn man das Mehl zu 100% anstatt zu 70 oder 80% ausmahlt.

Der Roggen ist während der letzten 200 Jahre in Europa immer mehr durch den technisch besser verwertbaren Weizen verdrängt worden. Wegen seines kleberreicheren Mehlkörpers backt sich Weizen besser — besser vor allen Dingen in Kleingebäcken — und belastet die Verdauungsorgane weniger. Eiweiß und Kohlenhydrate von Weizenbrot und Weizenmehl werden ceteris paribus besser ausgenutzt als Eiweiß und Kohlenhydrate von Roggenbrot und Roggenmehl. Sehr viel kommt allerdings auf das Backen an. Die Eiweißausnutzung von Weizenbroten liegt zwischen 65 und 94 %, von Roggenbroten zwischen 43 und 82 %. Gutes Roggenbrot wird also besser ausgenutzt als schlechtes Weizenbrot, wenn es auch die Ausnutzung des besten Weizenbrotes lange nicht erreicht. Da unsere modernen Lebensformen eine konzentrierte, wenig belastende Nahrung fordern und Kleingebäcke die Bedürfnisse des arbeitenden Menschen mit kurzen heimfernen Essenspausen besser erfüllen als Großgebäck, läßt sich die Bevorzugung des Weizens nur durch äußeren Zwang unterdrücken. Für die deutsche Landwirtschaft ergibt sich daraus, sofern sie überhaupt im bisherigen Umfang am Brotgetreideanbau festhalten will, die Notwendigkeit, eine auch auf leichten Roggenböden ertragreiche Weizensorte zu züchten.

Zugunsten des Vollkornbrotes wird nun sein Reichtum an Eiweiß, Vitamin B_1 und E, Mineralien und unverdaulichen Faserstoffen ins Feld geführt. Dazu ist zu sagen, daß Getreideeiweiß biologisch viel weniger wertvoll ist als tierisches Eiweiß — beispielsweise etwa halb so wertvoll wie Milcheiweiß. Von den Mineralien kommen höchstens Calcium und Phosphor in Betracht, denn genügend Natrium, Kalium, Magnesium und Chlor enthält jede kalorisch ausreichende Kostform. Der Phosphor des Vollkornbrotes besteht zum großen Teil aus unresorbierbarem Phytin (Inosithexaphosphorsäure, s. S. 329). Im Vollkornroggenbrot liegen 25 %, im Vollkornweizenbrot 52 %, im Knäckebrot 69 % des Gesamtphosphors als Phytinphosphor vor, wogegen feines Roggenbrot und Weißbrot überhaupt kein Phytin enthalten. ,,Wahrscheinlich beruht dies darauf, daß die säurebildenden Bakterien das p_H im Teig bis in die Nähe des p_H-Optimums der Phytase haben senken können, so daß die Phytase des Kornes das Phytin spalten konnte. Abweichend von dem gesäuerten, groben Roggenbrot zeigten dunkles Roggenbrot mit Malz, Vollkornweißbrot und Schrotbrot einen ziemlich hohen Phytingehalt (ungefähr 50 % des Gesamtphosphors). Das untersuchte Knäckebrot hatte einen Phytingehalt von 69 % des Gesamtphosphors, was ganz dem des Kornes entspricht. In den feinen Brotsorten, Weißbrot, Siebmehlbrot und Sauerbrot kommt kein Phytin vor. Wahrscheinlich steht dies mit dem Umstand im Zusammenhang, daß das feine Mehl einen so geringen Phytingehalt hat, daß die Phytase während der Gärung das Phytin spalten konnte, obwohl keine Säuerung stattgefunden hat. Wenn man Brei kocht, wird die Phytase der Getreideerzeugnisse zerstört werden, und man kann deshalb damit rechnen, daß der Brei jedenfalls denselben Phytingehalt hat wie die Erzeugnisse, aus denen er hergestellt ist" (*Pedersen*). Der Gehalt an resorbierbarem Phosphor stellt sich im gesäuerten Roggenbrot auf 0,236%, im Vollkornroggenbrot auf 0,176%, im feinen Roggenbrot auf 0,152%, im Vollkornweizenbrot auf 0,098%, im Knäckebrot auf 0,094%, im Weißbrot auf 0,079%.

Entscheidend für den Nährwert eines Nahrungsmittels ist jedoch nicht sein analytisch gefundener Nährstoffgehalt, sondern einzig und allein sein Gehalt an resorbierbaren Nährstoffen. Wie weit das Calcium des Vollkornbrotes dem Organismus wirklich zugute kommt, wie weit seine Resorption durch die Gegenwart von Phytin oder durch Fett- und Eiweißmangel behindert wird, ist eine offene Frage. Obwohl bei guter Sauerteigführung 60—80% des Phytins gespalten werden, genügt der Rest doch immer noch, um die Calciumresorption deutlich zu verschlechtern. Phytin erschwert neben der Calciumausnutzung im übrigen auch die Ausnutzung des Eisens.

Unbekannt ist der Ausnutzungsgrad des Vitamin B_1, das möglicherweise vor der Resorption zu einem Teil bakteriell zerstört wird. An anderer Stelle (Seite 363) wird gezeigt werden, daß der Vitamin B_1-Bedarf in Relation steht zur Höhe des Verzehrs von Nicht-Fettkalorien und daß bei der heute üblichen Ernährung, in der das Vollkornbrot ja nur eine bescheidene Rolle spielt, in Mitteleuropa mit unzureichender Vitamin B_1-Zufuhr dennoch nicht gerechnet zu werden braucht. So wertvoll der B_1-Gehalt des Vollkornbrotes ist — die Behauptung „Alle Diäten, die Vollkornbrot meiden, geraten in Gefahr des B_1-Mangels, weil nur bei Verwendung des Vollkornbrotes die schon bei Gesunden und bei Normalkost stets fragliche B_1-Ausstattung hinreichend gesichert ist" — diese Behauptung ist weder ernährungsphysiologisch noch ernährungsstatistisch begründet. Sie wiederholt lediglich die Lehre gewisser Ernährungssektierer und läßt völlig außer Acht, daß (je 100 g) Hühnerei ebenso viel, Kartoffeln und Tomaten immer noch halb so viel, Leber aber doppelt so viel und Schweinefleisch sogar 5 bis 6 mal so viel Vitamin B_1 enthalten als Roggenvollkornbrot.

Die Lebensnotwendigkeit des Vitamin E für den Menschen ist umstritten. Die „Ballaststoffe" des Vollkornbrotes gewinnen vor allem dann an Bedeutung für Gebißentwicklung und Darmmotorik, wenn die übrige Kost schlackenarm gehalten wird.

Die meisten Veröffentlichungen der letzten 15 Jahre über die Brennwert- und Eiweißausnutzung des Vollkornbrotes hatten uneingestanden zwar, aber unmißverständlich, von vornherein das Ziel, die überragenden ernährungsphysiologischen Eigenschaften dieses Brotes zu beweisen. Sie können deshalb nur bedingt zur Klärung der Sachlage herangezogen werden. Um so wertvoller sind die

sachgerechten Untersuchungen von *Lang* und *Schütte*. In voller Übereinstimmung mit den klassischen Anschauungen *Rubners* (von denen
man seit 1935 nicht mehr gerne sprach) ergaben sie eine wesentlich
bessere Eiweiß- und Brennwertausnutzung von Brot aus wenig ausgemahlenem Mehl. Der höhere Eiweißgehalt des Vollkornbrotes wird
durch die schlechtere Resorption mindestens ausgeglichen, wenn nicht
überkompensiert. Wenn die Ausmahlung über 70% hinausgeht, wird
die Ausnutzung mit steigendem Ausmahlungsgrad immer schlechter.
Die gleiche Brotmenge liefert dem Verbraucher als Vollkornbrot
weniger Brennwerte und Eiweiß als in Gestalt von Brot aus weniger
hoch ausgemahlenem Mehl (Tabelle 30 und 31). Beim Roggenbrot
leidet die Eiweißausnutzung durch hohe Ausmahlung immerhin weniger
stark als beim Weizenbrot.

Tabelle 30. **Zusammensetzung verschieden hoch ausgemahlener
Roggenmehle (nach *Lang*)**

	30% ausgemahlen	60% ausgemahlen	70% ausgemahlen	Kleie	Keime
Asche %	0,46	0,94	2,09	4,83	5,94
Fett %	0,69	1,43	2,71	3,62	11,95
Eiweiß %	6,70	11,00	16,58	17,58	44,74
Zucker %	4,65	7,18	11,45	12,96	22,62
Stärke %	81,53	69,44	55,40	20,49	—
Rohfaser %	0,07	0,40	1,22	5,79	3,94

Die **Kohlenhydratausnutzung** von Weizen und Roggen wird
durch die Art des Backverfahrens kaum, durch den Grad der Ausmahlung nur wenig beeinflußt.

Vollkornbrot weist höheren Gehalt an B-Vitaminen, Mineralstoffen,
Eiweiß und einen günstigeren biologischen Wert des Eiweißes auf als
Feinbrot. Diesen Vorteilen stehen als Nachteile gegenüber: Schlechtere
Ausnutzung des Brennwertgehaltes, des Eiweißes und wahrscheinlich
auch des Calciums und des Eisens.

Die Erfahrung lehrt, daß die Bevölkerung aller Kulturstaaten in
steigendem Maße das weiße Brot dem schwarzen vorzieht. Diese Entwicklung beruht auf dem Emporwachsen großer Städte und den Anforderungen, die das Leben und die Arbeit in der Stadt an die
Menschen stellen. Da die Maschinen dem Menschen immer mehr die
körperliche Schwerarbeit abnimmt, dafür aber größere geistige und
psychische Leistungen verlangt, ist die Umstellung der Ernährung
auf schlackenärmere konzentriertere Kost nicht nur leicht verständlich, sondern im Sinne optimaler Leistungsfähigkeit sogar unbedingt notwendig. Es wäre ein törichtes und aussichtsloses Unter-

fangen, diese Entwicklung rückgängig zu machen. Der Weg für die
Zukunft besteht darin, die Vorteile des weißen Brotes zu nützen und
seine Nachteile zu beseitigen.

Tabelle 31. Eiweißausnutzung verschiedener Brotsorten

	g Eiweiß in 500 g Brot	davon werden ausgenutzt	
		g	% der Zufuhr
Weizenbrot aus			
Semmelmehl .	40,4	34,7	86
Kommißbrot ...	35,7	28,4	80
Klopferbrot	25,3	19,9	78
Steinmetzbrot ..	31,6	22,6	71
Pumpernickel ..	32,5	19,6	60
Kleiebrot	81,1	35,4	44

Vielfach ist versucht worden, die eiweiß- und mineralreichen Korn-
schichten und die Vitamine, Eiweißstoffe, Mineralien und Lipoide des
Keimlings der Ernährung nutzbar zu machen. Bei der üblichen
Verarbeitung gehen ja die Nährstoffe des Keimlings des Getreides
verloren. Ein Weg zur Vermeidung dieser Verluste ist das Verbacken
des vollen Kornes, wobei die Keimlingsbestandteile durch besondere
Verfahren „aufgeschlossen", d. h. leichter verdaulich gemacht werden.
Es sind auch Gebäcke durch Zusatz gemahlener Keimlinge angereichert
und als Keimlingsbrot, Keimlingskekse oder „Fruchtbarkeitsbrote"
(wegen des hohen Vitamin E-Gehaltes der Keimlinge) dem Publikum
empfohlen worden. Wie weit das hochwertige Eiweiß des Keimlings
ausgenutzt wird, ist unsicher; die hin und wieder angegebene 95%ige
Ausnutzung liegt offenbar zu hoch. Bei der Ankeimung geht unlöslicher Phosphor in lösliches Phosphat über, Stärke verwandelt sich in
Zucker, die löslichen Stickstoffverbindungen nehmen zu und in dem
ursprünglich Vitamin C-freien Korn entsteht Vitamin C in großer
Menge. Ob besondere Spurenelemente, Fermente und ähnliche Inhalt-
stoffe des Keimlings für die menschliche Ernährung von Bedeutung
sind, steht dahin. Seit Jahrtausenden gebräuchlich ist die Ankeimung
des Gerstenkeimes zur Herstellung von Malz. Moderne Verfahren ver
kürzten die Ankeimungszeit von 7—10 auf 1—2 Tage. Die in solchen
Wuchsanlagen gezogenen Keimpflanzen von Getreide (und Soja)
lassen sich zu Pflanzenkeimlingsmehl und Flocken verarbeiten und
als Zusatz zu Suppen, Tunken, Milch- und Breispeisen, Puddingen,
Teigwaren, Gemüse, Brotaufstrichen, Hackbraten und Wurst, für sich
allein als Rohkostsalat, Gewürz und Backhilfsmittel verwenden.

Neben dem gewöhnlichen Weizen- und Roggenbrot sind einige
besondere Brotarten handelsüblich.

Knäckebrot: Vollkornbrot aus Roggenschrot, mit Hefegärung gelockert. Der dünn ausgewalzte Teig wird 7—8 Min. lang gebacken, in Stücke zerteilt und bis zu einem Wassergehalt von 5—6% getrocknet.

Grahambrot: Weizenschrotbrot nach dem amerikanischen Arzt *Graham;* früher mit Selbstgärung des Teiges hergestellt, heute meist mit Hefe. Rheinisches Schwarzbrot und Kölner Schwarzbrot sind Grahambrote mit Roggenzusatz.

Pumpernickel: Schrotbrot aus grob geschrotenem Roggen mit Rübensirup und Sauerteigführung. Langsames Ausbacken (16—24 Std.) in geschlossenem Ofen bei hoher Feuchtigkeit und niederer Temperatur (120—150° C). Es kommt bei diesem Backverfahren nicht zu Krustenbildung, sondern nur zu weitgehender Dextrinisierung und Karamelisierung.

Simonsbrot: Vollkornbrot aus gequollenem Korn, das unter Druck zu einer breiigen Masse zerrieben wird. Sauerteigführung oder Hefegärung, Ausbacken bei hoher Feuchtigkeit etwa 12 Std. lang.

Klopferbrot: Vollkornbrot auf der Grundlage feinster Zerkleinerung des ganzen Kornes durch ein besonderes Verfahren (Schlagkreuzmühlen), keine Abtrennung der Kleie, Verbacken wie üblich. Neuerdings wird die Kleie für sich allein bei mäßiger Wärme angeteigt, getrocknet, vermahlen und dem Mehl wieder zugefügt.

Steinmetzbrot: Vollkornbrot, wobei das geweichte und wieder getrocknete Korn geschält, als ganzes zu feinem Mehl vermahlen und verbacken wird.

Finklerbrot: Kennzeichnend für diese Brotart ist die Aufschließung der feuchten Kleie in besonderem Verfahren (Reibung und Druck, Zusatz von Kochsalz, Kalkwasser, Säuren und Alkalien). Der homogene Kleiebrei wird getrocknet, vermahlen und unter Zusatz von Mehl in üblicher Weise verbacken.

Schlüterbrot: Schlütermehl entsteht durch Trennung des Roggenkorns in Feinmehl, Nachmehl und Kleie. Darauf Anrühren der Kleie zu Teig, Erwärmung unter Luftabschluß auf 60° C, dabei Dextrinisierung und Karamelisierung. Dann Trocknen und Feinvermahlen, Mischung mit Nachmehl und Feinmehl und Ausbacken wie üblich.

Gegersteltes Roggenbrot wird bei halber Gare für 1—2 Min. einer Temperatur von 400—500° C ausgesetzt. Es soll dadurch besseres Aroma und festere Kruste bekommen.

Zur „Aufwertung" des Brotes sind vielerlei Zusätze empfohlen worden. Aus Abneigung gegen die Kombination eines „natürlichen" Nahrungsmittels wie des Brotes mit künstlichen, „unnatürlichen" Zusätzen, haben solche Brote in Deutschland keinen rechten Anklang gefunden. Blut, Hefe und Kalksalze hat man zugegeben. Eine vom Verbraucher akzeptierte „Anreicherung" war die Zugabe von Milch im Milcheiweißbrot. Der ernährungsphysiologische Wert solcher Anreicherungen ist klar: bei der Verschiedenheit der Nahrungsbedürfnisse von Pflanze und Mensch kann das Getreideeiweiß für den Menschen nicht biologisch vollwertig sein. Das Getreidekorn enthält nicht nur biologisch geringwertigeres Eiweiß (Lysin-Mangel), sondern (vom Menschen her gesehen) auch zu wenig Eiweiß, zu wenig Vitamine der B-Gruppe und (infolge der resorptionshemmenden Wirkung des Phytins) zu wenig Calcium und Eisen. Der Lysinmangel läßt sich durch Zusatz von Lysin, Milcheiweiß, Soja oder Hefe, der Mangel an B-Vitaminen durch Hefe, der Calciummangel durch Calciumsalze verschiedener Art, der Eisenmangel durch $FeCl_3$ und $FeSO_4$ weitgehend ausgleichen. Die USA führten 1940 „Enriched Bread" ein, ein weißes Brot, nur wenig dunkler als das übliche, das 1—2 mg Vitamin B_1, 4—8 mg Nikotinsäure, 4—16 mg Eisen je Pfund enthalten soll und daneben 0,8—1,6 mg Vitamin B_2, 150—600 I.E. ($= 15\gamma$) Vitamin D und 0,3—1,2 g Calcium und 6% Magermilch enthalten kann.

Geröstete Getreidekörner, roh oder in Milch — Puffweizen, Puffroggen, Puffreis, geröstete Weizenflocken —kennt man in Deutschland kaum.

Ausgehend vor allem von dem Fettreichtum des Hafers wurde in den Notzeiten nach Kriegsende eine Ausweitung des Haferverzehrs empfohlen. Wenn es auch gewiß sinnvoller ist, an Stelle von Kartoffeln Hafer einzuführen, so wird in leidlich geordneten Zeiten aus verschiedenen Gründen mit steigender Beliebtheit des Hafers auf Kosten der Kartoffel doch nicht gerechnet werden können: Hafer läßt sich nicht verbacken — Kartoffelböden sind keine Haferböden —, Hafer muß geschält werden und dabei gehen der fettreiche Keim und die Randschichten verloren. Nach Absetzen des Spelzengehaltes von 22—28% ist Hafer das ertragsärmste Getreide und bei der Haferflockenherstellung im besonderen gehen die Verluste durch Spelzen, Abfall und Trocknung bis zu 45%!

Eine Zeitlang nach dem 2. Weltkrieg mußte der Mais das in Deutschland fehlende Brotgetreide ersetzen. Das Maiskorn enthält 4,8%, der Mehlkörper allein immer noch 0,4 bis 1,2% Fett. Maisvollmehl ist daher nur begrenzt haltbar und soll innerhalb von längstens 3 bis 4 Monaten verbraucht werden. Wegen des fehlenden Klebers eignet sich Mais allein nicht als Brotfrucht und Maiszusätze von mehr als 30% (bis 50%) zu (klebereichem) Weizenmehl erfordern besondere Backverfahren. Die vollkommene Entfettung des Maiskornes entfernt mit dem Fett auch die fettlöslichen Vitamine und zerstört einen großen Teil der Phosphatide (vor allem das zur Eiweißausnützung und Fettbildung aus Kohlenhydraten erforderliche Lecithin). Überdies bleiben in dem extrahierten Maisschrot Reste der Lösungsmittel, die gesundheitlich nicht unbedenklich sind. In USA wird zunehmend Vollmais in verschiedenen Formen verzehrt und Rumänien propagiert ein Vollmaisbrot (Mamaliga).

2. Gemüse. Hefe

Der Nährwert der Gemüse liegt weniger im Brennwert als im Karotin (Provitamin A), im Vitamin C, in den unverdaulichen Hüllen und Faserstoffen und vermutlich noch in anderen Stoffen, die wir nicht kennen. Die Kartoffel z. B. unterscheidet sich von den übrigen Gemüsen grundsätzlich weder hinsichtlich ihres Gehaltes an Kohlenhydraten noch an Vitamin C. Warum genügt sie uns nicht als einziges Gemüse? Warum haben wir Verlangen nach grünem Gemüse? Nur wegen seines Eisen- und Karotingehaltes? Das sind trotz aller ernährungsphysiologischen Forschungen immer noch offene Fragen.

Wenn es beim Getreide die Samenkörner sind, die dem Menschen als Nahrung dienen, dann sind es bei der Kartoffel und vielen anderen Gemüsen die Wurzelknollen und Wurzeln.

Die Kartoffel (Solanum tuberosum), ohne die Deutschlands Landwirtschaft und Volksernährung gar nicht mehr denkbar ist, hat uns in vielen bösen Zeiten treu gedient und vor Hungertod und Skorbut bewahrt. Sie hat vor mehr als 2000 Jahren die wirtschaftlichen Voraussetzungen des Inkareiches geschaffen und war dort Gegenstand religiösen Kultes. Die Spanier brachten sie nach Europa. Von Philipp II. kamen 1565 die ersten in Europa angepflanzten Kartoffeln über den Papst und den Kardinal der Niederlande an den Botaniker *Carolus Clusius*. Später (1585) brachten *Raleigh* und *Drake* aus Chile Kartoffeln nach England. Im 17. Jahrhundert gehörte die Kartoffel zum eisernen Kuriositätenbestand des Blumenliebhabers. Sie drang von hier aus zwar bei den Kleingärtnern vor, wurde aber von den Bauern noch bis weit ins 18. Jahrhundert hinein verachtet. Der feldmäßige Anbau begann in Mittel- und Norddeutschland erst um die Mitte des 18. Jahrhunderts, breitete sich dann aber rasch über ganz Europa aus. Zugleich mit der Kartoffel wandelten noch andere amerikanische Früchte das Gesicht ganzer europäischer Länder: Mais, Sonnenblume, Tabak. Keine hat die Bedeutung der Kartoffel erreicht. Auch die alten Kulturpflanzen des Ostens: der Reis und das Zuckerrohr, haben engere Verbreitungsgrenzen als die Kartoffel. Ihr Siegeszug ist nur dadurch möglich geworden, daß sie auf leichten Böden gut gedeiht und sich dadurch eine feste Stellung in der landwirtschaftlichen Fruchtfolge eroberte. In planmäßiger Züchtung wurden die ursprünglichen

Sorten den speziellen Anbaubedingungen angepaßt, widerstandsfähiger und ertragreicher gemacht. Zu den gefährlichsten Schädlingen gehören Kartoffelkrebs, Krautfäule, gewisse Virusinfektionen und vor allem der Kartoffelkäfer. Er ist 1918 von Amerika mit Truppentransportern in Frankreich eingeschleppt worden und hat sich im Laufe der Jahre von der Atlantikküste bis nach Deutschland ausgebreitet. Da es bisher nicht gelang, ihn völlig zu vernichten, ist man zur Züchtung resistenter Kartoffelsorten übergegangen, deren Resistenz darauf beruht, daß die Larven des Kartoffelkäfers beim Fressen der Blätter zugrunde gehen.

Ihre Anspruchslosigkeit, ihre Ertragssicherheit und Ertragshöhe sowie ihre züchterische Bildbarkeit hinsichtlich der Bodenansprüche, der Wetterfestigkeit und der Schädlingsfestigkeit hat der Kartoffel in Mittel- und Osteuropa eine überragende Stellung verschafft. Der Kartoffelverzehr je Kopf und Tag betrug vor dem Krieg in Deutschland 520 g, in England 275 g, in USA dagegen nur 95 g und in Italien 80 g. In Friedenszeiten bestanden 12% unseres gesamten Brennwertverzehrs aus Kartoffeln, in Notzeiten sind es 20—25% und sogar 30% geworden, wenn man die Menge hinzurechnet, die wir auf dem Umweg über den Tiermagen als Fett und Fleisch verzehren.

Der Hauptbestandteil der Kartoffel ist Stärke. Kartoffeleiweiß, biologisch wertvoller als Getreideeiweiß, steht auf gleicher Stufe mit dem Soja- und Reiseiweiß. Nur etwa die Hälfte des Stickstoffgehaltes der Kartoffel besteht aber aus Eiweiß, der Rest sind Amide und Betaine! Von hoher Bedeutung für die Volksgesundheit in Notzeiten und im gemüsearmen Winter ist der Vitamin C-Reichtum — unmittelbar unter der Schale am größten! — der freilich durch langes Wässern der kleingeschnittenen Kartoffel, durch Kochen im offenen Topf, durch langes Warmhalten und monatelanges Lagern beträchtlich vermindert wird. Geschälte Kartoffeln verlieren beim Kochen 25% ihres Vitamin C-Gehaltes, bei 24stündigem Wässern 35%, beim Dünsten 20%, bei einstündigem Kochen in der Kochkiste 50%, bei vierstündigem Kochen 70%, bei kurzem Kochen in der Schale 10% und beim Dünsten in der Schale 5%.

Ständig verwandelt die Kartoffel Stärke in Zucker und veratmet diesen. Die erfrorene Kartoffel kann den fermentativ gebildeten Zucker nicht mehr veratmen und schmeckt deshalb süß. Gefrierkartoffeln, durch rasches Gefrieren bei —8 bis —9° C hergestellt, schmecken nicht süß und lassen sich küchenmäßig wie Frischkartoffeln verwenden. Zwischen rasch gefrorenen und langsam gefrorenen (= erfrorenen) Kartoffeln besteht also ein Unterschied insofern, als in der rasch gefrorenen Knolle gleichzeitig mit der Zuckerverbrennung auch die Zuckerbildung aufhört. Auch erfrorene

Kartoffeln sind nicht wertlos; sie halten sich nach dem Auftauen aber nur begrenzt.

Industriell wird die Kartoffel zu Kartoffelstärke, Trockenkartoffeln, Kartoffelsago, Kartoffelflocken, Kartoffelmehl, Traubenzucker, Spiritus und Sirup verarbeitet. Diese Erzeugnisse dienen zum großen Teil nicht nur der Ernährung, sondern auch technischen Zwecken. Von den rund 50 Mill. Tonnen Jahresertrag an Kartoffeln wurden vor dem Kriege nur rund 13 Mill. Tonnen unmittelbar für die menschliche Ernährung verwendet; der Rest floß dem Futtertrog und der Industrie zu.

Die Kartoffelstärke hat vor der rohen Kartoffel den Vorzug des konzentrierteren Nährwertes und der größeren Haltbarkeit. Sie spielt in der Volksernährung der westlichen Länder eine bedeutendere Rolle als in Deutschland. Bei der Trockenkartoffelherstellung werden die geschälten Kartoffeln in Scheiben geschnitten, in heißem Wasser oder gesättigtem Dampf blanchiert (Fermenthemmung, Stärkeverkleisterung) und bei 60—90° C getrocknet. Die fertige Trockenkartoffel ist hellgelb, glashart und spröde. Vor Verwendung wird sie in Wasser eingeweicht. Bei der Flockenherstellung pressen eiserne Walzen die in überhitztem Dampf gekochten Kartoffeln zu papierdünnen Schichten. In Flockenform wird dann die verkleisterte Masse, ähnlich wie bei der Haferflockenerzeugung, von den Walzen abgestreift. Aus Kartoffelflocken können auch Brotaufstriche hergestellt werden. Im Kartoffelkraut wurde während des letzten Krieges eine Zellulosequelle erschlossen und zugunsten der angespannten Textillage ausgenutzt.

Schon aus dem ersten Kriege kennen wir den Topinambur, Helianthus tuberosus, der um 1500 aus Kanada nach Frankreich kam. Die Knollen der sehr anspruchslosen Pflanze liegen im Umkreis von $^1/_2$ m um den Stengel, sind winterhart selbst bei Kälte von mehr als 25° C und können roh verzehrt werden. Unter günstigen Umständen erntet man bis zu 10 kg von einer Pflanze. Der Nährwert der Knollen entspricht etwa dem Nährwert der Kartoffel. Bemerkenswert ist der Gehalt an Inulin, einem Polysaccharid der Fructose, das der Diabetiker besser verträgt als andere Kohlenhydrate und das deshalb in der Diabetestherapie eine gewisse Rolle spielt.

Hinter die Kartoffel treten andere Wurzelgemüse an praktischer Bedeutung zurück: Rote Bete, Möhre, Teltower Rübe, Schwarzwurzel, Sellerie, Meerrettich, Rettich, Kohlrübe, Pastinake u. a. Auf die Zuckerrübe kommen wir später zu sprechen (s. S. 361).

Je älter die Möhren, desto zellulosereicher und schwerer verdaulich sind sie. Getrocknete, geröstete und gepulverte Mohrrüben finden als

Kaffee-Ersatz Verwendung. Die Beliebtheit der Schwarzwurzel gründet sich auf ihre Zartheit, die von Sellerie und Rettich auf ihre charakteristischen Geruchs- und Geschmackswerte. Die Mischung verschiedener Sulfide macht ihre Reizwirkung auf die Blasenschleimhaut aus. Weitaus die stärkste Reizwirkung besitzt die frische Pflanze; beim Lagern schwächt sie sich rasch ab.

Unsere heimischen Gemüse sind aber größtenteils nicht Wurzelknollen, sondern Stengel und Blätter. Manche Blattgemüse zeichnen sich durch hohen Oxalatgehalt aus (Sauerampfer, Spinat, Rhabarber), andere durch Eisenreichtum (Grünkohl, Kopfsalat, Endivien, Spinat, Sellerieblätter, Kohlrabiblätter, Gartenmelde) oder Reichtum an ätherischen Ölen (Gewürze). Der altehrwürdige Weißkohl liefert das Sauerkraut. Als Heil- und Vorbeugungsmittel gegen Skorbut spielte es in der Geschichte der Entdeckungsfahrten eine Rolle. In Notzeiten pflegt bekanntlich der Kohl trotz seines geringen Nährwertes einen großen Raum in unserem Speisezettel einzunehmen. Er muß dann alles andere Gemüse und selbst das Obst ersetzen, weil er anspruchslos ist und feldmäßig mit relativ geringem Arbeitsaufwand angebaut werden kann.

Schließlich die Fruchtgemüse. Gurke, Kürbis, Melone und Tomate gehören dazu. Da gekochte Gurken fast ihr ganzes Aroma verloren haben, werden Gurken zumeist roh, leicht gedünstet oder als Pfeffer-, Essig- und Salzgurken verzehrt. Kürbiskerne sind besonders fettreich. Melonen, ein Volksnahrungsmittel südlicher Länder, werden bei uns kaum gegessen. Ein deutsches Volksnahrungsmittel (oder mindestens ein Nahrungsmittel, das Volksnahrungsmittel werden sollte), ist die Vitamin A- und Vitamin C-reiche Tomate. Roh und gekocht, als Hauptgericht und als Würze, als ganze Frucht und als Saft — in jeder Form bereichert sie den Speisezettel. Erst nach dem Weltkrieg von 1914—1918 haben wir unsere Liebe zu ihr entdeckt; erst damals wurde sie für breite Volksschichten auch wirklich erreichbar. Die gelegentlich auftauchenden Behauptungen von Krebsgefährdung durch Tomatenessen entbehren jeder Begründung. Der deutsche Tomatenverzehr wurde 1930 auf 2,5 kg je Kopf und Jahr geschätzt.

Die Hülsenfrüchte, die 4. Gruppe der Gemüse, sind Samen von Erbsen, Bohnen, Sau- oder Pferdebohnen, Linsen, Sojabohnen und Lupinen. Die Samenschalen sind nur bei den unreifen Gemüsen, bei „grünen" Erbsen und Bohnen genießbar. Während Erbsen, Bohnen und Linsen seit Jahrtausenden in Europa bekannt und weit verbreitet sind, ist die Soja ein Neuling, der im Abendland erst allmählich in seinem wahren Wert erkannt wird.

In China schon seit 5000 Jahren verbreitet, erschien die Sojabohne 1908 zum erstenmal auf einem europäischen Markt. Ihre Reifezeit schwankt zwischen 100 und 170 Tagen, die Größe der Pflanze zwischen 40 und 120 cm. Intensive Wärme ist vor allem während der Ausreifungszeit im August und September notwendig. Die Soja wächst fast auf allen Böden, am besten auf mittleren und leichten. Ihre Hektarerträge liegen zwischen 10 und 20 dz. Zu Züchtung von Sorten für unsere klimatischen Bedingungen bildete bis 1935 der niedere Preis keinen rechten Anreiz. Für 1938 wurde die europäische Sojaerzeugung aber bereits mit 61000 t angegeben.

Die Sojabohne schmeckt kräftig, wird indeß erst durch intensives Kochen weich. In seiner Zusammensetzung gleicht Sojamehl — viel (und hochwertiges) Eiweiß, viel Fett, wenig Kohlenhydrate, kein Kleber — eher den Hülsenfrucht- als den Getreidemehlen. 1 kg Vollsoja entspricht im Eiweiß- und Fettgehalt 2,5 kg schieren Rindfleisches, 7,5 l Vollmilch oder 54 Hühnereiern. Mit Soja als Nahrungszusatz lassen sich also tierische Eiweiß- und Fettträger einsparen.

Rohe Sojabohnen werden schlecht ausgenutzt, weil sie einen trypsinhemmenden (bei Erhitzen zugrunde gehenden) Faktor enthalten; zu starkes oder zu langes Erhitzen schädigt jedoch den biologischen Wert des Sojaeiweißes. Die Verwendungsmöglichkeiten der Sojabohne sind ungewöhnlich vielseitig: Unreife Bohnen, gekochte, kandierte, gekeimte, geröstete, geschälte, fermentierte, gemahlene reife Bohnen, Sojamilch, Brei, Vollmehl, Öl und Ölkuchen dienen dem Menschen als Nahrung, Sojabohnen, Sojastroh und ganze Sojapflanzen dem Tier. Industriell wird Soja als Lecithinquelle zur Herstellung von Margarine, Schokolade, Teigwaren und pharmazeutischen Präparaten benutzt.

In Ostasien sind 3 Verwendungsformen gebräuchlich: Sojamilch, Sojasauce (Shoyu) und Sojakäse. „Die Sojamilch unterscheidet sich äußerlich wenig von Kuhmilch, da das Sojaeiweiß zu einem großen Teil in Form von Caseïn vorhanden ist. Die Sojasauce wird durch einen vorbereitenden Kochprozeß und einen äußerst langwierigen Gärungsprozeß hergestellt, der 8 Monate bis 5 Jahre dauert; gerade für die besseren Qualitäten ist eine Gärung von 3—5 Jahren erforderlich. Diese Sojasauce ist in Japan ganz ungemein verbreitet. Es werden jährlich 500—700 Mill. l allein in Japan hergestellt, und jeder erwachsene Japaner soll täglich 50—100 ccm Sojasauce zu sich nehmen. Von den drei käseartigen Produkten Miso, Tofu und Natto wird das erste ebenfalls einem längeren Fermentationsprozeß unterworfen, der unter Umständen auch $1/_2$ Jahr dauern kann, während Tofu und Natto durch Koch- und Koagulationsprozesse erzeugt werden" (*Ziegelmayer*).

Seitdem die schonende Entbitterung der Bohne gelungen ist, verwendet man Sojamehl als Zusatz zu gewissen Brotsorten und Backwaren (bis zu 10 %) und als Austauschmittel für Mehl. Anleitungen zur küchenmäßigen Verwendung hat z. B. *Schellong* herausgegeben. In der Lebensmittelindustrie ist Soja als Austauschstoff für Blut- und Leberwurstkonserven, Kekse und Schokolade (Sojakeks, Sojaschokolade) erprobt. Aus dem letzten Krieg ist jedem Soldaten der deutschen Wehrmacht das Bratlingspulver wohlbekannt. Es war ein Gemisch aus Soja, Getreide und Milcheiweiß, gewürzt mit einheimischen Küchenkräutern und bestand zu 20,5 % aus Eiweiß, zu 4,8 % aus Fett, zu 51,0 % aus Kohlenhydraten. Es wurde 1944 in einer Menge von 60000 t erzeugt. Die Verwendung der Sojamilch in der Kinderheilkunde erwähnten wir schon (s. S. 296).

Im Jahr 1946 wurde der alliierten Militärregierung von deutscher Seite vorgeschlagen, die Weizeneinfuhr um monatlich 1000 t zu vermindern und statt dessen 1000 t Soja einzuführen (1932 führte Deutschland 1,2 Mill. t Soja ein!). Bei einem Mehraufwand an Devisen von 15 % wäre ein Mehr an Kalorien von 25 % und ein Mehr an Eiweiß von 200 % erreicht worden, mit anderen Worten: die Möglichkeit, täglich 165000 Kindern $^{1}/_{2}$ l Milch und 175000 Hungerkranken 40 g Eiweiß zusätzlich zu geben. Der Vorschlag wurde abgewiesen.

Im 18. Jahrhundert ist der die europäische Volksernährung bedrohende Kohlenhydratmangel durch die Kartoffel beseitigt worden. Im 19. Jahrhundert erfüllte die Margarine eine ähnliche Aufgabe auf dem Gebiet der Fettversorgung. Heute steht die Sojabohne bereit, den Eiweißfehlbetrag zu decken.

In der Nahrungsnot der Kriegszeit bot sich die Lupine als Eiweißquelle an, nachdem die Züchtung der Süßlupine durch *Baur* und *v. Sengbusch* eine gewaltige Verbreiterung der Futtermittelbasis gebracht hatte. Wie alle Leguminosen nimmt die Lupine den Stickstoff zur Eiweißsynthese zu über 90 % aus der Luft. Bei der Fruchtreife und Samenbildung wandert das in den Blättern gebildete Eiweiß in die Samen. Die biologische Wertigkeit des Lupinen-Eiweißes für den Menschen soll etwa der des Sojaeiweißes entsprechen. Die Verwertung für die menschliche Ernährung scheitert vorläufig noch an dem störenden Eigengeschmack und der schlechten küchenmäßigen Verwertbarkeit.

Auch die Ernährungsversuche mit Luzerne führten zu keinem praktisch brauchbaren Ergebnis.

Pilze sind Fruchtkörper und Stiele der Pflanzengattung Fungi. Viele sind von vornherein giftig, andere werden es bei längerem Lagern. Aufforderungen zum allgemeinen Pilzsammeln sind deshalb gefährlich. Wir haben während der Kriegs- und Nachkriegsjahre, als nichts Eßbares verschmäht wurde, ungewöhnlich häufig Pilzvergiftungen gesehen. Es gibt auch kein zuverlässiges Mittel, um beim Kochen Giftpilze zu erkennen. Mitgekochte silberne Löffel und mitgekochte Zwiebeln sind unsichere Indikatoren.

Der Nährwert der Pilze wird im allgemeinen überschätzt (Brennwert von 100 g frischen Pilzen 30—60 cal bei 2—5 g Eiweiß). Mengenmäßig steht der Pfifferling an erster Stelle; er ist auch haltbarer als der seltenere Steinpilz. Lorcheln sind sehr empfindlich und machen gelegentlich Vergiftungserscheinungen. Der berühmte Trüffelpilz, für viele der Inbegriff von Genuß, wird namentlich in Frankreich gezüchtet. Die Zucht erfordert viel Kunst und Sorgfalt. Champignonzucht kommt jetzt auch bei uns immer mehr auf. Die Zuchtmöglichkeiten für Pilze in Wäldern und Höhlen sind noch lange nicht erschöpft, ja noch nicht einmal planmäßig in Angriff genommen. Hier liegt eine unerschlossene Nahrungsquelle der Heimat. Pilze muß man gleich nach dem Sammeln sachgemäß trocknen, um sie vor dem Verderben zu schützen. Sammelaktionen ohne leistungsfähige Transportorganisation sind deshalb vergebens aufgewandte Mühe.

Für die Nahrungsmittelerzeugung kommt es weniger auf den Nährstoffgehalt der Gewichtseinheit des Nahrungsmittels an als auf den Ertrag der Flächeneinheit (Tab. 32). Dabei zeigt sich, daß der Eiweißertrag bei Gemüsekultur nicht geringer, vielfach sogar größer ist als bei Kultur von Weizen und Kartoffeln. Entscheidend wäre aber die bisher nicht sicher beantwortbare Frage nach der biologischen Wertigkeit dieses pflanzlichen Eiweißes. Außerdem darf man nicht vergessen, daß Weizen und Kartoffeln das Mehrfache an Brennwerten liefern, und daß die tatsächlich verwertbaren Hektarerträge an Brennwerten bei Weizen und Kartoffeln relativ noch höher liegen, weil bei Kartoffeln und Getreide die Abfälle beträchtlich geringer sind als bei Blattgemüsen. Immerhin hat man berechnet, daß von 100 qm geerntet werden können: 640 kg Gemüse oder 280 kg Gemüse + 200 kg Frühkartoffeln oder (bei landwirtschaftlicher Bewirtschaftung) 240 kg Frühkartoffeln + 30 kg Brotgetreide. Eine 5 ha große Bauernstelle ernährt eine einzige Familie, die von ihren Erträgen nur wenig abliefern kann. „Die gleiche Fläche Land in Form von Gemüsesiedlungen gibt 80 Familien die Möglichkeit, sich selbst reichlich mit Gemüse zu versorgen und darüber hinaus noch an die Städte abzuliefern" (*Ries*). Gemüseeinfuhr aus dem Ausland bringt ungleich höhere Verderbverluste mit sich (rund 30%) als die Einfuhr von Getreide. Dazu kommen noch ganz andere Gesichtspunkte, die für eine stärkere Betonung des inländischen Gemüsebaues (und der Grünlandwirtschaft) sprechen: Im Gegensatz zur südrussi-

Tabelle 32. Hektarerträge von Getreide, Kartoffeln und Gemüse

	dz	Eiweiß in kg	Fett in kg	Kohlenhydrate in kg	Kalorien (in 1000)
Winterroggen	18	200	36	1240	6215
Winterweizen	22	260	44	1520	7730
Hafer	20	200	100	1200	6670
Spätkartoffeln	175	315	35	3320	15215
Zuckerrüben	283	283	0	5100	22160
Soja	15	510	285	410	6440
Spinat	220	266	66	440	3504
Grünkohl	140	476	70	700	5470
Erbsen	130	389	26	650	4500
Weißkohl	300	300	30	900	5210

schen Schwarzerde und den kanadischen Böden sind nach der Auffassung bodenkundlicher Experten die deutschen Böden keine an sich für den Getreidebau geeigneten „Steppenböden". Sie sind vielmehr „geborene Waldböden", die Beschattung brauchen und Schutz vor Verdunstung, Sonnenbrand und klatschenden Regentropfen.

Das steigende Gemüsebedürfnis führte seit 30 Jahren zu ständig anwachsendem Gemüseverzehr. Einer Anbaufläche (Feldgemüseanbau + Erwerbsgartenanbau) von 128 300 ha und einer Einfuhr von 314 682 t im Jahre 1913 standen 1938 in einem verkleinerten Reichsgebiet 138 021 ha und 310 750 t gegenüber. Den größten Flächenanteil nahmen Weißkohl und Spargel mit 14 bzw. 11 % ein, es folgten Rotkohl, Wirsingkohl, grüne Erbsen und Bohnen, Gurken, Spinat, Zwiebeln und Möhren (zwischen 5 und 7 $^0/_0$), Blumenkohl, Rosenkohl, Grünkohl, Kopfsalat und Sellerie (2—5 $^0/_0$) und die übrigen Gemüse mit weniger als 2 %. Einen starken Auftrieb brachte das Jahr 1939 mit der Lebensmittelrationierung und der Verknappung von Fleisch, Getreide, Eiern und Milch. Die Anbaufläche wurde auf 400 000 ha ausgeweitet. Die Erträge stiegen von 2 538 000 t im Jahr 1939 auf 6 433 000 t im Jahr 1942. Dazu kam noch die Erzeugung der Kleingärtner, die 1941 auf 672 000 t gschätzt wurde. Gleichzeitig verschob sich das Schwergewicht von den leicht verderblichen und schlecht lagerfähigen Gemüsesorten zu den dauerhaften und lagerfähigen. Rückläufig bewegten sich z. B. Blumenkohl, Rosenkohl, Gurken, Spargeln, Zwiebeln, umgekehrt Weißkohl, Rotkohl, Kohlrabi, Spinat, Rettiche, Speisekohlrüben und Möhren. Für die Zukunft muß das Streben dahin gehen, durch höhere Arbeitsintensität, intensivere Bodenbearbeitung und Düngung und planmäßige Züchtung die Erträge ohne flächenmäßige Ausdehnung zu steigern und den Verderb durch gute Absatzorganisation auf ein Minimum herabzudrücken.

4 Mill. t Kartoffeln jährlich gingen vor dem Krieg der deutschen Volksernährung allein durch Schwund verloren, 1—2 Mill. t durch schlechtes Schälen. Frischgemüse haben 19% Schwund und Verderb. Bei Konservengemüse betragen die Verluste 35%, bei Trockengemüse 27%, bei Sauerkraut 30%. Wo das Erzeugnis vom Garten sofort in die Küche wandert, liegen die Verluste bei 10%; sie erreichen nur bei den Wintergemüsen höhere Werte. Kartoffeln verlieren 10% durch Schwund und 19% zusätzlich durch Haushaltverluste.

Als durchschnittliche Küchenverluste können angenommen werden (Tab. 33):

Tabelle 33. Küchenverluste bei Gemüse

Weißkohl	23%	Meerrettich	37%	Spargeln	33%
Rotkohl	21%	Zwiebeln	8%	Rhabarber	22%
Wirsingkohl	29%	Spinat	21%	Melonen	15%
Blumenkohl	38%	Salat	39%	Pilze	35%
Rosenkohl	16%	Grüne Erbsen	60%	Linsen	1%
Grünkohl	55%	Grüne Bohnen	4%	Reife Bohnen	1%
Kohlrabi	31%	Gurken	27%	Reife Erbsen	1%
Sellerie	37%	Tomaten	14%	Artischocken	8%
Möhren, Karotten	26%	Kürbisse	15%	Lauch, Knoblauch	15%

Der Küchenabfall — erst durch Feststellung auch des Abfalls ist die Berechnung des tatsächlichen Wertes der Nahrungsmittelerzeugung möglich —liegt bei pflanzlichen Nahrungsmitteln durchweg höher als bei tierischen. Er liegt überdies im Frühjahr (bei den überwinterten Gemüsen) höher als im Herbst und Winter und beträgt bei

Winterkohl	im November	35%	im Februar	60%
Karotten	im November	35%	im März	44%
Wirsing	im Dezember	28%	im März	50%
Kohlrüben	im Januar	29%	im April	51%
Rosenkohl	im November	15%	im Februar	26%
Rote Bete	im Januar	20%	im April	40%

Bei industrieller Bearbeitung sind die Küchenverluste geringer. Man hat z. B. berechnet, daß das moderne Flammenschälverfahren jährlich 1140 t Kartoffeln spart.

Weniger groß als beim Gemüse sind die Schwund- und Verderbverluste bei Obst: bei Trockenobst rund 1%, bei Beeren 16—18% und bei Nüssen 10%. Dazu kommt der Küchen- und Haushaltverlust: bei Kernobst 3—4%, bei Steinobst 5—8%, bei Beeren rund 2% und bei Nüssen rund 1%.

Noch geringer sind die Verluste bei Getreide und Getreideerzeugnissen. Man rechnet für Roggen, Weizen, Gerste und Hafer 2,7% Schwund, für Roggenmehl und -Grieß 2,8%, für Weizenmehl

Tabelle 34. Schwund und Verderb (ohne Küchenverluste)

Getreide im Durchschnitt	3—10%
Roggenmehl	3%
Weizenmehl	4%
Brot- und Teigwaren (Reinigungs-, Back- und Verbrauchsverluste	6%
Frischgemüse	10—20%
Kartoffeln	5—10%
Zuckerrüben	10%
Obst bei Erzeugerselbstverbrauch	12%
Obst auf dem Wege vom Erzeuger zum Verbraucher	10—20%
Frische Südfrüchte	15%
Zucker	0,1%
Honig	0,2%
Butter und andere Fette	2%
Warmblüterfleisch, eigentliches Fleisch	9%
Warmblüterfleisch, Nebenausbeute	5%
Frischer Fisch	3%
Milch	0,5%
Käse	1%
Eier	2%
Trockenei	0%

1,2%, für Brot- und Teigwaren einen Reinigungsverlust von $3,1^0/_0$ und einen Backverlust (z. B. durch Gärung) von 1,7%. Lagerung und Transport bedingen weitere Verluste. Alle Verluste, alle Schwunde steigen in Notzeiten zu ungeahnten Höhen, und wir haben erfahren, daß man vom „Schwund" sorgenfrei und vergnügt leben kann.

Schwund und Verderb gefährden also unsere Nahrungsmittel auf Schritt und Tritt. Einen Überblick der Verlust- und Schwundzahlen gibt die Tabelle 34. In den Jahren 1933—1944 hatten wir bei 15 000 000 t Gesamtnahrung einen Verlust von 200 000 t (13,4%). Der Wert des allein durch die Obstmade in Deutschland vernichteten Obstes wird auf jährlich 100 000 DM geschätzt, der Wert der Getreideverluste durch den Kornkäfer auf ebensoviel. Riesige Mengen Mehl, Grieß, Graupen, Backobst und Rosinen werden durch Milben und Mehlmotten vernichtet. Die Verluste durch pflanzliche und tierische Schädlinge an Getreide, Zuckerrüben und Gemüse werden auf 10% des Ertrags, an Kartoffeln auf 5%, an Obst auf 20% veranschlagt. Dazu kommen Verluste durch Pflanzenkrankheiten in etwa gleicher Höhe. Die Schäden, die die deutsche Land- und Forstwirtschaft allein im Jahre 1930 durch Insekten erlitt, werden auf 800 bis 1000 Millionen Mark geschätzt. Auf jährlich 1 Milliarde Mark wird der Gesamtverlust an Volksvermögen durch tierische und pflanzliche Schädlinge beziffert. Diese Zahlen können herabgesetzt werden. Dazu müssen zunächst die biologischen Vorgänge, die zum Verderb führen, und die Lebensgewohnheiten der zerstörenden Tiere und Pflanzen noch genauer erforscht werden.

Die Bekämpfung der tierischen Schädlinge geschieht durch Atem-,

Fraß- und Kontaktgifte. Neben älteren Verfahren — Kupferkalkbrühe gegen Peronospora, Arsen gegen Raupen, Kaliumcyanid gegen Unkraut u. a. — sind DDT (Dichlor-diphenyl-trichlor-methylmethan) und seine Abkömmlinge (Gesarol u. a.) getreten, die sich hervorragend bewährt haben. Erfolgreich erwiesen sich daneben auch biologische Schädlingsbekämpfungsmethoden: Schildlausbekämpfung mit dem Marienkäfer, Blutlausbekämpfung mit Blutlausparasiten, Kartoffelkäferbekämpfung mit Hefe, Mäusebekämpfung mit Mäusetyphusbazillen. Jede Art von Monokultur begünstigt die Vermehrung bestimmter Schädlinge.

Die Massenangriffe mit Schädlingsgiften haben nicht selten das Gleichgewicht in der Natur empfindlich gestört, indem sie gleichzeitig mit den Schädlingen auch nützliche Insekten wie Bienen und Marienkäfer vernichteten. Durch neue (phosphorhaltige) Bekämpfungsmittel, die für die Pflanze selbst harmlos, für den Schädling aber todbringend, durch die Wurzeln aufgesogen werden und in den gesamten Saftstrom der Pflanze gelangen, lassen sich solche unerwünschten Nebenwirkungen vermeiden.

Ratten und Mäuse sind die gefährlichsten Feinde des Getreides. Man hat berechnet, daß ein Rattenpaar im Jahr 1130, in 3 Jahren 235 762 Nachkommen haben kann, und daß 99,99 % der Nachkommenschaft vernichtet werden müssen, um ein Anwachsen der ursprünglichen Tierzahl zu verhindern. Die Nachkommenschaft einer Stubenfliege erreicht unter günstigsten Bedingungen im Laufe eines Jahres die Zahl von $5^1/_2$ Billionen. Auf ähnliche Zahlen bringen es andere Insekten.

Dazu kommt die Fülle der Bakterien und Pilze. Auf dem Gemüse finden sich Mikrokokken, milchsäurebildende Streptokokken, Coli- und Aërogenes-Bazillen, Sporenbildner und Pilze (darunter Schimmelpilze), auf Obst vor allen Dingen Hefen und Schimmelpilze. Die Ketonranzigkeit der Fette wird durch Schimmelpilze, der Abbau der Ölsäure durch Bakterien verursacht. Neben Mikrokokken und Sarcinen kommen unter den Bakterien des Warm- und Kaltblüterfleisches häufig Fäulniserreger vor: Bacterium fluorescens, mycoides, subtilis, mesentericum, Proteus, seltener Bakterien der Enteritisgruppe und Botulinusbazillen. In der Milch überwiegen Milchsäurebakterien (Streptokokken, lange Milchsäurestäbchen, Bacterium Coli aërogenes), die außer Milchsäure noch Kohlensäure, Wasserstoff, flüchtige organische Säuren und unangenehm schmeckende andere Stoffe erzeugen. Dazu kommen aërobe und anaërobe Sporenbildner, Bakterien der Fluoreszenzgruppe und Hefen. Die Fäulniserreger im Ei, die durch die Poren der Schale eindringen, sind Proteus- und Fluoreszenzarten, Kolibakterien und andere Stäbchen und Kokken; sie bilden Kohlensäure, Wasserstoff, Schwefelwasserstoff und Skatol. Schimmelpilze bedingen Fleckenbildungen im Gelbei und Weißei. Selten enthalten Eier pathogene Keime (Enteritis Breslau-Bazillen in Enteneiern).

Wie weit die Veränderungen der Nahrungsmittel mikrobiologisch bedingt sind, wie weit sie allein unter dem Einfluß von Wärme, Licht, Luft und Feuchtigkeit ohne Mitwirkung von Mikroben stattfinden, läßt sich nicht immer auseinander halten. An den fermentativen Abläufen beteiligen sich Hydrolasen (hydrolytische Spaltung hochmolekularer Kohlenhydrate, Eiweiße und Fette durch Carbohydrasen, Proteasen und Lipasen) und Desmolasen (Lösung von Kohlenstoffbindungen durch Zymase, Oxydoreduktasen, Peroxydasen und Katalasen). Es würde zu weit führen, wollten wir genauer eingehen auf die speziellen Umsetzungen in den einzelnen Nahrungsmitteln und die Konsequenzen, die sich daraus für die Lebensmittelkonservierung ergeben.

Stoßweiser Produktionsanfall, Verderblichkeit, lange Lagerzeiten und Transportwege und große Volumina der Nahrungsmittel geben der Vorratspflege und Konservierung bei Gemüse und Obst besonderes Gewicht. Für jährlich über 1 Mrd. Mark Lebensmittel gingen vor dem Kriege der deutschen Volksernährung allein durch unsachgemäße Aufbewahrungs- und Konservierungsmethoden verloren. Die Ursache liegt zum größten Teil an der Minderwertigkeit und Preisübersteigerung vieler deutscher Konserven und der daraus entstandenen und durchaus verständlichen Abneigung der Verbraucher gegen jede industrielle Konservierung. Vor 1939 wurden in Deutschland je Kopf 2 Dosen Gemüsekonserven verbraucht, in Holland 7 und in USA. 13. Von den insgesamt 6 Mrd. Dosenkonserven der Weltproduktion stellten die USA. 1938 4 Mrd. her. Sachgemäße Konservenfabrikation kann die Rohstoffe besser ausnutzen und hochwertigere Erzeugnisse herstellen als die Durchschnittshausfrau. Verarbeitung im großen und planmäßige Zusammenarbeit mit Erzeugung und Verkehr können außerdem die Preise für den Verbraucher erschwinglicher machen. In Deutschland sind beides noch unerfüllte Wunschträume. Gute Konserven sind übrigens auch hinsichtlich des Vitamin C vollwertige Nahrungsmittel. „Das Ziel, im Laufe der nächsten Jahrzehnte eine wirkliche Volkskonserve zu schaffen, ist nicht nur für die Konservenindustrie, sondern auch für die gesamte deutsche Volkswirtschaft von derartig vitaler Bedeutung, daß alle an diesem Problem interessierten Kreise sich keinerlei Mühe verdrießen lassen sollten, mit größter Energie daran zu arbeiten" (*Ziegelmayer*).

Konserven im weitesten Sinn sind nicht nur Dosenkonserven, Marmeladen, Salzkonserven, Gurken und Sauerkraut, sondern auch Trocken- und Gefrierkonserven. Das Wort „Drahtverhau" weckt keine angenehmen Erinnerungen aus den Zeiten des ersten

Weltkrieges. Modernes Trockengemüse läßt sich mit diesen Produkten aber nicht mehr vergleichen. Außer Spargeln können alle Gemüse und Gewürzkräuter getrocknet werden. Erste Voraussetzung für die aus wirtschaftlichen Gründen erwünschte Ausweitung des Trockenkonservenverbrauchs wären gute Beschaffenheit des Rohmaterials, sorgfältige Reinigung, Entfernung der ungenießbaren Teile und Erhaltung der Nährwerte. Am rationellsten geschieht die Trocknung am Ort der Erzeugung. Sachgemäße Trocknung kann riesige Nahrungsmittelmengen vor dem Verderb schützen, stoßweise Massenangebote aufnehmen, dem Erzeuger seinen Absatz sichern, den Transport erleichtern und Material für Dosen sparen. Trockengemüse erspart 90 % des Frachtraumes, der für die gleiche Gemüsemenge in frischem Zustand beansprucht würde. Die Trocknungstemperatur erreicht im langsamen Anstieg 70 und 80° C, der Wassergehalt des fertigen Erzeugnisses liegt bei 10—15 %. Das Gewicht des genußfertigen Gemüses soll bei Spinat und Grünkohl etwa das 10fache des Trockengewichts betragen, bei Karotten, Erbsen und Kartoffeln etwa das 8fache.

Darrentrockner, Schranktrockner, Bandtrockner, Turbinentrockner und Vakuumtrockner erzielen heute weit gleichmäßigere und bessere Erzeugnisse als die Backöfen, Brauereien und Ziegeleien der ersten Weltkriegszeiten. Zur weiteren Frachtraumersparnis wird das getrocknete Gemüse gepreßt. 1 l Ladevolumen Trockengemüse enthält dann 1900—2200 cal, das entsprechende Volumen Brot 970 cal, Knäckebrot 740 cal, Schmalz 4000 cal, Hülsenfrüchte 2700 cal, Trockenkartoffeln 1700 cal und Rindfleischgefrierziegel 870 cal. Die Vorzüge werden aber erst richtig klar, wenn man das getrocknete zu dem frischen Gemüse in Beziehung setzt: 100 g verputzte frische Bohnen sind gleichwertig 180 g Dosenbohnen mit Verpackung oder 110 g Gefrierbohnen mit Verpackung oder 18 g getrockneter Bohnen. Das Verfahren, in Gestalt von Frischgemüse riesige Wassermengen zu transportieren — Wassermengen, die man beim Trocknen des Frischgemüses am Ort der Erzeugung entziehen und am Ort des Verbrauchs wieder zusetzen kann — ist ein Luxus, der im bisher üblichen Ausmaß vermieden werden sollte. Zugunsten des Trockengemüses fällt endlich seine gute Lagerfähigkeit, die Ersparnis an Verpackungsmaterial und die Ersparnis an Arbeitszeit bei der küchenmäßigen Zubereitung ins Gewicht. Aus diesen Gründen haben Trockenkonserven während des Krieges in der Wehrmacht aller Länder, vor allen Dingen in der amerikanischen Wehrmacht, eine große Rolle gespielt.

Gefördert von den Dienststellen der Wehrmacht, sind in Deutschland während des 2. Weltkrieges neben den Trockengemüsen noch spezielle Trockenkonserven entwickelt worden, deren Wert sich keineswegs auf Kriegszeiten beschränkt: Trockensauerkraut,

Pilzpulver, Trockengewürze und Gewürzpulver, „Bratlingspulver" (s. S. 327), Tomatenpulver, Paprikapulver, Apfelpulver, Marmeladepulver, Butterpulver, Fettpulver, Käsepulver, Trocken-Preßfisch, Essigpulver und Trockenmischkonserven aus Gemüse, Kartoffeln und Fleisch.

Das einzige Verfahren, die Nahrungsmittel in einem Zustand zu erhalten, der sich im Genuß- und Geschmackswert vom Frischzustand kaum unterscheidet, ist die Kältekonservierung durch Kühllagern (+1 bis —4° C) und Gefrieren (—15 bis —18° C). Bei einfacher Kühllagerung halten sich Bohnen und Spinat etwa 14 Tage, Erbsen, Spargeln, Gurken, Pfirsiche, Aprikosen und Tomaten etwa 4 Wochen. Lagerung in Gasgemischen, die stickstoffreicher sind als die Luft, erhöht die Haltbarkeit.

Das Einfrierenlassen geschieht durch Anpressen des Gefriergutes an tiefgekühlte Metallplatten (*Birdseye*) oder längeres Verweilen in tiefgekühlter bewegter Luft (*Heckermann*). Bei Temperaturen unter —8° sind die Fermente weniger aktiv; die Mikroorganismen stellen ihre Tätigkeit ein. Zugrunde gehen sie dabei aber nicht und Fäulniskeime überstehen selbst Kältegrade von —100° C. Um Veränderungen der Nähr- und Geschmackswerte nach Möglichkeit zu vermeiden, läßt man das Gemüse und Obst rasch einfrieren und lagert es dann bei —15° C. Unter diesen Bedingungen erreichen die Vitamin C-Verluste bei einjähriger Lagerung höchstens 10%; die übrigen Nähr- und Geschmackswerte bleiben praktisch vollkommen erhalten. Bei Kühltemperaturen von —4,5 Grad und 7 bis 8 Monate langer Lagerung enthalten Preißelbeeren so gut wie kein Vitamin C mehr, während bei derselben Lagerzeit und Temperaturen um —17,8 Grad nur ein geringfügiger, bei —26 Grad überhaupt kein Vitaminschwund mehr eintritt. Hinsichtlich der Gemüse liegen die Verhältnisse ungünstiger, weil viele Gemüsearten zwecks Inaktivierung zersetzender Fermente vor dem Einfrieren aufgekocht werden müssen und dabei auch das Vitamin C teilweise zerstört wird. Dennoch bedingt die Gefrierkonservierung im ganzen genommen geringere Vitamin C-Verluste als etwa das Einkochen in Dosen. Die Kaltlagerung muß jedoch ohne Unterbrechung als „Kühlkette" vom Erzeuger bis zum Verbraucher weitergeführt werden. Wegen des Fehlens von Kühlwagen, Kühlschiffen, Verkaufstruhen und Kühlschränken liegen hier oft unüberwindliche Schwierigkeiten. Die Haltbarkeit der Gefrierkonserve nach dem Auftauen ist übrigens besser, als im allgemeinen angenommen wird.

Ein Nahrungsmittel, das eine Zeitlang fast zur öffentlichen Sensation wurde, ist die Hefe. Wir dürfen sie nicht umgehen, wenn von Nahrungsmitteln pflanzlicher Herkunft die Rede ist, obwohl sie heute wieder in den Hintergrund getreten ist. Ihre Eigenschaft, den Teig zu lockern und Alkohol zu bilden, ist seit Jahrtausenden bekannt. Was neuerdings außerdem geschätzt wird, ist ihr Wert als Eiweiß- und Vitamin B-Träger. Die Hefe, ein Pilz, existiert in einer unübersehbaren Vielheit von Formen und Rassen der Familie Saccharomycetaceae. Torula utilis, eine Wildhefe, hat sich als Züchtungsobjekt geeigneter erwiesen als die Kulturhefen (Saccharomyces). Die systematische Züchtung von Nährhefe scheiterte bis vor kurzem am Fehlen von geeigneten Nährstoffen und von Rassen mit geringer Alkohol- und intensiver Eiweißbildung. Hefe war lediglich Brauereiabfallprodukt. Das ist heute anders geworden.

Die Bierhefe setzt sich nach Abschluß der Hauptgärung im Gärbottich zu Boden und kommt getrocknet und entbittert als Hefeflocken, Hefegrieß und Hefepulver in den Handel. — Getreide, Kartoffeln und Zuckermelasse sind die Ausgangsmaterialien der Bäckerhefe (Preßhefe). Aus 100 kg Getreide entstehen hier 35 kg Hefe und nur 10—12 l Alkohol. Bäckerhefe findet ausschließlich als Backhilfsmittel Verwendung. — Bei der Zellstoffabrikation wird Holz mit Natriumsulfit aufgeschlossen. Die dabei anfallende Ablauge enthält bei Nadelholz $1^1/_2$—2%, bei Laubholz 3—4% verwertbaren Zucker, der am wirtschaftlichsten zur Erzeugung von Sulfitablaugehefe, einer reinen, gut schmeckenden und geruchlosen Nährhefe, benutzt wird. Da in Deutschland vor dem Krieg jährlich etwa 7 Mill. cbm Ablauge anfielen und 1 cbm 10—12 kg Trockenhefe ergibt, könnten auf diesem Wege jährlich rund 70000 t erzeugt werden. — Holzzuckerhefe stellt man unmittelbar aus verzuckertem Holz her. 100 kg Tannenholz liefern nach dem Verzuckerungsverfahren von *Bergius* 25—30 kg, nach dem Verfahren von *Scholler* 20 kg Trockenhefe. — Kartoffelschlempe, der Rückstand bei der Spritdestillation, gibt den Nährboden für die Kartoffelschlempehefe. Sie enthält noch Kartoffelstücke und ist daher nur als Tierfutter verwertbar („Eiweißschlempeflocken"). Ein anderes Verfahren (*Bürkle*-Verfahren) gewinnt Hefe aus Kartoffeln, Melasse und Getreidekleie. — Schließlich hat man Molke, genauer: den Milchzucker der Molke, als Nährboden heranzuziehen versucht. Die Schwierigkeiten liegen darin, daß die Molke in relativ kleinen Mengen von weither herangeholt werden muß und die Milchzuckervergärung durch Hefe bald zum Stillstand kommt, so daß der Milchzuckergehalt der Molke nur sehr unvollkommen ausgenutzt wird. 1 l Molke liefert 26—28 g Trockenhefe. Aus Molke läßt sich übrigens auch mit Hilfe eines anderen Pilzes, des Milchschimmelpilzes Oospora lactis, in etwa gleicher Menge Nahrungseiweiß gewinnen; es scheint jedoch biologisch weniger wertvoll zu sein als Hefeeiweiß.

Heute ist Hefeeiweiß noch erheblich teurer als etwa Sojaeiweiß. Dafür sind verschiedene Gründe maßgebend. Einmal ist die grüne

Pflanze autotroph und braucht als Kohlenstoffquelle nur die Kohlensäure der Luft. Die Hefen als niedere Pilze aber sind heterotroph und brauchen daher als Kohlenstoff- und Energiequelle höhermolekulare Stoffe, nämlich Kohlenhydrate. Dazu kommt, daß die industrielle Hefegewinnung in 2 Phasen zerfällt. Zunächst müssen die Rohstoffe zu einfachen, von Hefe assimilierbaren Kohlenhydraten abgebaut werden; erst dann kann der Aufbau zu eiweißreicher Zellsubstanz erfolgen. Das Ausgangsprodukt (waldfeuchtes Holz z. B.) hat rund 60 %, das Endprodukt (Trockenhefe) rund 90 % Trockensubstanz; dazwischen liegen enorme „Verdünnungsstufen" mit nur 2—5 % Trockensubstanz. Um rasches Wachstum der Hefe und hohe Ausbeute zu erzielen, ist außerdem ständige Belüftung der Nährlösung notwendig. Oberflächenverfahren mit Züchtung in flachen Schalen von geringer Tiefe verteuern die Erzeugung noch mehr. *Fink* versuchte, diese Nachteile zu vermeiden durch Zucht anderer eiweißbildender Pilze (Aspergillus-Stämme) auf festen Nährböden.

Die Methoden industrieller Eiweißgewinnung durch biologische Eiweißsynthese aus Stoffen, die keinen Nährwert besitzen, werden vermutlich auch künftig noch eine Rolle spielen. Die deutsche Hefeerzeugung belief sich 1942 auf 10 500, 1944 auf 18 000 t, 1947 (allein in der US-Zone Deutschlands) 13 160 t; die Erzeugung in den USA betrug allein im Januar 1947 13 160 t. Das leitende Prinzip ist die Eiweißsynthese durch Mikroorganismen, d. h. in der Regel durch Hefepilze, die mit löslichen Kohlenhydraten — Hexosen und Pentosen aus Holz, Getreidespelzen, Stroh, Sulfitablauge, Sonnenblumenschalen, Molke — und mit einfachen Stickstoffverbindungen (Ammoniumsalzen) gefüttert werden.

Hinsichtlich des Eiweiß-, Fett-, Kohlenhydrat- und Mineralgehaltes unterscheiden sich die Heferassen nur wenig. Trockenhefe enthält im Mittel 48 % Eiweiß, 4 % Fett, 17 % Kohlenhydrate, 10 % Wasser, 0,9 % Calcium und 1,5 % Phosphor.

In seinem Aufbau aus Aminosäuren ähnelt das Eiweiß von Bier- und Holzzuckerhefen dem tierischen Eiweiß (s. S. 55); Sein Mangel ist die Cystinarmut. Kuhmilcheiweiß enthält 1,3—1,6 g, Menschenmilcheiweiß 3,4 g, Molkeneiweiß 2,5—3,5 g, Lactalbumin 4 g, Kefir 0,7 g, Brauereihefe 1,0 g und Holzzuckerhefe 0,3 g Cystin in 100 g Eiweiß. Aus Versuchen an Ratten geht hervor, daß das Hefeeiweiß darum „nur als pflanzliches Eiweiß mittlerer Güte bewertet werden kann. Sein Ergänzungswert ist bei einer Kost, bei der ein Großteil der Eiweißzufuhr durch die ausgesprochen cystinarmen Eiweißkörper der Cerealien gedeckt wird, besonders für den wachsenden Organismus gering. Man kann also bei einem hohen Brotverzehr und dem schrumpfenden Anteil des tierischen Eiweißes nur einen kleinen Teil des letzteren durch Hefe ersetzen, wenn man ausreichende Eiweißzufuhr gewährleisten will … Eine zusätzliche Gabe von Hefe bedeutet sicher eine Verbesserung der Ernährung, dagegen kann es sich bei dem Ersatz von tierischem Eiweiß durch Hefe auf Grund des neueren Standes unserer Kenntnisse nicht um einen vollen Ersatz handeln" *(Lang)*.

Die biologische Wertigkeit des Eiweißes der Heferassen ist im Wachstumsversuch an Ratten verschieden. Bierhefeeiweiß steht dem Milcheiweiß nahe, während der Wert des Sulfitablaugen- und Holzzuckerhefeneiweißes unter dem Wert des Kartoffeleiweißes, der Wert des Strohhydrolysathefeneiweißes wenig darüber liegt und auch durch hohe Cystinzulagen (0,4%) nicht voll aufgewertet werden kann. (Biologischer Wert des Torulaeiweißes 33—52, des Saccharomyceseiweißes 66—84). Die Gründe für diese Unterschiede liegen wahrscheinlich in den Verschiedenheiten der Nährböden und des Stoffwechsels der Heferassen (anoxybiotisch entsteht das Bierhefeneiweiß, oxybiotisch entstehen die anderen Hefeneiweiße). Gleiche Heferassen bilden auf verschiedenen Nährböden Eiweißkörper verschiedener biologischer Wertigkeit. Dasselbe läßt sich auch bei anderen Pilzen beobachten. Die Eiweißwertigkeit der zur biologischen Eiweißsynthese herangezogenen Schimmelpilze z. B. (Aspergillus, Biosyn) liegt im Wachstumsversuch an Ratten zwischen dem des Kartoffeleiweißes und dem der Holzzuckerhefe, während die Wertigkeit des Kefireiweißes annähernd die Wertigkeit des Milcheiweißes zu erreichen scheint.

Bierhefe (Saccharomyces) ist reicher an Vitamin B_1 als die anderen (Torula-)Hefearten (im Mittel 7000 γ gegen 2000 $\gamma\cdot\%$), reicher an Glutathion (0,90 gegen 0,45%; kein anderes Naturprodukt enthält soviel Glutathion), vielleicht auch reicher an Nikotinsäure (rund 50 gegen 30—45 mg%), wogegen Bäcker- und Holzzuckerhefe reicher an Vitamin B_2 sind (rund 4000 γ gegen 2000 $\gamma\%$). Durch besondere Wachstumsbedingungen und Sortenwahl läßt sich der B_1-Gehalt der Hefen erhöhen und verringern. Bemerkenswert ist vielleicht ihr Gehalt an Ergosterin (60 mg%) bei Fehlen von Vitamin D, an Vitamin C (8 mg%), Vitamin E (33 mg%) und Asparaginsäure (1,3 mg%). In Notzeiten besonders willkommen ist der hohe Sättigungswert der Hefe.

Tabelle 35. Der Gehalt der Brauereihefe an B-Vitaminen (nach Lang)
Alle Werte sind in $\gamma\%$ ausgedrückt

Aneurin	30—150	Biotin	20—75
Lactoflavin	35—80	Cholin	2—12
Pyridoxin	30—100	Inosit	1600—3000
Pantothensäure	120—250	p-Aminobenzoesäure	30—55
Nicotinsäure	100—500	Folsäure	2—10

Die Brennwert- und Eiweißausnutzung der Hefe liegt bei 90%, die Fettausnutzung etwas tiefer. Leicht resorbiert wird die

Phosphorsäure. Ob der hohe Gehalt an Glutathion, einem Tripeptid aus Glutaminsäure, Cystein und Glykokoll, praktische Bedeutung hat, ist fraglich. Entgegen einer verbreiteten Meinung gelingt es selbst durch lang fortgesetzte Hefezulagen niemals, den Glutathionspiegel des Blutes zu erhöhen und eine Glutathionspeicherung zu erreichen. Glutathion wird sofort quantitativ oxydiert. Peroral gegebene Hefe senkt die Phenolausscheidung (Verminderung der Eiweißfäulnis im Darm), regt die Darmmotorik an und begünstigt die Verdauung und Resorption der Kohlenhydrate — wie und wodurch, wissen wir freilich nicht.

Die mißtrauische Aufmerksamkeit der Ärzte richtete sich von jeher auf die Nucleoproteide der Hefe. Der Nucleinsäuregehalt konnte zwar durch planmäßige Züchtung von 7,5 auf rund 3% gesenkt werden. Der Purinstickstoff beträgt aber immerhin rund 14% des Gesamtstickstoffs. Ungünstig gerechnet entstehen aus 100 g Hefe 2,5—3 g Harnsäure — eine sicher nicht unbeträchtliche Menge, die den Harnsäurespiegel im Blut erhöht und deren gesundheitliche Belanglosigkeit noch zu beweisen wäre, wenn wir auch wissen, hohe Harnsäureausscheidung noch lange nicht Nierensteine, Harnsäureanstauung im Körper noch lange nicht Gicht bedeuten. Zulagen von täglich 10 bis 20 g Hefe lassen den Harnsäurespiegel des Blutes unbeeinflußt. Gegen fortgesetzte Verabreichung solcher Mengen, deren Gehalt an Harnsäurebildnern etwa dem von 50—75 g Kalbsbries oder 100—150 g Fleisch entspricht, können also keine ernsthaften Bedenken erhoben werden.

Leberschäden, durch Cystinzulagen (0,2 %) vermeidbar, sollen nach Verfütterung sehr großer Hefemengen in Tierversuchen aufgetreten sein.

Als Nahrungsmittel eignet sich nur abgetötete Hefe mit zerstörten Zellwänden, da die Nährstoffe lebender Hefe mit intakten Zellwänden schlecht ausgenutzt werden. Die praktische Verwendungsweise der Hefe erstreckt sich auf Zusatz von Trockenhefe zu Wurst und, am besten in Gestalt von Hefeflocken oder Hefebröseln (Hefe- und Weizenmehl zu gleichen Teilen), zu Kartoffelgerichten, Gemüse, Fleischklößen und Tunken, ja sogar zu Süßspeisen und Obst. Unvermischte Hefe wird wegen ihres Geschmacks ungern genommen. Geröstete Hefe schmeckt angenehm käseartig. Hefeextrakt, hergestellt durch Autolyse oder Plasmolyse und Eindampfen, ist seit Jahren ein geschätztes Würzmittel und Medikament. Sein Hauptwert liegt nicht im eigentlichen Nährwert (30% Eiweiß, 2400 γ% Vitamin B_1), sondern im Würzwert. Die Hefewürzen (hergestellt durch Hydrolyse der Hefe mit Salzsäure) enthalten weniger Eiweiß und Vitamin B_1. Als Medikament findet die Hefe Verwendung, wo

Vitamin B_1 und Eiweiß indiziert sind, d. h. vor allen Dingen bei Hungerdystrophikern und Rekonvaleszenten. Die gelegentlich beobachtete Heilwirkung bei Furunkulose und anderen Hautkrankheiten und die Wirkung auf Verdauung und Darmmotorik ist in ihrem Wesen noch nicht klar.

3. Obst

Obst nennen wir die süßen, wasserreichen Früchte bestimmter Pflanzen. Gleichzeitig mit dem steigenden Gemüseverzehr stieg in den letzten Jahrzehnten auch der Obstverzehr. Bei quantitativ und qualitativ höheren Leistungen unserer heimischen Obstkultur und leistungsfähigen Absatzorganisationen könnte die Einfuhr ausländischen Obstes ohne weiteres gedrosselt werden.

Der Hauptnährwert des Obstes steckt in seinen Kohlenhydraten — in löslichen Kohlenhydraten wie Traubenzucker, Fruchtzucker, Malzzucker und Rohrzucker, in unlöslichen Kohlenhydraten wie Stärke und Zuckeralkohol (Mannit, Sorbit u. a.). Mit fortschreitender Reife nehmen (auch im nachreifenden Obst) die löslichen Kohlenhydrate auf Kosten der unlöslichen zu. In keiner Frucht fehlen Mineralstoffe, Vitamine, Aroma gebende Stoffe und Säuren. Zitronensäure, Weinsäure und Apfelsäure stehen unter diesen an vorderster Stelle. Daneben findet man Bernsteinsäure, Gerbsäure, Salizylsäure, Ameisensäure und Oxalsäure. In vielen Früchten sinkt die Säuremenge gegen die Reife hin ab, namentlich wenn das Wetter heiß und trocken ist; die Aromastoffe nehmen zu. Während des Nachreifens setzt sich das in langsamem Tempo fort. Unter den Mineralien überwiegen Kalium und Phosphor, unter den Vitaminen Vitamin C. „Unter der Schale sitzt das Beste" pflegt man den Kindern zu sagen, damit sie ihren Apfel mit der Schale essen. Für die Kohlenhydrate und Mineralien trifft diese Behauptung nicht zu; sie sind ziemlich gleichmäßig im Fruchtfleisch verteilt. Für das Vitamin C stimmt sie aber: Beim Apfel ist die Schale fast 4mal so reich an Vitamin C wie das schalennahe Fruchtfleisch und 6—10mal so reich wie das Fleisch um das Kerngehäuse.

Rohes Kern-, Stein- und Beerenobst und frische Säfte erfreuen sich mit Recht allgemeiner Beliebtheit.

Flüssiges Obst ist Nahrung und Getränk zugleich und bildet einen wichtigen Teil der alkoholfreien Getränke. Durch Pasteurisieren, Kaltentkeimen oder mit Hilfe von Kohlensäure werden die Rohsäfte vor dem Vergären geschützt. Obstsirupe sind dickflüssige, gezuckerte Obstsäfte und werden zuweilen auch auf kaltem Wege hergestellt. „Obstkraut" wird aus frischen Äpfeln und Birnen durch Dämpfen oder Kochen, Abpressen und Eindampfen gewonnen.

Tabelle 36. Vitamin C-Gehalt von Schale und Fruchtfleisch
(mg in 100 g)

	Schale	Fruchtfleisch
Apfel	22	6
Birne	6	3
Zitrone	170	45
Apfelsine	150	50

Von den Verlusten durch Schwund, Verderb und küchenmäßige Zubereitung des Obstes war schon die Rede (s. S. 348).

Dank seiner Haltbarkeit und Säuberungsmöglichkeit beherrscht
bei uns der Apfel den Obstmarkt. Mehr als doppelt soviel Apfel-
bäume wie Birnbäume wachsen in Deutschland. Dennoch entfielen
immer noch 30 % unserer Obsteinfuhr auf Äpfel. Der Apfel ist auch
Quelle eines vielbegehrten Rohstoffes, des Pektins (s. S. 64), das zu
3,8 % in ihm enthalten ist. Nur wenige Fruchtsorten enthalten soviel.
Pektin wird außer aus Apfeltrestern auch aus Zuckerrübenschnitzeln,
Sonnenblumendolden, Orangen- und Zitronenabfällen gewonnen, die
noch vor kurzem achtlos weggeworfen wurden. Bewährt und bekannt
ist die Mitwirkung des Pektins bei der Marmeladebereitung, neuer seine
Verwendung bei der Quark- und Käseherstellung, in der Konditorei und
Süßwarenindustrie und als Medikament zur Blutstillung und Durch-
fallbekämpfung. „Das Pektin wird der Wissenschaft noch manche
Aufgaben stellen, aber auch der Wirtschaft manches neue Feld eröffnen. Wir stehen erst im Anfang der Erforschung dieses Stoffes und
seiner Verwendungsmöglichkeiten" *(Ziegelmayer)*.

Die Haltbarkeit der Birne ist beschränkt. Die „Steinzellen" sind
harte Gebilde im weichen Fruchtfleisch und werden, wenn man sie
im Stuhl entdeckt, fälschlicherweise oft für Gallensteine gehalten.

Erfrischender Geschmack, Haltbarkeit und Sauberkeit sind geschätzte Eigenschaften der Apfelsine, Zitrone und Pampel-
muse. Es sind Vitamin C-reiche Früchte, die uns in geordneten Zeiten
zur Verfügung stehen, wenn die nordische Kost an Vitamin C verarmt. Es müßte möglich sein, Apfelsinen, Zitronen und Pampelmusen
so billig auf den Markt zu bringen, daß sie jeder kaufen kann.
Reformerische Bestrebungen gehen dahin, den Saft der Zitrone in
der Küche an die Stelle des Essigs zu setzen. Zitronensaft, genauer:
die Zitronensäure, erschwert jedoch ebenso wie Essigsäure die Resorption des Eisens und ist im übrigen keineswegs „natürlicher" als Essig.

Volksnahrungsmittel südlicher Länder sind Datteln, Feigen und
Bananen. Manche Volksstämme decken mit Datteln die Hälfte ihres
Brennwertbedarfs. Ihre Klebrigkeit macht die grüne Feige im Orient

zu einem unerwünschten Überträger von Seuchenkeimen und Parasiten. Für uns kommen nur getrocknete Feigen in Betracht. Getrocknete, geröstete und gepulverte Feigen sind als „Feigenkaffee" im Handel. Den Rang eines Volksnahrungsmittels schien sich in Deutschland vor dem Kriege die Banane zu erobern. Ihr Kohlenhydratreichtum stellt sie zu den nahrhaftesten Früchten. Bananen für den europäischen Bedarf werden unreif geerntet und reifen beim Lagern nach. In seiner stofflichen Zusammensetzung ähnelt der eßbare Teil der Banane der Kartoffel. Mit der Reifung verschiebt sich das Kohlenhydrat-Verhältnis zugunsten des löslichen Kohlenhydrats, d. h. des Zuckers, so daß sich in den reifen, allmählich erweichenden Bananen nur noch Spuren von Stärke finden. Die frische vollreife Frucht enthält bis zu 26 % Zucker, die getrocknete reife Banane fast 70 % bei nur noch 4 % Stärke. Bananenmehl wird wenig verwendet.

Als Ausgangsstoffe für Säfte und Marmeladen können neben den allgemein bekannten Obstarten auch **Moosbeeren, Holunderbeeren, Sanddornbeeren, Hagebutten und Ebereschenbeeren** dienen; in Notzeiten hat man sogar zur Kartoffel gegriffen. Die Sanddornbeere, die Frucht des weitverbreiteten Sanddornstrauchs, enthält 400—500 mg % Vitamin C in stabiler Bindung. Sie wurde während des 2. Weltkrieges in großem Umfang gesammelt (Ernten von über 1 000 000 kg) und zu Saft und Mark verarbeitet. Auch die Hagebutte ist in Deutschland erst während des Krieges planmäßig ausgenutzt worden. Große Mengen kamen aus Bulgarien, wo nach Erfindung des synthetischen Rosenöls die Rosenerzeugung immer mehr auf Hagebutten umgestellt wurde. Die Einfuhr aus Bulgarien betrug 1940 1,2 Mill., 1941 3 Mill. kg gegenüber einer deutschen Eigenerzeugung von 180 000 kg Hagebutten im Jahr 1940. Die Edeleberesche eignet sich vorzüglich als Saft und Sirup; die bittere Eberesche (Vogelbeere) muß erst in Essigwasser entbittert werden.

Die meisten Gemüse- und Obstarten sind in unserem nördlichen Klima nur in bestimmten **Jahreszeiten** leicht erreichbar. Wollen wir den Speisezettel abwechslungsreich gestalten und doch wirtschaftlich leben, dann muß sich die Küche dem Angebot der Jahreszeit anpassen. Die ungünstigsten Monate sind November bis März. Da gibt es praktisch nur Kohl und Wurzelgemüse, vielleicht noch Äpfel. Zitronen, Apfelsinen, Bananen und Feigen sind in diesen Monaten besonders geschätzt. Im April kommen Rhabarber und Spinat, im Mai Salat. Alle Arten von Gemüse, Beeren und Kirschen stehen von Juni bis August, den drei besten Monaten des Jahres, zur Verfügung. September und Oktober bringen Äpfel, Birnen, Pflaumen und Zwetschgen. Dafür wird die Gemüseauswahl wieder kleiner. Sie beschränkt sich auf Kohl,

Gurken, Tomaten, Bohnen, Salat, Spinat und Pilze und schrumpft gegen das Frühjahr hin immer mehr zusammen. Die Anpassung des Verbrauchs an die Jahreszeit spart dem Einzelnen Geld, dem Gärtner erleichtert sie den Absatz und der Volksernährung erhält sie die verfügbaren Nährstoffquellen. In verworrenen Zeiten freilich pflegen auf der einen Seite der Grenze Hunderttausende von Tonnen Gemüse und Obst zu verderben, weil sie aus politischen Gründen nicht auf die andere Seite der Grenze gebracht werden dürfen, wo sie dringend gebraucht werden.

4. Zucker und Honig

Andreas Sigismund *Marggraf* entdeckte im Jahre 1747, daß Runkelrübe und Zuckerrohr denselben Zucker enthalten: das Disaccharid Saccharose oder Rohrzucker. Erst von Mitte des 19. Jahrhunderts an aber hat die Rübe das allein herrschende indische und amerikanische Zuckerrohr zurückgedrängt, und wenn wir über unsere Ostgebiete verfügen könnten, wären wir in Deutschland vom Zuckerrohr völlig unabhängig. Die vor dem Krieg von unserer Rübenanbaufläche (560000 ha) geernteten rund 2,2 Mill. t Zucker deckten den gesamten Bedarf für Ernährung und Industrie. Der Anteil der Züchtung an dieser Leistung soll nicht vergessen werden. Um 1800 lag der Zuckergehalt der Zuckerrübe weit unter 10%, heute liegt er zwischen 18 und 20%. Das Zuckerrohr, eine perennierende Grasart mit 2—6 m hohen Stengeln, die mehrmals im Jahr geschnitten werden können, enthält 13—16%.

„Brauner Zucker" ist ungereinigter Zucker und dem weißen Verbrauchszucker gegenüber minderwertig. In früheren Jahren haben ihn unsere Ernährungsapostel begeistert als „natürlich" gepriesen, weil er ungebleicht und „natürlich" unrein ist. Seitdem auch sie vernommen haben, daß Säuglinge Ernährungsstörungen davon bekommen, daß Bienenvölker daran zugrunde gehen, und daß bei Erwachsenen dyspeptische Erscheinungen auftreten, sind sie stiller geworden. Reinster Zucker — der letzte gelbliche Schimmer wird durch Zusatz von Ultramarinblau beseitigt — heißt Raffinadezucker. Zuckerhüte, Würfelzucker, Pulverzucker, Kristallzucker sind Raffinade. Die billigste Handelssorte ist der Schleuderzucker. Farinzucker enthält Abfälle und zerbrochene Stücke. Kandiszucker entsteht durch langsame Auskristallisierung des gereinigten Rohzuckers an rauhen Zwirnsfäden; seine Farbe verdankt er einem Karamelzusatz. Die Abfälle der Zuckerindustrie — Rübenschnitzel, Rübenmelasse — geben ein wertvolles Viehfutter. Kocht man Zuckerrüben einige Stunden lang, am besten unter $1\frac{1}{2}$—2 Atmosphären

Druck, und dickt man den ausgepreßten und filtrierten Saft ein, so entsteht schwarzbrauner, zähflüssiger Rübensirup.

Zucker aus Kartoffelstärke spielt neben Rübenzucker keine Rolle. Aus Maisstärke läßt sich leicht reiner Traubenzucker herstellen. Er kommt als Dextropur und — mit Zitronensäurezusatz — als Dextroenergen in den Handel.

Die Holzzuckererzeugung kommt als unmittelbare Nährstoffquelle für den Menschen praktisch nicht in Betracht. Sie beruht auf Auflösung des Kohlenhydratanteils des Holzes durch 40%ige Salzsäure; die Ligninbestandteile können dann von den Kohlenhydraten abgetrennt werden (Verfahren von *Bergius*). Holzzucker dient in erster Linie als Nährboden für die Züchtung von Futterhefe.

Der Zuckerverzehr ist im letzten Jahrhundert überall angestiegen. Er betrug z. B. in Deutschland je Kopf und Jahr 1909—1913 18,2 kg, 1938 24,3 kg Reinzucker. Die Gleichläufigkeit des Anstiegs in allen Ländern zeigt die Tab. 37. Der Kopfverbrauch in den USA (kg Rohzucker) betrug 1945 40,9 kg — 1946 37,6 kg — 1947 48,6 kg.

Während des Krieges und unmittelbar danach ist die europäische Zuckerrübenerzeugung stark abgefallen; auch die Zuckererzeugung außerhalb von Europa ging zurück. Die Weltzuckererzeugung hat inzwischen aber wieder aufgeholt. Heute besteht auf dem Weltmarkt ein so erheblicher Zuckerüberschuß, daß die großen Zuckerproduzenten bereits zu Einschränkungen der Anbaufläche übergehen. In Deutschland freilich, wo der Staat den Zucker nicht als Volksnahrungsmittel ansieht, sondern als höchst willkommene Einnahmequelle und den

Tabelle 37. Zucker-Kopfverbrauch je Jahr (kg Rohzucker)

Länder	1934/35	1935/36	1936/37	1937/38	1938/39	1946
Belgien	28,3	30,4	32,5	31,9	33,6	21,4
Dänemark	52,4	56,0	56,0	55,1	58,2	38,1
Deutschland	23,6	25,2	26,9	26,8	31,3 *	7,6
Frankreich	26,2	25,3	26,9	24,8	26,8	18
Großbritannien	51,0	49,6	51,2	50,6	49,4	35,4
Italien	7,9	8,4	8,4	9,1	9,5	3,6
Niederlande	28,8	28,8	28,3	29,2	31,6	24,1
Österreich	25,8	26,7	27,4	27,6	—	—
Schweden	46,0	47,7	49,0	48,4	54,2	40,6
Schweiz	43,1	36,6	41,8	42,3	44,3	27,5
Spanien	13,0	12,1	11,8	10,3	8,4	5,1
Tschechoslowakei	25,0	26,3	27,3	26,7	—	28,9
USSR	7,9	12,9	11,5	13,2	13,0	6,1

* einschließlich Österreich.

Zucker mit derart riesenhaften Steuern belastet, daß ein dem Bedarf des heutigen Menschen entsprechender Zuckerverzehr nur noch Großverdienern möglich ist — in Deutschland wird die Zuckerschwemme des Weltmarktes nicht spürbar werden. Hier wird der Zucker von Jahr zu Jahr teurer! —

Die Gründe des steigenden Zuckerverzehrs liegen in den Wandlungen unserer Lebensbedingungen, denen konzentrierte Nahrung besser gerecht wird als eine wesentlich aus Getreideprodukten und Kartoffeln bestehende Kost.

Als konzentrierter Nährstoffträger kann der Zucker tierische und pflanzliche Fette ersetzen, sofern nur die erforderliche Mindestzufuhr an Fett dabei nicht unterschritten wird. Eine Steigerung des Zuckerverzehrs auf Kosten des Fettverzehrs wäre in Deutschland aus volkswirtschaftlichen Gründen dringend erwünscht. Wenn man die zur Fetterzeugung notwendigen ausländischen Futtermittel einrechnet, ist der deutsche Fettverbrauch nur knapp zur Hälfte durch Inlandserzeugung gedeckt — es klafft die bekannte „Fettlücke". Die Steigerung der heimischen Fetterzeugung wurde schon vor Jahren planmäßig in Angriff genommen; Erfolge lassen sich naturgemäß aber nur auf lange Sicht erreichen. Daß ein volkswirtschaftlich spürbarer Austausch von Fett gegen Zucker ohne tiefgreifende Änderungen unserer Eßgewohnheit wohl möglich wäre, zeigen schon die großen landschaftlichen Unterschiede des Fett- und Zuckerverzehrs innerhalb Deutschlands (Tab. 38).

Tabelle 38. Fett- und Zuckerverbrauch je Kopf und Jahr (1927/28)

Fett (in kg)		Zucker (in kg)	
Schleswig-Holstein	23,0	Bayern	19,25
Westfalen	19,0	Südwestdeutschland	16,0
Brandenburg	18,3	Schleswig-Holstein	16,0
Mitteldeutschland	16,3	Mitteldeutschland	12,3
Südwestdeutschland	10,8	Westfalen	10,3
Bayern	10,3	Brandenburg	10,0

Bedenken gegen eine Ausweitung des Zuckerverzehrs wurden von ernährungsphysiologischer Seite geltend gemacht mit dem Hinweis, es sei durch stärkere Ausweitung eine Zunahme von Zahnkaries und Vitamin B_1-Mangelschäden zu befürchten. Wir haben bereits in einem früheren Kapitel (s. S. 226) darauf hingewiesen, daß es nicht der Zucker als solcher ist, der den Zahn gefährdet, sondern der nicht geronnene Getreidekleber, und daß es erst unter dem Schutz eines festhaftenden Kleberüberzugs zu Milchsäuregärung kommen kann. Es wurde auch erwähnt, daß Vitamin B_1 und Kohlenhydratverwertung eng miteinander zusammenhängen, die „*Williamszahl*" aber nur mit Vorbehalt als Maß der Vitamin B_1-Versorgung herangezogen werden kann. Wir erinnern uns, daß der Quotient: Tägliche Vitamin B_1-Aufnahme in γ : Tagesverzehr an Nichtfettkalorien mindestens den Wert 0,3 erreichen soll. Um zu anschaulicheren Zahlen zu kommen, dividiert man den Quotienten durch 0,3. Das Resultat ergibt die *Williamszahl*. Eine *Williamszahl* von 1,0 zeigt mithin nach dieser Art der Berechnung eine eben noch ausreichende Vitamin B_1-Versorgung an, während alle Werte unter 1 einen Fehlbetrag, alle Werte über 1 einen Überschuß an Vitamin B_1 kundtun. Ein Beispiel: 100 g Weißbrot enthalten 64 γ Vitamin B_1 und 260 Nichtfettkalorien, 100 g Vollkornbrot 170 γ Vitamin B_1 und 260 Nichtfettkalorien. Der Quotient beträgt danach bei Weißbrot $64:260 = 0,24$, bei Vollkornbrot $170:260 = 0,65$, die *Williams*zahl bei Weißbrot $0,24:0,3 = 0,8$, bei Vollkornbrot $0,65:0,3 = 2,17$. Der Vitamin B_1-Bedarf wäre mit Weißbrot allein also nicht gedeckt.

Es fragt sich nur, ob die *Williams*zahl wirklich zuverlässig den Vitamin B_1-Bedarf angibt. *Williams* und *Spies* haben viele europäische, asiatische und amerikanische Kostformen durchgerechnet und deren Vitamin B_1 : Nichtfettkalorien-Quotienten bestimmt. In der Kost von 1394 Familien der Neuenglandstaaten der USA lagen die *Williams*zahlen zwischen 1,06 und 1,35, von 688 Familien der pazifischen Staaten zwischen 1,16 und 1,47 und von 426 Familien der Südoststaaten zwischen 0,85 und 1,30.

Schroeder hat die *Williams*zahlen für eine Reihe von Nahrungsmitteln und deutschen Kostformen berechnet. Sie lagen bei allen tierischen und pflanzlichen Nahrungsmitteln mit Ausnahme von Zitrone (0,9), Weißbrot (0,8) und Zucker (0,0) über 1. Die *Williams*zahlen der Kost von 894 Hamburger Familien (1930) lagen zwischen 1,53 und 1,65, von 31 Bauernhaushalten und 170 Arbeiterhaushalten (1938) im Mittel bei 1,78, in der allgemeinen Krankenkost eines Münchner Krankenhauses (1939) mit Weißbrot bei 2,23, mit Vollkornbrot bei 2,6, mit Vollkornbrot und täglich 50 g Zucker bei 2,3. Ob aber tatsächlich Beriberi-Symptome oder andere eindeutige B_1-Mangelerscheinungen regelmäßig auftreten, wenn die *Williams*zahl unter 1 absinkt, wäre noch zu beweisen. Die Größe der notwendigen Vitamin B_1-Zufuhr hängt überdies nicht nur von der Höhe der Eiweiß- und Kohlenhydratzufuhr ab, sondern auch von den Resorptionsverhältnissen, der Intensität des Gesamtstoffwechsels und der Außentemperatur. Selbst wenn man erst eine *Williams*zahl von 1 als Zeichen ausreichender Vitamin B_1-Versorgung betrachtet, können jedenfalls ernstliche Einwände gegen eine Ausweitung des Zuckerverzehrs nicht erhoben werden.

Wie steht es nun mit der praktischen Durchführbarkeit einer

solchen Ausweitung? Der Erfolg der Bemühungen um erhöhten Zuckerverzehr hängt davon ab, ob es gelingt, die Ernährungsgewohnheiten des Alltags entsprechend zu beeinflussen und konzentriert zuckerhaltige Nahrungsmittel neu einzuführen. Im Einzelhaushalt und bei der gewerbsmäßigen Herstellung von Backwerk, Marmeladen, Fruchtsäften und Süßspeisen wird der Zucker nur als Gewürz verwendet. Eine nennenswerte Steigerung ist hier kaum zu erreichen, weil schon geringes Übersüßen unangenehm empfunden wird. Fruchtsäfte mit mehr als 10% Zucker gelten als ungenießbar. Die Erfüllung der Forderung: Mehr Zucker! ist in erster Linie Aufgabe der Süßwarenindustrie und der Steuerpolitik. In der Zuckerware, wo fast 100%iger Zucker verzehrt wird, liegen die Hauptmöglichkeiten. Bonbons und Drops bestehen zu 60 bis annähernd 100% aus Zucker. Heute ist Zucker kein Luxusnahrungsmittel mehr wie vor 200 Jahren! Der Luxus von gestern ist die Notwendigkeit von morgen.

Der Anstieg des deutschen Zuckerverbrauchs von 1933 bis 1937 — in diesen Jahren begann man, sich systematisch um Ausweitung des Verzehrs zu bemühen. — betrifft die verschiedenen Verbrauchsarten keineswegs gleichmäßig.

Tabelle 39. Zuckerverbrauch 1933 und 1937

	Zuckerverbrauch in 1000 dz und Anteil am Gesamtverbrauch 1937	Mehrverbrauch 1937 gegen 1933 in 1000 dz	in %
1. Haushalt	9320 = 61%	1360	17
2. Bäckerei, Konditorei .	3167 = 21%	684	28
3. Süßwarenindustrie...	1790 = 12%	473	36
4. Alkoholfreie Getränke	244 = 1%	115	89
5. Brotaufstriche	795 = 5%	445	127

Die Bedeutung dieser Zahlen läßt sich erst richtig ermessen, wenn man in Betracht zieht, daß der Mehrverbrauch in der 5. Gruppe mit allen Mitteln der Verbrauchslenkung, Propaganda und Preissubventionierung erreicht wurde. In der 3. und 4. Gruppe dagegen fehlte eine staatliche Förderung. Trotzdem und trotz der 1935 einsetzenden starken Rohstoffkontingentierungen war der Mehrverbrauch in der 3. Gruppe absolut genommen größer als in der 5. Wenn es der Süßwarenindustrie gelingt, den Bedürfnissen und dem Geschmack des Verbrauchers entgegenzukommen, wenn sie neue konzentriert-zuckerhaltige Nahrungsmittel schafft, die beim Verbraucher Anklang finden, dann erweist sie nicht nur sich selbst, sondern auch der Volksernährung und der Volkswirtschaft einen großen Dienst. Wir denken an konzentriert-zuckerhaltige Zusätze zu Aufläufen, Puddingen, Grützen und Nudelgerichten, die sowohl der Rohmasse zugefügt wie dem fertigen Gericht beigegeben werden können und durch verschiedene Geschmacksnuancen und Zusätze (Karamel, kandierte Früchte u. a.) Anregung und Abwechslung bringen. Fett entbehren wir besonders schmerzlich im Brotaufstrich. Gelingt die Herstellung einer Süßware, die, streichfähig und mit verschiedenen Geschmacksabstufungen ähnlich der Marmelade, an die Stelle fetthaltiger Aufstriche treten kann, dann wäre damit ein Verlangen des Verbrauchers befriedigt und gleichzeitig der Brennwertgehalt des ersten Frühstücks beträchtlich erhöht. Hoher Brennwertgehalt des ersten Frühstücks ist bei der heutigen städtischen Tageseinteilung, die die Hauptmahlzeit an den Schluß des Arbeitstages legt, zur Erhaltung der Leistungsfähigkeit notwendiger als je. Dank ihrer Leichtverdaulichkeit und ihres konzentrierten Nährwertes eignen sich Süßwaren, unter Umständen mit leichtverdaulichen Getreideprodukten zusammen (rohe oder geröstete Flocken, Puffreis; auch die „Notverpflegung süß" der ehemaligen deutschen Wehrmacht war ein solches Erzeugnis), mit Früchten, Fruchtextrakten, Nüssen und Trockenmilch, auch sehr gut als Zwischenmahlzeiten während der Arbeit.

Aufklärung und Werbung durch hochwertige und billige Erzeugnisse ist unumgänglich. Mit staatlichen Zwangsmaßnahmen erreicht man nichts — höchstens das Gegenteil! Langjährige Erfahrungen haben uns gelehrt, daß staatliche „Ernährungssteuerung", die stets in Worte der liebenden Fürsorge gekleidet zu werden pflegt, in Wirklichkeit immer auf Einengung und Beschränkung hinausläuft. Mißtrauen und Streben nach dem Gegenteil sind heute die erste Reaktion der Menschen auf alles, was als Befehl und Gesetz auf sie hereinstürzt. Dauerhafte Umstellung von Ernährungsgewohnheiten sind ausschließlich auf der Basis wirklicher Freiwilligkeit zu erreichen.

Einst gab es zum Süßen nur den Honig. Trotz aller Konkurrenz des Zuckers konnte der süße (10—60% Zucker enthaltende) Saft, den die Biene aus den Nektarien der Blüten saugt, seine Wertschätzung behaupten. Honigzucker ist (optisch links drehendes) ein Gemisch von Glykose und Fructose (Invertzucker). Schon in der Biene, noch mehr in der Wabe, erfährt das Zuckergemisch fermentative Veränderungen und eine Einengung seines Wassergehalts. Farbe und Aroma des Honigs hängen von den beflogenen Blüten ab (gelbroter Heidehonig, tiefgrüner Schwarzwaldhonig, weißer Kleehonig u. a.). Eiweiß und organische Säuren enthält der Honig nur in Spuren. Sein Vitamin C-Gehalt kann beträchtlich sein, wenn auch gelegentlich Vitamin C-freier Honig gefunden wird. Das Vitamin C scheint im Honig übrigens besonders gut haltbar zu sein.

Die Kunsthonigfabrikation geht aus vom Invertzucker. Wie stark Kunsthonig an echten Honig erinnert, hängt von der Zumischung künstlicher Aromastoffe ab. Zusätze von 5—6% Molke geben einen festen, Zusätze von 22% Molke einen zähflüssigen Kunsthonig. Mehr oder weniger „künstlich" wird echter Honig durch Zuckerfütterung der Bienen.

5. Nüsse

Geringer Wasser- und Kohlenhydratgehalt, Stickstoffreichtum und Fettreichtum kennzeichnen Nüsse, Mandeln, Kastanien und Oliven. Ist der Reservestoff des Getreidekorns das Kohlenhydrat, so ist er hier das Fett. Die meisten Nüsse enthalten auch Öle, die Schleimhautreizungen erzeugen können. Beim Lagern werden die Nüsse trocken, die Zellwände verfilzen, das Zerkauen wird erschwert. Während die meisten Nutzpflanzen den Stickstoff größtenteils in nicht eiweißgebundener Form enthalten, ist der Stickstoff der Nüsse und Mandeln zum größten Teil Eiweißstickstoff. Als Brennwert- und Eiweißträger sind Nüsse und Mandeln daher von hohem Wert. Der Blausäuregehalt einer bitteren Mandel wird auf etwa 1 mg geschätzt (tödliche Blausäuredosis für den Erwachsenen 50—60 mg).

Marzipan besteht aus gestoßenen Mandeln, Zucker, Eiklar und Gewürzen. Mandelmilch, feingemahlene Mandeln mit Wasser zu „Milch" verrührt und durchgeseiht, verwendet vor allem die Kinderheilkunde für Kinder, die keine „echte" Milch vertragen. Sie ist sehr kostspielig — kostspieliger vor allem auch als Sojamilch.

Mandeln, Oliven und Nüsse liefern wertvolle Speisefette. Wir kennen sie vor allem aus südlichen Ländern. Die Küche des sonnenarmen Nordens bevorzugt tierische Fette; ihr hat die Natur nur wenig Pflanzenfette beschert. Der Ölsäurereichtum der Pflanzenfette bedingt ihre Dünnflüssigkeit; im übrigen unterscheiden sie sich nicht grundsätzlich von den tierischen Fetten. Gebräuchlich sind Olivenöl, Sesamöl, Erdnußöl, Kokosbutter, Palmkernöl und Palmbutter.

Edelkastanien, in südlichen Ländern Volksnahrungsmittel, kommen bei uns selten auf den Tisch. Nur ins Stadtbild von Wien und München gehört der Maronibrater. Die Verwendung der Roßkastanie im Haushalt scheitert an der Unmöglichkeit der häuslichen Entbitterung. Industriell entbittertes Kastanienvollmehl wurde während des Krieges als Dickungsmittel versucht.

Eichelkaffee (= geröstete Eicheln) und Eichelkakao (= Kakaopulver mit Eichelmehl) sind dank ihres Gerbsäuregehaltes Stopfmittel für Kinder. Außer zur Schweinemast sind entbitterte Eicheln auch für die menschliche Ernährung empfohlen worden. In Notzeiten pflegt der Mensch ja nichts zu verschmähen, womit er, ohne allzuviel Beschwerden zu bekommen, seinen Magen füllen kann.

Zum Kuchenbacken und Braten sind mancherorts Bucheckern beliebt. Nach größeren Mengen (25—100 Stück) machen sich Vergiftungserscheinungen bemerkbar, die sich als Magendrücken, Aufstoßen, Brechreiz, Schwindel und Kopfschmerzen äußern und aller Wahrscheinlichkeit nach durch ein Saponin hervorgerufen werden.

6. Pflanzliche, tierische und synthetische Fette

„Degenerierte Fettschwelgerei" — „Unnatürliche Fettgier" — „Gesundheitsschädliches Fettübermaß" — „Schließung der Fettlücke" — sind altbekannte Schlagworte vergangener Jahre! Richtig daran ist, daß wir unseren Fettbedarf bei weitem nicht im Inland erzeugen können und zwischen Inlanderzeugung und Bedarf eine weite Lücke klafft — unrichtig, daß unser Vorkriegs-Fettverzehr gesundheitsschädlich hoch lag, daß das Fett für den arbeitenden Menschen entbehrlich ist (wie sogar namhafte Ernährungsfachleute im Namen der staatlichen Propaganda behauptet haben), und daß der Fettverzehr aus gesundheitlichen Gründen eingeschränkt werden muß. In Deutschland war der Fettverzehr von 1909/13 bis 1934 von 47 auf 60 g, in Großbritannien in der gleichen Zeit von 99 auf 124 g je Kopf und Tag gestiegen. 17—18% der Kalorien der deutschen Familienkost wurden 1927/28 durch Fett gedeckt. Die Frage des Fettbedarfs und die biologischen Ursachen des steigenden Fettverzehrs haben wir bereits erörtert (s. S. 61). Hier sollen uns nur die Versorgungslücken und die Möglichkeiten ihrer Schließung beschäftigen.

Tabelle 40. Fettverbrauch in Form von Butter und Margarine in europäischen Ländern

	kg je Verbrauchseinheit (1942)	1942 in % der Zeit vor 1939	Normalverbraucherzuteilung g je Woche (Oktober 1942)
Dänemark	24,7	82	300
Schweden	19,6	80	250
Großbritannien..	17,6	75	?
Schweiz	16,1	85	200
Deutschland	15,5	66	200
Holland	14,1	57	?
Tschechoslowakei	12,2	62	165
Norwegen	11,8	41	120
Italien	7,4	50	100
Polen	2,3	40	30

Tabelle 41. Europas Fettversorgung (Jahresdurchschnitt 1935/38)
in 1000 t (nach *Mielck*)

	Eigen- erzeugung	Einfuhr- bedarf	Eigenerzeugung in % des Ge- samtverbrauchs
Mitteleuropa (Deutschland, Polen, Tschechoslowakei, Österreich, Schweiz) ...	1581	+ 1149	58
Nordeuropa (Skandinavien, Finnland)	443	+ 70	86
Westeuropa (Niederlande, Belgien, Frankreich) ...	610	+ 761	44
England-Irland	226	+ 1305	15
Südeuropa (Spanien, Portu- gal, Italien, Griechenland)	956	+ 160	86
Südosteuropa (Ungarn, Bal- kanländer)	470	— 55	113
Baltische Staaten	140	— 49	154
Gesamteuropa ohne Ruß- land	4426	+ 3341	57

Tabelle 42. Fettgehalt von Öl- und Faserpflanzen

Kopra	62%	Leinsaat	33%
Sesam	47%	Sonnenblume	32%
Palmkerne	45%	Senf	30%
Mohn	45%	Hanf	24%
Raps	42%	Kapok	18%
Erdnuß	42%	Sojabohne	17%
Olive	40%	Baumwolle	15%
Tabaksamen	33—36%	Traubenkerne	13—15%

Ein Bild der Fettversorgung zu zeichnen, ist nicht leicht, weil
verschiedene Fettarten — Butter, Talg, Schmalz, Tran, Margarine, Pflanzenöle — in Betracht kommen und weil zu dem Nahrungsbedarf der industrielle Fettbedarf hinzutritt. Außerdem enthält die
Nahrung neben „sichtbarem" Fett noch „unsichtbares" Fett in Fleisch,
Eiern, Milch und Käse, Nüssen, Getreide und Gemüse. Der Gesamtfett-
verzehr ist etwa doppelt so groß wie der Verzehr von (statistisch leichter erfaßbarem) sichtbarem Fett. Der deutsche Gesamtverbrauch
an Reinfett — zu $^2/_3$ tierisches Fett — betrug 1928—1934 im Mittel
jährlich rund 2,1 Mill. t, von denen die inländische Erzeugung 56%,
unter Berücksichtigung des Auslandsanteils der Futtermittel sogar
nur 43% lieferte. Der industrielle Bedarf für Seife, Farben, Lacke,

Linoleum, Kunstleder u. a. von rund 0,4 Mill. t wurde nur zu 13% mit Inlandsfett gedeckt.

Von den rund 1 Mill. t der deutschen Fetteinfuhr entfielen 1935/38 150000 t auf Butter und Schlachtfette, 180000 t auf Walöl, 670000 t auf pflanzliche Fette. Unter den pflanzlichen Fetten standen Erdnüsse aus Westafrika und Südasien bei weitem an der Spitze. Es folgten Soja aus der Mandschurei, Baumwollsaat aus Afrika, Kopra aus Niederländisch-Indien und Ost-Afrika und endgeringe Mengen von Palmkernen, Sonnenblumenkernen, Traubenkernen, Raps, Sesam und Hanf.

Im ganzen Bereich der abendländischen Zivilisation ist diese Situation grundsätzlich dieselbe. Während Asien und Afrika 70% der Gesamtfettausfuhr der Erde aufbringen, beanspruchen 6 europäische Staaten und die USA 95% aller Fetteinfuhren.

Den Vorkriegsverhältnissen gegenüber ist nach dem 2. Weltkriege die europäische Fetterzeugung zu drei Viertel tierischen Ursprungs, infolge Verminderung der Tiere, Fehlen von Kraftfutter und schlechterer Eigenfuttererzeugung auf schätzungsweise die Hälfte abgesunken, so daß der Einfuhrbedarf heute noch beträchtlich größer ist als 1935/38.

Die pflanzlichen Fette stammen von Öl- und Faserpflanzen (Tab. 42).

Von 1870 an war in ganz Europa die Anbaufläche von Ölpflanzen zugunsten des Rüben- und Futtermittelanbaues reduziert worden. Erst die bitteren Erfahrungen des ersten Weltkriegs gaben Anlaß zur Wiederausdehnung (Tab. 43). In Europa bringt heute die Olive das meiste Fett: 1938—40 mehr als doppelt soviel wie alle übrigen Ölpflanzen zusammen.

Gleichzeitig mit der Ausdehnung der Anbaufläche wurde die Ausnutzung der Ölfrüchte und die Ausnutzung fetthaltiger Nebenerzeugnisse und Abfälle für industrielle Zwecke intensiviert.

Tabelle 43. Ölfruchterträge in Europa 1938/40 in Prozent der Erträge von 1909/13

Sonnenblumen	8400	Oliven	141
Baumwolle	719	Hanf	126
Sesam	328	Raps	114
Mohn	164	Flachs	113
Erdnüsse	156	Senf	60

Eine Steigerung der tierischen Fetterzeugung ist einerseits durch Züchtung, andererseits durch rationelle Ausnutzung aller heimischen Futterquellen möglich. Beide Wege wurden mit Erfolg beschritten. Die Abhängigkeit unserer Tierhaltung von ausländischen Futter-

mitteln erlaubt aber keine unbegrenzte Erhöhung des Schweine- und
Rinderbestandes. Neue Fettquellen erschloß der Walfang. Die Erfolge
aller dieser Maßnahmen waren recht ermutigend: Während 1932 nur
36% der deutschen Nahrungs- und Industriefette vom eigenen Boden
und aus eigenen Rohstoffen stammten, waren es 1937 bereits 50%.

Von Beginn des 2. Weltkrieges an waren die Bemühungen vor allem
auf Erhaltung der bisherigen Produktionshöhe gerichtet. Mangel an
Arbeitskräften, Zugtieren und Dünger drückten die pflanzliche Pro-
duktion. Bei gleichbleibenden Milcherträgen stieg trotzdem bis 1943
die Buttererzeugung (Verschiebung von unsichtbarem Fett zu sichtbarem). Durch Einfuhren aus Dänemark, Holland und dem Osten
konnte trotz Ausfalls von überseeischen Futtermitteln ein Absinken
des Schweinebestandes verhindert werden. Auf die Dauer ließ sich die
Fettverknappung freilich nicht aufhalten. Argentinien dagegen, das
seinen Ölpflanzenanbau während des Kriegs stark erhöht hatte, plante
1943, 600000 t Leinsaat und 900000 t Leinöl, unabsetzbare Bestände
einer Überproduktion, als Brennstoff zu verwenden!

Mit dem Zusammenbruch 1945 erfolgte auch der Zusammenbruch unserer Ernährungswirtschaft. Die Fettzuteilungen wurden
kleiner und kleiner und fielen für den Normalverbraucher wochenlang
überhaupt vollkommen aus.

Wo und wie der deutsche Fettbedarf in Zukunft gedeckt werden
wird, hängt nicht nur von uns ab. Planung auf weite Sicht muß
wohl eine beträchtliche Kürzung der Fetteinfuhren gegenüber Vorkriegszeiten in Rechnung stellen. Vor dem 2. Weltkriege führte
Deutschland 618000 t Ölsaaten und Pflanzenöle ein (25% Palmkerne,
22% Kopra, 21% Erdnüsse, 16% Sojabohnen, 12% Leinsaat), 102000 t
Rinder- und Schweinefett und 151000 t Wal- und Fischöl (92000 t
Walöl aus eigenen Fängen). Von diesen Fettquellen fließen Walöl,
Erdnüsse und Kopra auf dem Weltmarkt wieder reichlich. Wir sind
nicht in der glücklichen Lage Englands, das, noch stärker einfuhrab-
hängig als wir (Eigenerzeugung an Fett 15% des Bedarfs), in seinen
Kolonien unerschlossene Fettquellen besitzt. Wir sind gezwungen, die
Fetterzeugung innerhalb unserer Grenzen mit allen Mitteln zu steigern.
Bei einer Monatsration von 800 g „sichtbarem Fett" (= 26 g je Tag,
gewiß ein niederer Satz) würden für Westdeutschland jährlich rd.
500000 t gebraucht. Die eigene Erzeugung kann davon nur 200000 t
stellen. Nach sachkundiger Schätzung vom September 1947 kann mit
einem Fettangebot auf dem Weltmarkt von jährlich knapp 2 Mill. t
gerechnet werden. Nach anderen Schätzungen sind es sogar 3 Mill.
Der deutsche Bedarf würde damit 14—10% dieser Menge beanspruchen,
während der deutsche Vorkriegsbedarf 17% des über den Weltmarkt
laufenden Fettes ausmachte.

Die Mehrerzeugung von Butter- und Schweinefett hängt im wesentlichen von einer Vergrößerung der Futtermitteleinfuhr ab. Immerhin gelang es der deutschen Landwirtschaft, durch Ausweitung der eigenen Futterbasis (Zwischenfruchtbau, Hackfruchtbau, Silierung, Grünlandmelioration, rationelle Weideeinteilung, Fütterung und Zucht) trotz Rückgang der Ölkuchenverfütterung von 2,3 auf 0,7 Mill. t die Milcherzeugung von 1932—1939 auf gleicher Höhe (von 24,5 Mrd. kg) zu halten. Mit rationeller Fütterung und Futtermittelwirtschaft läßt sich auch aus der Schweinezucht noch mehr herausholen. Ein Schwein von 100 kg Lebendgewicht bringt nur 35% der Fettmenge eines Schweines von 200 kg. Bei der Mast schwerer Schweine können außerdem mehr Kartoffeln an die Stelle des zunächst für den Aufbau des Tierkörpers notwendigen Getreides treten. In den letzten Jahren hat sich die Hackfrucht- (Kartoffel- und Zuckerrüben-) Mast durchgesetzt, die durch kleine Mengen Futtergetreide und Eiweißfutter in Gestalt von Grünfutter, Weidegang, Zwischenfrucht und Grünfuttersilage ergänzt wird.

Wegen Raummangels beschränkt sind auch unsere Ausdehnungsmöglichkeiten für die Erzeugung pflanzlicher Fette. Man hat empfohlen, den Ölfruchtanbau auf Kosten der Sommergerste auszudehnen und Mohn als Überfrucht zwischen Futterrüben und Möhren zu bauen. Der Ölfruchtanbau ist aber in Deutschland wegen der Auswinterungsgefahr des Rapses und der Schäden durch den Rapsglanzkäfer riskant und Mohn gibt nur auf milden Lehmböden und bei günstigem Klima ausreichende Erträge. Immerhin erzielte planmäßige Züchtung von 1933—1942 eine Steigerung der Hektarerträge des Rapses von 12,3 auf 20,8 dz. Außerdem geben die Ölfrüchte nach Abpressen des Fettes noch ein hochwertiges eiweißhaltiges Kraftfutter. Die Sonnenblume stammt aus Amerika und ist erst seit 1570 in Europa bekannt. Heute steht sie unter den europäischen Ölfrüchten an erster Stelle, wobei auf Rußland 85% der gesamten Welterzeugung an Sonnenblumenöl entfallen. Daneben ist die Sonnenblume (Blütendolden und Blütenkörbe) der beste Pektinlieferant.

Eine ergiebige Fettquelle ist das Walöl. Die Weltproduktion betrug 1937/38 560000 t; Deutschland war daran mit 92000 t beteiligt. Walöl wird vorwiegend aus dem Speck, in geringerem Maße auch aus dem Fleisch und den Knochen, bei den Zahnwalen (Pottwal) noch aus besonderen Höhlen des Kopfes und längs der Wirbelsäule gewonnen. Bei dem Fett aus Speckschwarte, Fleisch und Knochen handelt es sich vorwiegend um Glyzerinestern der Fettsäuren, während die Kopföle anstatt Glyzerin einwertige Alkohole enthalten. Beim Stehen trennt sich das Kopföl in einen festen Anteil (Walrat) und einen flüssigen (Spermöl oder Spermazetiöl). Knochenöl und Spermöl eignen sich nicht als Nahrungsmittel; im übrigen ist Walöl für Ernährungszwecke sehr gut brauchbar. Bei der Härtung geht nur das reichlich in ihm enthaltene Vitamin A zugrunde (Vitamin A-Gehalt des frischen Specks 13000—20000 I. E. entsprechend 7800—12000 γ β-Carotin).

Lebertran, durch Erhitzen in Dampf oder Extraktion mit Lösungsmitteln gewonnen, findet zwar als Medikament (Vitamin A- und D-Träger), als Nahrungsmittel bei uns aber kaum Verwendung. Die Erzeugung aus deutschen Fängen belief sich 1935 auf 5000 t. Der Reichtum des Lebertrans an ungesättigten Fettsäuren bedingt seinen tiefen Schmelzpunkt. 50 g als Kostzusatz je Tag werden auch unemulgiert, anstandslos vertragen und resorbiert.

Wie zur Eiweißsynthese suchte man die Lebenstätigkeit von Kleinlebewesen auch zur Synthese von Nahrungsfett nutzbar zu machen. Die bisherigen Arbeiten erzielten zwar bemerkenswerte Ergebnisse, brachten aber noch keine praktisch brauchbare Lösung des Problems. Versuche wurden angestellt mit Hefe, deren Fettgehalt sich bis auf 12% erhöhen ließ, mit Endomyces vernalis, Oidium lactis und Penicilliumstämmen. Die Hauptschwierigkeit bei der biologischen Fettsynthese liegt, wie bei der biologischen Eiweißsynthese, in der Notwendigkeit, mit großen Oberflächen zu arbeiten. Als Nährboden genügen in der Hauptsache kohlenhydrathaltige Abfallstoffe.

Größere praktische Bedeutung hat die Fettsäurensynthese aus Kohlenwasserstoffen erlangt. Ihr Prinzip ist folgendes: Glyzerinanteil und Fettsäureanteil der Fette werden getrennt synthetisiert und dann vereinigt. Glyzerin kann schon lange nach dem Gärungsverfahren (aus Melasse) im großen hergestellt werden. In neuerer Zeit kam die auf der Kohle aufgebaute Glyzerinsynthese dazu. Als Ausgangsmaterial der Fettsäuresynthese dienen geradkettige Kohlenwasserstoffe, die bei der Benzinsynthese nach *Fischer-Tropsch* als Nebenprodukt anfallen. Der Austausch der CH_3-Gruppe des Kohlenwasserstoffmoleküls gegen die die Fettsäure ausmachende COOH-Gruppe wird durch Oxydation mit Katalysatoren erreicht. Diese Fettsäuren lassen sich leicht mit Glyzerin zu Neutralfett verestern. In Witten a. d. Ruhr wurden nach 1940 etwa 40000 t Fettsäuren für technische Zwecke und 3000 t synthetisches Fett für Margarine hergestellt. Eine zweite Anlage befand sich in Oppau. Von den natürlichen unterscheiden sich die synthetischen Fette durch ihren Gehalt an Fettsäuren mit ungerader Zahl von C-Atomen, an Fettsäuren mit verzweigtem C-Skelett (Iso-Säuren), an höher oxydierten Säuren und unverseifbaren Stoffen (Paraffine, Alkohole, Ketone), durch ihren geringeren Gehalt an ungesättigten Fettsäuren und durch das Fehlen fettlöslicher Vitamine. Während Fettsäuren mit ungerader Zahl von C-Atomen ohne Schwierigkeit abgebaut werden, sind die Iso-Säuren und die höher oxydierten Säuren wegen der aus ihnen im Organismus entstehenden Stoffe nicht unbedenklich.

Die Eignung der synthetischen Fette für technische Zwecke steht außer Zweifel. Sie dienen damit indirekt auch der menschlichen Ernährung, indem sie natürliche Fette frei machen. Eine andere Frage ist ihre **Eignung als Nahrungsmittel für den Menschen**. Die ersten synthetischen Fette waren gesundheitlich nicht unbedenklich. Neuere Produkte dürfen zwar auch noch nicht mit Sicherheit als vollkommen unschädlich bezeichnet werden. Es steht aber fest, daß die Frage der synthetischen Herstellung hygienisch unbedenklicher Nahrungsfette grundsätzlich bejaht werden muß.

Werfen wir noch einen Blick auf die **Fettträger** unter den Nahrungsmitteln!

Der begehrteste und wertvollste ist die **Butter**, genauer: die Kuhbutter. Der deutsche Butterverzehr, 1934 beträchtlich höher als 1929, war 1929 zu 70%, 1934 zu fast 90% durch Inlanderzeugung gedeckt. Er betrug in den Vorkriegsjahren je Kopf und Jahr in Kanada 14,5 kg — in Großbritannien 11,5 kg — in Deutschland 8,8 kg — in Frankreich 4,9 kg.

25—30 l Milch geben 1 kg Butter. Das alte Butterungsverfahren besteht darin, den Rahm spontan absetzen zu lassen und ihn dann im Butterfaß zu schlagen. Das Absetzen dauert aber im allgemeinen so lange, daß die Milch inzwischen sauer wird (Sauerrahmbutter).

Butter wird aus Rahm mit 25 bis 30% Fett hergestellt. Zur Erhöhung der Haltbarkeit wird der Rahm zunächst auf 95° C erhitzt, abgekühlt und dann mit Mikroorganismen geimpft, die ihn innerhalb von etwa 20 Stunden „reifen" lassen und später das Butteraroma geben. Bei der „Süßrahmbutter"-Erzeugung gelangt der Rahm unmittelbar in die Butterungsmaschine; Säuerung und Reifung fallen fort. Die Butterung im „Butterfertiger" geschieht bei einer Temperatur von 12 bis 16° C.

Beim Buttern werden die Eiweißhüllen der Fetttröpfchen zerstört, so daß diese zusammenfließen. Moderne Buttermaschinen (*Fritz*sches Verfahren) leisten stündlich bis zu 36 Ztr. Außer Glyzeriden der Palmitin-, Stearin- und Ölsäure enthält die Butter niedere Fettsäuren. Ihr Vitamin A-Gehalt geht dem Vitamin A-Gehalt der Milch parallel, ist im Frühjahr am höchsten („Grasbutter"), schwankt aber auch mit der Art des Trockenfutters: 490 γ% Karotin bei gewöhnlichem Futter, 960 γ% bei Timotheeheu, 2000 γ% bei Sojaheu, 2560 γ% bei Alfalfaheu und noch mehr bei Leinsaatfütterung. Der zulässige Wassergehalt der Butter wurde während des Krieges von 18 auf 20% erhöht. Die Sortenbezeichnung (Markenbutter, feine Meiereibutter, Meiereibutter, Landbutter, Kochbutter) richtet sich nach Geschmack, Geruch, Aussehen und Gefüge. Nachträgliche Gelbfärbung der Butter ist gestattet, die Verwendung des Asofarbstoffs „Buttergelb" für deutsche Butter aber schon seit Jahren verboten. Nur Importbutter enthält gelegentlich diesen Stoff, mit dem in Tierversuchen Krebs erzeugt werden konnte. Verfälschungen der Butter sind überhöhter Wassergehalt und Zusätze von Fremdfetten (Margarine) und Konservierungsmitteln. Erlaubt ist lediglich eine Haltbarkeitserhöhung durch Kochsalz (gesalzene Butter mit mindestens 0,1, höchstens 3% Kochsalz).

Butter verdirbt leicht. Sie wird ranzig, talgig, ölig, bitter und sie schimmelt — vor allem, wenn sie viel Wasser, Milchzucker und Caseïn enthält und zu sehr der Luft, dem Licht und höheren Temperaturen ausgesetzt ist. Die Notwendigkeit sachgemäßer Konservierung wurde besonders dringend, als während des Krieges Butter als Fettreserve gestapelt werden mußte. Die mit den neueren Butterungsverfahren hergestellte Butter ist milchzucker- und caseinärmer und hält sich deshalb besser als die frühere übliche Sauerrahmbutter. Sie läßt sich in Kühlhäusern monatelang aufbewahren und soll, wenn sie von einwandfreier Beschaffenheit war, noch nach Monaten bei Zimmertemperatur mindestens 14 Tage lang genießbar sein.

Zur Gewinnung des länger haltbaren Butterschmalzes hält man die Butter bei möglichst niederer Temperatur so lange geschmolzen, bis sich Wasser und Fett voneinander absetzen und das Fett abgezogen werden kann. Ähnlich wie Trockenmilch entsteht Butterpulver durch Zerstäubung aus Düsen. Auch Butterpulver hält sich monatelang und ist nach Zusammenrühren mit Wasser sofort streichfertig — nicht mehr als Butter freilich, sondern nur noch als Streichfett.

Butter ist nicht das einzige Nahrungsfett tierischer Herkunft. Schweineschmalz entsteht durch Ausschmelzen der Fettgewebe bei mäßiger Wärme und Abgießen des Fettes von den Gewebsteilen (Grieben). Speck nennt man die im Rücken und an den Seiten liegende Fettschicht des Schweines, Steam lard das aus Schweinefett durch Ausschmelzen mit Dampf gewonnene Rohschmalz, Talg das Rind- und Hammelfett (durch Schmelzen trennt es sich in flüssiges Fett und Preßtalg). Gänseschmalz besteht aus dem Eingeweide- und Brustfett der Gans. Knochenfett — Knochen enthält bis 25% Fett — kommt nur zum Teil für die menschliche Ernährung in Betracht. Lebertran spielt, wie schon erwähnt, wegen seines Geschmacks in Europa nur als Heil- und Vorbeugungsmittel der Rachitis eine Rolle. Frisches Walöl von Blau- und Finnwal ist geruchlich und geschmacklich nicht unangenehm. Es verändert sich rasch, kann aber nach Härtung sehr gut zu Margarine und Backfett verarbeitet werden.

Lediglich das Pottwalöl ist infolge seines hohen Wachsgehaltes für Ernährungszwecke ungeeignet. (Wachse sind Ester höherer Fettsäuren mit einwertigen hochmolekularen Alkoholen, nicht mit Glyzerin wie die Neutralfette).

Die Konsistenz der tierischen und pflanzlichen Fette hängt von ihren Fettsäuren ab: Ölsäurereiches Fett ist flüssig, palmitinsäurereiches salbenartig, stearinsäurereiches fest. Die Fetthärtung ermöglicht es, Fette, die bei gewöhnlicher Temperatur flüssig sind, in mehr oder weniger feste Fette umzuwandeln und sie auf diese Weise haltbarer und vielseitiger verwendbar zu machen. Die Härtung beruht darauf, daß durch Anlagerung von Wasserstoff mittels eines Katalysators (im allgemeinen Nickel) ungesättigte Fettsäuren in gesättigte überführt werden. Aus Ölsäure ($C_{17}H_{33}COOH$) z. B. kann Stearinsäure ($C_{17}H_{35}COOH$) werden. Man kann die ungesättigten Fettsäuren einer Fettsäuremischung ganz oder nur teilweise absättigen und hat es so in der Hand, aus flüssigen Fetten, d. h. aus „Ölen", feste Fette verschiedener Schmelzpunkte herzustellen. Diese gehärteten Fette haben also gar nichts von „künstlichem" Fett an sich. Die Wasserstoffanlagerung ist ein Vorgang, der bei der Fettbildung im lebenden Organismus in prinzipiell genau gleicher Weise vor sich geht.

Aus tierischen und pflanzlichen Fetten besteht die Margarine. Die Herstellung ging im 19. Jahrhundert von Frankreich aus, wo Napoleon III. ein Preisausschreiben für die Herstellung eines billigen Butterersatzes veröffentlichte und der Chemiker *Mèges-Mouriès* die Aufgabe löste, indem er Rindertalg schmolz, mit Milch emulgierte und auf diese Weise ein butterähnliches Erzeugnis erhielt. Später benutzte die Margarineindustrie auch Schweineschmalz, Sesamöl, Sojaöl, Erdnußöl, Kokosfett und Baumwollsamenöl als Rohstoffe, neuerdings vor allem Walöl. In verschiedenen Verfahren wird immer eine niedrigschmelzbare Fettmasse mit Wasser und Kuhmilch behandelt und dann verbuttert, „gekirnt". Als Erkennungsmittel für Margarine schreibt die deutsche Gesetzgebung einen Zusatz von 10% Sesamöl oder 0,2—0,3% Kartoffelstärke vor.

Gute Margarine ist ein durchaus hochwertiger Fettträger, namentlich zum Kochen und Backen. Im Gegensatz zur Butter ist Margarine frei von Vitamin A und vielleicht auch frei von bestimmten lebenswichtigen Fettsäuren (z. B. Vaccensäure?). Beide Umstände sind unbedingt beachtenswert im Hinblick auf die fortschreitende Verdrängung der teuren Butter durch die billige Margarine. In Deutschland wird der Margarine seit 1940 Vitamin A in Gestalt von Konzentraten aus Wal-, Dorsch- und Heilbuttleberöl zugesetzt, und zwar so, daß ein Vitamin A-Gehalt von 2000 I.E. Vitamin A und 300 γ β-Carotin je 100 g resultiert; 1946—48 wurde der Zusatz auf 4000 I. E. erhöht. Heute wird in allen zivilisierten Staaten die Margarine mit Vitamin A „vitamisiert". Am meisten Margarine verzehren die nordischen Länder: Dänemark 22,5 kg (Butterexport!), Norwegen 20 kg, Schweden 11 kg je Kopf und Jahr (1938). In Deutschland lag der Margarineverzehr bei 8,7 kg (1938), im nordischen Schleswig-Holstein (1927/28) fast 3mal so hoch wie im südlichen Franken.

Die pflanzlichen Fettträger der Nahrung gewinnt man aus den Samen der Ölpflanzen, durch Auspressen bei hoher Temperatur oder Extraktion mit Lösungsmitteln (Benzin, Benzol, Tetrachlorkohlenstoff u. a.). Im Süden spielen sie eine größere Rolle als im Norden, dem die Natur weniger Pflanzenfette beschert hat und der deshalb tierische Fette bevorzugt. Der Ölsäurereichtum der Pflanzenfette bedingt ihre Dünnflüssigkeit; im übrigen unterscheiden sie sich nicht grundsätzlich von den tierischen Fetten.

Olivenöl, grüngelb und fast geruchlos, schmeckt leicht süßlich und ist dickflüssiger als die anderen Pflanzenfette. Von den einheimischen ist das wichtigste das Rapsöl (Rüböl), das intensiv gelb ist, eigenartig riecht und erst nach Raffination ein brauchbares Speisefett abgibt. Auch Leinöl wird gelegentlich als Speisefett gebraucht. Während Kokosfett (aus Kopra, der Samenschale der Kokosnuß), Palmkernöl (aus dem Samen einer philippinischen Ölpalme), Palmbutter (aus dem Fruchtfleisch der gleichen Ölpalme), Erdnußöl (aus der in Südeuropa, Asien, Afrika und Amerika heimischen Erdnuß), Sesamöl (aus der indischen Sesampflanze) und Baumwollsamenöl in friedlichen Zeiten bei der Margarineherstellung Verwendung finden, spielten in Notjahren trotz ihrer kostspieligen Gewinnung die einheimischen Fette: Rapsöl, Mohnöl, Sonnenblumenöl, Nußöl und Bucheckernöl die Hauptrolle.

7. Warm- und Kaltblüterfleisch

Die Nährwerte der Pflanze werden sowohl vom Tier beansprucht wie auch vom Menschen. Indem das Tier aber auch solche Pflanzen verwertet, die für den Menschen unverwertbar sind, kann es die menschliche Nahrungsbasis ganz beträchtlich erweitern. Almen, Heiden, Steppen und Ödländereien werden der menschlichen Ernährung nur auf dem Umweg über den Tiermagen dienstbar gemacht werden. Der nahrungsschaffende Wert der Tierhaltung ist also um so größer, je weniger von jenen Pflanzen sie beansprucht, die der Mensch auch unmittelbar als Nahrung nutzen kann. So ist jede Tierhaltung ein Rechenexempel. Wenn dem Tier Kartoffeln, Getreide und andere menschliche Nahrungsmittel verfüttert werden,

ergibt sich der Nutzen der Tierhaltung als Differenz zwischen den auf-
gewandten Futterwerten dieser Art und dem Ertragswert an Fleisch,
Fett, Milch und Eiern. Dabei darf man selbstverständlich nicht nur
die Brennwerte des Futters und des Ertrages vergleichen. Die
Kalorie ist nur ein Maß für den Nährwert. In Ansatz gebracht werden
muß der gesamte biologische Wert beider Posten. Wenn z. B.
das Tier aus minderwertigem Futter hochwertiges Eiweiß aufbaut und
aus Kohlenhydraten, die für den menschlichen Organismus unverwertbar sind, Stärke und Fett, dann steht die Frage nach dem
Brennwertaufwand der Tierhaltung erst an zweiter Stelle. Selbstverständlich wird man danach streben, hochwertige tierische Nahrungsmittel mit möglichst geringem Aufwand zu erzeugen. Viele Abfälle
können als Tierfutter verwandt werden: die Rückstände der Müllerei
(Kleie, Futtermehl, Abfälle der Graupenmüllerei u. ä.), der Gärungs-
industrie (Futterhefe, Trub, Rückstände der Brennerei und Preßhefe-
erzeugung), der Kartoffel- und Getreidestärkefabrikation, der Zuckerfabrikation (Rübenblätter und -köpfe, Melasse, Rübenschnitzel), die
Rückstände der Ölindustrie (Ölkuchen, Extraktionsmehl) und der
Wein- und Obstweinbereitung (Wein- und Apfelester). Notzeiten
zwingen allerdings dazu, vieles zur Füllung der leeren menschlichen
Mägen heranzuziehen, was der tierische Organismus sehr viel besser
ausnutzen kann und damit die Nahrungsbasis für die Nutztiere noch
stärker einzuengen — noch stärker als es der Ausfall der Futtermitteleinfuhr an sich schon erzwingt. 20% der Futtermittel mußten wir vor
dem Krieg aus dem Ausland holen!

   50—80% des energetischen Nutzwertes des Futters beansprucht das Tier zu seiner Erhaltung. Dieser Teil des Futteraufwandes
geht für die menschliche Ernährung auf alle Fälle verloren. Nachdem ein gewisser Fleisch- und Fettansatz erreicht ist, wird das Verhältnis von Ansatz und Eigenverbrauch immer ungünstiger. Es gehört
deshalb viel Erfahrung dazu, den richtigen Schlachttermin zu bestimmen. Bei Mastochsen rechnet man 4—6 Jahre als bestes Schlacht-
alter, bei Kühen 3—5 Jahre, bei Maststieren $1^1/_2$—2 Jahre, bei Mast-
kälbern 6—10 Wochen, bei Hämmeln $1^1/_2$—2 Jahre, bei Schweinen
1—$1^1/_2$ Jahre, bei Geflügel 4—6 Monate, bei Hasen 3—8 Monate und
bei Rehen und Hirschen 10—15 Monate.

   Mit Hilfe seiner Bakterienflora baut der Pansen des Rindes aus
einfachsten Stickstoffverbindungen Eiweiß auf und spaltet Rohfaser.
Bei ausgewachsenen Kühen können infolgedessen in Form von Amiden
50% des notwendigen Stickstoffs (täglich bis zu 300 g Harnstoff) gegeben werden, ohne daß die Milchleistung nennenswert absinkt. Die Ergebnisse der Versuche mit Zellmehl- und Laubheufütterung lassen sich
noch nicht übersehen. Das optimale kalorische „Nährstoffverhältnis“

(verdauliches Eiweiß : verdaulichen Kohlenhydraten, Fett und Rohfaser) schwankt mit der Beanspruchung des Tieres. Jungtiere und Milchkühe brauchen relativ viel Eiweiß (Nährstoffverhältnis 1 : 5), Tiere mit hoher Arbeits- und Fettleistung weniger und Tiere, von denen keine besonderen Leistungen verlangt werden, für die bloße Selbsterhaltung noch weniger (Nährstoffverhältnis 1 : 7 bzw. 1 : 10). Unbestritten ist die Meinung, daß der deutsche Nutzviehbestand bei besserer Fütterung zu viel höheren Leistungen in der Lage wäre. Die Verbesserung der Fütterung hängt in der Hauptsache an der Beschaffung von eiweißhaltigem Kraftfutter. Die Bemühungen um Schließung dieser Eiweißlücke sind gekennzeichnet durch die Begriffe: Erhöhung der Grünlanderträge, Steigerung des Feldfutter- und Zwischenfruchtanbaues, Anbau von Leguminosen, Silierung, Eiweißersatz durch einfach gebaute stickstoffhaltige Stoffe, Futterhefeerzeugung, Abfallverwertung und Leistungskontrolle.

Bei der Schweinezucht, die rund 60% unserer vorkriegsmäßigen Fleischversorgung bestritt, fallen die Verluste an Nährwerten für die menschliche Ernährung schwerer ins Gewicht als bei der Viehzucht, weil das Schwein mehr von solchen Nahrungsmitteln braucht, die auch dem Menschen unmittelbar als Nahrung dienen. Die Grundlage der Schweinemast im großen ist das Getreide. Kartoffelmast verlangt Zufütterung von eiweißreichem Futter (Süßlupinen, Soja, Gärfutter, Fischmehl).

Das Fleisch von Schweinen, die mit Fischabfällen gefüttert wurden, schmeckt tranig. Milchgefütterte Kälber und mit Nüssen gefütterte Puter sind hoch geschätzt. Füttert man Hunde mit Rüböl, dann findet man in ihrem Fettgewebe die im Rüböl enthaltene Erucasäure, und das Bauchfett eines mit Butter gefütterten Hundes gleicht hinsichtlich seines Schmelzpunktes dem Butterfett.

Die Tierzucht hat Rassen gezüchtet, die einen beträchtlich größeren Teil des Futters als Muskulatur und Fett ansetzen als die Ursprungsrassen. Sie hat aber noch mehr erreicht. Wildlebende Vögel legen einmal im Jahr wenige Eier — ein Haushuhn legt durchschnittlich 200 im Jahr. Wie jedes andere Säugetier gibt das wildlebende Rind nur Milch, solange das Kalb sie braucht — beste Milchkühe geben heute im Jahr mehr als 11000 l (11300 kg) Milch, d. h. mehr als 400 kg Fett! Da Höchstleistungen in Fleisch und Milch nicht möglich sind, gingen die züchterischen Bemühungen einerseits auf raschwachsende Rinderrassen mit geringer Milchergiebigkeit, andererseits auf fleischarme Rassen mit hoher Milchleistung aus. Die durchschnittliche Milchleistung der fleischwüchsigen Shorthornrasse betrug 1935 in Schleswig-Holstein 3052 kg Milch mit 103 kg Fett, die der fleischarmen schwarzbunten Niederungsrasse 3899 kg mit 123 kg Fett je Kopf.

Schwarzbunte und rotbunte Niederungsrassen geben fettärmere Milch als Anglerkühe und als mitteldeutsches Rotvieh und andere Höhenrassen (3,2—3,3 gegen 3,5—4,5% Fett). Im ganzen liefern die Niederungsrassen aber doch mehr Fett, weil sie eben sehr viel mehr Milch geben.

Jagdbare Tiere spielen als Fleischlieferanten in Europa keine allzu große Rolle; die einheimische Jagd lieferte in Deutschland 1938 rund 30635 t Fleisch.

Die tages- und jahreszeitlichen Schwankungen fallen beim Tier weniger ins Gewicht als bei der Pflanze, wo Stärkebildung, Atmung, Zellteilung, Längenwachstum, Blätter- und Blütenbewegungen in 24stündigem Rhythmus schwanken. Immerhin ist die Morgenmilch der Kuh am amylasereichsten, die Sommermilch am Vitamin A-reichsten. Für die Leber hat sich wahrscheinlich machen lassen, daß sie während der Nacht Glykogen aufbaut, um es im Laufe des Tages zu verbrauchen. Unterliegen Muskulatur und Nieren einer ähnlichen Periodik? Bestehen periodische Schwankungen im Gehalt der Organe an Eiweiß, Fett, Mineralien und Vitaminen? Vielleicht gewinnen derartige rhythmischen Vorgänge im Tierkörper eines Tages noch einmal praktische Bedeutung für die menschliche Ernährung.

Rind, Schwein, Schaf, Wild und Geflügel liefern uns das, was wir Fleisch nennen. Der Begriff „Fleisch" umfaßt Muskulatur, innere Organe, Fett- und Bindegewebe, Lymphdrüsen, Haut, Knochen und Blut. Die chemische Zusammensetzung des Fleisches schwankt von Tierart zu Tierart nur wenig. Grundsätzlich sind es immer die gleichen Bestandteile: Eiweißkörper (Myosin, Myogen, Myoalbumin, Globulin, Chromoprotoide und das hämoglobinähnliche Myoglobin), stickstoffhaltige „Extraktivstoffe" (Kreatin, Karnosin, Karnitin, Methylguanidin, Glykokollbetain, Azetylcholin, Muskeladenylsäure, Glutathion, bei Vögeln Anserin u. a.), Kohlenhydrate und andere stickstofffreie Stoffe (Glykogen, Dextrine, Malzzucker, Traubenzucker, Milchsäure, Inosit, Bernsteinsäure, Apfelsäure, Fumarsäure u. a.), phosphorhaltige organische Stoffe (Guanidinophosphorsäuren oder Phosphagene, Lactacidogen, Adenylsäure, Pyrophosphorsäure), Fette, Mineralien (Natrium, Kalium, Calcium, Magnesium, Eisen, Phosphor, Schwefel, Chlor), Vitamine und Wasser.

Die Muskulatur macht 30—45% des Körpergewichts (Lebendgewichts) aus. Je blutärmer das Fleisch, desto besser hält es sich. In heißen Ländern werden deshalb die Tiere vielfach durch Halsschnitt getötet, weil sie dabei am vollständigsten ausbluten (rituelle Schlachtmethode der Mohammedaner und Juden).

Das Muskelfleisch ein und desselben Tieres ist nicht überall gleichwertig. Aus diesem Grund haben sich besondere Namen eingebürgert (Abb. 1—4). Beim Ochsen gelten Hohe Rippe, Lende, Hüfte und Schwanzstück als die zartesten und wohlschmeckendsten Teile. Kopf, Hals und Bein sind die billigsten. Bei vierfüßigem Wild rechnen nur Rücken und Keulen, beim Geflügel nur die Brustmuskulatur als erstklassisches Fleisch. Hinsichtlich der biologischen Wertig-

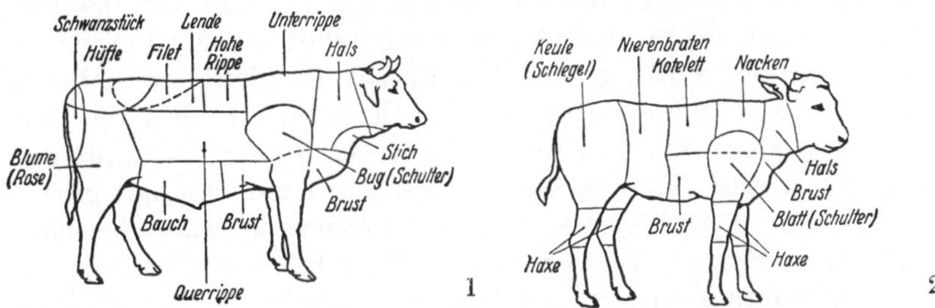

Abb. 1. Rind. 1. Zum Braten: Hohe Rippe, Roastbeef, Keule, Filet. 2. Zum Schmoren: Blume, Unterrippe, Schwanzstück. 3. Zum Kochen: Brust, Bug, Querrippe.
Abb. 2. Kalb. 1. Zum Braten: Schulter, Brust, Keule, Kotelett. 2. Zum Kochen: Hals, Brust, Haxe, Nierenstück.

keit bestehen keine Unterschiede zwischen dem Fleisch verschiedener Tierarten oder Fleischstücken aus verschiedenen Körperteilen.

Nach altem Brauch unterscheidet man rotes Fleisch (Rind- und Schweinefleisch) und weißes Fleisch (Kalbfleisch, Geflügel-

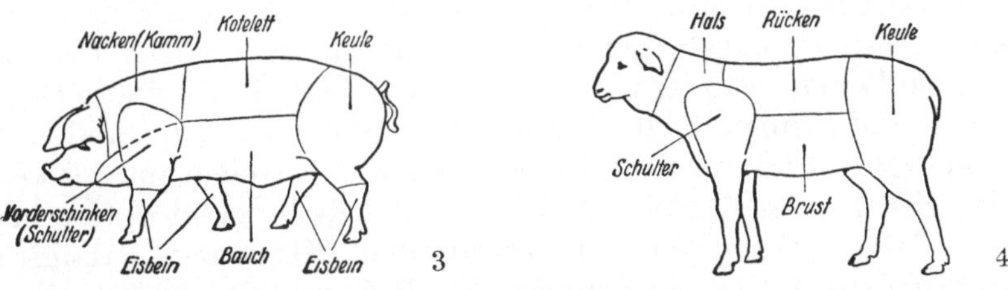

Abb. 3. Schwein. 1. Zum Braten: Kotelett, Keule, Nacken. 2. Zum Schmoren: Rippchen, Nacken. 3. Zum Kochen: Eisbein, Bauch.
Abb. 4. Hammel. 1. Zum Braten: Keule, Rücken, Rippchen. 2. Zum Schmoren: Schulter, Hals, Bauch. 3. Zum Kochen: Brust.

fleisch, Fischfleisch). Geflügel- und Fischfleisch enthält kein Myoglobin. In ihm entstehen infolgedessen andere autolytische Zersetzungsprodukte, die es (zusammen mit einer Bindegewebsarmut, die auch das Kalbfleisch auszeichnet) „zarter", besser verträglich machen; weißes Fleisch muß deshalb nach dem Schlachten nicht erst „abhängen" wie rotes Fleisch. Rohes und gebratenes rotes Fleisch regt die Magensekretion am stärksten an; nur Fleischbrühe und Fleischextrakt wirken noch stärker. Fettreiches Fleisch ist schwerer verdaulich als fettarmes. Aus allen diesen Gründen liefern Geflügel und Kälber das zarteste Fleisch.

Die Lebensgeschichte des Tieres spiegelt sich im Geschmack und der ganzen Bcsehaffenheit seines Fleisches. Wässeriges, nährstoffarmes Fleisch stammt von sehr jungen Tieren. Je älter das Tier ist und je schwerer es gearbeitet hat, desto zäher ist sein Fleisch, desto „gröber" schmeckt es. Fettreiches Fleisch ist nicht nur nahrhafter, sondern auch schmackhafter. In der Brunstzeit nimmt das Fleisch der meisten Tiere einen unangenehmen Geschmack an, während das Fleisch kastrierter Tiere seit je als besonders schmackhaft gilt.

Wir erinnern noch einmal an die Veränderungen des Fleisches bei der küchenmäßigen Zubereitung: Beim Kochen Eiweißgerinnung, Volumensverminderung und Austritt von Fleischsaft, Verwandlung des Bindegewebes in Leim, Lösung des Leimes, Lockerung des Fleischgefüges, Schmelzen des Fettes, Lösung der Extraktivstoffe. Bei über $70°$ C verliert das Myoglobin seine rote Farbe. Ansetzen des Fleisches mit kaltem Wasser gibt kräftige Brühe und trockenes Fleisch, Ansetzen mit heißem Wasser gibt schwache Brühe und saftiges Fleisch. Sülzen enthalten Extraktivstoffe und viel Gelatine und Leim.

Die Leber von Kalb, Reh, Geflügel und Schwein ist eisen- und glykogenreich (bis zu 15% Kohlenhydrate). Aus fettreichen Gänselebern wird Gänseleberpastete hergestellt. Zunge, Kalbsbries und Hirn geben reizlose, in der Krankenküche besonders geschätzte Gerichte. Derber sind Magen und Gekröse. Im Norden Deutschlands kommen sie als Königsberger Fleck, im Süden als Kutteln auf den Tisch.

In die Wurst wandern Muskulatur und Fett, Blut, innere Organe, Knorpel und Sehnen, dazu Salz und Gewürze, unter Umständen auch Zucker, Milch, Eier und Bier. Fleischwürste bestehen aus Schweine-, Kalb-, Schaf- oder Rindfleisch. Je nach Herstellungsart unterscheidet man bei ihnen Dauerwürste (Cervelatwurst, Mettwurst, Salami) und Anrührwürste (Brat- und Brühwürste, Bock- und Weißwürste, Frankfurter und Wiener Würstchen). Blutwürste (Blut- oder Rotwurst, Schwarzwurst, Zungenwurst, Schwartenmagen) bestehen zum großen Teil aus Schweineblut. Zur Füllung der Leberwurst werden außer Leber — in guter Leberwurst $25-30\%$ — auch andere innere Organe verwendet. Der süddeutsche Leberkäse besteht aus einer leberreichen Wurstmasse, die nicht in Därme gefüllt, sondern gebacken wird.

Fleischsaft wird hergestellt durch Auspressen rohen Fleisches und Eindampfen bei mäßiger Temperatur. Fleischextrakt ist eingedickter, leim- und fettarmer Wasserauszug. Er macht den Hauptbestandteil aller Fleischbrühwürfel aus. Billige Brühwürfel und Suppenwürzen entstehen aus Hydrolysaten von Schlachtereiabfällen und aus Hefe.

Vor 20 Jahren wurden in Deutschland vom Blut der Schlachttiere kaum 10% verwertet. Nur ein kleiner Teil kam in die Wurst; über 50 Mill. kg jährlich gingen verloren. Im Einzelhaushalt sind die Möglichkeiten der Blutverwertung begrenzt (Suppen, Klöße, Tunken, Puddinge). Während Schweden und Rußland seit Jahrhunderten Blutzusatz zum Roggenbrot kennen, haben sich in der deutschen Bäckerei Blutzusätze nicht eingebürgert. Als Arznei- und Stärkungsmittel spielt Blut keine Rolle. Sie wäre noch bedeutungsloser, wenn alle Ärzte wüßten, daß das Hämoglobin im menschlichen Darm nur zu einem kleinen Teil resorbiert wird und man deshalb mit Blut keine Eisen-Ersatztherapie treiben kann. Einen großen Fortschritt bedeutete das Trockenblutplasma: ein feines Pulver mit 60—70% Stickstoffsubstanzen, das in Wasser gelöst werden kann, sich für Backwaren, Mayonnaisen, Wurst- und Fleischwaren verwenden läßt und heute die Hauptverwertungsform des Schlachthofblutes darstellt. Im September 1939 fielen auf den deutschen Schlachthöfen rund 840000 l Blut an. 98% davon wurden verwertet: 86% zur Plasma- und Wursterzeugung, 9% für technische Zwecke und 3% als Futtermittel.

Der Wert des Knochens kann bei haushaltmäßiger Verarbeitung nicht annähernd ausgeschöpft werden. Selbst nach stundenlangem Kochen im Topf enthalten die Knochen noch 8—10% Fett. Beim Auskochen in der Küche gehen von 100 g Rindsknochen nur etwa 4 g Fett in die Suppe, während bei gewerblicher Verarbeitung frische Schlachthausknochen 13—16 g Fett ergeben! Wegen der meist recht unsauberen Art der Aufbewahrung der Knochen und der geringen Haltbarkeit des Knochenfettes fanden Knochenfett, entfettete Knochen und Klauenöl bisher fast nur für technische Zwecke Verwendung. Knochenfett kann in der Seifenindustrie Öle und Fette ersetzen, die sich als Speisefett eignen. Entfetteter Knochen wird zu Futterschrot, Knochenmehl, Knochenkohle, Knochenasche und Leim verarbeitet. Klauenöl braucht die Feinmechanik. Während des ersten Weltkriegs spielte die Autoklavenverarbeitung der Knochen auf Speisefett eine gewisse Rolle; wegen ihrer schlechten Rentabilität sind die Betriebe später bald wieder eingegangen. Mit leistungsfähigeren Apparaten (Großautoklaven für 135—155° C und 3—5 atü) hat man in den 30er Jahren das Verfahren neu aufgegriffen und befriedigendere Ergebnisse erzielt. Die Entfettung ist hier zwar nicht so vollständig wie bei der älteren Benzinextraktion; sie liefert aber ein vollwertiges Speisefett. „Gelingt es, 100000 t Knochen zusätzlich zu verarbeiten, so könnten hieraus 10000 t Fett, 15000 t Leim bzw. eiweißhaltige Futtermittel und rund 45000 t sonstige Futter- und

Düngemittel gewonnen werden, die einen Wert von etwa 20 Mill. Mark darstellen" (*Ziegelmayer*).

Leim entsteht durch Kochen des Knochens nach vorausgehender Behandlung mit schwefliger Säure. Dabei verwandelt sich das Kollagen, ein Eiweißkörper, in Leim. Reiner Leim als Nahrungsmittel heißt Gelatine. Die Freude des 19. Jahrhunderts über die Leimsuppe als billiges eiweißhaltiges Volksnahrungsmittel erwies sich freilich als verfrüht, da das Leimeiweiß biologisch minderwertig ist. Aus geschmacklichen Gründen läßt sich Gelatine küchenmäßig nur in kleinen Mengen verwenden. Die üblichen Gelatinespeisen enthalten etwa 2%.

Nährwerte und technische Rohstoffe lassen sich aus noch anderen Schlachtnebenprodukten gewinnen: den endokrinen Drüsen, der Galle, dem Bindegewebe und den Borsten. Wenn der Bedarf der pharmazeutischen Industrie an endokrinen Drüsen auch nicht annähernd aus Eigenem gedeckt werden kann (s. Tab. 44), so sollten wir doch nichts ungenutzt lassen, was irgend genutzt werden kann.

Tabelle 44. Deckung des Bedarfs an endokrinen Drüsen aus Inlandserzeugung

Eierstock	143%	Hypophyse	40%
Hoden	72%	Schilddrüse	27%
Pankreas	61%	Nebenniere	9%
		Nebenschilddrüse	0%

Gewaltige Fettmengen gehen Tag für Tag im Abwasser verloren. Moderne Fettabscheider gewinnen viel davon zurück. Man hat den Abwasserverlust im Schlachthaus zu 0,36 kg Reinfett für ein Rind, zu 0,12 kg für ein Schwein ermittelt. In großen Schlachthöfen sind mit Fettabscheidern wöchentlich bis zu 1100 kg (Wuppertal) und 1400 kg Fett (Duisburg-Meiderich, Hamborn) gewonnen worden.

Schwund und Verderb (rund 7 bzw. 2%) halten sich bei Fleisch und Fleischwaren in engeren Grenzen als bei Obst und Gemüse.

Die Fleischkonservierung arbeitet mit Pökelung, Dosenkonservierung, Trocknung und Einfrierung. Die verschiedenen Formen der Pökelung sind heute in den Hintergrund getreten, weil das Fleisch dabei unerwünschte Veränderungen seiner Nährstoffe, seines Aussehens und seines Geschmackes erleidet. Rinderpökelfleisch mit einem Kochsalzgehalt von 8% ist immerhin monatelang haltbar. Die Herstellung kleiner Dosenkonserven bedeutet Rohstoffverschwendung und ist nur bei besonderen Anforderungen gerechtfertigt. Fleischkonservierung durch Trocknen ist in heißen Ländern (Südamerika, Südafrika, Südrußland, Japan, Bulgarien, Graubünden) seit Jahrhunderten üblich. Modernes Trockenfleisch, gekörnt oder in kleinen Würfeln, besitzt anstatt der ursprünglich rund 70 % Wasser noch knapp 10, anstatt Millionen bis Milliarden von Keime noch 1000—20 000 in 1 g. Bei trockener Lagerung hält es sich monatelang und wird im Organismus nicht schlechter ausgenutzt als frisches Fleisch. Bei Trocknung großer Fleischstücke treten infolge der notwendig langen Trocknungszeiten allerdings Verluste an Geschmackswerten und Quellfähigkeit ein. Trockenfleischerzeugnisse sind auch der altehrwürdige schwäbische und thüringische „Landjäger", das niedersächsische „Nagelholz" und die „Notverpflegung Fleisch" der alten deutschen Wehrmacht, die aus gemahlenem Trockenfleisch, Haferflocken, Sonnenblumenöl, Tomatenmark und Paprika bestand und in wenigen hundert Gramm den Nährstoffbedarf eines ganzen Tages enthielt.

Ausgezeichnet bewährt haben sich für Fleischwaren die neuen Kältekonservierungsverfahren. Ähnlich wie Obst und Gemüse wird das Fleisch bei — 10 bis — 18⁰C rasch eingefroren und bei Temperaturen von — 6 bis — 8⁰C im Dunkeln gelagert. Je schneller der Gefrierprozeß abläuft, desto kleiner und feiner verteilt sind die Eiskristalle und desto besser vollzieht sich später das Auftauen. Saftverluste und Talgigwerden des Fettes sucht man durch tiefe Temperatur und Vermeidung von Luftbewegungen zu verhindern. Große Mengen Gefrierfleisch kommen seit Jahren aus Argentinien, Brasilien, Uruguay, Australien und Neuseeland.

Die Fleischbeschau prüft das Fleisch vor dem Verkauf auf gesundheitliche Unbedenklichkeit. Untersuchungspflichtig ist das Fleisch von Rindern, Schweinen, Ziegen, Schafen und Pferden. „Minderwertiges Fleisch" (von Tieren mit Gelbsucht und besonderen Tuberkuloseformen) und „bedingt taugliches Fleisch" (von Tieren mit Tuberkulose, Rotlauf, Schweinepest, Finnen, Trichinen und anderen Krankheiten) darf nur auf der Freibank verkauft werden. „Untaugliches Fleisch" (von stark abgemagerten und schwer tuberkulösen Tieren, von Tieren mit Milzbrand, Rotz, Sepsis und anderen Infektionen) ist gesundheitsschädlich und kann nur noch auf Fleischmehl und technisches Fett verarbeitet werden.

Der deutsche Fischverzehr nahm in den letzten 30 Jahren stetig zu: 1913 9,2 kg — 1935 11,1 kg — 1937 13,4 kg Fisch je Kopf und lag im Norden Deutschlands immer beträchtlich höher als im Süden. Der englische Verzehr je Kopf betrug zu gleicher Zeit 25 kg, und Japan deckt seinen Eiweißverzehr zu 28 % mit Seefischen. Wir müßten, um nur 10 % unseres Eiweißverzehrs mit Fischeiweiß zu decken, 3,6 Mill. t Fische verzehren.

Man hat berechnet, daß die Fischbestände der Meere durch

Tabelle 45. Gebietsmäßige Unterschiede des Fleisch- und Fischverzehrs 1927/28 je Vollperson

	Fische und Fischwaren (in kg)	Fleisch- und Fleischwaren (in kg)
Ostseegebiet ..	11,9	44,9
Hamburg	10,3	44,9
Berlin	8,9	52,1
Rheinland ...	7,3	45,6
Westfalen	6,7	52,6
Bayern	2,9	53,4
Württemberg .	2,8	40,0

den Fischfang, wie er heute betrieben wird, keineswegs vermindert werden, und zwar deshalb, weil an kleinen Fischen nur ein Bruchteil dessen gefangen wird, was die Raubfische fressen, und durch den Fang von Großfischen das Leben vieler Kleinfische erhalten bleibt. Diese Quelle ist also unerschöpflich, und es handelt sich nur darum, sie auszunutzen. Für Deutschland ist, ähnlich wie für Japan, der Fischfang als devisenfreier Lieferant hochwertigen Eiweißes und Fettes von besonderer Bedeutung. Aus der Erkenntnis dieser Tatsache heraus wurde 1938 der deutschen Hochseefischerei mit ihren 350 Fischdampfern die Aufgabe gestellt, ihre Fänge innerhalb von 4 Jahren zu verdoppeln, d. h. von 500 000 t auf 1 Million t zu erhöhen. Im gleichen Jahr 1938 hatte außerdem die Heringsfischerei rund 50 000 t, die Kutter- und Küstenfischerei 105 000 t Fische eingebracht; 225 000 t = 24 % der im ganzen verzehrten Fische wurden noch eingeführt. Die Bedeutung der Binnenfischerei fällt neben der Hochseefischerei weniger ins Gewicht, weil ihre Fänge meist an Ort und Stelle verzehrt werden.

Ganz zu unrecht gilt Fischfleisch in weiten Kreisen für weniger wertvoll als Warmblüterfleisch. Der Grund liegt wohl in seinem geringeren Sättigungswert, seinem Mangel an Fett und Extraktivstoffen und den großen Abfallmengen. Bei frischen Fischen rechnet man 13 %, bei Marinaden 19 %, bei Fischkonserven 22 %, bei Salzheringen und Räucherfischen 32 % und bei Schaltieren bis zu 62 % Abfall. Der Eiweißgehalt des Fischfleisches erreicht jedoch annähernd den Eiweißgehalt des Warmblüterfleisches und der Jodreichtum der Seefische ist als „natürliches" Myxödem-Prophylaktikum in manchen Gegenden gewiß nicht bedeutungslos. Ähnlich wie Warmblüterfleisch ändert Fischfleisch seine Zusammensetzung mit Jahreszeit, Alter und Nahrung der Tiere, mit Laichzeit und Wasserbeschaffenheit. Seinen höchsten Fettgehalt und seine größte Schmackhaftigkeit erreicht der Fisch in der Mitte zwischen zwei Laichzeiten.

Die größte Rolle in der Volksernährung spielt der Hering — ein ebenso billiger wie hochwertiger Eiweißspender. Unter verschiedenen Bezeichnungen erscheint er am Markt: Rogener = weiblicher Hering; Milchner = männlicher Hering; Vollhering = Tier mit reifen Eiern oder reifem Samen; grüner Hering = frischer, nicht konservierter Hering; Matjeshering = junger, fetter, mild gesalzener Hering; Bückling = geräucherter Hering; Bismarckhering = mit Salz und Essig-(ähnlich dem Rollmops) zubereiteter Hering. Der Brathering ist in Fett gar gebraten, der Hering in Gelee mit Essig und Salz zubereitet und in Gelatine eingebettet.

Von Seefischen kommen noch in Betracht Kabeljau und Dorsch (eine kleinere Kabeljauart), Schellfisch, Seeaal (eine Haifischart: der Dornhai), Heilbutt, Goldbutt, Flunder, Seezunge und Rotbarsch. Zur Familie der Heringe gehören Sprotten, Sardinen und Sardellen. Forelle, Hecht, Karpfen und Schleie leben ausschließlich im Süßwasser. Der Lachs ist halb Süßwasser-, halb Salzwasserfisch. „Fischfilet", Fischkarbonade sind zerlegte Teile größerer Fische. Als „Seelachs" wird eine Schellfischart in Dosenkonserve bezeichnet, die dem edlen Lachs nur in der äußeren Zurichtung gleicht.

Da Fische leicht verderben, spielt die Konservenindustrie hier eine besondere Rolle. Versuche, die gebräuchlichen Marinaden, Räucherwaren und Dauerkonserven zu verbessern und neue Konserven (Vollkonserven in Art von Cornedbeef, Fischpasten, Fischextrakt) zu schaffen, sind noch nicht abgeschlossen. Getrocknet kommen Schellfisch und Kabeljau als Stockfisch und Klippfisch in den Handel, entgrätet und vorgetrocknet als Preßfisch (bis 80 % Eiweiß). Fischfleisch muß unmittelbar nach dem Fang eingefroren und bei tiefer Temperatur gelagert werden; lange Lagerung macht es strohig. Am Kaspischen Meer soll es Gefrieranlagen geben, die täglich 65 000 kg Fische einfrieren und Lagerhäuser, die $7^1/_2$ Mill. kg gefrorene Fische lagern können. Das Fischmehl aus Fischabfällen und unverkäuflichen Frischfischen ist ein begehrtes Kraftfuttermittel für Schweine. Aus Magerfischen wird biologisch hochwertiges und für die menschliche Ernährung geeignetes Trockeneiweiß (Wikingeiweiß) gewonnen. Ganz unverwertbare Fischabfälle verarbeitet man zu Dünger, Tran und Leim.

Außer Fischen kommen von den Meerestieren Wale, Aal und Schaltiere für die menschliche Ernährung in Betracht. Da schonungslose Fangmethoden die Wale im Nördlichen Eismeer ausgerottet haben, konzentriert sich der Fang heute auf die antarktischen Meere. In der Ausnutzung des Walfleisches lag Deutschland an erster Stelle. Küchenmäßig zubereitetes konserviertes Walfleisch ist von Rindfleisch geschmacklich nicht zu unterscheiden. Nach Kriegsende wurde

Deutschland vom Walfang ausgeschlossen. 17 Expeditionen anderer Länder fuhren 1947/48 in die Antarktis — 9 norwegische, 4 britische, 2 japanische, 1 holländische und 1 sowjetische — und brachten 350 000 t Walöl nach Hause.

Die größten Wale sind die Blauwale — mit 25—30 m Länge und rund 150 t Gewicht die größten Tiere der Erde überhaupt. Finnwal, Pottwal und Buckelwal werden nur zwei Drittel bis halb so groß. Ein ausgewachsener Blauwal bringt 25 t Tran (1939 bestand ein Fünftel unserer Margarine aus Walfett). Die Walleber, im Durchschnitt 600 kg schwer, enthält außer Fett viel Vitamin A (in 1 g 7000—14000 I. E.), das sich, in weit geringerer Menge freilich, auch im Muskelfleisch findet. Früher wurde nur der Speck des Wales verarbeitet und das Fleisch zum allergrößten Teil wieder ins Meer geworfen. Deutsche Walfänger haben als erste das Walfleisch eingedost, eingefroren, extrahiert und auf Walmehl verarbeitet. Aus den Walknochen mit ihren 10—70% Fett läßt sich Gelatine, Leim, Knochenmehl und Knochenöl gewinnen (s. auch S. 383); die inneren Drüsen dienen als Ausgangsprodukte für Hormonpräparate.

Hummern, Krebse, Austern und Kaviar (Rogen vom Stör und anderen Fischen) gibt es in Deutschland höchstens zu festlichen Gelegenheiten. Im Binnenland gehören auch Krabben zu den Delikatessen. In Frankreich und Nordamerika besitzt die Miesmuschel den Rang eines Volksnahrungsmittels. In Deutschland hat sie während der Kriege vorübergehend an Beliebtheit gewonnen. Sie enthält 17% Eiweiß, 2—3% Fett und anscheinend auch Vitamin A und D. Von Haus aus schmeckt sie fade.

Grün-, Rot- und Braunalgen (Tange im engeren Sinn), die als eßbare Meeresprodukte an dieser Stelle genannt sein mögen, sind in Ostasien und an den Küsten Nordfrankreichs, Englands und Islands seit langem beliebt. Sie sollen 20% Eiweiß enthalten und werden als Gemüse, als Salat und in Form von Mehl genossen.

Im Ganzen werden die Nahrungsquellen des Meeres heute noch lange nicht voll ausgenutzt. Schon jetzt aber liefert das Meer jährlich rund 12 Mill. t Nahrungsmittel und Rohstoffe, und erfahrene Sachkenner meinen, ohne Raubbau zu treiben, sei es mit den heutigen Ausnutzungsmethoden möglich, den dritten Teil der Menschheit aus dem Meere zu ernähren.

8. Milch, Käse

Die Milchproduktion der Kuh beginnt nach der Geburt des Kalbes und hält etwa 300 Tage an. Manche Kühe geben ohne Unterbrechung von einem Kalben bis zum andern Milch, d. h. 9 Monate lang. Die Einflüsse von Rasse und Fütterung auf Menge und Beschaffenheit der Milch haben wir schon erwähnt (s. S. 379). Etwa 17—20 % des Futterbrennwerts und 20—23 % des verfütterten Eiweißes gibt die Kuh als Milch zurück. Am eiweißreichsten ist die Milch in den ersten Tagen nach dem Kalben. Sie darf zu diesem Zeitpunkt noch nicht in den Handel gebracht und soll dem Kalb verfüttert werden; viele schätzen sie aber gerade dann als besondere Delikatesse. Für die Aufzucht eines Kalbes sind etwa 800 l notwendig. Vom 2.—3. Monat an sinkt die Ergiebigkeit der „frisch melkenden" Kuh langsam ab. Während des Melkens steigt übrigens der Fettgehalt; die zuletzt ausgemolkene Milch ist die fettreichste.

Die Jahresleistung der deutschen Milchkuh liegt heute im Durchschnitt bei 2500 l = 2580 kg (1 l = 1,032 kg) = rund 95 kg Fett; für 1850 wird sie auf rund 1200 kg geschätzt. Stalldurchschnitte von 4000 l und mehr werden jetzt häufig erreicht.

Für viele Nomaden ist die Milch die Grundlage der gesamten Ernährung. Während Chinesen und Japaner sie kaum genießen, stehen in geregelten Zeiten Milch, Butter oder Käse täglich in irgendeiner Form auf dem Speisezettel des Europäers und die Mengen wären z. B. in Deutschland gewiß noch beträchtlich größer, wenn nicht die hohen Preise eine Ausweitung des Milch-, Butter- und Käseverzehrs einfach unmöglich machten. Jede Propaganda zur Hebung des Milchverzehrs ist unter diesen Umständen von vornherein aussichtslos.

Rund 25 Mrd. kg Milch wurden 1938 in Deutschland erzeugt. Davon flossen 52 % der Butterherstellung zu, 4 % der Käse- und Quarkherstellung, 3 % der Kondensmilch- und Trockenmilchherstellung; 18 % wurden als Trinkmilch, 23 % als Tierfutter verwendet. Vor und während des letzten Krieges konzentrierte sich die Milchverwertung zwangsweise mehr auf die Buttererzeugung; der Fettgehalt der „Vollmilch" wurde deshalb auf höchstens 2,5 % festgesetzt.

In Europa steht die Kuhmilch obenan. Anderswo nimmt die Milch der Ziege, des Schafes, des Pferdes (Südostrußland, Westasien), des Esels (Mittelmeerländer), des Büffels, des Zebus, des Rentiers, des Lamas oder des Kamels deren Stelle ein.

Für unsere Verhältnisse kommt außer der Kuhmilch nur noch Ziegen- und Schafmilch in Betracht (Zusammensetzung s. S. 285). Ziegenmilch schmeckt eigentümlich scharf und macht bei Kindern gelegentlich Anämien (hyperchrome Ziegenmilchanämie). Die Milchleistung friesischer Milchschafe je Jahr und 100 kg Lebendgewicht wird auf durchschnittlich 250 kg geschätzt. Ostfriesische Züchter erzielten bis zu 1400 kg. Man kann rechnen, daß ein Schaf jährlich 15,5 kg Fett (etwa 3 kg mehr als eine Ziege) und je Schur

3 kg Reinwolle liefert; dazu kommt das Fleisch (Schlachtgewicht 6—8 Monate alter Tiere gegen 45 kg). Die Versuche, süddeutsche Landschafe durch ostfriesische Milchschafe zu ersetzen, sind bisher mißglückt. Bei den ostfriesischen Schafen, die hohe Ansprüche an die Weide stellen und ohne frisches Grünfutter keine große Milchleistung vollbringen, kam es im Süden zu schlechteren Milchleistungen, vielen Abgängen und mangelhafter Fruchtbarkeit. Ein für süddeutsche Verhältnisse geeignetes Milchschaf müßte erst noch gezüchtet werden.

Pflanzen-„Milch" aus Soja, Mandeln oder Paranüssen, richtiger: wäßrige Aufschwemmung feinst zerriebener Samen, findet kaum noch Verwendung.

Milcheiweißkörper sind biologisch höchstwertige Eiweißkörper und hervorragend geeignet, das nicht vollwertige Getreide- und Kartoffeleiweiß zu ergänzen. Das Milchcalcium wird infolge der Gegenwart von Eiweiß und Milchzucker und der Abwesenheit unverdaulicher Ballaststoffe besonders gut resorbiert. Gering ist der Gehalt der Milch an Schwermetallen, vor allem an Eisen und Kupfer. Für den Säugling wird dieser Mangel ausgeglichen durch beträchtliche Eisen- und Kupfervorräte, die sich in den letzten Wochen des fetalen Lebens in der Leber bilden.

Vollmilch heißt die Milch im Zustand, wie sie von der Kuh kommt. Ihre Farbe rührt von feinstverteilten, von einer Eiweißhülle umgebenen Fettkügelchen her. Diese sind in der Kuhmilch größer und ungleichmäßiger als in der Frauenmilch, erreichen einen Durchmesser von etwa $5\,\mu$ und steigen in ruhig stehender Milch langsam nach oben („Aufrahmen"). Beim „Homogenisieren" (Durchpressen der Milch durch kapillare Spalträume unter hohem Druck) verkleinern sich die Fettpfröpfchen auf $1—2\,\mu$ und rahmen dann später beim Stehen nicht mehr auf. Beim Erwärmen über 50° C bildet sich an der Oberfläche die Milchhaut aus geronnenem Eiweiß. Markenmilch und Vorzugsmilch sind Handelsbezeichnungen für die nährstoffmäßig und hygienisch hochwertigste Milch. „Vitaminisierte" Milch (Zusatz von Vitamin A und D) und ultraviolett bestrahlte Milch spielt höchstens in der Kinderheilkunde eine Rolle. Ziegenmilch, Schafmilch und überhaupt alle anderen Milcharten als Kuhmilch müssen in Deutschland als solche kenntlich gemacht werden.

Der Nährstoffgehalt der Milch wurde bereits im Rahmen der Kinderernährung erörtert (s. S. 285). Ergänzend sei hinzugefügt, daß Kuhmilch und jede andere tierische Milch der Frauenmilch insofern unterlegen ist, als diese einen Wirkstoff besitzt, der den anderen Milchen fehlt. Die Gegenwart dieses Wirkstoffes — vermutlich eine Lactose — ist Voraussetzung für das Wachstum eines lebenswichtigen Bifidusstammes. Die intensivste „Bifidus-Wirksamkeit" besitzt menschliches Colostrum. Derselbe Wirkstoff ist übrigens auch im menschlichen Sperma, Fruchtwasser, Magensaft, Speichel, Harn und in Tränenflüssigkeit gefunden worden. Wirkstoffe anscheinend gleichartiger chemischer Struktur haben sich als wirksam gegen Virusinfektionen erwiesen und sind vielleicht die Ursache der höheren Infektionsresistenz der Brustkinder.

Die Güte der Kuhmilch schwankt mit Futterart und Lebensweise (Weidegang — Trockenfutter). Die Milch der Alpenweidekühe wird am höchsten geschätzt. Lupinen und Steckrüben geben oft einen bitteren Geschmack. In den Monaten Dezember bis Februar ist die Milch am fettesten, im Juni, Juli und August am magersten. Der Mineralgehalt wird durch die Fütterung kaum beeinflußt. Eine Ausnahme machen nur das Jod und vielleicht das Calcium. Bei oberbayerischen Kühen z. B. liegt der Jodgehalt der Milch zwischen 3,0 und 3,8 γ, bei schleswig-holsteinischen Kühen zwischen 4,7 und 13,2 γ je 100 g. In der Milch derselben Holsteiner Kuh fanden sich (bei gleichem Fettgehalt) im November 89, im Januar 58, im März/April 124 und im Mai 160 γ Carotin je 100 g. Bei Weidetieren ist im Mai/Juni die Milch Vitamin D-reicher als im Oktober/November. Zufütterung von Vitamin D erhöht ihren D-Gehalt. Wintermilch scheint Vitamin-C-ärmer zu sein als Sommermilch.

Im Euter ist die Milch praktisch keimfrei. Mit Bakterien und Pilzen infiziert sie sich erst im Stall und beim Transport. Diese Keime machen die Milch räßig, salzig, blau, rot, gelb, fadenziehend, bitter, käsig oder salbig. Milch mit 60—100000 Keimen in 1 ccm ist gesundheitlich noch unbedenklich. Die Zahl der Keime der Handelsmilch — es sind Milchsäurebildner, aërobe und anaërobe Sporenbildner, Fluoreszenzbakterien, Hefen — liegt zwischen einigen 100000 und mehreren Millionen. Um die Milch vor allzustark überhandnehmender Vermehrung der Mikroben zu schützen und sie haltbarer zu machen, wird sie geseiht, sobald als möglich gekühlt (Berieselungskühler) und kühl (wenige Grad über 0) aufbewahrt. Erhitzung schädigt die Bakterien und Pilze und schützt auf diese Weise die Milch vor zu schnellem Verderb. Milch, die nicht aus einem tierärztlich laufend überwachten Stall stammt, muß deshalb, ehe sie in den Handel kommt, pasteurisiert werden.

Unter Pasteurisieren versteht man Erhitzen innerhalb der ersten 22 Std. nach dem Melken mit darauffolgender Tiefkühlung. Als wirksam anerkannte Pasteurisierungsverfahren sind die Dauererhitzung (30 Min. auf 63° bis 65° C), die Kurzerhitzung (in feiner Verteilung $\frac{1}{4}$ bis 1 Min. auf mindestens 71—74° C) und die Hocherhitzung (durch Wasserdampf mindestens 1 Min. auf mindestens 85° C). An die Erhitzung muß sich in jedem Falle die Tiefkühlung auf + 5° C anschließen. Je länger und je schneller erhitzt und je schneller abgekühlt wird, desto wirkungsvoller ist die Pasteurisierung. Alter, Menge und Bakteriumreichtum der Milch spielen natürlich mit. Im ganzen kann das Pasteurisieren jedenfalls als ein recht brauchbares Verfahren gelten, um die Milch ohne Beeinträchtigung ihres Geschmacks für begrenzte Zeit zwar nicht steril, aber doch haltbarer zu machen. Der Rohgeschmack geht beim Pasteurisieren freilich verloren. Die Milch nimmt den bekannten Kochgeschmack an, der um so ausgesprochener wird, je höher die Pasteurisierungstemperatur liegt. Es können auch Zersetzung des Caseins eintreten und Veränderungen des Lactalbumins und der Kalksalze, die als Phosphat oder Citrat ausfallen. Die arteigenen Fermente der Milch bleiben erhalten, ebenso die B-Vitamine, die gegen Erhitzung weniger empfindlich sind als das Vitamin C. Milchsäure-, Coli-, aerogene Bakterien und eiweißverflüssigende Bakterien gehen zugrunde, während Anaerobier und Farbstoffbildner, Paratyphusbazillen, Tuberkelbazillen und Staphylokokken ziemlich hitzebeständig sind.

Die Sterilisierung der Milch (Erhitzung auf 110 bis 130° C) gewinnt langsam an Umfang, vor allen Dingen für den Gebrauch als Säuglingsmilch. Der Geschmack der sterilisierten Milch kann unangenehm talgig sein. Zusätze von Konservierungsmitteln und Wasser gelten als Milchfälschung.

In Gefäßen aus Eisen, Blei, Kupfer und Zink nimmt die Milch einen störenden Beigeschmack an, wie sie überhaupt leicht fremde Gerüche aufnimmt und gegen äußere Einflüsse aller Art höchst empfindlich ist.

Sauermilch (Setzmilch, Dickmilch, s. auch S. 255 und 295) entsteht durch Säuregerinnung, und zwar entweder infolge Selbstsäuerung durch die allgegenwärtigen und in der Milch bestens gedeihenden Milchsäurebakterien — je höher die Temperatur, desto rascher vollzieht sich die Säuerung — oder infolge Zusatzes von milchsäurebildenden Keimen oder reiner Säure (Milchsäure, Zitronensäure, Salzsäure, Essigsäure). Bei der Selbstsäuerung gehen $^1/_4 - ^1/_5$ des Milchzuckers in Milchsäure über. Saure Milch ist nicht keimfrei! Tuberkelbazillen bleiben darin wochenlang virulent, und für andere Keime gilt dasselbe, wenn auch gelegentlich Milchsäurestämme gefunden werden, die das Wachstum anderer Keime hemmen. Angesäuerte Milch gerinnt beim Erwärmen. Zur Verhinderung der Spontansäuerung, d. h. zur Vernichtung der milchsäurebildenden Keime, muß die Milch erhitzt, rasch abgekühlt und, um die Ausbreitung der nach Abtötung der Milchsäurebildner ungehindert wuchernden Fäulniskeime zu vermeiden, kühl aufbewahrt werden.

Zur Yoghurtbereitung wird gekochte Milch mit gewissen Säurebildnern („Mayaferment") beimpft. Oft wird dabei die Vollmilch zuerst durch Eindampfen auf die Hälfte ihres Volumens reduziert. Die

Yoghurt kam vom Balkan zu uns. Das türkische Ya-Urt bedeutet saure Milch. Von der Macht, Gesundheit, Kraft, Schönheit und langes Leben zu verleihen, besitzt sie nicht mehr als die schlichte deutsche Dickmilch. Die Lehre *Elias Metschnikoffs* von der universalen Krankheitsverhütung durch Yoghurt hat der Kritik leider nicht standgehalten.

Mit Kefirpilzen läßt sich eine sauer-alkoholische Gärung und Aufspaltung des Milcheiweißes erzielen. Der Kefirpilz ist keine Reinkultur, sondern eine Symbiose verschiedener Hefen mit Bakterien (Kefirbazillus *Henneberg*, Bacterium caucasicum u. a.). Nach Wachstumsversuchen an Ratten repräsentiert Kefireiweiß nicht nur eines der biologisch hochwertigsten Mikrobeneiweiße, sondern eines der hochwertigsten Pflanzeneiweiße überhaupt; es erreicht fast den Wert des Milcheiweißes. Der Orientale nennt Kefirkörner „die Hirse des Propheten". „Kefir" soll soviel wie Wonnetrank bedeuten. Nach der Gärungsdauer unterscheidet man 2- und 3tägigen Kefir; dem ersten wird eine abführende, dem zweiten eine stopfende Wirkung zugeschrieben. Kefirpilze sind auch Ausgangsstoffe hochwertiger Eiweißpräparate (Kefirpulver, Kefermon).

Ähnlich wie der Orientale aus Kuhmilch seinen Kefir, bereitet der Kirgise aus Stuten- und Eselinnenmilch seinen alkoholischen Kumys.

Taette, in Schweden, Norwegen und Holland gebräuchlich, nennt sich eine fadenziehende säuerliche Dickmilch, die mit Fettkraut (Pinguicula vulgaris) bereitet wird.

Als Buttermilch bezeichnen wir das, was nach Abscheidung der Butter zurückbleibt. In manchen Gegenden heißt Buttermilch die Milch nach dem Abscheiden des Rahms, die richtiger also Restmilch oder Magermilch genannt würde.

Rahm (Sahne, Obers) ist die an der Oberfläche der stehenden Milch angesammelte Fettschicht. Sie enthält bis zu 50% Fett.

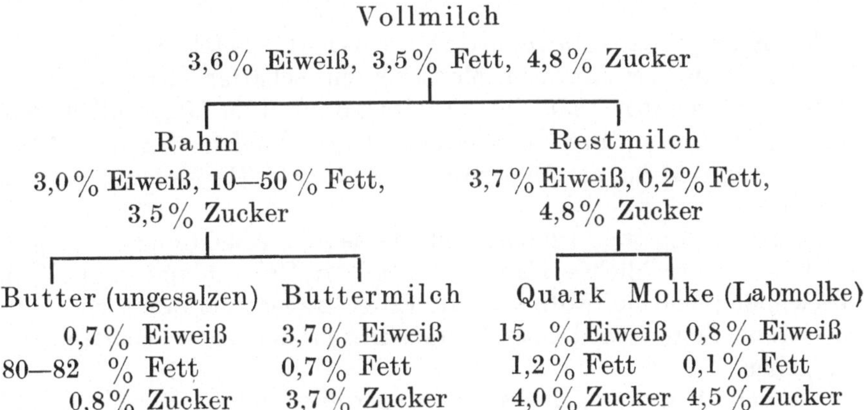

Magermilch oder Restmilch (entrahmte Milch; in vergangenen Jahren pries man sie gerne als „Kernmilch") enthält nur noch Bruchteile des Fettes und der fettlöslichen Vitamine, im übrigen aber alle Nährstoffe, vor allem das ganze Eiweiß der Vollmilch. Einst wurde die Magermilch so gut wie ausschließlich verfüttert oder zu Werkstoffen verarbeitet (Galalith, Lanitalwolle, Caseinleim, Anstrich- und Appreturmittel) und wegen ihres „leeren" Geschmacks und des leichten Anbrennens beim Kochen nicht allzusehr geschätzt. In Zeiten des drückendsten Eiweißmangels ist es aber nicht zu verantworten, riesige Mengen biologisch höchstwertigen und billigen Eiweißes — im Jahr 1938 fielen über $12^1/_2$ Milliarden Liter Magermilch an — der menschlichen Ernährung zu entziehen.

Kondensierte und getrocknete Magermilch und Milcheiweißpräparate (Milei, Albugen, Aminogen, Casëin) haben sich als neuere Formen der Magermilchverwertung bewährt Sie können in der Bäckerei das Hühnereiweiß ersetzen (Eiweiß-, Eigelb-, Volleiaustauschstoffe) und in der Wurstfabrikation das Fleisch (in Mengen bis zu 2 %). Albugen und Aminogen werden mit Hilfe von Pektin aus Magermilch gewonnen und enthalten das Milcheiweiß in natürlicher, ungeronnener Form. Casëin ist Nährmittel, Medikament und technischer Rohstoff zugleich.

Ein nicht ganz belangloser Punkt für den Etat der Hausfrau ist der Preis. Magermilchpulver und Milcheiweiß sind billig. Vor dem Krieg kostete 1 kg Eiweiß

in Vollmilch .... 5,80 Mark,
in Magermilch .... 3,10 Mark,
in Vollmilchpulver .... 6,68 Mark,
in Magermilchpulver .... 3,09 Mark,
in Milcheiweiß .... 1,99 Mark.

Im **Kampf um Magermilch und Buttermilch** ist so dem Tier im Laufe der Jahre im Menschen ein scharfer Konkurrent erstanden. Gegenüber 1938 war der Gesamtanfall an Magermilch 1943 um 46% gestiegen, ihre Verwendung als Trinkmilch aber um 572%, als Käse um 57%, als Dauerware um 141%; 7% weniger wurden verfüttert.

Man darf also doch wohl annehmen, daß die Ablehnung der Magermilch als menschliches Nahrungsmittel in Deutschland allmählich überwunden und ihr Nährwert als Eiweißträger anerkannt wird. In „besseren" Zeiten wird man freilich immer der Vollmilch den Vorzug geben.

Ähnliche Bemühungen wie der Magermilch galten in Kriegs- und

Notzeiten auch der Molke, jenem Produkt also, das bei der Käseherstellung nach Abscheidung des Caseïns und Fettes anfällt und neben Milchzucker und Spuren von Fett vor allen Dingen Lactalbumin enthält. Die Molke floß, soweit sie nicht an Schweine verfüttert wurde, vor dem Kriege restlos in die Abwässerkanäle. und noch 1943 gingen von 4 Mrd. kg Molke rund 0,4 Mrd. kg verloren.

Molke als solche kommt wegen schlechter Haltbarkeit und faden Geschmacks für den menschlichen Genuß kaum in Betracht. Die Molkenkuren vergangener Zeiten sind trotz aller reformerischen Propaganda nicht mehr populär geworden. Um so größer ist die Bedeutung der Molke für die Tierhaltung. Eingedickte Molke trat in den Nachkriegsjahren in den Vordergrund des Interesses. Blockmolke und Molkenpulver („Almo" u. a.) wurden zur Tier- und Menschenernährung herangezogen und konnten Gemüse- und Mehlspeisen zugesetzt werden. Molkenpaste mit mindestens 65% Milchzucker wurde benutzt als Zusatz zu Schmelzkäse, Süßwaren, Dauerbackwaren, Teigwaren (z. B. Migetti), Marmeladen, Kunsthonig und Tunken, Molkensirup für die gleichen Zwecke, Molkenkrem (mit höchstens 20% Milchzucker) als Schmelzkäsezusatz, Molkenpulver (mit höchstens 8% Wasser) als Eiaustauschstoff, Suppen- und Süßwarenzusatz und überhaupt als Mittel zur Eiweißanreicherung von Nahrungsmitteln.

Aus Molke lassen sich Milchzucker (aus 100 kg rund 3 kg) und Molkeneiweiß (zur Verwendung in Bäckereien und Großküchen) gewinnen und Limonade (Lactrone u. ä.) und Bier herstellen. Schließlich eignet sich Molke als Nährboden für Hefe und andere eiweißerzeugende Pilze. Der Gesamtanfall an Molke stieg von 1938—1943 um 45% an, der weiter verarbeitete Anteil um 67%, der verfütterte um 49%. Rund $^3/_4$ der anfallenden Molke wurden aber auch damals noch verfüttert. In wirtschaftlich geordneten Zeiten wird die Molke mehr als menschliches Nahrungsmittel benutzt. Als Futtermittel hingegen bleibt sie der Landwirtschaft unentbehrlich.

Bewährte Konservierungsverfahren der Milch, die nicht nur eine Haltbarkeit über Tage erreichen wie das Pasteurisieren, sondern eine Haltbarkeit über viele Monate, sind Einengen und Trocknen.

Eingeengte, d. h. kondensierte Milch hat im Unterdruckkessel $^3/_4$—$^4/_5$ ihres Wassers verloren, enthält mindestens 7,5% Fett und (zur Gewährleistung der Haltbarkeit) einen Zusatz von rund 40% Rohrzucker.

Die Trockenvollmilchherstellung arbeitet nicht mehr, wie in den Anfangszeiten ihrer Entwicklung, mit heißen Metallwalzen, sondern mit Zerstäubungsverfahren. Durch feinste Düsen wird die Milch in einen Trockenraum gespritzt, wo sie in Bruchteilen einer Sekunde trocknet (Sprühmilch, Zerstäubungsmilch; *Krause*-Verfahren). Ihre Nährwerte erleiden dabei keine Veränderungen, insbesondere bleiben außer Vitamin C alle Vitamine erhalten. Trockenvollmilch besitzt mindestens 25% Fett. In gleicher Weise läßt sich Trockenmagermilch (Magermilchpulver mit 2% Fett) und Trockensahne (Rahmpulver mit mindestens 44% Fett) herstellen. Zur Verhinderung des Ranzig- und Talgigwerdens bewährte sich die Lagerung des Milchpulvers in einer Stickstoff- oder Kohlensäureatmosphäre.

Für die Diätetik bedeutet es einen großen Fortschritt, daß es gelungen ist, das Kochsalz der Milch weitgehend zu entfernen und eine kochsalzarme Trockenvollmilch herzustellen (z. B. Aletosal), die in Substanz 0,58%, trinkfertig nur noch 0,02% Kochsalz besitzt. Der Kreis der therapeutischen Verwendbarkeit der Milch, die so oft eben wegen ihres Kochsalzgehaltes (0,16%) verboten werden muß, erweitert sich dadurch beträchtlich.

Die Versuche mit Milchgefrierung verliefen wenig befriedigend und haben in der Praxis keine Anwendung gefunden. Bessere Erfolge erzielt die Kühllagerung unter Überdruck. „Das *Hofius*-Verfahren zur Konservierung der Milch beruht darauf, daß Milch oder Sahne in besonderen Gefäßen mit Sauerstoff unter Druck von 8—10 atü bei Temperaturen von 6—10° C gelagert wird, wobei die Milch an Geschmack und Geruch nichts einbüßen soll. Nach Ansicht von Fachleuten soll der Konservierungseffekt dadurch bedingt sein, daß unter der Einwirkung des Sauerstoffs die ‚freien‘ oder ‚aktiven‘ Gruppen der in den Bakterien vorhandenen Enzymstoffe ‚abgebunden‘ werden‘‘ (*Diemair*).

Über die Erfolge der Behandlung von Milch (auch von Eiern und Fruchtsäften) mit ultravioletten Strahlen, über die elektrolytische Entkeimung durch Hochfrequenzquellen und durch stille elektrische Entladung liegen noch wenig praktische Erfahrungen vor. Die zur Wasserentkeimung benutzte Katadynisierung hat sich bei Milch und Fruchtsäften nicht bewährt. Das ionisierte Silber wird dabei größtenteils an der Kontaktoberfläche von den Kolloiden adsorbiert und entionisiert, so daß eine Wirkung auf die Flüssigkeit selbst nicht mehr möglich ist.

Seit Jahrhunderten gebräuchlich ist die Quarkgewinnung aus Magermilch und die aus ihr entwickelte Sauermilchkäserei. Nach unablässiger Werbung und Aufklärung hat der Quark, trotz seiner langen Geschichte noch vor 20 Jahren von breiten Volksschichten wenig geachtet, sich allmählich die Position eines geschätzten Volksnahrungsmittels errungen. Er wird als solcher verzehrt (Speisequark, Schichtkäse, Kümmelkäse) und als Zusatz zu allen möglichen Gerichten (Gemüsen, Kartoffelbrei, Klößen, Aufläufen, Puddingen, Süßspeisen Kompotten, Fleischgerichten). Überdies kann Quark zur Sauermilchkäsebereitung eingelagert werden und den Druck der jahreszeitlich bedingten Magermilchschwemme entlasten.

Käse ist ein ebenso billiger (Tab. 46) wie hochwertiger Eiweißträger. Die Käserei selbst hat eine jahrtausendealte Geschichte. Wäßrige Auszüge aus den labreichen Kälbermägen waren es früher, fertige Labpräparate sind es heute, mit denen das Casëin bei 30—35° C aus der süßen Milch ausgeflockt wird. Bei saurer Milch geschieht die Ausflockung, das „Dicklegen", einfach durch die von den Milchsäurebazillen der Milch gebildete Milchsäure („Sauermilchkäse"). Die feste Gerinnselmasse, der „Bruch", wird von der Molke abgepreßt, und zwar stark abgepreßt für Hartkäse, weniger stark für Weichkäse. Dann gibt man Gewürze, gegebenenfalls noch Farbstoffe zu und läßt den „Käsekuchen" im Keller „ausreifen". Die Molke kann man auf Molkenkäse weiter verarbeiten, der natürlich kein Casëin, sondern nur noch Milchalbumin enthält.

Was wir reifen nennen, sind fermentative Umsetzungen einer von Käseart zu Käseart wechselnden Bakterienflora. Dabei wird im Laufe einiger Wochen der Milchzucker in Milchsäure umgewandelt, das Casëin in Albumosen und Peptone und das Fett in Fettsäuren und Glyzerin gespalten. Die letzte Reifungsphase geht ohne bakterielle Mitwirkung vor sich. Weichkäse reifen wenige Wochen, Hartkäse mehrere Monate, besondere Sorten wie etwa Parmesankäse mehrere Jahre lang. Die Methoden zur Erzielung der Geschmacksfeinheiten werden in der Regel geheim gehalten. Manche Käsearten bekommen z. B. zu diesem Zweck Schimmelpilze eingeimpft. Den Roquefort packt man in den Felsenhöhlen von Roquefort mit verschimmeltem Brot zusammen. Die Geschmacksnuancen sind so verschieden, daß dem einen Esser Gipfelpunkt des Genusses, was dem andern Abgrund des Ekels ist.

Nach der Tierart werden Kuh-, Schaf-, Ziegenkäse usw. unterschieden, nach der Herstellungsart Labkäse und Sauermilchkäse, nach dem Fettgehalt Doppelrahmkäse (60% Fett), Rahmkäse (50% Fett), Vollfettkäse (45% Fett), Fettkäse (40% Fett), Halbfettkäse (20% Fett) und Magerkäse (unter 10% Fett). Die meisten handelsüblichen Käse sind Kuhmilchkäse. Schafkäse sind Roquefort und Lipptauer. Käse aus Ziegenmilch, Büffel- und Rentiermilch, Stuten-, Esels- und Kamelmilch haben nur örtliche Bedeutung. Ein Doppelrahmkäse ist der Gervais, Rahmkäse sind Brie und Bel Paese, Vollfettkäse der Edamer und der Emmentaler, Fettkäse der Camembert, der Tilsiter und der Parmesankäse. Zu den Magerkäsen gehören Harzer, Limburger, Mainzer und Thüringer. Harzer und Mainzer Handkäse sind (in 20 Tagen) gereifte Quarkkäse. Kräuterkäse, gleichfalls ein

Quarkkäse, enthält gepulverten Steinklee und Schafgarbe. Für diätetische Zwecke wurden früher Käse mit geringstem Kochsalzgehalt hergestellt (z.B. der Heinrichsthaler Doppelrahmkäse mit 0,09 % Kochsalz).

Schmelzkäse als eine haltbare und handliche Form des Käses — Schmelzkäsevollkonserven halten sich jahrelang — ist weiten Kreisen erst während des vergangenen Krieges bekannt geworden, wo er in der Wehrmachtsverpflegung einen breiten Raum einnahm, zuerst mißtrauisch beargwöhnt und beschimpft, dann steigender Beliebtheit sich erfreuend. Den ersten Schmelzkäse stellten 1910 die Schweizer her. In ihren Grundzügen blieb die Herstellung immer dieselbe: feingeschnittener Käse, einerlei welcher Art (auch Käse mit Schönheitsfehlern ist verwendbar), wird mit Phosphor- oder Zitronensäure im Vakuum erhitzt und dann in Formen gegossen und abgekühlt.

Tabelle 46. Käse- und Fleischpreise

100 g Eiweiß kosteten vor dem Kriege als

Tilsiter Käse	1,02 RM	Mageres Kalbfleisch	1,06 RM
Emmentaler Käse	0,78 RM	Fettes Schweinefleisch	1,10 RM
Limburger Käse	0,74 RM	Mageres Schweinefleisch	0,94 RM
Sauermilchkäse	0,33 RM	Mageres Ochsenfleisch	0,87 RM

9. Eier

Das Sammeln von Vogeleiern war der erste, die Zucht eierlegender Vögel der zweite Schritt zur Beschaffung von Eiern. Beide Formen sind über die ganze Erde verbreitet und der konzentrierte Nährwert, die Handlichkeit und die Haltbarkeit des Eies haben bekanntlich im Nachkriegsdeutschland neben der Zigarettenwährung so etwas wie eine wertbeständige Eierwährung entstehen lassen.

Auf dem ersten Platz steht das Hühnerei. Im weiten Abstand folgen Gänseei, Entenei und Eier von Truthühnern, Perlhühnern, Tauben, Möwen, Kiebitzen, Straußen und Pinguinen. Im Eierstock des Vogels entwickelt sich aus der Eianlage eine dotterhaltige Kugel, die, wenn sie beim Huhn die Größe einer Walnuß erreicht hat, in den Eileiter hineingleitet. Dort umgibt sie sich mit einer Eiweißhülle, später noch mit der verkalkenden Schalenhaut, bis das Ei legereif ist und, mit dem stumpfen Pol voran, die Legeröhre verläßt. Das mittlere Gewicht eines Hühnereies beträgt etwa 50 g (45—60 g). Enten- und Gänseeier sind größer (60—70 bzw. 150—200 g); Straußeneier wiegen etwa 1400 g, Möwen- und Kiebitzeier 35—45 bzw. 20—30 g. Das Gewichtsverhältnis von Schale, Weißei und Gelbei ist nicht immer gleich (Tab. 47).

Tabelle 47. Anteil von Schale, Weißei und Gelbei am ganzen Ei

Bei Eiern von	Schale %	Weißei %	Gelbei %
Huhn	11,6	56,8	31,6
Ente	11,4	50,1	38,4
Gans	12,3	52,1	35,6
Truthuhn ...	11,2	55,9	32,9
Perlhuhn	16,0	45,2	38,8
Taube	11,1	70,4	18,5
Kiebitz	10,3	53,2	36,5
Möwe	8,9	64,1	27,0

Der Nährwert des Eies liegt in erster Linie in seinen hochwertigen Eiweißkörpern (Ovalbumin, Ovoglobulin, Ovomukoid, Ovovitellin) und dem hohen Phosphatid- (Cholin-) Gehalt des Dotters. Daneben enthält es Eisen, Neutralfette und (im Dotter) Lutein, Ovochromin, Vitamin A, B_1, C und D. Kohlenhydrate besitzt das Ei kaum, Purine gar nicht. Dotter und Weißei sind von dünnen Keratinhäutchen umgeben. Die Eierschale besteht aus Calciumkarbonat mit kleinen Beimengungen von Magnesiumkarbonat und Phosphaten und ist von feinen, bakteriendurchgängigen Poren durchsetzt.

Die Propagierung des Glaubens, durch regelmäßigen Verzehr angebrüteter Hühnereier Krankheiten verhüten und Kraft und Jugend gewinnen zu können, hat in Deutschland seit 2 oder 3 Jahren die Trephone (das Embryonin) bekannt werden lassen. Es handelt sich hier um Stoffe, die durch Auspressen embryonalen Gewebes gewonnen werden und imstande sind, das Wachstum von Fibroblasten durch viele Passagen aufrecht zu erhalten. Ihre chemische Natur ist unbekannt (Nukleoproteide?). Über die Heilkraft der Trephonkur besteht unter sachkundigen Beurteilern Einigkeit: abgesehen vom Fehlen auch nur einigermaßen überzeugender Heilerfolge ist es klar erwiesen, daß die Trephone durch die Verdauungsfermente völlig unwirksam gemacht werden.

Wie beim Fleisch hängen Aussehen und Geschmack des Eies von Jahreszeit, Frische und Fütterung der Hühner ab. Je mehr Insekten und Würmer die Hühner fressen, desto dunkler wird der Dotter. Am eifrigsten legen die Hühner von April bis Juni. Zu Beginn der Legezeit sind die Eier 4—5mal reicher an Vitamin A als am Ende. Je mehr Eier das Huhn legt, desto Vitamin A-ärmer wird das Einzelei. Man kann aber Vitamin A zufüttern und auf diese Weise die Eier vitaminreicher machen. Sommereier sind die Vitamin D-reichsten: in 100 g Ei sind im Februar 3,5 γ, im April 6,8 γ, im Mai 8,0 γ und im Juni 9,8 γ Vitamin D enthalten. Lebertranzufütterung, Ultraviolettbestrahlung des Futters oder Bestrahlung der Tiere erhöhen den Vitamin D-Gehalt der Eier. In bebrüteten Eiern verschiebt sich das Verhältnis der Eiweißkörper zueinander; gleichzeitig nimmt das Neutralfett zu, das Cholesterin ab.

Beim Durchleuchten muß das Ei gleichmäßig hell aufleuchten. Die Luftblase an der Spitze soll dabei nicht größer durchscheinen als ein 5-Pfennig-Stück, der kugelige Dotter beim Drehen in zentraler Lage bleiben. Beim Liegen verdunstet Wasser durch die Schale: das Ei wird leichter. Im Gegensatz zu alten Eiern sinken deshalb frische Eier in einer 10%igen Kochsalzlösung sofort unter und scheppern nicht beim Schütteln. Eier mit einer nicht über 10 mm hohen Luftblase sind 2—6 Wochen alt, mit Kammerhöhe bis 28 mm 6 Wochen bis 4 Monate und mit Kammerhöhe über 28 mm 4—6 Monate alt. Faule Eier sind dunkel und undurchsichtig; beim Aufschlagen vermischen sich die Eiweißschichten, der Dotter wird flach, der Inhalt riecht nach Schwefelwasserstoff.

Nach dem Gewicht werden fünf Klassen von Eiern unterschieden: von Klasse S mit einem Gewicht von mindestens 65 g je Ei über Klasse A, B und C zu Klasse D mit Eigewichten von 45—50 g. Kühlhauseier, konservierte Eier, Schmutz-, Knick- und Brucheier, angebrütete und ausländische Eier und andere als Hühnereier müssen als solche kenntlich gemacht werden. Enteneier sind zwar nicht, wie manchmal behauptet wird, „giftig", gelegentlich aber mit Paratyphuserregern verschmutzt und dürfen daher nur gekocht oder gebacken genossen werden. Gelegentlich in Hühnereiern vorkommende Schimmelpilze und Hühnertuberkulosebazillen bedeuten für den Menschen keine gesundheitliche Bedrohung.

Die Konservierung des Eies, die Verzögerung des „Alterns" und Verderbens, geschieht durch Einlagerung in Kühlhäuser bei 0 bis +1°C und einer Luftfeuchtigkeit von 75—80%. Voraussetzung der Haltbarkeit ist Unversehrtheit der Schale. Nach 5 monatiger Kühlhausaufbewahrung können die Eier noch weich gekocht gegessen, nach 7—9 Monaten immer noch als Zutaten verwendet werden. Sie geben während der Lagerung vor allem Wasser ab (in 6 Monaten 3—4,5% ihres Gewichts). Weißei und Gelbei erleiden Aufspaltungen, teils durch eigene Fermente, teils durch Fermente von Mikroben, die durch die Schale eingedrungen sind. Der Verlust bei Kühlhauseiern wird auf 2% beziffert.

Noch haltbarer ist Gefrierei. 60% der Welterzeugung an Eiern werden in dieser Form konserviert: Die schalenfreie Eimasse wird gründlich durchmischt, bei —17 bis —19°C 30 Std. lang gefroren und bei —12 bis —14°C gelagert. Aufgetaute Eimasse muß schnell verwendet werden; Zuckerzusatz verlangsamt die nach dem Auftauen eintretenden Veränderungen.

Technische Schwierigkeiten der Gefrierkonservierung und der Wunsch, Weißei und Gelbei getrennt zu konservieren, gaben den Anstoß zur Entwicklung der Trockenkonservierung, die in Südrußland, China und den Balkanländern Bedeutung erlangt hat. Zu diesem Zweck werden Weißei und Gelbei voneinander getrennt, gesiebt und auf Walzen oder durch Zerstäubung so getrocknet, daß es nicht zur Gerinnung des Eiweißes kommt. Das Gelbei mit seinem hohen Fett- und Lipoidgehalt erleidet bei Lagerung zwar stärkere Veränderungen als das Weißei. Dennoch ist Trockeneipulver ein vollwertiges Nahrungsmittel. In Deutschland besteht allerdings ein berechtigtes Mißtrauen gegen Trockenei, weil zuviel Erzeugnisse unter diesem Namen in den Handel gebracht wurden und werden, die mit Ei nicht viel mehr gemein haben als die gelbe Farbe.

Es enthalten:

1 kg Gelbeipulver	= 125 Eidotter
1 kg Weißeipulver	= 150 Eiklar
1 kg Volleipulver	= 80 Volleier
1 kg flüssiges Gelbei	= 62 Eidotter
1 kg flüssiges Weißei	= 31 Eiklar
1 kg flüssiges Vollei	= 21 Volleier

Pasteurisierung von Eiern (30 Min. bei 85° C in verschlossener Dose), Trockenaufbewahrung nach Behandlung der Schale mit Desinfektionsmitteln (Benzoësäure, Salizylsäure, Borsäure, Kaliumpermanganat, Alkohol u. a.) und chemische Konservierung flüssiger Eikonserven mit Benzoësäure, Borsäure oder Kochsalz sind nur von geringer praktischer Bedeutung. Im Haushalt hat sich die alte Methode des Einlegens in Kalkwasser und Wasserglaslösung erhalten. Austrocknung wird dabei vermieden; das Ei verliert aber an Geschmackswert und platzt beim Kochen leicht auf. Verschiedene Einlegemischungen sind im Gebrauch. Man kann gebrannten Kalk (CaO), Kochsalz und Weinsäure mischen oder die käufliche 33—55%ige Natron-Wasserglasmischung (eine Verbindung von Na_2O und SiO_2) mit der 10fachen Menge Wasser verdünnen. Garantol besteht aus gelöschtem Kalk und Ferrosulfat. In vergleichenden Untersuchungen an über 120 000 Eiern bei 7 Monate langer Lagerung fanden sich bei Wasserglaskonservierung 0,81%, bei Garantolkonservierung 3,03% und bei Kalkwasserkonservierung 6,06% verdorbene Eier.

Die Küche benutzt das Ei roh (in Milch, Suppen, Fleischbrühe, Rotwein), weich und hart gekocht, poschiert (d. h. nach vorsichtigem Eingleitenlassen in Essigwasser), als Solei (d. h. eingelegt in Kochsalzlösung), als Rührei und Spiegelei. Zur Vermeidung harter Krusten bereitet man Rühreier gerne auf dem Wasserbad anstatt unmittelbar über der Flamme. Viel benutzt in Haushalt und Bäckerei ist die Bindekraft des Weißeies und seine Fähigkeit, mit Luft einen beständigen Schaum, „Eischnee", zu bilden, der die Speisen locker macht.

Der deutsche Eierverzehr lag 1938 wenig höher als 1911—13 (144 bzw. 129 Stück je Vollperson). Zum Vergleich einige Zahlen anderer Länder (Verzehr je Kopf): Irland 260 — Großbritannien 185 — Dänemark 180 — Frankreich 155 — Schweden 135 — Ungarn 90 — Polen 70.

10. Gewürze

Würzen und Gewürze gehören zu jeder Nahrung. Schon auf den primitivsten Stufen der Zivilisation sucht der Mensch nach Mitteln und Wegen, um die Geschmackswerte seiner täglichen Nahrung zu intensivieren, zu vervielfältigen, reizvoller zu gestalten. Im Frankreich *Brillat-Savarins* war Würzen und Abschmecken eine Kunst und Wissenschaft, deren Meister sich hoher Schätzung erfreuten. Das Gewürzverlangen entspringt dem Bedürfnis nach Geruchs- und Geschmacksreizen. Überall in der Natur ist die Befriedigung lebensnotwendiger Triebe mit Lustgewinn verbunden und dadurch gesichert. Der Genuß, die Lust an Geruchs- und Geschmacksreizen aber ist es, durch eine ausreichende Ernährung erst wirklich sichergestellt wird. Eiweiß, Kohlenhydrate und Fett, Vitamine und Mineralien allein würden die nötige Nährwertzufuhr nicht garantieren, weil sie so gut wie ohne Geschmackswert sind. Ein Essen, das nach nichts schmeckt und nach nichts duftet, würden wir trotz aller Hochwertigkeit an Eiweiß und Vitaminen und trotz allen Hungers bald verweigern. Daß wenig „reizvolles" Essen selbst in Notzeiten allmählich keine Liebhaber mehr findet, haben wir oft genug erlebt. Die Duft- und Schmeckstoffe sind ebenso lebensnotwendige Nahrungsbestandteile wie Eiweiß, Fett und Vitamine. Ihre biologischen Auswirkungen und Funktionen erschöpfen sich gewiß nicht in den subjektiv angenehmen Erregungen der Geruchs- und Geschmacksorgane.

Von der chemischen Natur der Duft- und Schmeckstoffe sprachen wir bereits früher (s. S. 14). Wir erwähnten auch die Wirkung der Gewürze und Würzstoffe auf Verdauungsorgane, intermediären Stoffwechsel und Ausscheidungsorgane (s. S. 15 und 239).

Der Sprachgebrauch unterscheidet die ausländischen Gewürze von den heimischen Gewürzkräutern oder Küchenkräutern. Gewürze und Gewürzkräuter stammen von ganz verschiedenen Teilen der Pflanze. Sie sind entweder Samen (Senf, Mohn, Muskatnuß), Früchte (Samenfrüchte wie Anis, Kapselfrüchte wie Vanille und

Kardamom, Beeren wie Pfeffer, Spaltfrüchte wie Fenchel, Koriander und Kümmel), Blüten- und Blütenteile (Gewürznelken, Kapern) oder Blätter (Lorbeer, Bohnenkraut, Majoran, Thymian), Rinden (Zimt) und Wurzeln (Ingwer, Kalmus). Als Gewürze dienen außerdem **Kochsalz, Zucker, Essig, Johannisbeersaft, Zitronensaft, Fleisch-, Hefe- und Tomatenextrakt.** Die ausländischen Gewürze kommen getrocknet in den Handel, während die heimischen Gewürze in frischem Zustand am wertvollsten sind und den Speisen erst nach dem Kochen zugegeben werden sollen. Verfälschungen von Gewürzen und Gewürzpulvern mit Mehl, Grieß, Kleie, Ölkuchen, Obstmehl, Holz- und Nußmehl sind nicht selten. Am sichersten vermeidet man sie, indem man sich seine Gewürze selbst mahlt.

Gewürze gebrauchen heißt nicht, möglichst viel und möglichst stark würzen — Gewürze gebrauchen heißt, **gut abschmecken und abwechslungsreich kochen.** Andere Länder — andere Gewürze. In früheren Jahrhunderten waren Gewürze der Inbegriff von Kostbarkeit, die Grundlage des Reichtums vieler Handelsstädte und ungleich höher geschätzt als die heimischen Gewürzkräuter mit ihren weniger intensiven Geruchs- und Geschmackswerten. Teils aus Mangel an ausländischen Gewürzen, teils aus einer besseren Kenntnis ihres Wertes heraus sind die Küchenkräuter heute wieder mehr angesehen. Zu allen Zeiten hat sie übrigens die süddeutsche Küche in größerem Umfang und mit mehr Verständnis zu gebrauchen gewußt als die norddeutsche, und der Gewürzgarten am Haus ist in den Dörfern Süddeutschlands immer ein gewohntes Bild gewesen.

Beträchtliche Summen gingen in den Vorkriegsjahren für Gewürze ins Ausland. Allein 1937 wurden eingeführt: 81 000 dz Senf — 62 800 dz Pfeffer — 22 000 dz Kümmel, Fenchel und Koriander — 11 400 dz Muskatnüsse — 8700 dz Gewürznelken — 5000 dz Nelkenpfeffer — 4700 dz Zimt — 4000 dz Paprika — 3400 dz Ingwer, — Gewürze im Wert von insgesamt 14,4 Mill. Mark. Angesichts dieser Tatsachen setzte schon in den Jahren vor dem Krieg eine intensive Propaganda für den **Anbau von Küchenkräutern** ein. Außerdem wurden wildwachsende Gewürzpflanzen wie Basilikum, Kümmel, Pfefferminze und Thymian planmäßig gesammelt. 1940 waren in Deutschland rund 5000 ha mit Gewürzpflanzen angebaut, die Hälfte davon mit Kümmel. Der größte Teil des Anbaues entfiel auf Sachsen. In Bayern erforschte ein modern eingerichtetes Institut die Wachstumsbedingungen und Ausnutzungsmöglichkeiten der Gewürze mit allen Hilfsmitteln der Chemie, Pflanzenphysiologie und Genetik. An sich macht der Gewürzkräuteranbau wenig Schwierigkeiten, denn diese Pflanzen gedeihen noch auf wenig ertragreichen Böden; viele von ihnen sind auf mageren, trockenen Böden und in größeren Höhen besonders gehaltreich.

Naturgemäß kann nur ein kleiner Teil der Gewürzkräuterernte frisch verbraucht werden. Die Konservierung der Küchenkräuter ist aber nicht leicht — viel schwieriger als die der ausländischen Gewürze. Küchenkräuter lassen sich einsalzen und silieren (mit 20 % Salz fest einstampfen und luftdicht verschließen), als Kräuteressenzen aufbewahren oder trocknen. Bei den älteren Trocknungsverfahren verloren sie fast ihren ganzen Würzwert und schmeckten eigentlich nur noch nach Heu. Neuere Methoden mit langsamer Trocknung — nicht über 60° C, bei empfindlichen Gewürzen nicht über 35° C —, Vakuumtrocknung und schonende Zerkleinerung geben bessere Resultate. Der Wassergehalt nach Abschluß der Trocknung soll 12—14 % nicht übersteigen. Es gibt heute gute handelsfertige Trockenkräutermischungen, die allerdings luftdicht und trocken aufbewahrt werden müssen. Noch besser scheinen die Würzwerte in Kräutersäften erhalten zu bleiben, wenn man sie durch stufenweises Ausfrierenlassen der frischen Pflanzen gewinnt.

Zur Orientierung über die einzelnen Gewürzpflanzen mögen stichwortmäßige Daten genügen.

1. Anis:
Früchte der Pimpinella anisum aus dem östlichen Mittelmeergebiet; schon 1542 in Deutschland erwähnt. Durch Wasserdampfdestillation gewonnenes Anisöl enthält hauptsächlich Anethol, ein Benzolderivat. Verwendet zum Backen und zu Likör.

2. Basilikum:
Blätter des Ocimum basilicum aus Südasien, reich an ätherischen Ölen. Verwendet zu Suppen, Tunken, Gurken, Senf, Wurst und Kräutersalaten.

3. Beifuß:
Rispen mit Blütenköpfchen der Artemisia vulgaris aus den Steppen Rußlands, Asiens und Amerikas; wächst vor allem an Ufern und Hecken. Verwendet zu Gänsebraten, Schweinebraten, Aalsuppen, Schmalz.

4. Bohnenkraut:
Blätter der Satureia hortensis aus Südeuropa. Verwendet zu Essig- und Salzgurken, grünen Bohnen, Salat, Suppen und Tunken, Pilz-, Fisch- und Fleischgerichten, Wurst.

5. Borretsch:
Blätter des Borrago officinalis aus dem Mittelmeergebiet, wächst auf Schutthaufen und Zäunen. Verwendet zu grünem Salat, Kohl, Rahm- und Senftunke, Wildfleisch.

6. Brunnenkresse: Blätter von Nasturtium officinale, wächst auf dem ganzen nördlichen Kontinent an Wasserläufen und Quellen. Verwendet als Salat, zu Tunken und Kartoffelsalat.

7. Curry: Pulverisiertes Mischgewürz aus dem Wurzelstock von Curcuma, Ingwer, Pfeffer, Senf und Salz; stammt aus Ostasien. Verwendet zu Suppen und Tunken, Fleisch- und Fischgerichten, Gemüse, Reisspeisen.

8. Dill: Junge Triebe und Früchte des Anethum graveolens aus Südeuropa. Triebe verwendet für Salate, Einlegegurken, Tunken, Fischgerichte; Früchte zu Sauerkraut und Pilzgerichten.

9. Dost: Stengel des Origanum vulgare. Wächst an trockenen, steinigen Stellen; heimisch in Deutschland. Verwendet zu Braten und Salat.

10. Estragon: Blätter der Artemisia dracunculus aus dem östlichen Rußland und westlichen Nordamerika. Verwendet zu Gurken, Kürbis, Salat, Tunken und Suppen, Heringen, Entenbraten.

11. Fenchel: Früchte des Foeniculum vulgare, enthaltend Fenchelöl (hauptsächlich aus Terpenen bestehend). Verwendet zu Salat, Gemüsen, Tunke, Brotsuppen, Aufläufen und anderen süßen Backwaren. Zwiebelfenchel und Gemüsefenchel wird als Gemüse benutzt.

12. Gewürznelken: Getrocknete Blütenknospen der Eugenia caryophyllata von den Molukken; enthält ätherisches Nelkenöl (70—80% Eugenol und Caryophyllen). Verwendet zu süßen Backwaren und Tunken.

13. Ingwer: Getrocknete Wurzeln des Zingiber officinalis aus Südostasien. Schwarzer (ungeschälter) und weißer (geschälter) Ingwer mit 3% ätherischem Öl. Verwendet zu Gebäck, Kompott, Likör, Bier und als Zuckerkonserve.

14. Kalmus: Wurzelstock des Acorus Calamus aus wärmeren Teilen Asiens; wächst an Gewässern. Ölgehalt 3,5%. Verwendet zu Obstgerichten und Tunken.

15. Kapern: Blütenknospen der Capparis spinosa aus den Mittelmeerländern. Verwendet zu Tunken, Sala-

ten, Fleischklößen, Ragout. „Deutsche Kapern" sind Blütenknospen von Besenginster, Scharbockskraut, Sumpfdotterblume, Gänseblümchen und Kapuzinerkresse.

16. Kardamomen: Kapselfrüchte der südindischen Elettaria cardamomum. Verwendet zu Gebäck, Wurst und Likör.

17. Kerbel: Blätter des Anthriscus cerefolium, weitverbreitet an Zäunen, Mauern, Schutthaufen und Waldrändern. Verwendet zu Suppen.

18. Knoblauch: Zwiebel des Allium sativum aus dem Orient. Verwendet zu Wurst, Braten, Salat und Tunken.

19. Koreander: Früchte des Coriandrum sativum aus dem östlichen Mittelmeergebiet; enthält 1 % ätherisches Öl (hauptsächlich Lianool). Verwendet zu Tunken und Pfefferkuchen.

20. Kümmel: Früchte des Carum carvi, wächst auf Wiesen; in Europa heimisch. Enthält 3—7 % Kümmelöl (50—60 % Carvon, 40 % Limoneen). Verwendet zu Tunken, Kohl und anderen Gemüsen, Kartoffelgerichten, Hammelbraten, Fisch- und Pilzgerichten, Käse, Quark, Backwaren, roten Rüben und Gewürzgurken.

21. Lavendel: Blüten der Lavandula vera aus dem Mittelmeergebiet. Enthält Lavendelöl mit 40 % Linalylazetat. Verwendet zu Fischsuppe und Kräuterbutter.

22. Liebstöckel: Wurzelstock und Blätter von Levisticum officinale aus Südeuropa. Verwendet zu Suppen, Tunken, Hammel- und Rindfleisch, eingelegten Gurken.

23. Löffelkraut: Blätter der Cochlearia officinalis; in der nördlichen gemäßigten Zone beheimatet. Verwendet als Gemüse und zu Kartoffelspeisen, Salaten und Möhren.

24. Lorbeer: Blätter des Laurus nobilis aus dem Mittelmeergebiet. Verwendet zu Tunken und Suppen und Ragout. Ölgewinnung aus dem Fruchtfleisch der Beeren. (Enthalten Fettsäuren und ätherische Öle).

25. Majoran:	Blätter und Stengel des Origanum majorana aus Vorderasien; enthält gelbgrünes Öl. Verwendet zu Suppen, Tunken, Braten, Wurst, Ausbraten von Fett, Kartoffeln, Gemüse, Kräuterbutter.
26. Mohn:	Samen des Papaver somniferum und anderen Papaverarten aus Asien. Ölpflanze, verwendet zu Backwaren und Kartoffelspeisen.
27. Muskatnuß:	Samen der Myristica fragrans von den Molukken = „Muskatnuß". Samen mit karminrotem Samenmantel = Muskatblüte (Macis); enthält 35% Fett und 3,6% ätherische Öle. Geruch durch Myristicil bedingt. Verwendet zu Gemüsen, Tunken, Ragout, Fisch.
28. Paprika:	Frucht von Capsicum annum und Capsicum longum aus Brasilien, vor 200 Jahren als türkischer oder spanischer Pfeffer (Cayennepfeffer) erstmalig in Europa erwähnt. Am hochwertigsten heute der Rosenpaprika aus Szeged. Verwendet zu Gemüsen, Tunken, Fleischgerichten, Kartoffeln, Kräuterbutter.
29. Pastinake:	Wurzel der Pastinaca sativa; in Europa heimisch. Verwendet zu Suppen, Salat, Gemüse.
30. Petersilie:	Blätter des Petroselinum sativum, seit dem Altertum in Europa heimisch. Verwendet zu Suppen, Tunken, Salat, Gemüse, Kräuterbutter. Wurzeln verwendet wie Möhren. Die Früchte (enthaltend Oleum Petroselini) als harntreibendes Medikament benutzt.
31. Pfeffer:	Früchte des Piper nigrum aus Indien. Schwarzer Pfeffer = unreife Frucht. Weißer Pfeffer = reife, geschälte Frucht. Enthält 5—9% Piperin, 2% ätherisches Öl, 32—47% Stärke. Verwendet zu Salat, Gemüse, Tunken, Braten, Gebäck; frische Blätter des Piper Betle zum Betelkauen.
32. Pfefferminze:	Blätter der Mentha piperita, in Europa heimisch. Enthält Pfefferminzöl (Hauptbestandteil Menthol). Verwendet zu Braten, Salat, Gemüse; Aufguß als Medikament gegen Leibschmerzen.
33. Piment:	Früchte der Pimenta officinalis aus Westindien (Gewürzkörner) „Allgewürz", „Jamaikapfeffer",

„Nelkenpfeffer". Enthält Pimentöl. Verwendet zu Suppen, Tunken, Gemüse, Fisch, Ragout.

34. Pimpinelle (Bibernelle): Blätter der Pimpinella magna und Pimpinella saxifraga, in Europa weit verbreitet. Wächst auf Wiesen und an Waldrändern. Nach dem Einlegen in Essig oder Zitronensaft verwendet zu Suppen, Tunken, Gemüse (Spinat), Braten. Die Wurzel enthält ätherisches Öl und Pimpinellin, verwendet als Hustenmittel.

35. Porree: Blätter des Allium porrum aus Südeuropa. Verwendet zu Suppen und als Gemüse.

36. Portulak: Blätter der Portulaca oleracea. Verwendet zu Suppen, Salat, Spinat.

37. Quendel: (Feldthymian.) Blätter des Thymus serpyllum, wächst an sonnigen Wald- und Heideplätzen. Verwendet zu Salat, Suppen, Bratkartoffeln, Wild, Pasteten.

38. Rosmarin: Blätter des Rosmarinus officinalis aus dem Mittelmeergebiet. Enthält Rosmarinöl. Verwendet zu Fleischgerichten, grünen Erbsen, Tunken, Likör.

39. Safran: Getrocknete Blütennarben des Krokus. Stammt aus den Mittelmeerländern. Teuerstes aller Gewürze, heute nur noch gelegentlich als Färbemittel gebraucht.

40. Salbei: Blätter der Salvia officinalis aus Vorderasien. Verwendet zu Braten, Heringen, Gemüse (vor allem frischen Erbsen, grünen Bohnen, Möhren), als Kräuteressig und Kräutertunke, medikamentös als Gurgelwasser.

41. Sauerampfer: Blätter der Rumex acetosa und der Rumex acetosella; in Europa heimisch. Verwendet zu Suppen, Gemüse, Salat, Fischtunke und Braten.

42. Sellerie: Wurzelknollen des Apium graveolens; in Europa heimisch. Verwendet als Gemüse und Salat, außerdem zu Suppen, Tunken und als Beimischung zu Kochsalz (Selleriesalz).

43. Senf: Samen der Brassica nigra, scharf schmeckend durch Allylsenföl (entsteht aus dem Glykosid Sinigrin unter Mitwirkung der Myrosinase). Tafelsenf wird aus frischgemahlenem Senf-

samen, Weinmost oder Weinessig, Mehl und Gewürzen bereitet. Verwendet zu Gurken, Tunken, Fleischspeisen. Junge Blätter des weißen Senfes (Sinapis alba) als Gemüse verwendet.

44. Schnittlauch: Blätter des Allium schoenoprasun. Verwendet zu Suppen, Salat, Quark, Kartoffelgerichten.

45. Thymian: Blätter des Thymus vulgaris aus dem Mittelmeergebiet; enthält 2,6% Thymianöl mit 50% Thymol. Verwendet zu Wurst, Schmalz, Tunken und Suppen, Wildschwein- und Entenbraten, Erbsen- und Bohnengerichten, Pasteten. Medikamentös als Hustenmittel verwendet.

46. Tripmadam: Blätter des Sedum reflexum. Verwendet zu Suppen, Tunken, Salat.

47. Vanille: Früchte der Vanilla planifolia. Enthalten $1\frac{1}{2}$ bis $2\frac{1}{2}\%$ Vanillin (Phenolderivat); werden unreif geerntet und fermentiert. Verwendet zu Gebäck, Brei, Pudding, Kompott. Vanillinzucker besteht aus Zucker und künstlichem Vanillin (1%).

48. Wacholder: Früchte des Juniperus communis. Wächst auf Heiden und in Moorgegenden, auf Abhängen und Dünen; enthält Harz, Fett, Traubenzucker, Juniperin (Bitterstoff) und ätherisches Öl. Verwendet zu Tunken, Braten, Fischgerichten, Sauerkraut und zum Räuchern des Fleisches. Harntreibendes Medikament.

49. Waldmeister: Blätter und Blüten der Asperula odorata. Wächst in Buchenwäldern, enthält Cumarin (Zimtsäureanhydrid). Verwendet zu Süßspeisen, Obstsalaten, Limonade, Bowle.

50. Weinraute: Blätter und Blüten der Ruta graveolens. Verwendet zu Suppen, Tunken, Gemüse, Salat.

51. Ysop: Blätter des Hyssopus officinalis aus Südeuropa. Verwendet zu Salat, Tunke, Braten, Aalsuppe. Schleimlösendes Medikament.

52. Zimt: Getrocknete Rinde des Cinnamomum ceylanicum aus Ceylon. Enthält Zimtöl mit 65—75% Zimtaldehyd und 6—10% Eugenol und Phellandren. Zimtöl des Cassiazimtes (Cinnamomum Cassia) wird aus Blüten und Früchten gewonnen. Verwendet zu Backwaren, Kompott, Brei.

53. Zitrone:	Früchte des Citrus medica aus China. Enthält bis zu 7 % Zitronensäure, die Schale ätherisches Öl und Citral, das den Geruch bedingt, Limoneen u. a. Einkochen der Schale mit Zucker ergibt das Zitronat. Verwendet zu Salat, Gemüse, Fleisch, Tunke, Gebäck, Süßspeisen, Limonaden.
54. Zitronenmelisse:	Blätter der Melissa officinalis aus Südeuropa; riecht zitronenartig, wenig haltbar. Verwendet zu Fleisch-, Fisch- und Pilzgerichten, Salat, Essiggurken, Milchspeisen, Obstsuppen.
55. Zwiebel:	Sproßteile des Allium cepa aus Westasien. Verwendet zu Salat, Gemüse, Kartoffeln, Braten, Tunke.

Von den Gewürzen im weiteren Sinn: Zucker, Obst- und Gemüsesäften, Fleischextrakt und Hefeextrakt war schon ausführlich die Rede. Auf das Kochsalz werden wir bei den Nährpräparaten zu sprechen kommen. Es bleibt demnach hier nur noch der Essig.

Essig entsteht entweder mit Hilfe von Essigpilzen durch essigsaure Gärung aus alkoholischen Flüssigkeiten (Weinessig, Spritessig) oder durch Verdünnung von Essigessenz mit Wasser. Im Handel wird Speise- oder Tafelessig (mit mindestens 5 % Essigsäure), und Essigsprit (mit mindestens 10 % Essigsäure) unterschieden. Essigessenz, hergestellt aus Calciumkarbid (durch Anlagerung von Wasser an Azetylen und Oxydation des entstehenden Azetaldehyds) oder durch trockene Destillation des Holzes (Holzessig), enthält 60 bis 80 % Essigsäure. Sie ist unverdünnt ein stark ätzendes Gift und darf nur in besonders geformten Flaschen verkauft werden. Weinessig muß ausschließlich aus Wein hergestellt sein, Kräuteressig durch Zusatz von Gewürzkräuterextrakten. Die bekannten „Essigälchen" sind bewegliche, mit dem bloßen Auge erkennbare Fadenwürmer, die den Essig ungenießbar machen.

Eine Zeitlang machten ernährungsreformerische Bestrebungen von sich reden, die mit der Begründung ihrer größeren „Natürlichkeit" die Zitrone an die Stelle des Essigs setzen wollten. Das ist nicht begründet, weil der meist gebrauchte Weinessig nicht weniger „natürlich" ist als der Zitronensaft und weil Zitronensäure, ähnlich wie Essigsäure und andere organische Säuren, die Eisenresorption hemmt und die resorptionsbegünstigende Wirkung des Vitamins C in der Zitrone überdeckt. Lediglich die Calciumresorption scheint in besonderem Maße durch Zitronensäure gefördert zu werden (Zitronensäurebehandlung der Rachitis; s. S. 100). Essigsäure ist im übrigen auch ein normales Zwischenprodukt des Kohlenhydrat- und Eiweißstoffwechsels.

11. Kaffee, Tee, Kakao, Alkoholika

Als „Genußmittel", „Genußgifte" sind Kaffee, Tee, Kakao und die Alkoholika bekannt. Ein mißbilligendes Urteil ist darin enthalten. Wie überall, bleibt auch hier die moralisierende Betrachtungsweise biologischer Phänomene an der Oberfläche hängen und verbaut sich die Erkenntnis der wirklichen Zusammenhänge. Viele Vertreter dieser Geistesrichtung tragen keine Bedenken, unbewiesene, ja falsche Tatsachen als bewiesen darzustellen, um ihre Thesen einprägsamer und glaubhafter zu machen.

Das Bedürfnis nach Mitteln zur Steigerung der körperlichen und geistigen Leistungsfähigkeit und der Drang nach lustvollen Sinnesreizen ist so alt wie die Menschheit selbst. Viel Geist und Mühe ist im Laufe von Jahrtausenden zu seiner Befriedigung aufgewendet worden, und nicht zufällig wächst das Bedürfnis nach differenzierten Geschmacks- und Geruchsreizen gleichzeitig mit der allgemeinen Differenziertheit der Menschen. Im weitesten Sinn ist jedes Nahrungsmittel auch ein Genußmittel. Das Wesen des Genußmittels im engeren Sinn liegt jedoch darin, daß seine charakteristischen Auswirkungen nicht auf eigentlichen Nährwerten beruhen, sondern auf Stoffen, die den Ablauf ganz bestimmter Funktionen intensivieren, beschleunigen oder hemmen. Sie bringen eine nach Art und Zeitpunkt willkürlich bestimmbare Steigerung der Leistungsfähigkeit oder eine Dämpfung der Erregbarkeit, eine Lockerung, Entspannung und Euphorie. Die Berechtigung, in vielen Fällen sogar die Notwendigkeit einer willkürlichen und „gezielten" Leistungssteigerung wird man vernünftigerweise nicht bestreiten können. Im übrigen sind die Temperamente verschieden: der eine schätzt die Gleichmäßigkeit einer mittleren Lebensintensität über alles, der andere nimmt lieber Tiefen in Kauf, um Höhen zu erreichen. Man sollte die Möglichkeiten, die uns die „Genußmittel" auf körperlichem und geistigem Gebiet eröffnen, nicht verachten. Exakt wird sich freilich niemals feststellen lassen, welche Leistungen des menschlichen Geistes ohne die „Gifte" Coffeïn, Alkohol und Nikotin unvollbracht geblieben wären. An dem Absinken der Leistungs- und Widerstandsfähigkeit in Notzeiten trägt der Mangel an Nährstoffen gewiß die Hauptschuld. Es ist aber nicht immer „Genußsucht" und „Degeneration", wenn halbverhungerte Menschen ihr letztes Geld an Kaffee und Tee, an Branntwein und Tabak wenden. Es ist das Elend der ständigen Erschöpftheit und Leistungsunfähigkeit, die sie dahin bringt und das beschämende Gefühl der Unwürdigkeit eines solchen Lebens in Stumpfheit, Energielosigkeit und Erschlaffung. Die Wahl des „Genußgiftes" hängt von den erwarteten Wirkungen ab. Wir kennen diese genau. Niemals werden wir zum Alkohol greifen, wenn wir einige Nachtstunden konzentriert arbeiten wollen, niemals zum Kaffee, wenn es uns auf eine gelöste Atmosphäre ankommt. Gewiß ist es auch kein Zufall, daß der diszipliniert-zurückhaltende Angelsachse und Ostasiate den Tee bevorzugt, der erregbare Südeuropäer und Orientale den Kaffee, der Bayer das Bier, der Nordländer den Branntwein. In der Art und Weise des „Genußgift"-Konsums zeigen sich individuelle und völkische Charaktere genau so wie in den Nahrungs- und Essensgewohnheiten.

Da die Genußmittel einen Ausgleich für die (unter ihrem Einfluß in höherem Maße umgesetzten) Nährstoffe nicht bringen, resultiert nach Abklingen der Wirkung ein Nährstoffdefizit, ein Zustand verminderter Funktionsbereitschaft und Funktionsfähigkeit, eine „negative Phase". Regelmäßiger Gebrauch führt zu Gewöhnung, d. h. zu der Notwendigkeit, zwecks Erzielung gleicher Effekte die Dosen zu steigern. Die Bekämpfung des Genußmittelmißbrauchs und der Süchtigkeit ist eine Aufgabe, der sich der Arzt nicht entziehen darf. Die Möglichkeit einer Schädigung durch übermäßigen Gebrauch besagt jedoch nichts gegen die Berechtigung eines vernünftig geregelten Genusses. „Alle Dinge sind Gift und nichts ohne Gift, allein die Dosis machte, daß ein Ding kein Gift ist" *(Paracelsus)*.

Kaffeebohnen sind die Samen des afrikanischen Kaffeebaums, der Coffea arabica. Im Vergleich zu dem in Europa alteingesessenen Alkohol ist der Kaffee ein jugendlicher Eindringling. Nach der Türkenbelagerung entstanden in Wien, 1686 entstanden in Nürnberg und Regensburg die ersten deutschen Kaffeehäuser. Der deutsche Kaffeeverbrauch lag 1913 bei 2 kg, sank 1932/33 auf 1,6 kg und stieg bis 1938 auf 2,3 kg je Kopf und Jahr.

Nach der Ernte der reifen Kaffeefrüchte wird das Fruchtfleisch der Bohne entfernt, die Bohne fermentiert, gereinigt, getrocknet, von ihrer Pergamenthülle befreit, in rotierenden Trommeln bei 200 bis 250° C etwa 10 Min. lang geröstet und anschließend schnell abgekühlt. Beim Rösten entstehen die charakteristischen Duft- und Schmeckstoffe; der Zucker karamelisiert. Kaffeerösten erfordert viel Kunst und Erfahrung. Zuckerzusatz macht die Bohne glänzender und erschwert das Verfliegen des Aromas.

Außer Eiweiß, Fett (u. a. Kaffeeöl) und Kohlenhydraten enthalten die gerösteten Kaffeebohnen 5% Gerbsäure, 4% Pentosane, 4% Asche, Duft- und Schmeckstoffe unbekannter chemischer Art und Coffein. Das Coffein, dem Purin nahestehend, wird im Körper fast völlig abgebaut; nur ein kleiner Teil erscheint im Harn. Coffein wirkt belebend, erhöht Pulsfrequenz und Coronardurchblutung, erregt das Vasomotorenzentrum und die Nierensekretion. Große Coffein-

mengen führen zu Schwindel, Schlaflosigkeit, Erregungs- und Angst-
zuständen, Muskelzittern, Brechneigung und Durchfall. Dauerschäden
und chronischen „Coffeinismus" als Krankheit gibt es nicht. Ein
großer Teil der erregenden Wirkung des Kaffees beruht im übrigen
nicht auf dem Coffein, sondern auf den Duft- und Schmeckstoffen.

Für eine Tasse mittelstarken Kaffees rechnet man 5—7 g
Kaffeepulver. Da der Coffeïngehalt in der Trockensubstanz der Bohne
etwa 1% beträgt, enthält die $^1/_8$ l-Tasse 50—70 mg Coffein.

Kaffee läßt sich auf verschiedene Weise zubereiten: „Im
Orient mahlt man ihn sehr fein, übergießt ihn in Messing-
gefäßen mit kaltem Wasser, erwärmt ihn anfangs langsam und erhitzt ihn dann rasch zum Sieden. Das Coffeïn wird hierbei sehr vollständig ausgelaugt. Bei uns bereitet man den Kaffee gewöhnlich
durch Aufgießen mit heißem Wasser und filtriert ihn meist durch einen
Karlsbader Trichter. Für den Geschmackswert des Kaffees ist der
Härtegrad des Wassers von großer Bedeutung: Kalkreiches Wasser
verschlechtert den Geschmack. Am besten und ausgiebigsten wird
das Getränk beim Aufgießen mit destilliertem Wasser. Bei diesem
Verfahren werden 80% des Coffeïns extrahiert. Als zweckmäßigste
Methode wird von *Brillat-Savarin* die folgende Zubereitungsweise
empfohlen: Man übergießt $^3/_4$ des Kaffeepulvers mit heißem Wasser
und läßt es kurz aufwallen, dann nimmt man das Gefäß sofort vom
Feuer und fügt den Rest hinzu. Kaffee, der auf diese Weise hergestellt
wird, ist viel wohlschmeckender als Aufgüsse nach anderen Vorschriften" (*Heupke*).

In der Krankendiätetik dient der Kaffee als Belebungsmittel
bei Erschöpfungszuständen, Hitzschlag, Erfrierung und Unterküh-
lung, Kollaps und Herzschwäche; er bekämpft die Nachwehen des
Alkoholrausches und bei vielen Menschen die Stuhlträgheit. Mit
Kaffeeverboten sind die Ärzte meist viel zu schnell bei der Hand. Bei
jeder Herz- und Gefäßerkrankung, bei jeder Magen-Darmstörung
Kaffee zu verbieten, ist eine unbegründbare und vom verbietenden
Arzt darum auch niemals überzeugend begründete Maßnahme. Nur
bei wenigen Krankheiten (bei Übererregbarkeit des Nervensystems
und des Magen-Darm-Kanals, vielleicht auch einmal bei arterieller
Hypertension) ist Kaffeeentzug wirklich notwendig. Bei Kindern soll
man, wie mit allen erregenden Mitteln, auch mit Kaffee vorsichtig sein.

Coffeïnfrei, sonst aber vollwertig ist der Kaffee „Hag". Der
handelsübliche und wegen seiner einfachen Verwendungsmöglichkeiten so beliebte Nescafe enthält keine kaffeefremden Anregungs-
mittel, insbesondere kein Pervitin. Höchst unvollkommene Kaffee-
Ersatzstoffe sind dagegen Zichorienwurzeln, Rüben, Löwenzahn-
wurzeln, Feigen, Gerste und Roggen, Malz, Eicheln, Erdnüsse, Soja-

bohnen und vieles andere, was man in Notzeiten anzubieten pflegt. Im armen Deutschland mit seinen horrenden Steuersätzen für Kaffee und Tee wurden Kaffeeersatzgetränke schon 1938 in größeren Mengen verbraucht als Bohnenkaffee und Tee zusammen.

1769 entstand in Braunschweig die erste Zichorienfabrik. Die Anbaubedingungen der Zichorie sind ähnlich denen der Zuckerrübe; die Pflanze stellt hohe Ansprüche an Boden und Klima und bringt 250—400 dz/ha.

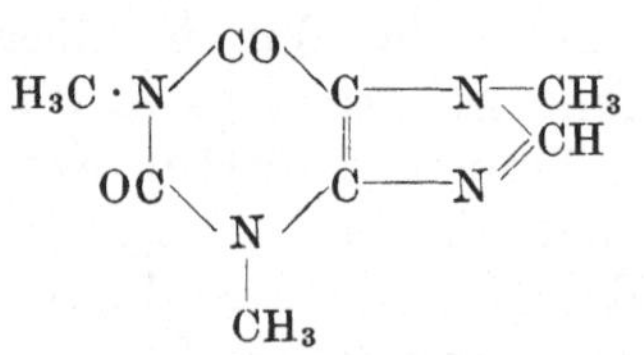

$$
\begin{array}{ll}
\text{H}_3\text{C}\cdot\text{N}\diagup\overset{\text{CO}}{\diagdown}\text{C}\!-\!\!-\!\text{N}\!-\!\text{CH}_3 & \text{HN}\diagup\overset{\text{CO}}{\diagdown}\text{C}\!-\!\!-\!\text{N}\!-\!\text{CH}_3
\end{array}
$$

Coffeïn (1. 3, 7-Trimethylxanthin; Xanthin = 2,6 Dioxypurin). 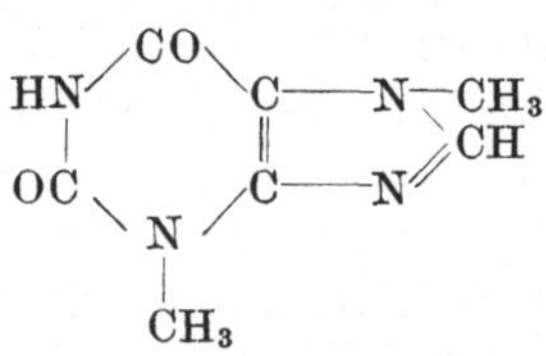   Theobromin (3, 7-Dimethylxanthin).

Wie der Kaffee gelangte auch der Tee, die getrockneten Blattknospen und jungen Blätter der Teepflanzen (Thea viridis), erst im 17. Jahrhundert, und zwar aus China und Indien, nach Europa. Je nach Behandlung der Blätter entsteht der grüne (unfermentierter), der gelbe oder der in Europa bevorzugte schwarze (fermentierte) Tee. Aus Teeresten und Ochsenblutserum stellen die Chinesen ihren Ziegeltee her, ein wichtiges Exporterzeugnis für Tibet und Sibirien. Der deutsche Teeverbrauch lag von 1913 bis 1939 ziemlich gleichbleibend bei 0,1 kg je Kopf und Jahr.

Der Coffeïngehalt in der Trockensubstanz des Tees — „Theïn" ist nichts anderes als ein anderer Name für Coffeïn — beträgt 2—3%. Sein Aroma erhält der Tee durch ätherische Öle, die bei der Zubereitung frei werden. Weiches Wasser gibt mit den meisten Teesorten ein besseres Getränk als hartes Wasser. Allzulanges Ziehen macht es herb und bitter, gerbsäurereicher. Die Stärke des Teeaufgusses, d. h. sein Coffeïngehalt, läßt sich nach Farbe, Geruch und Aroma nicht sicher beurteilen. Man rechnet auf $^1/_4$ l Getränk höchstens 5 g trockene Teeblätter. Da rund 80% des Coffeïns in den Aufguß übergehen, enthält $^1/_4$ l Tee etwa 0,1 g Coffeïn, eine $^1/_8$-l-Tasse also rund 50 mg, d. h. etwa soviel wie eine Tasse starken Kaffees. Daß Tee dennoch weniger erregend wirkt als Kaffee liegt daran, daß das Coffeïn im Tee an Gerbsäure gebunden ist und infolgedessen schwerer resorbiert wird. Überdies scheinen die Duft- und Schmeckstoffe des Tees geringere physiologische Wirkungen zu entfalten als die des Kaffees.

Russischer Samowartee, ein konzentrierter Extrakt, wird mit heißem Wasser verdünnt. Hochkonzentriert ist auch der Haustee, der im friesischen Bauernhaus ständig auf dem Ofen steht.

Diätetisch findet Tee bei entzündlichen Magen-Darmstörungen Verwendung.

„Tee", richtiger: Aufgüsse kann man aus vielen Dingen machen: aus Pfefferminze, Fenchel, Kümmel, Hagebutten, Kamillen, Linden- und Holunder- (Flieder-) Blüten, Erdbeer-, Brombeer- und Preißel-beerblättern und aus noch manchem anderen. Derartige Aufgüsse spielen in der Heilkunde eine Rolle als schleimlösende, schweiß-treibende und harntreibende Mittel, in Notzeiten, wenn es den „echten" Tee nicht mehr gibt, aber auch als tägliche Gebrauchsgetränke.

Ein Aufguß aus den Zweigen südamerikanischer Bäume ist der Maté (Yerba, Paraguaytee). Sein wirksamer Bestandteil ist gleichfalls das Coffeïn (etwa 1 % in der Trockensubstanz).

Von coffeinhaltigen Pflanzen wäre schließlich noch die Colanuß zu erwähnen. In vielerlei Form verleiht sie anregenden Getränken ihre Wirkung (oder auch nur den Namen), ohne daß sich der Verbraucher immer darüber im klaren ist, daß er Coffeïn zu sich nimmt. Ein Erzeug-nis dieser Art ist z. B. das beliebte Coca-Cola, das 0,01 % Coffeïn ent-halten soll.

Aus Mexiko kommt der Kakao. Der deutsche Verbrauch betrug 1913 0,6 kg je Kopf, 1930 0,9 kg und hat sich bis 1938 auf dieser Höhe gehalten.

Kakaobohnen sind die bohnenförmigen Samen der gurken-ähnlichen Frucht des Kakaobaumes, Theobroma Cacao. Bei der Fer-mentierung der Bohnen („Rottung") geht der Zucker des Frucht-fleisches in Alkohol und Essigsäure über, die Gerbsäurebindung des Theobromins wird gelöst, niedere Fettsäuren entstehen. Das Rösten entwickelt die charakteristischen Duft- und Schmeckstoffe; Samen-schalen und Keimlinge fallen dabei ab. Durch Zerreiben der fett-reichen Bohnen erhält man eine knetbare Masse, aus der sich in der Wärme Fett abpressen läßt. Trinkkakao wird vor dem Rösten mit Pottasche behandelt („aufgeschlossen").

Das Alkaloid des Kakaos, das Theobromin (s. S. 414), ist ein naher Verwandter des Coffeïns. Seine pharmakologischen Wirkungen sind grundsätzlich dieselben; es wirkt nur weniger intensiv. Unent-fettete Kakaomasse enthält 1,5 %, stark entfettetes Kakaopulver etwa 3 % und Schokolade rund 0,5 % und weniger Theobromin. Der Fettgehalt dieser drei Zustandsformen des Kakaos beträgt 56, 10—14 und 25—35 %. Auf $^1/_4$ l Getränk rechnet man 20—30 g Kakaopulver. Das wären etwa 0,4 mg Theobromin in einer $^1/_8$-l-Tasse.

Kakaofett wird unter dem Namen Kakaobutter in der Heilkunde zu Suppositorien verwendet. Eichelkakao und Haferkakao (Kakaopulver mit Eichel- und Hafermehl) erfreuen sich in der Kinderheilkunde als Stopf- und Nährmittel großer Beliebtheit. Aus Kakao, Zucker, Milch oder Sahne und Gewürzen besteht die Schokolade. Ihre anregende Wirkung, ihr Nährwert (bis zu 750 cal in 100 g!) und ihre Handlichkeit machen sie zu einem Nährmittel, das der Kranke und der Sportsmann nicht weniger schätzt als der Soldat und der Geistesarbeiter. Schokakola (Schokolade mit 0,2 % Coffeïnzusatz) hat sich nicht nur im Krieg sondern auch in den Nachkriegsjahren als Belebungs- und Stärkungsmittel tausendfach bewährt. Schokolade ist ein hochwertiges Nahrungsmittel. Nur in Deutschland hat sie der Staat durch enorme Besteuerung zu einem luxuriösen Genußmittel gemacht.

Während der Brennwert von Getränken wie Kaffee und Tee praktisch nicht ins Gewicht fällt, ist Kakao ausgesprochen brennwertreich: $^1/_4$ l Getränk = 30 g Kakaopulver entsprechen 139 cal. Setzt man ihn mit Milch an, gibt man gar auch noch Zucker und Fett hinzu (50 g Butter lassen sich in einer Tasse Kakao leicht unterbringen), dann kann man bis auf 600 cal in $^1/_4$ l kommen.

In der Diätetik wird Kakao deshalb immer dann gerne gegeben, wenn es sich darum handelt, dem Kranken möglichst viel Brennwerte beizubringen. Schädigungen und Gesundheitsstörungen durch Kakao gibt es nicht. Bei der volkswirtschaftlich an sich erwünschten, in Deutschland durch steuerliche Maßnahmen freilich unmöglich gemachten Ausweitung des Zuckerverzehrs (s. S. 363) könnte der Kakao als Träger von Geschmacks- und Duftstoffen eine maßgebende Rolle spielen.

„Es ist ein Brauch von Alters her: Wer Sorgen hat, hat auch Likör." Das auf der ganzen Erde verbreitetste Mittel zur Anregung von Phantasie und Initiative, zur Entspannung, Ablenkung und Lockerung ist der Alkohol (Äthylalkohol). Mit seinem Brennwert von 7 cal je g wird er im Körper zwar fast völlig verbrannt — nur Spuren erscheinen in der Ausatmungsluft —, kann aber als Energiespender nur zu einem kleinen Teil die regulären Brennwertlieferanten (Eiweiß, Fett, Kohlenhydrate) ersetzen.

Alkohol entsteht beim anaeroben Kohlenhydratabbau der Hefe (alkoholische Gärung). Das Schema der alkoholischen Gärung stammt von *Meyerhof*. Die alkoholische Gärung gliedert sich in die Angärung, die zur Bildung von Acetaldehyd führt, und die stationäre Phase, in der über Acetaldehyd Alkohol entsteht.

Schema der alkoholischen Gärung nach *Meyerhof*

a. Angärung

1. 2 Hexosediphosphorsäure = 2 Dioxyacetonphosphorsäure
   + 2 Glycerinaldehydphosphorsäure (4 Triosephosphorsäure)
2. 2 Phosphorsäure + 1 Glukose + 4 Triosephosphorsäure
   = 1 Hexosediphosphorsäure + 2 Glycerinphosphorsäure

   + 2 Phosphoglycerinsäure
3. 2 Phosphoglycerinsäure = 2 Phosphobrenztraubensäure
4. 2 Phosphobrenztraubensäure + 1 Glukose = 2 Brenztraubensäure + 1 Hexosediphosphorsäure

5. 2 Brenztraubensäure = 2 Kohlendioxyd + 2 Acetaldehyd

b. Stationäre Phase

1. 1 Hexosediphosphorsäure = 1 Dioxyacetonphosphorsäure
   + 1 Glycerinaldehydphosphorsäure (2 Triosephosphorsäure)
2. 2 Triosephosphorsäure + 2 Glukose + 2 Phosphorsäure
   + 2 Acetaldehyd = 2 Phosphoglycerinsäure + 2 Hexosemonophosphorsäure + 2 $\boxed{\text{Aethylalkohol}}$
3. 2 Phosphoglycerinsäure = 2 Phosphobrenztraubensäure
4. 2 Phosphobrenztraubensäure + 2 Hexosemonophosphorsäure
   = 2 Brenztraubensäure + 2 Hexosediphosphorsäure

5. 2 Brenztraubensäure = 2 Kohlendioxyd + 2 Acetaldehyd.

Fructose-diphosphorsäure	Dioxyazeton-phosphorsäure	1-(−)-α-Glyzerin-phosphorsäure
Phosphobrenz-traubensäure	d-Glyzerinaldehyd-phosphorsäure	d-(−)-3-Phospho-glyzerinsäure
	Brenztrauben-säure	Azetaldehyd

Alkohol erregt die Magensaftabscheidung und erweitert die Blutgefäße der Haut, die der Hände anscheinend stärker als die der Füße, und kann dadurch lokalen Erfrierungsschäden vorbeugen. Er erleichtert aber auch die Auskühlung. Ein lebhafter Sprech- und Bewegungsdrang macht sich nach Alkoholgenuß geltend; das Gefühl der Ermüdung wird hinausgeschoben. Stimmung, Wollen und Denken ändern sich in bekannter Weise. Die Kritik geht verloren, man traut sich viel, oft zu viel zu, man „geht aus sich heraus", reagiert jedoch langsamer und weniger genau. Reichlicher Alkoholgenuß lähmt die Gehirnfunktionen — zunächst die höchsten, mit zunehmender Schwere der Vergiftung immer tiefere. Die bekannten Nachwirkungen reichlichen Alkoholgenusses brauchen nicht geschildert zu werden.

Vielgestaltig sind die Erscheinungen des chronischen Alkoholismus: Allgemeine Widerstandslosigkeit und Leistungsunfähigkeit, hartnäckige Katarrhe der Luft- und Verdauungswege, Störungen der Haut und der Kreislauforgane, Impotenz, Charakterveränderungen, Aufregungszustände, Sinnestäuschungen (Delirium tremens) mit schweren Schädigungen des Gehirns und der Nerven. An der Entwicklung von Gicht und Lebercirrhose sind, wenn überhaupt, andere Bestandteile der alkoholischen Getränke in mindestens gleichem Maße beteiligt wie der Alkohol selbst.

Gefährlich sind Zusätze von Methylalkohol, die in Notzeiten gar nicht so selten vorkommen. Die Rauschwirkung des Methylalkohols ist geringer. Nach 5—10 g kommt es zu Schwindel, Kopf- und Leibschmerzen. Sehstörungen und später unter Umständen zu vollkommener Erblindung. Schlecht bekömmlich, wenn auch nicht eigentlich giftig, sind größere Mengen von Fuselölen (Amylalkohol aus Isoleucin, Isoamylalkohol aus Leucin).

$$CH_3OH \qquad \underset{\substack{|\\H}}{H-\overset{\substack{CH_3\\|}}{C}-OH} \qquad \underset{\substack{|\\CH\cdot NH_2\\|\\COOH}}{\underset{CH}{H_2C\diagdown \qquad \diagup CH_3}}\overset{H_3C}{|} \qquad \rightarrow \qquad \underset{\substack{|\\CH_2OH}}{\underset{CH}{H_2C\diagdown \qquad \diagup CH_3}}\overset{H_3C}{|}$$

Methylalkohol   Äthylalkohol 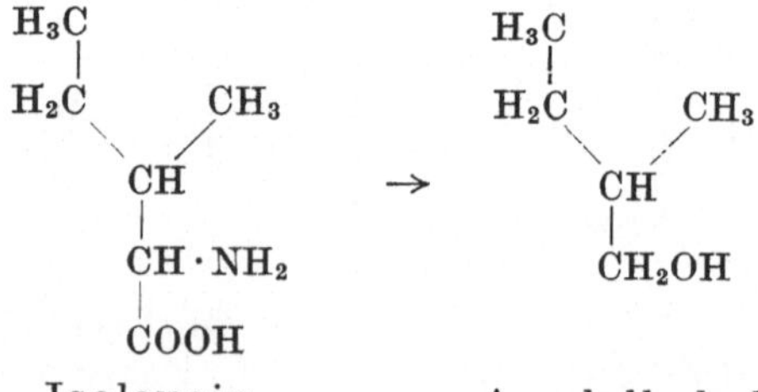   Isoleucin   Amylalkohol

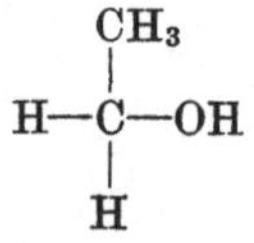

Alkohol kann man in vielerlei Formen zu sich nehmen. Aus Trauben und anderen Beeren, Äpfeln, Birnen, Ananas, Apfelsinen, Feigen, Datteln und Bananen läßt sich Wein (mit 4—8% Alkohol) herstellen. Das Verfahren ist grundsätzlich immer dasselbe. Bei der Bereitung

des Traubenweines z. B. werden die Trauben zerquetscht und ausgepreßt. In Fässern überläßt man dann den Most der Gärung. Hefepilze, die den Früchten stets anhaften, wandeln den Zucker der Trauben — 10—30%, im Süden bis zu 40% — in Alkohol und Kohlensäure um. Es folgt mehrfaches Umfüllen des Weines in andere Fässer („Abstechen") und mindestens 2—3jähriges, oft sehr viel längeres Lagern. In dieser Zeit entstehen die entscheidenden Geschmacksstoffe. Erst wenn er „flaschenreif" geworden ist, wird der Wein abgefüllt. Schaumwein gärt in der Flasche weiter. „Trocken" heißen Weine, deren Zucker restlos vergoren ist. Unabsehbar verschieden sind die Duft- und Geschmacksnuancen des Traubenweines — ist seine „Blume", sein „Bouquet". Gewiegte Weinkenner probieren nur und wissen, in welcher Lage und welchem Jahr der Wein gewachsen ist.

Branntweine (30—60% Alkohol) werden durch Destillation alkoholischer Flüssigkeiten gewonnen. Der Ausgangsstoff gibt dem Destillat seinen Namen: Kartoffelschnaps und Wodka (aus Kartoffeln) — Kornbranntwein — Rum (aus Zuckerrohr) — Zuckerrübenschnaps — Kognak (aus Traubenwein) — Arrak (aus Reiswein) — Kirschwasser — Zwetschgenwasser. Spiritus nennt man den wasserhaltigen Äthylalkohol der Brennerei. Zusatz von Zucker, Duft- und Schmeckstoffen macht den Branntwein zum Likör. „Verschnitt" ist geringwertiger, durch Zusatz wertvollerer Sorten verbesserter Branntwein.

Das deutsche Nationalgetränk ist immer noch das Bier. Sein Alkoholgehalt schwankt: 2—2,5% (z. B. Lichtenhainer), 3,5% (Schankbier) und 4,5—5% (Kulmbacher, Bockbier). In der Brauerei wird die Gerste, deren Stärke beim Keimen zum Teil in Zucker übergegangen ist, vorsichtig gedörrt (Trockenmalz), mit Wasser angesetzt (Maische) und erhitzt. Danach siebt man die „Stammwürze" von den ungelösten Bestandteilen ab, versetzt sie mit Hopfen, der dem Bier seinen eigentümlichen Geschmack gibt, kocht und beimpft nach dem raschen Abkühlen mit Hefe. Untergäriges Bier (Münchner, Dortmunder, Pilsner) gärt bei etwa 5° C, obergäriges (Berliner Weiße, Malz- und Kraftbiere, Lichtenhainer und Porter) bei etwa 15° C.

Alkoholische Molkengetränke (Molkenbier, Molkenwein, Molkensekt) sind über das Versuchsstadium noch nicht hinausgekommen, Kumys und andere alkoholhaltige Milchgetränke nur von lokaler Bedeutung.

Der deutsche Bier- und Branntweinverbrauch lag 1938 mit 68,7 und 1,2 l je Kopf beträchtlich tiefer als 1913 (102,1 und 2,8 l je Kopf). Der Weinverbrauch hingegen stieg im gleichen Zeitraum von 3,4 auf 6,1 l je Kopf, der Süßmostverbrauch sogar von 0,2 l im Jahr 1930 auf 1,0 l im Jahr 1938.

Tabelle 48. Alkoholverbrauch verschiedener Länder (l je Kopf 1938)

	Deutsch-land	Holland	Schweden	Dänemark	Tschecho-slowakei
Bier	68,7	15,0	41,0	56,0	62,0
Trinkbranntwein ..	1,2	3,6	6,6	1,5	1,0
Wein	6,1	1,2	1,0	1,8	3,0

Die Verbrauchsstatistiken zeigen, daß die Beliebtheit des Alkohols in Europa im großen und ganzen heute weniger groß ist, als vor 50 oder 100 Jahren. Ein Getränk, das die körperlichen Fähigkeiten und die Klarheit des Verstandes lähmt, das die richtige Erkenntnis der Situation euphorisch verfälscht und leistungshemmende Nachwirkungen hinterläßt, paßt schlecht in unsere Zeit und zu den Anforderungen, die sie stellt. Auch in der Krankenernährung ist der Alkohol an Bedeutung zurückgetreten. Als Stopfmittel, „Stärkungsmittel", Analeptica, aber auch als Einschlafmittel, spielten Rotwein und Sekt in der alten Klinik eine große Rolle. Wir geben sie auch heute noch in kleinen Dosen gelegentlich als Appetitwecker und Belebungsmittel bei schweren Infektionskranken, überhaupt bei schwer darniederliegenden Kranken. Wir sind aber immer zurückhaltender damit geworden und richten uns in der Form der Verabreichung — Weißwein, Rotwein, Südwein, Sekt, Kognak — nach der Geschmacksrichtung, den Gewohnheiten und der Verträglichkeit. Kranken mit motorisch und sekretorisch übererregbaren Verdauungsorganen bekommen Alkoholika meist schlecht.

12. Nährpräparate

Auf die Entdeckung der stofflichen Zusammensetzung der Nahrungsmittel folgte sehr bald das Bestreben, die Nährstoffe in reiner Form zu gewinnen und therapeutisch zu verwenden. Der leitende Gedanke war, durch Konzentration des Nährstoffes und Befreiung von „störenden Begleitsubstanzen" gewisse biologische Wirkungen zu verstärken. Vielfache Erfolge haben die Richtigkeit solcher Überlegungen bestätigt. Auf der anderen Seite darf man die Einseitigkeit einer Therapie mit reinen Nährstoffen nicht außer acht lassen. Unser Wissen vom Zusammenwirken der Nährstoffe ist lückenhaft. Sicher entfalten viele von ihnen erst im Zusammenspiel mit anderen ihre volle Wirkung und Überdosierung eines Nährstoffs kann das Gleichgewicht der Nährstoffe stören und seinerseits Mangelerscheinungen hervorrufen. Solchen Mangelsymptomen sind wir schon mehrfach begegnet: Ketonurie durch Störung des Fett-Kohlenhydrat-Gleichgewichts, B_1-Avitaminose durch Störung des Zucker-Vitamin-B_1-Gleichgewichts, Osteomalacie durch Störung des Calcium-Phosphat-Fett-Gleichgewichts. Die Verabreichung isolierter Nährstoffe am richtigen Ort und zur richtigen Zeit durch nichts Gleichwertiges ersetzbar, kann bei unkritischer Handhabung jedenfalls die Gefahr einer einseitigen Überernährung nach sich ziehen.

Ob man die Behandlung mit Nährpräparaten zur **Ernährungsbehandlung** oder zur **Arzneibehandlung** rechnet, ist eine Frage der Konvention. Die Art der Verabreichung — enteral oder parenteral — ist kein Unterscheidungsmerkmal (künstliche Ernährung durch die Vene!). Infolge ihrer Reinheit und der hohen Dosierungsmöglichkeit entfalten die isolierten Nährstoffe aber oft neue **pharmakologische** Wirkungen. Diese liegen zweifelsohne **außerhalb** des Gebiets der Diätetik und sollen deshalb hier nicht besprochen werden.

Eine alte Form der medikamentös-gezielten Verwendung von Nahrungsmitteln ist die Verabreichung **tierischer und pflanzlicher Organe**. Sie geht zurück auf **mythische Vorstellungen** der Art, daß das Herz mutiger Tiere mutig, daß Hoden und Eier fruchtbar machen. Ähnliches klingt in der Signaturenlehre an, die in *Paracelsus* einen ihrer bekanntesten Vertreter gefunden hat. „Die Natur zeichnet ein jegliches Gewächs, so von ihr ausgeht, zu dem, dazu es gut ist." Nach dieser Auffassung helfen z. B. die leberähnlichen Blätter des Leberblümchens gegen Leberleiden, die Wurzelknollen der Orchis gegen Impotenz, Löwenzahn und andere gelbe Pflanzen gegen Störungen der Harnabscheidung. Noch vor wenigen Jahrzehnten propagierte eine in ihrem Fachbereich sehr angesehene chirurgische Universitätsklinik ein Präparat aus Lebergewebe und Galle gegen Leberkrankheiten, ein Präparat aus Zentralnervensystem gegen multiple Sklerose, Tabes dorsalis und Paralyse — mittelalterliche Signaturenlehre in modernem Gewand! Die auf solchen Vorstellungen beruhende Organtherapie mag gelegentlich einmal zur Entdeckung eines wirksamen Medikaments geführt haben; ihr Prinzip hat jedoch den kritisch gesicherten klinischen Erfahrungen am Krankenbett nicht standhalten können.

Erwiesen ist jedoch die Wirksamkeit einer von **klinischen Beobachtungen** und **experimentellen Feststellungen** ausgehenden Organtherapie. Zu ihr gehört beispielsweise die von *Minot* und *Murphy* 1925 angegebenen **Leberbehandlung** der perniciösen Anämie. Erwiesen ist die Wirksamkeit **endokriner Drüsen**: von Schilddrüse bei Myxoedem, von Nebenschilddrüse bei Tetanie, von Nebennierenrinde bei Morbus *Addison*, von Eierstock und Hoden bei Störungen der Sexualfunktionen und der Blutgefäße, von Hypophyse bei hypophysären Störungen. Die therapeutische Brauchbarkeit von Milz bei Infektionen und Polycythämie hingegen ist sehr fraglich und Pankreas und Pankreasextrakte entfalten keine insulären Wirkungen, weil das Insulin durch organeigene Fermente sehr schnell abgebaut wird. Präparate aus Zentralnervensystem, Lungengewebe (Clauden) und Tierblut (Coagulen) werden gerne gegen Blutungen aller Art gegeben. Der Glaube an die Wirkung ist freilich meist größer als der einer kritischen Prüfung standhaltende tatsächliche Erfolg. Zu den Mitteln, denen gefäßerweiternde Wirkungen zugeschrieben werden, gehören Gewebsextrakte wie Eutonon, Lacarnol, Myoston, Angioxyl. Sie „sollen in einzelnen Fällen schmerzlindernd und durchblutungsverbessernd wirken"; die Ergebnisse mit Padutin (= Kallikrein, einem Pankreaspräparat) „sind ungemein wechselnd"*(Ratschow)*.

Die Zahl der eiweiß-, fett- und kohlenhydrathaltigen Nährpräparate ist unübersehbar. Sie bestehen teils aus präparierten Nahrungsmitteln, teils aus isolierten Nährstoffen und sind, mit Duft- und Schmeckstoffen kombiniert, unter immer wieder neuen Namen im Handel. Eine gute Diätköchin kommt ohne Nährpräparate aus. Immerhin können sie bei hartnäckiger Appetitlosigkeit, bei Verdauungsstörungen und Erschöpfungszuständen und — last not least — auch dann, wenn die nötigen Nährwerte in Form natürlicher Nahrungsmittel unerreichbar sind, willkommene Hilfsmittel sein. In Notzeiten ist alles Eßbare begehrenswert. Man muß sich nur genau darüber unterrichten, was das verordnete Nährpräparat enthält; man kann sonst unangenhme Überraschungen erleben.

Nährpräparate bestehen aus Warm- und Kaltblüterfleisch (feste und flüssige Fleischextrakte, Fleischlösungen, Peptonpräparate aus Fleisch- und Fischabfällen, Wikingeiweiß aus Fischen), aus Milch (Nutrose, Plasmon, Sanatogen u. a.), aus Blut (Hämatibin, Hämatopan u. a.), aus pflanzlichen Nährstoffen (Aleuronat, Keimlingskekse, Glidine, Kefermon, Kufeke, Materna, Nährhefe, Roboral u. a.), aus Malz oder aus Mischungen tierischer und pflanzlicher Rohstoffe (Hygiama, Promonta, Pro Ossa u. a.). Dazu kommen Diabetikerpräparate (Mehle, Brote, Teigwaren, Suppenwürfel, Schokolade), die dem Kranken die Kohlenhydratbeschränkung erleichtern sollen. Von Milchpräparaten und Kindermehlen war bereits im Abschnitt Kinderernährung die Rede.

Vor allen Dingen auf amerikanischen Arbeiten beruht die moderne Therapie mit Aminosäuren. Nach Zweck, Dosierung und Anwendungsform ist sie als Ernährungstherapie etwas ganz anderes als die ältere unspezifische Reizkörpertherapie mit Milch, Aolan, Caseosan, Blut und anderen Eiweißkörpern. Die Therapie mit Aminosäuren gilt in USA heute als ein durch nichts anderes ersetzbarer

Bestandteil der Ernährungstherapie. Wir haben sie bereits eingehend besprochen (s. S. 67 und 283).

Der Zucker spielt in der Diätetik eine große Rolle: als reiner Traubenzucker, als Rübenzucker (Kochzucker, Rohrzucker, Kandiszucker), als Malzextrakt, als Milchzucker und als Nährzucker.

Seine leichte Resorbierbarkeit und Assimilierbarkeit, die vielseitigen Möglichkeiten der Zufuhr — intravenös in 10—25%iger, subcutan und intramuskulär in 6%iger (blutisotonischer) Lösung — und seine geringe Süßkraft, haben vor allem dem Traubenzucker (d Glykose, Dextrose) ein weites Indikationsgebiet erobert.

Wir geben ihn peroral bei Unterernährung und Schwäche, vor sportlichen Leistungen (Zucker soll die Phosphatausscheidung herabsetzen, ist aber kein Doping-Mittel im eigentlichen Sinn; s. S. 428), bei Leberkrankheiten, bei ketonämischen, urämischen und hypoglykämischen Zuständen und bei Infektionskrankheiten. Zuckerreiche Ernährung beugt einer Leberschädigung durch Chloroformnarkose vor. Zuckerwasser ist ein altbeliebtes Schlafmittel: die der Hyperglykämie folgende Hypoglykämie macht schläfrig. Leichtverständlich ist das Verschwinden von Ulkusschmerzen nach peroraler Zuckerzufuhr: Nüchtern- und Hungerschmerzen pflegen nach jeder Nahrungszufuhr zu verschwinden. Zu einem bedenklichen Mißverhältnis zwischen Kohlenhydrat- und Vitamin B_1 kommt es erst bei Zuckermengen, die weit über den therapeutisch üblichen Dosen liegen.

Die Indikationen der parenteralen und lokalen Traubenzuckertherapie greifen über das Gebiet der Diätetik hinaus. Überall, wo perorale Zuckerzufuhr angezeigt ist, kann der Zucker notfalls auch parenteral gegeben werden. Intravenöse Injektion hypertonischer (40iger) Zuckerlösung wird bei Lungenoedem, Glottisoedem, Pankreasoedem (Pankreasnekrose) und Hirnoedem empfohlen. Man stellt sich vor, sie wirkten am Ort der Oedembildung entwässernd. Die Erfolge der Behandlung der Herzinsuffizienz mit Traubenzuckerinjektionen sind umstritten; erwiesen ist nur die Eignung der Traubenzuckerlösung als Verdünnungsmittel für Strophantin und Euphyllin, um allzu rasche Injektion und Gewebsschädigung durch paravenöse Injektion zu verhüten. In der Hauptsache aus diesem Grund (weniger auf *Büdingens* Empfehlungen hin) hat sich die Traubenzuckerinjektion bei Herzinsuffizienz eingebürgert. Fraglich ist die Heilwirkung hypertonischer (25—40%iger) Traubenzuckerlösung bei peripheren Durchblutungsstörungen (mehrmals wöchentlich 20—60 ccm), bei Röntgenkater und Urämie. Nützlich ist sie zur Verödung von Krampfadern. Infizierte Wunden wurden früher mit

Zucker bestreut, genitaler Fluor wird auch heute noch örtlich mit Zucker behandelt; das wirksame Prinzip dürfte in beiden Fällen die wasserbindende Kraft des Zuckers sein.

Die anderen Zucker spielen in erster Linie in der Kinderheilkunde eine Rolle. Milchzucker wirkt abführend und auch Malzextrakt führt ab. Unter Nährzucker versteht man Gemische aus Dextrinen, Malzzucker, Milchzucker, Traubenzucker und Fruchtzucker, die wenig süßen, schwer vergären und, im Gegensatz zum reinen Milchzucker, eher stopfen (Soxhlets Nährzucker, Alete-Nährzucker, Lactana-Nährzucker, Nährmaltose, Stöltzners Kinderzucker, Nährzucker Löflund, Nährzucker Töpfer u. v. a.).

Nach der Periode unkritischer Überschätzung, die jede Neuentdeckung überstehen muß, hat sich die therapeutische Reichweite der Vitamine allmählich klarer abgegrenzt. Das Hauptgebiet der Therapie mit reinen Vitaminen sind naturgemäß die Vitaminmangelzustände. Reine Vitamine können auch Krankheitszustände beeinflussen, die offensichtlich nichts mit Hypovitaminosen zu tun haben. Bei Behandlung mit fettlöslichen Vitaminen ist zu beachten, daß zur vollständigen Resorption mehr Fett erforderlich ist als zur bloßen physikalischen Lösung. Wir beschränken uns im folgenden auf eine stichwortmäßige Übersicht und verzichten bewußt auf die Angabe spezieller Präparate.

Vitamin A (Axerophthol): Heilwirkungen bei Hemeralopie, Xerophthalmie und Keratomalacie, bei Knochenbrüchen, Neigung zu Schleimhauterkrankungen, Trockenheit und Rauhigkeit der Haut („Krötenhaut"), eitrigen Hautkrankheiten („Epithelschutzvitamin") und frischen Wunden (Lebertransalbe). Keine erwiesenen Erfolge bei M. Basedow, Magen-Darmkrankheiten, Nierensteinbildung, Magersucht, Zahnkaries und Amenorrhoe.

Vitamin B_1 (Aneurin, Thiamin): Heilwirkungen bei Beriberi, Milch- und Mehlnährschaden der Säuglinge, bei alkoholischer, diabetischer und Schwangerschafts-Neuritis, bei B_1-Mangel-Neuritis (als Ausdruck einer B_1-Hypovitaminose) und funikulärer Spinalerkrankung. Keine erwiesenen Erfolge bei sonstigen Erkrankungen des peripheren und zentralen Nervensystems, bei Magengeschwür, Colitis, chronischer Arthritis, Diabetes mellitus, Thyreotoxikose, Schwangerschaftstoxikosen, Sterilität und Zahnkaries.

Vitamin B_2 (Lactoflavin): Heilwirkungen bei Lactoflavinavitaminose. Keine erwiesenen Erfolge bei Coeliakie und einheimischer Sprue.

Nikotinsäure (PP-Faktor): Heilwirkungen bei Pellagra und

Porphyrinurie. Keine erwiesenen Erfolge bei Dermatosen, einheimischer Sprue und Röntgenkater.

Pyridoxin: Heilwirkungen bei manchen Pellagrakranken, keine sicheren Erfolge bei Dermatitis, Muskelschwäche, Übelkeit.

Pantothensäure: Einigermaßen sichere Indikationen für therapeutische Verwendung sind nicht bekannt.

Biotin: Fragliche Heilwirkungen bei manchen Dermatitiden.

Inosit: Keine überzeugenden Heilwirkungen, auch nicht bei Muskeldystrophie.

Cholin: Fragliche Heilwirkungen bei Lebercirrhose.

p-Aminobenzoesäure: Keine überzeugenden Heilwirkungen.

Pteroylglutaminsäure (Folsäure): Heilwirkungen bei Sprueanämie, anderen Spruesymptomen und vielen Fällen von perniciöser Anämie.

Vitamin B_{12}: Heilwirkungen bei *Biermer*scher Anämie.

Vitamin C: Heilwirkungen bei Skorbut, gelegentlich auch bei Blutungsneigung, die nicht auf Vitamin C-Mangel zurückgeführt werden kann und bei Addisonismus. Keine erwiesenen Erfolge bei allergischen Krankheiten. Magengeschwür, Colitis, Infektionskrankheiten (Pneumonie, Diphtherie, Typhus, Grippe, Tuberkulose), Zahnkaries und Paradentose.

Vitamin D: Heilerfolge bei Rachitis, Osteomalazie und Tetanie. Keine erwiesenen Erfolge bei pulmonaler und extrapulmonaler Tuberkulose (kontraindiziert bei aktiver Lungentuberkulose), Pneumonie und Ekzem.

Vitamin E: Beim Menschen keine sicheren Indikationen für therapeutische Verabreichungen.

Vitamin K: Heilwirkungen bei Blutungsneigung infolge Gallenwegsverschluß (erschwerte Resorption des Vitamins) und bei Störungen der bakteriellen Vitamin K-Synthese im Darm.

Vitamin P: Heilerfolge bei vasculär bedingter Blutungsneigung.

Überdosierungsschäden kommen praktisch nur bei Vitamin A und Vitamin D vor.

„Stoffwechselsalze" und „Aufbausalze" sind zugkräftige Schlagworte für Reformhausinhaber. Bei näherem Zusehen besagen sie nichts anderes als die banale Tatsache, daß Salze sich am Aufbau des Körpers beteiligen. Diättherapie und Arzneitherapie gehen auch hier ohne scharfe Grenzen ineinander über. Wir ziehen, praktisch bewährter Konvention folgend, eine Grenze dort, wo die anorganischen Nährstoffe infolge ihrer Isolierung und Konzentration biologische Wirkungen entfalten, die in dieser Weise mit noch so sorgfältiger Nahrungsauswahl niemals erreichbar sind. Demnach gehören sicher nicht mehr ins Gebiet der Diätetik z. B. die Neutralisierung der Magensalzsäure durch Magnesiumoxyd, die Schwefelbehandlung der Hautkrankheiten, die Verwendung des Kaliumacetats als Diuretikum, die Kupfertherapie der Anämien, die Kieselsäuretherapie der Tuberkulose und manches andere mehr.

Diätetisches Medikament von vielseitiger Verwendbarkeit ist das Kochsalz. Seine physiologische Bedeutung wurde im Rahmen der kochsalzfreien Kost dargestellt. Mit Ausnahme weniger Nomadenstämme und Polarvölker essen alle Völker der Erde regelmäßig Salz. Kein anderer Nahrungsbestandteil ist so weit verbreitet. Die Salzgewinnung aus dem Meer (Seesalz), die bergbaumäßige Gewinnung (Steinsalz) und die Gewinnung aus salzhaltigen Quellen (Salinensalz) gehören zu den ältesten Kulturtätigkeiten des Menschen.

In Deutschland kommen auf den Kopf jährlich 5—6 kg Salz, das sind täglich 13—16 g. Ein Teil dieser Menge entfällt allerdings auf den Kochsalzbedarf der Industrie. In Hungerzeiten, wenn die Nahrung reizlos und monoton wird, steigt der Salzverzehr auf das Mehrfache. Das gebräuchliche Küchensalz enthält neben Natriumchlorid (97—98%) Spuren von Calciumchlorid, Calciumsulfat, Magnesiumchlorid, Magnesiumsulfat und Natriumsulfat. Nach der Feinheit seiner Körnung unterscheidet man verschiedene Salzsorten. Gelegentlich werden Stoffe hinzugefügt, um das Feuchtwerden zu verhindern (z. B. Reiskörner) oder um andere Geschmackswirkungen zu erzielen (Selleriesalz mit mindestens 50% Selleriesamen, Petersiliensalz, Zwiebelsalz). Jodsalz („Vollsalz"), d. h. Kochsalz mit 0,0005—0,001% Kaliumjodid, wurde in der Schweiz mit gutem Erfolg als Kropfvorbeugungsmittel verwendet. Die Erfahrungen in Deutschland sind nicht einheitlich.

Zur Erhaltung seiner Leistungsfähigkeit und Widerstandsfähigkeit benötigt der Organismus eine Mindestmenge an Natrium und Chlor. Enteral und parenteral gegeben ist Kochsalz in Substanz Heilmittel bei allen Krankheiten, die mit starken, durch die Nahrung allein nicht ersetzbaren Kochsalzverlusten nach außen einhergehen: Pylorusstenose, anhaltendes Erbrechen und anhaltende Durchfälle, Ileus, Morbus Addison, profuse Schweiße. Bei extremer Kochsalzverarmung in der Hitze kommt es zu „Hitzekrämpfen", die auf Kochsalz prompt verschwinden. Auch durch übermäßige Wasser- und Salzdiurese nach Zufuhr großer Mengen kochsalzärmster Flüssigkeiten (Bier) verarmt der Organismus an Natrium und Chlor, verliert damit an Wasserbindungsfähigkeit und kann seinen Wasserbestand nur dann wieder auffüllen, wenn gleichzeitig mit dem Wasser auch Kochsalz zugeführt wird.

In anderen Fällen bedingt erhöhte Kochsalzbindung in den Geweben einen Mangel an verfügbarem Kochsalz. Wir kennen diese vermehrte Gewebsbindung bei der kruppösen Pneumonie und anderen fieberhaften Krankheiten, bei Herz-, Nieren- und Leberkrankheiten, bei Verbrennungen und Strahlenschädigungen, nach schweren Operationen und beim Diabetes mellitus. Diese Kochsalzretention im Gewebe ist pathogenetisch ein heterogenes Symptom und darum auch therapeutisch verschieden zu bewerten. Wir sehen bei Herzkranken keinen, bei Nierenkranken nur ganz selten Anlaß, den Kochsalzmangel mit Kochsalz zu bekämpfen. Höchstens einzelne Fälle von hypochlorämischer Nephritis und Urämie kommen in Betracht. Während heute von manchen Klinikern bei jeder Art von Tuberkulose und vielen anderen Infektionskrankheiten kochsalzarme Ernährung gefordert wird — überzeugende Beweise für deren Heilwirkung sind freilich nicht vorgelegt worden — hat in der französischen Klinik vor 100 Jahren die Behandlung der Lungentuberkulose mit Kochsalz eine gewisse Bedeutung erlangt. „Je recommande volontiers aux phthisiques de saler exceptionellement leur aliments sur l'assiette, les viandes surtout, au moment de les prendre" *(Pidoux)*. Bei Diabetes mellitus und Leberkrankheiten darf der Mangel an verfügbarem Kochsalz nicht außer acht gelassen werden. Es scheint, daß Kochsalz für die Glykogensynthese in der Leber nicht belanglos ist und kann als erwiesen gelten, daß Kochsalz die Insulinwirkung aktiviert und viele insulinrefraktäre Diabetiker nach Kochsalzzufuhr in gewohnter Weise auf Insulin ansprechen. Bei Röntgenkater darf man eine gleichmäßig sichere Wirkung der Kochsalztherapie nicht erwarten, während bei ausgedehnten Verbrennungen, wo Kochsalz nicht nur ins Gewebe abwandert, sondern auch durch Exsudationen beträchtliche Mengen nach außen abfließen, Zufuhr in Substanz unerläßlich ist. Mit der postoperativen Hypochlorämie und Azotämie hat sich am eingehendsten die französische Klinik befaßt. Jeder operative Eingriff führt zu Verminderung der Kochsalzausscheidung und Absinken des Kochsalzspiegels im Blut. Das sind nicht nur Folgen postoperativen Erbrechens. (Beim Ileus, dessen Hypochlorämie am bekanntesten ist, hat man zunächst daran gedacht.) Ebensowenig ist die postoperative Azotämie Folge der Hypochlorämie. „Nous ne pouvons pas dire azotémie par hypochlorémie — nous pouvons dire azotémie postopératoire avec hypochlorémie" *(Mach)*. Hier bringt Kochsalzzufuhr in jeder Form Erleichterung und Besserung des Zustands. Was im einzelnen dabei vor sich geht, wissen wir noch kaum. Kreislaufwirkung, stärkeres Wasserbindungsvermögen, lebhaftere Diurese, bessere Tonisierung von Magen und Darm (Bekämpfung des paralytischen Ileus!) sind es gewiß nicht allein. Man gibt wegen des schweren Zustands der Kranken das Kochsalz in der Regel parenteral: in Deutschland, wo man bis vor kurzem das Wesen der postoperativen Kochsalzinfusion in der Ergänzung des Wasserbestandes sah, meist einige (bis zu 10) Liter physiologischer Kochsalzlösung innerhalb von 24 Stunden. Durch höhere Dosierung des Kochsalzes und Zufuhr geringerer Wassermengen führt die von der französischen Klinik empfohlene Verwendung höher konzentrierter Kochsalzlösungen schneller zum Ziel: täglich 300 bis 500 ccm 4—10%iger oder 20—30 g 30%iger Lösung. Bei dieser Art des Vorgehens werden jene Kochsalzverluste vermieden, die die Wiederausscheidung der großen infundierten Flüssigkeitsmengen zwangsläufig mit sich bringt.

Kochsalz gilt als Mittel zur Blutstillung und Schweißhemmung. Üblich ist intravenöse Verabreichung von 10—20 ccm einer 10—20%igen Lösung. Die Wirkung klingt in 20—40 Min. ab; während dieser Zeit „besteht die Möglichkeit einer verstärkten und beschleunigten Gerinnselbildung" *(von den Velden)*. Man hat von einer „Aktivierung der Thrombokinase" gesprochen. Das Kochsalz steht hier dem im allgemeinen als besser wirksam geltenden Calcium nicht nach. Die Schweißhemmung durch Kochsalz ist aus der Wasserbindung verständlich. Hypertonische Kochsalzlösungen kann die hypertonischen Traubenzuckerlösungen bei der Varizenverödung ersetzen.

Über Kochsalzwässer und Meerwasser s. S. 437 und 441.

Der Wirkungsmechanismus und die therapeutische Bedeutung säuernder und alkalisierender Salze — Ammoniumchlorid, Calciumchlorid, Natriumbicarbonat — wurde bereits in einem früheren Abschnitt dargestellt.

Daß Phosphate in Gestalt von Kalium- und Natriumphosphat (Recresal, Phosvitanon) die körperliche und geistige Leistungsfähigkeit verbessern, darf als sicher angenommen werden. Die Möglichkeit einer Beeinflussung der körperlichen Leistung ist durch die zentrale Stellung der Phosphorsäure im Muskelstoffwechsel gegeben, der Wirkungsmechanismus auf die geistige Leistungsfähigkeit jedoch unklar.

Ihrer leistungssteigernden Wirkung wegen spielen Phosphate als Bestandteile von Dopingmitteln eine Rolle. Doping, d. h. Zufuhr von „Reizmitteln" zur Steigerung der körperlichen Leistungsfähigkeit, gab es schon im Altertum. Umstritten ist immer wieder der Begriff „Reizmittel". Der Deutsche Sportärztebund erklärte 1952, jedes Medikament, das mit der Absicht einer Leistungssteigerung vor Wettkämpfen gegeben wird, sei als Doping zu betrachten. Derartige „Medikamente" sind ohne Zweifel nicht nur Phosphorpräparate wie

Recresal und Phosvitanon, sondern auch alkalisierende Salze, die die Leistungsfähigkeit steigern sollen (s. S. 192), Schokakola mit 0,2 und Coca-Cola mit 0,01% Coffein, während reiner Traubenzucker (s. S. 423) doch wohl nicht hierher gerechnet werden kann.

Oft ist die Frage des Calciumbedarfs erörtert worden (s. S. 82). Die Beurteilung eines Krankheitssymptoms als Calciummangel ist nicht leicht und manches wird zu unrecht darauf bezogen. Ausreichendes Angebot in der Nahrung bedeutet gerade bei Calcium keineswegs auch ausreichende Resorption. Calciumglukonat-Tabletten und Tricalcol (Tricalciumphosphat und Milcheiweiß) z. B. werden vom Menschen zu rund 66%, Calcium lacticum-Tabletten nur zu 30—60% ausgenutzt. Der Hund resorbiert bei gemischter Kost von Calcium resorpta (Calciumchlorid und Saponin), Calcipot (Calciumcitrat und Calciumglyzerinphosphat), Calcium lacticum, Calciumchlorid und Kalzan (Calciumnatriumlactat) 44—74%. Die Indikationen der peroralen und parenteralen Calciumtherapie sind Tetanie, Blutungen, Entzündungen, allergische Erscheinungen, Lungenoedem, gelegentlich auch andere Oedemzustände und Bleivergiftung (Förderung der Bleiablagerung im Knochen). Bei experimenteller Nephritis soll Calcium die Blutdrucksteigerung hintanhalten. Trotz wiederholter Behauptungen ist von einer allgemeinen „tonisierenden" und leistungssteigernden Wirkung des Calciums nichts bewiesen. Bei Rachitis, Osteomalacie und Osteoporose fehlt der Nahrung nicht Calcium, sondern Vitamin D und Fett.

Blutverluste, verminderte Eisenresorption und intermediäre Störungen des Eisenstoffwechsels münden in das Syndrom der Eisenmangelanämie. Wirkungsvoller, schneller und sicherer als mit eisenreichen Nahrungsmitteln werden Eisenmmangelzustände durch (peroral und parenteral anwendbare) Eisenpräparate beseitigt. Das Eisen von grünen Gemüsen, Leber und Milz ist zwar gut resorbierbar, mengenmäßig aber doch zu gering. Wir wissen heute, daß der Eisenbedarf die Eisenresorption reguliert, und daß bei Eisenangelzuständen ein größerer Teil des zugeführten Eisens resorbiert wird (bis zu 40—50% gegen 0,5—3,2%). Wir wissen weiter, daß die Eisenresorption durch die Magensalzsäure gefördert wird, nicht aber an sie gebunden ist und daß Eisen nur als zweiwertiges Ferroeisen resorbiert werden kann. Eisenpräparate sind daher therapeutisch nur wirksam, soweit sie als Ferroeisen gegeben werden bzw. im Magen und Darm in die ionisierte Ferroeisenform übergehen. Die Eisenpräparate der alten Klinik enthielten das Eisen in Ferriform, das im Magen-Darmkanal nur zum kleinsten Teil in Ferroeisen verwandelt wurde. An der Luft gehen Ferrosalze in Ferrisalze über. Sie müssen deshalb durch reduzierende Stoffe stabilisiert werden (Ferrostabil, Ceferro, Ferro 66 stabilisiert mit Lipoiden bzw. Vitamin C). Die heutige Eisentherapie mit Ferrosalzen kann daher auf die großen früher üblichen Eisendosen mit ihren unangenehmen Nebenwirkungen verzichten. 0,3—0,5 g ascorbinsaures Eisen erzielt z. B. denselben Effekt wie 6—10 g Ferrum reductum. „Man wird auch natürlich im einzelnen Fall mit Ferrum reductum oder Ferrieisenpräparaten sehr gute Erfolge erzielen können, wenn man sie in genügend großer Dosierung anwendet. Wenn die Umwandlung in Ferroeisen, die zwar nicht unbedingt an die Anwesenheit von Salzsäure im Magen gebunden ist, aber durch diese doch sehr erleichtert wird, nicht zu sehr beeinträchtigt ist" *(Heilmeyer)*. Brauchbar sind auch Eisenkomplexsalze, die das Eisen im Anion enthalten: Ferrum carbonicum saccharatum, Ferriammoniumcitrat, Natriumferrocitrat, Natriumferrigluconat. Wenig brauchbar sind dagegen trotz einer fest eingewurzelten und weit vertreiteten Meinung Blut, Blutpräparate und Blutlaugensalze ($K_4Fe(CN)_6$, $K_3Fe(CN)_6$), weil sie alle das Eisen in nicht ionisierbarer Form enthalten. „Eine Wirkung war mit diesen Präparaten nur dann zu erzielen, wenn durch ungeeignete Aufbewahrung oder durch unbeabsichtigte Zerstörung bei der Herstellung Eisen abgespaltet wurde. Aus dem Hämoglobin wird zwar durch die Salzsäure des Magens eine geringe Menge Eisen abgespalten, welche imstande ist, eine mäßige Retikulozytenreaktion auszulösen, aber als Materialeisen doch zu gering an Menge ist" *(Heilmeyer)*. Schwache Heilwirkungen besitzen — und nur, sofern sie frisch getrunken werden — die Eisenwässer von Pyrmont, Kudowa, Saalfeld und Levico. Beim längeren Stehen an der Luft gehen ihre Ferrosalze in Ferrisalze über. Intravenöse Zufuhr von Eisenpräparaten macht gelegentlich störende Nebenerscheinungen (Übelkeit, Erbrechen, Schüttelfrost).

In einer Aufzählung der Nährpräparate dürfen jene nicht fehlen, deren Wesen Duft- und Schmeckstoffe ausmachen. Von der biologischen Bedeutung der Duft- und Schmeckstoffe und ihre Anwendung in der Diätetik war schon die Rede. Auf Geruchs- und Geschmacksreizen beruht ein gut Teil der Wirkung aller Nährpräparate pflanzlichen und tierischen Ursprungs. Der Energiegehalt der Fleisch- und Hefeextrakte und der künstlichen Würzmittel (Curry, Maggi, Worcestersauce u. ä.) fällt nicht ins Gewicht und er ist vollends bedeutungslos bei den „Stomachika" und „Tonika". Ihre exakt schwer faßbaren Wirkungen: „Kräftigung", „Anregung", „Belebung", „Tonisierung" beruhen auf Stoffen, die wir im einzelnen noch nicht kennen, gewiß aber nicht ausschließlich auf den Duft- und Geschmackswerten, deretwegen sie begehrt werden. Alle Tonika bestehen in der Hauptsache aus denselben Grundstoffen: Chinarinde, Pommeranzenschalen, Enzianwurzel, Ingwer, Condurango, Colombowurzel, Süßholz, Zucker und Alkohol. Sie stehen also einerseits den Gewürzen, andererseits den „Genußmitteln" nahe. Tinctura chinae, Tinctura aurantii, Tinctura stomachica F.M.B. gehören auch heute noch zu den beliebtesten Verordnungen des praktischen Arztes. Die entsprechenden Spezialitäten der Industrie enthalten neben gut aufeinander abgestimmten Duft- und Schmeckstoffen Fleischextrakt, Milcheiweiß, Lipoide, Mineralien und Vitamine. Als Beispiele wären Optonikum *Merck* (enthält u. a. Eisen-, Mangan- und Kupfersalze, Natriumglyzerinphosphat und Coffein), Tonikum *Roche* (enthält u. a. Natriumbiphosphat, Mangan, Colaextrakt und Arsylen) und Tonophosphan (Mischung von Phosphorsäurederivaten) zu nennen. Bekanntlich bleiben von vielen hochwertigen Nahrungsmitteln in Notzeiten nur noch mehr oder minder geglückte Nachahmungen ihrer Duft- und Schmeckstoffe übrig. Schon allein die Tatsache, daß die Herstellung solcher künstlicher „Aromen" überhaupt lohnt, ist Beweis genug für das tief wurzelnde Bedürfnis nach Duft- und Schmeckstoffen.

13. Wasser

Das Wasser, das wir trinken und mit dem wir kochen, ist **kein chemisch reines Wasser**. Wechselnde Mengen anorganischer und organischer Stoffe sind in ihm enthalten. Trinkwasser soll keinen „fremden" **Geruch und Geschmack** haben.

Als reinstes Wasser gilt das **Regenwasser**. Namentlich in Industriegegenden ist es aber durch organische Bestandteile (Kohle- und Staubteilchen, Bakterien, Hefen) und anorganische Bestandteile (Chlor und Chloride, Schwefeldioxyd, Schwefeltrioxyd) verunreinigt. Als Trinkwasser kommt Regenwasser wegen seines faden Geschmacks nicht in Betracht.

Der Trink- und Brauchwasserbedarf wird in Deutschland zu 33 % mit echtem Grundwasser, zu 55 % mit „künstlichem" Grundwasser (gefiltertem Flußwasser), zu 7 % mit Flußwasser und zu 5 % mit Talsperrenwasser gedeckt. **Oberflächenwasser** schwankt in seiner Zusammensetzung viel stärker als **Grundwasser**, weil es den Umwelteinflüssen mehr ausgesetzt ist und sich in ihm mehr biologische Aufbau- und Abbauvorgänge vollziehen als im Grundwasser. Eine hygienisch bedeutungsvolle Eigenschaft der Oberflächengewässer ist ihre Fähigkeit der natürlichen Selbstreinigung. Mikroflora und Mikrofauna, Sedimentierung, Adhäsion, Filtration und Licht wirken hier zusammen. Im Grundwasser wird der zu biologischen Umbauvorgängen beanspruchte Sauerstoff auch zur Umwandlung anorganischer Substanzen beansprucht (Reduktion von Sulfaten und Nitraten). Trübungen rühren von Ton- und Lehmteilchen, selten von Schwermetallen her, Verfärbungen von Huminstoffen (grüngelb bis braun), Schwermetallen (weißlich bis rötlich-braun) und Mikroben (grünlich, gelblich, rötlich).

Während die Temperatur des Grundwassers zwischen 7 und 12°C liegt, schwankt die des Oberflächenwassers natürlich viel stärker. Wasser über 17°C schmeckt nicht mehr erfrischend.

Die aktuelle Reaktion, in natürlichen Gewässern hauptsächlich durch das Verhältnis zwischen freier und gebundener Kohlensäure bestimmt, liegt zwischen p_{II} 6 und 8. Die Stickstoffverbindungen des Wassers sind organischer und anorganischer Natur: Nitrite (höchstens in Spuren)—Nitrate (bis 35 mg/l; wichtig für die Zuckerfabrikation, da sie die 6fache Zuckermenge am Auskristallisieren hindern)—Eiweiß- und Ammoniumverbindungen (zulässige äußerste Grenze 0,2 mg Ammoniak je l). Sauerstoffarmes Wasser (weniger als 1 mg/l) schmeckt erdig-moorig. Sauerstoffreiches Wasser greift die Eisenrohre an, ist jedoch notwendig, um vollständige Selbstreinigung zu ermöglichen.

An Chloriden — meist Natriumchlorid, selten Kaliumchlorid, Calciumchlorid und Magnesiumchlorid — enthalten Trink- und Brauchwasser in der Regel weniger als 30 mg/l. Der Jodgehalt, abhängig nicht nur vom „gewachsenen" Boden, sondern auch von Düngung und Industrieabfällen, liegt im Durchschnitt zwischen 0,01 und 20 γ; selten werden 80 γ/l erreicht. Mehr als 1 mg Fluor je l — es sind Werte bis zu 5,7 mg gefunden worden — führt auf die Dauer zu Verfärbung und Schädigung der Zähne (mottled teeth). In Kaninchenversuchen wurden 65% des zugeführten Fluor in den Zähnen gespeichert. Diese Menge wird aber nur höchst selten erreicht. In kleinen Mengen kann sich der Fluorgehalt des Wassers anscheinend kariesverhütend auswirken. Der Optimalgehalt soll bei 0,3—0,4 mg je l liegen; weit mehr als 50% aller Gewässer in Deutschland führen weniger als 0,1 mg/l Fluor. Auf den Fluorgehalt der Pflanzen scheint der Fluorgehalt des Wassers und Bodens keinen großen Einfluß zu haben. Fluorreiche Nahrungspflanzen — rund 0,2 bis 0,4 mg% in der Trockensubstanz — sind Spinat, Petersilie, Zwiebeln, Kopfsalat und Möhren; fluorarm sind geschälte Kartoffeln und alle Arten von Obst. Tee enthält 3,5 mg% Fluor, von denen 75% wasserlöslich sind.

Auch der Gehalt des Wassers an Schwefelwasserstoff liegt meist unter 1 mg/l. Schwefelwasserstoff entsteht bei der Fäulnis organischer Stoffe, während der Sulfatgehalt (im Mittel weniger als 70 mg/l, maximal 300 mg/l) durch die geologische Beschaffenheit des Bodens bestimmt wird. Wegen der starken Adsorptionsfähigkeit des Bodens findet man Phosphate höchstens in Spuren im Wasser. Phosphat im Grundwasser deutet auf „Überlastung" des Bodens. Arsen spielt praktisch keine Rolle; als zulässiger Grenzwert werden 0,15 mg/l angegeben. Im rohen Elbewasser wurden 1933 0,010—0,030 mg, im Hamburger Leitungswasser noch 0,010—0,020 mg Arsen festgestellt. Der Kieselsäuregehalt des Wassers beruht auf Gesteinsverwitterung. Er erreicht 60, selten 130 mg Kieselsäure je l und ist hygienisch belanglos.

Wie das Erscheinen von Phosphat, deutet das Auftreten von Kalium im Grundwasser auf Überlastung des Bodens. Es kommt in den meisten Wässern nur in Spuren vor. Etwas größer ist die Menge des (fast ausschließlich an Chlor gebundenen) Natriums.

Der Calciumgehalt des Trink- und Brauchwassers liegt im allgemeinen unter 200 mg, der Magnesiumgehalt unter 50 mg/l. Die genaue Bestimmung ist wichtig zur Beurteilung der Verwendbarkeit für landwirtschaftliche und industrielle Nutzung und zur Beurteilung der Abwässer aus Leder-, Soda-, Ammoniak- und Zuckerfabriken, denn Zustandsform und Menge der Calcium- und Magnesiumverbindungen werden weitgehend durch Verschmutzungen und mikrobiologische Vorgänge mitbestimmt.

Calcium- und Magnesiumverbindungen bedingen die Härte des Wassers. Hartes Wasser hinterläßt beim Verdampfen einen beträchtlichen Rückstand; es erfordert zur Schaumbildung mehr Seife als weiches Wasser, macht die Haut spröde, erschwert das Weichkochen der Hülsenfrüchte und bringt in der Technik manche Hindernisse und Erschwerungen. Als Maß für die Härte dient in Deutschland das Calciumoxyd (CaO): 1 Härtegrad = 10 mg CaO je l. Das an Kohlensäure als Mono- oder Bicarbonat gebundene Calcium, Magnesium, Strontium und Barium nennt man die Carbonathärte, das an Mineralsäuren gebundene (d. h. Chlorid, Sulfat, Nitrat, Phosphat und Silikat der Erdalkalien) die Nichtcarbonathärte. Die Bestimmung der Erdalkalien ergibt die Gesamthärte des Wassers. Es sind dabei die ermittelten Gewichtsteile von Magnesia (MgO) in die Äquivalente von Kalk (CaO) durch Multiplikation mit 1,4 umzurechnen, zu denen des Kalkes zu addieren und dann durch 10 zu dividieren.

Anhaltspunkte für die Beurteilung der Härtestufen gibt die beifolgende Tabelle 49.

Tabelle 49. Härtestufen des Wassers

Deutsche Härtegrade	Benennung
0—4	sehr weich
4—8	weich
8—12	mittelhart
12—18	ziemlich hart
18—30	hart
über 30	sehr hart.

In Frankreich, England und USA dient das $CaCO_3$ als Maß der Härte: Ein französischer Härtegrad = 10 mg $CaCO_3$ je 1 l Wasser. — Ein englischer Härtegrad = 10 mg $CaCO_3$ je 0,5 l Wasser. — Ein amerikanischer Härtegrad = 1 mg $CaCO_3$ je 1 l Wasser.

Wegen der Nachteile des harten Wassers sind zahlreiche Methoden der Enthärtung ausgearbeitet worden, auf die einzugehen, hier zu weit führen würde (Sodaenthärtung, Ätznatronenthärtung, Phosphatenthärtung, Barytenthärtung, Enthärtung durch Anionen- und Kationenaustauscher). Zur Enthärtung des Kochwassers ist vor einer Reihe von Jahren mit großem propagandistischem Aufwand die Umhärtung durch „Hygro-Nährschutz" empfohlen worden. Überzeugt von der Notwendigkeit einer regelmäßigen Calciumzufuhr mit dem Trink- und Kochwasser und von der Tatsache, daß beim Kochen (infolge Umwandlung löslicher Calciumsalze in unlösliches Calciumcarbonat) beträchtliche Mengen von Calcium für die Ernährung verloren gehen, hielten *Kanitz* und *Zeiß* eine Umhärtung, d. h. eine Umwandlung des kohlensauren Kalks in den besser wasserlöslichen, schwefelsauren Kalk für dringend notwendig. Dadurch sollten nicht nur gesundheitsschädliche Kalkverluste vermieden; es sollten auch Vitamin C und andere (unbekannte) Stoffe beim Kochen vor Oxydation geschützt und die Nahrungsmittel in ihrer äußeren Form besser erhalten werden. Nachuntersucher konnten diese Ergebnisse nicht bestätigen. In einer zusammenfassenden Stellungnahme des Reichsgesundheitsamtes wurde s. Z. festgestellt, die Verwendung von Hygro-Nährschutz habe keinen Einfluß auf Aussehen, Bekömmlichkeit und Nährwert der Speisen; die Werbungsangaben stünden „im schroffen Gegensatz zur Wirklichkeit".

Aluminium- und Zinkgehalt des Wassers sind praktisch bedeutungslos. Beide Metalle kommen, ähnlich wie Blei, fast ausschließlich erst bei der Zuleitung in das Wasser. Der Aluminiumgehalt eines brauchbaren Trinkwassers soll 0,05 mg/l, der Zinkgehalt 5 mg/l nicht überschreiten. Verzinkungen werden durch saure und weiche Wässer leichter aufgelöst als durch harte. 0,3 mg Blei je l sind unbedenklich, wenn sie nach 12stündigem Stehen des Wassers in der Leitung gefunden werden. Bedenklich ist dagegen schon, wenn der Bleigehalt des fließenden Wassers über 0,1 mg/l liegt. Das Bleilösungsvermögen des Wassers steigt mit seiner Weichheit und seinem Gehalt an freier Kohlensäure. Calcium- und Magnesiumcarbonat vermindern das Bleilösungsvermögen. Blankes Blei an Lötstellen wird besonders leicht angegriffen; später wird dann die Bleiabgabe durch eine langsam sich bildende Bleioxydschicht vermindert.

Eisen- und manganhaltige Wässer machen infolge Oxydation der farblosen Ferro- und Manganoverbindungen zu dunklen Ferri-

Mangani- und Mangansuperoxydverbindungen unerwünschte Flecken
in die Wäsche. Der Eisen- und Mangangehalt schwankt stark; er erreicht 20 mg Eisen (Grundwasser der Norddeutschen Tiefebene) und
5 mg Mangan je l, gelegentlich sogar noch höhere Werte. Kupfer
gibt dem Wasser bei Konzentrationen von 1,5—2,0 mg/l und mehr
einen schlechten Geschmack. Silber spielt vermöge der keimtötenden
Wirkung der Silberionen bei der Wasserentkeimung eine Rolle (Kata-
dynverfahren von *Krause*).

Die vielen Arten organischer Lebewesen und des organischen Detritus im Wasser sind unübersehbar. Die Feststellung
der vorherrschenden Mikroorganismen, der „Indikatororganismen“,
hat sich als brauchbare Methode zur biologischen Wasserbeurteilung
erwiesen.

Die bakteriologische Untersuchung stellt Keimzahl und
„Colititer“ fest. Gefiltertes strömendes Wasser soll nicht mehr als
100 Keime im ccm enthalten. Die vielen Faktoren, von denen die
Keimzahl abhängt, machen es unmöglich, wissenschaftlich genau
anzugeben, von welchem Keimgehalt an ein Wasser gesundheits-
bedenklich wird. Tiefstehendes Grundwasser ist praktisch keimfrei
(kaum mehr als 10 Keime im ccm). „Uferfiltriertes und infiltriertes
Grundwasser sowie Quellwasser aus einem vor Verunreinigung im
wesentlichen geschützten Einzugsgebiet wird wohl meist einen eine
zweizifferige Zahl nicht übersteigenden Keimgehalt aufweisen . . .
Gehen die Keimzahlen erheblich über die genannten Werte hinaus,
z. B. in die Hunderte je ccm, so besteht wohl in den meisten Fällen
der begründete Verdacht, daß eine Verunreinigung des Wassers bzw.
eine Störung in der Aufbereitungs- oder Desinfektionsanlage vorhanden ist. Diese ungefähren Anhaltspunkte dürfen aber nicht als
starre Grenzzahlen gewertet werden, vielmehr kann das Urteil über
ein Wasser nur bei Zusammenhalten aller Befunde abgegeben werden . . . Ein hoher Keimgehalt braucht nicht ohne weiteres eine statt-
gehabte Verunreinigung anzuzeigen. In Verbindung mit dem Vorhandensein von B. Coli in größeren Mengen ist er aber bereits viel
ernster zu bewerten“ (*Spitta*).

„Für die Beurteilung eines Colifundes wichtig ist die Menge
der Keime und auch die Frage, ob es sich um eine frische oder zeitlich
schon zurückliegende Einwanderung der Darmbakterien in das Wasser
handelt. Im letzten Fall zeigt häufig der kulturell isolierte Stamm
nicht mehr in allen Proben typisches Wachstum, und man ist geneigt, diese nicht frische Verunreinigung des Wassers etwas milder
zu beurteilen.“ Erfahrene Bakteriologen legen auf Grenzzahlen auch
hier weniger Wert. „Im desinfizierten Trinkwasser soll B. Coli nicht
vorhanden sein . . . Im übrigen besagt der gelegentliche Befund ver-

28*

einzelter Colibazillen in größeren Wassermengen nichts" (*Spitta*).
Höhere Colizahlen dagegen sind stets Zeichen hygienisch bedenklicher
Verunreinigungen und müssen den Verdacht auf pathogene Keime
der Typhus- und Paratyphusgruppe, Choleravibrionen, Ruhrbazillen,
Ruhramöben, Weil- (und Schlammfieber-) Spirochäten erwecken.
Praktisch wichtig ist die Tatsache, daß als Zeichen der Über-
lastung der reinigenden Kraft des Bodens vor dem Anstieg
der Keimzahl und des Colititers sehr oft die Nitrate, Phosphate und
Chloride ansteigen. Hingegen macht sich, namentlich bei frischen
Verunreinigungen, wo die gelösten Stoffe durch Adsorption im
Boden zurückgehalten werden, als erstes Zeichen der Verunreinigung
ein Anstieg des Bakteriengehaltes bemerkbar.

Mineralwässer unterscheiden sich von gewöhnlichen Wässern
entweder durch ihren höheren Gehalt an gelösten (fast vollständig
dissoziierten) Stoffen und Gasen oder durch ihre höhere Temperatur
oder durch beides. Das 1907 erschienene Deutsche Bäderbuch
spricht von Mineralwässern, wenn 1000 g Wasser mindestens 1 g
feste, aus den mineralischen Schichten des Bodens stammende Stoffe oder nennenswerte Mengen von Gasen enthalten. In den allermeisten Mineralwässern sind 2,5 g und mehr
gelöst. Als Mineralwässer gelten außerdem Wässer mit überdurch-
schnittlichem Gehalt an sonst selten vorkommenden
Stoffen (Jod, Arsen, Schwefel, Brom u. a.), und zwar selbst
dann, wenn die festen Bestandteile unter 1 g in 1000 g bleiben. Zahlengrenzwerte sind nur für Eisen- und Radiumwässer
festgelegt: In Deutschland 10 mg Ferro- oder Ferriionen bzw.
84,4 Mache-Einheiten in 1000 g Wasser. Sprudel sind Säuerlinge,
die unter natürlichem Kohlensäuredruck hervorsprudeln oder künstlich durch Kohlensäurezusatz hergestellt werden. Als Mindesttempe-
ratur eines Mineralwassers verlangt das deutsche Bäderbuch 20° C.
Liegt der Mineralgehalt der Warmwässer unter 1 g in 1000 g, dann
spricht man von Wildbädern oder Akratothermen (ungemischte
warme Quellen).

Die Systematisierung der Mineralwässer geschieht nach
Maßgabe ihrer pharmakologisch wirksamsten Ionen. Dabei dürfen
die Nebenbestandteile nicht unberücksichtigt bleiben. „Ist ein Kation
oder ein Anion mit mehr als 20 Millivalprozent an der Zusammensetzung eines Heilwassers beteiligt, so darf es als charakteristisch
betrachtet werden" (*Wollmann*).

Heilwässer sind Wässer mit bestimmten Heilwirkungen. Die
Begriffe Heilwasser und Mineralwasser decken sich nicht. Ein Mineralwasser kann Heilwasser sein, braucht es aber nicht zu sein. Auf

der anderen Seite gibt es auch Wässer, die als Heilwässer gelten, obwohl ihr Mineralgehalt unter 1 g in 1000 g liegt (einfache kalte Quellen schwach mineralisierte Mineralquellen wie z. B. die Wässer von Lauchstädt und Jordanbad).

Die übliche Kennzeichnung der Wässer ergibt sich aus folgender Übersicht.

1. **Einfache warme Quellen** (Wildbäder, Akratothermen) sind arm an Kohlensäure und festen Bestandteilen. Dazu gehören die Quellen von Bad Gastein (49° C, gleichzeitig radioaktiv), Schlangenbad (28—31° C), Villach (29° C), Warmbrunn (25—43° C) und Wildbad (35—40° C).

2. **Einfache Säuerlinge** enthalten mehr als 1 g freie Kohlensäure in 1000 g. Dazu gehören die Wernarzer Quelle in Brüggenau, die Marienquelle in Marienbad.

3. **Erdige Säuerlinge** enthalten mehr als 1 g freie Kohlensäure und mehr als 1 g feste Stoffe in 1000 g, unter den Anionen vor allem Hydrocarbonat, unter den Kationen Calcium und Magnesium. Dazu gehören die Fürstenquelle in Imnau, die Georg-Victor-Quelle in Wildungen. Enthalten diese Wässer gleichzeitig größere Mengen Natrium und Chlor, so heißen sie erdig-chloridische Säuerlinge (Helenenquelle in Wildungen, Karlssprudel in Biskirchen, Reinerz, Lippspringe u. a.), enthalten sie gleichzeitig größere Mengen Natrium und Sulfat, so heißen sie erdig-salinische Säuerlinge.

4. **Alkalische Quellen.** Unter den festen Bestandteilen herrschen Hydrocarbonat- und Natriumionen vor. Beim Kochen geht das Hydrocarbonat unter Entweichen von Kohlensäure in Carbonat über, tritt mit Erdalkali zusammen und fällt aus. Je nach Zusammensetzung ergeben sich folgende Untergruppen: Rein alkalische Quellen mit sehr geringem Gehalt an Chlor- und Sulfationen (Gießhübl, Teplitz-Schönau, Vichy u. a.). Alkalisch-chloridische Quellen mit höherem Gehalt an Chlorionen (Ems, Nieder- und Oberselters, Offenbach u. a.). Alkalisch-salinische Quellen mit höherem Gehalt an Sulfationen (Bilin, Sulzbach-Baden). Alkalisch-chloridisch-salinische Quellen mit höherem Gehalt an Chlor- und Sulfationen (Karlsbad, Tarasp u. a.). Alkalisch-erdige Quellen mit höherem Gehalt an Erdalkaliionen (Gerolstein, Neuenahr u. a.).

5. **Kochsalzquellen.** Unter den Anionen überwiegt bei weitem das Chlorion, unter den Kationen das Natriumion. Kochsalzsäuerlinge enthalten gleichzeitig mehr als 1 g Kohlensäure in 1000 g Wasser (Kissingen, Nauheim, Orb, Oeynhausen, Soden-Taunus u. a.). Nach ihrer Stärke unterscheiden wir eigentliche Kochsalzquellen mit weniger als 15 g Kochsalz in 1000 g (Baden-Baden, Kreuznach, Münster am

Stein, Wiesbaden u. a.) und Solquellen mit mehr als 15 g Kochsalz in 1000 g (Kolberg, Oeynhausen, Reichenhall, Soden-Werra u. a.). Der spezielle chemische Charakter bestimmt die Untergruppen: Reine Kochsalzquellen enthalten wesentlich nur Natrium und Chlor (Baden-Baden, Nauheim, Reichenhall, Wiesbaden u. a.). Erdchloridische Kochsalzquellen enthalten außer Natrium und Chlor größere Mengen von Calcium und Magnesium (Kreuznach, Münster am Stein, Suderode u. a.). Alkalische Kochsalzquellen enthalten neben Natrium und Chlor größere Mengen von Hydrocarbonat (Aßmannshausen, Liebenzell u. a.). Alkalisch-salinische Kochsalzquellen enthalten neben Natrium und Chlor größere Mengen von Hydrocarbonat und Sulfat. Erdige Kochsalzquellen enthalten neben Natrium und Chlor größere Mengen von Hydrocarbonat und Erdalkalien (Homburg v. d. H., Soden-Taunus u. a.). Salinische Kochsalzquellen enthalten neben Natrium und Chlor größere Mengen von Sulfat (Ludwigsburg-Hoheneck). Sulfatische Kochsalzquellen enthalten neben Natrium und Chlor größere Mengen von Erdalkalien und Sulfat (Dürrenberg, Oeynhausen u. a.); treten dazu noch Hydrocarbonationen, so spricht man von erdig-sulfatischen Kochsalzquellen (Kissingen, Orb, Pyrmont, Salzschlirf u. a.). Kochsalzquellen mit erheblichem Gehalt an Jod nennt man auch kurzweg Jodquellen (Tölz).

6. Bitterquellen. Unter den Anionen überwiegt das Sulfation. Je nach dem Gehalt an Chlorionen unterscheidet man reine Bitterquellen und chloridische Bitterquellen. Zu den reinen Bitterquellen gehören die salinischen Bitterquellen, unter deren Kationen Natriumionen überwiegen (Hersfeld), die sulfatischen Bitterquellen, unter denen die Calciumionen (Lippspringe u. a.) und die echten Bitterquellen, unter denen die Magnesiumionen überwiegen (Birmenstorf u. a.). Zu den chloridischen Bitterquellen gehören die chloridisch-salinischen Bitterquellen, unter deren Kationen die Natriumionen überwiegen (Grenzach), die chloridisch-sulfatischen Bitterquellen, unter deren Kationen die Calciumionen überwiegen (Boll-Baden u. a.) und die echten chloridischen Bitterquellen, unter deren Kationen die Magnesiumionen überwiegen (Friedrichshall). (Das Überwiegen der Natrium- bzw. Calcium- bzw. Magnesiumionen unter den Kationen der chloridischen Bitterquellen versteht sich stets nach Abzug der den Chlorionen äquivalenten Mengen Natriumionen.)

7. Eisenquellen enthalten mehr als 10 mg Ferro- oder Ferrieisen in 1000 g Wasser. Man unterscheidet 1. Eisencarbonatquellen (Stahlquellen) mit 10—30 mg Ferroeisen in 1000 g; 2. Vitriolquellen ohne oder mit nur wenig Hydrocarbonation, dafür häufig mit Ferrieisen und 3. erdig-chloridische Eisenquellen ohne Hydrocarbonation und Sulfation, dafür mit nennenswerten Mengen von Natrium-,

Calcium-, Magnesium- und Chlorionen. Zu den Eisencarbonatquellen gehören die einfachen Eisenquellen (Alexisbad, Flinsberg u. a.), die erdigen Eisencarbonatquellen (Schwalbach, Liebenstein, Peterstal, Rippoldsau), die alkalischen Eisencarbonatquellen (Kudowa, Elster, Franzensbad, Reinerz), die chloridischen Eisencarbonatquellen (Salzhausen) und die Eisencarbonatbitterquellen (Pyrmont). Zu den Vitriolquellen gehören die einfachen Vitriolquellen (Alexisbad), die sauren Vitriolquellen (Levico), die Alaunquellen (Muskau, Roncegno) und die Arsen-Vitriolquellen (Roncegno). Das Arsen ist in den Heilwässern meist als Hydroarsenation ($HAsO_4$) in stark sauren Wässern als Dihydroarsenation (H_2AsO_4) enthalten.

8. Schwefelquellen enthalten mindestens 1 mg Schwefel in 1000 g Wasser, vor allem Hydrosulfidionen, unter Umständen auch Thiosulfationen, sehr oft auch freien Schwefelwasserstoff. Der Gesamtschwefelgehalt der Schwefelquellen liegt zwischen 1 mg und 120 mg (Wiessee) in 1000 g. „Die Schwefelquellen lassen sich einteilen in Schwefelquellen im engeren Sinn (Bad Landeck, Schwefelbad Schallerbach), die weder freies Kohlendioxyd noch auch freien Schwefelwasserstoff enthalten, und in Schwefelwasserstoffquellen, die meist neben freiem Schwefelwasserstoff auch freies Schwefeldioxyd enthalten (Bad Aachen). Das Verhältnis zwischen Hydrosulfidion und freiem Schwefelwasserstoff ändert sich mit der Konzentration des daneben vorhandenen Hydrocarbonations. Selbstverständlich kann man auch die Schwefelquellen wieder einteilen in einfache Schwefelwasserstoffquellen (Abbach), erdige Schwefelwasserstoffquellen (Bad Weilbach), alkalische und chloridisch-alkalische Schwefelwasserstoffquellen (Bad Aachen), chloridische Schwefelwasserstoffquellen (Schwefelquelle zu Bad Oldesloe) und Schwefelwasserstoffbitterquellen (Bad Eilsen, Bad Ischl, Baden bei Wien). Mitunter wird auch das Wasser einer Schwefelquelle nach Oxydation der Schwefelverbindungen durch Einwirkungen von Luft und nach Zusatz von Kohlendioxyd als Tafelwasser vertrieben (Aachener Kaiserbrunnen)" (*Fresenius*).

Die innere und äußere Heilwässerbehandlung war in früheren Jahrhunderten hoch angesehen. Mit der wachsenden Beherrschung der klinischen Medizin durch Physik und Chemie verlor sie an Boden. Erst in neuester Zeit wandte man ihr wieder mehr Aufmerksamkeit zu und bemühte sich um klare, einer klinisch geschulten Kritik standhaltende Umgrenzung der therapeutischen Reichweite.

Die Heilquellentherapie beruht auf Jahrtausende alter Empirie und hat sich über Jahrtausende hinweg gehalten — eine Tatsache, die zugunsten ihrer Heilwirkungen ins Gewicht fällt. Die Abführwirkung und gallentreibende Wirkung der natriumsulfat- und magnesiumsulfathaltigen Wässer, die Schleimverflüssigung und die Anregung der Magensekretion durch Kochsalzwässer sind Beispiele dafür. Von einem naturwissenschaftlichen Verständnis der beobachteten Wirkungen sind wir aber noch weit entfernt. Veränderungen der mineralischen Gewebszusammensetzung („Transmineralisation"), Zu- und Abnahme des Mineralgehaltes bestimmter Gewebe („Mineralisation" — „Demineralisation"), Ansatz auch von nicht im Heilwasser zugeführten Mineralien sind bei länger fortgesetzter Mineralwasserzufuhr erwiesen. Wesentlich für die biologische Endwirkung ist die Gesamtheit aller Ionen, vor allem der Kationen, und die gleichzeitige Ernährung. Daß die Mineralien nicht im Verhältnis ihres Angebotes resorbiert und angesetzt werden, weiß man seit langem. Die Wirkung von Flaschenabfüllungen und künstlichen Mineralwässern erreicht anscheinend häufig nicht die Wirkung der natürlichen Heilquellen am Ort. Änderungen der Ionisation, des Kohlensäuregehalts, der Kolloide und der Radiumemanation mögen dazu beitragen.

Heilquellentherapie war bis in die jüngste Vergangenheit gleichbedeutend mit Kurorttherapie. Es läßt sich sehr schwer, oft überhaupt nicht auseinanderhalten, wie weit Heilwasser und wie weit Klima und der heterogene Komplex „Milieuwechsel" am Heilerfolg beteiligt sind. Schließlich steht auch keineswegs fest, daß jene Bestandteile des Heilwassers, die wir für die therapeutisch maßgebenden halten, nach denen wir es benennen und nach denen wir „künstliche" Quellsalze herstellen, tatsächlich auch immer die therapeutisch ausschlaggebenden sind. Von den organischen Stoffen der Heilwässer und den Spurenelementen z. B. wissen wir noch viel zu wenig.

Versuchen wir, die Heilanzeigen für perorale Anwendung der Heilwässer zusammenzustellen, dann ist das also nur mit Vorbehalt möglich. Ihr Kreis ist jedenfalls beträchtlich kleiner, als es nach vielen, auf Indikationserweiterung bedachten Propagandaschriften den Anschein hat.

Sprudel können nützlich sein, weil sie langsamer getrunken werden als kohlensäurearmes Wasser und der Durst auf diese Weise mit kleineren Wassermengen gestillt wird. Während überzeugende Heilwirkungen der einfachen kalten Quellen und der einfachen Säuerlinge fehlen und die einfachen warmen Quellen ihre Heilkräfte gegen chronisch-rheumatisch-arthritische Zustände nur bei äußerer Anwendung als Bäder entfalten, werden erdige Säuerlinge bei Nieren- und Gallensteinkranken (cave Nierenentzündung!), bei Diabetikern und Gichtkranken empfohlen — wie weit mit Recht, steht dahin. Alkalische und vor allem Kochsalzwässer verordnet man herkömmlicherweise bei Katarrhen der oberen Luftwege, gelegentlich auch bei chronischen Gastritiden. Brauchbare vergleichend-therapeutische Untersuchungen fehlen. Unter dem Einfluß schwacher und mittelstarker Kochsalzwässer (bis 6% Kochsalz) scheint die Schleimabsonderung des Magens zurückzugehen. Inhalierte Kochsalzwässer wirken bei Katarrhen der oberen Luftwege intensiver als getrunkene Kochsalzwässer. Die intensivste Form der Behandlung mit Kochsalzwässern ist das Solbad. Bei den Bitterwässern sind die abführenden und gallentreibenden Wirkungen am eindrucksvollsten. Ihnen verdanken sie die Verordnung bei Leber- und Gallenwegskrankheiten, chronischer Obstipation, Diabetes mellitus und Fettleibigkeit. Ob sich ihre Heilwirkungen darin erschöpfen, läßt sich nicht mit Bestimmtheit sagen. Eisenwässer unterstützen (in sehr geringem Maße freilich) die Arzneibehandlung von Eisenmangelzuständen. Sie müssen frisch getrunken werden, weil das Ferroeisen beim Stehen an der Luft in unresorbierbares Ferrieisen übergeht. In ähnlicher Indikation wurden früher Arsenwässer verordnet. Von Jodwässern verspricht man sich Heilwirkungen bei Arteriosklerotikern und Hypertonikern; brauchbare vergleichend-therapeutische Untersuchungen fehlen auch hier. Schwefelwässer kommen (bei chronisch-rheumatisch-arthritischen Erkrankungen) nur als Bäder in Betracht.

In den Jahren vor dem letzten Krieg hat die Trinkkur mit Meerwasser wieder einmal Fürsprecher gefunden. Der Salzgehalt des Meerwassers schwankt innerhalb ein und desselben Meeres so gut wie gar nicht. Er schwankt auch nur wenig in Abhängigkeit von der geographischen Lage des Ozeans, vom Klima, von der Nähe großer Flüsse und von der Jahreszeit. Die Ozeane enthalten 3,4—3,8% Salze, davon etwa 2,7% Kochsalz. Am salzreichsten ist das Rote Meer mit 4,3%, am salzärmsten die Ostsee in der Danziger Bucht mit 0,73% Gesamtsalzgehalt. Trotz aller Unterschiede bleibt der Anteil der verschiedenen Ionen auffallend gleich. Hierin unterscheidet sich die Ostsee kaum vom Roten Meer. Für den Atlantischen Ozean mit einem Gesamtgehalt von 3,631% gibt *Johnstone* folgende prozentuale Ionenverteilung:

Chlor	55,19	Natrium	30,26
Brom	0,18	Kalium	1,11
Sulfat	7,91	Calcium	1,24
Carbonat	0,21	Magnesium	3,90

In seinem unübersehbaren Reichtum an organischen und anorganischen Bestandteilen übertrifft das Meerwasser alle Kochsalzwässer bei weitem. Fast alle Elemente sind im Meerwasser gefunden worden, freigelöst oder in Meeresorganismen eingebaut. Gelegentlich hört man die Behauptung, Meerwasser sei blutisotonisch und die Mineralien seien im Meerwasser im gleichen Verhältnis enthalten wie im Blutplasma. Das ist nicht richtig. Einmal ist der Gesamtsalzgehalt des Meerwassers 3—4mal so groß wie der Salzgehalt des Blutplasmas, und dann kommen im Meerwasser auf 100 g Natrium 0,6mal soviel Kalium, 1,3mal soviel Calcium und 18,4mal soviel Magnesium wie im Blutplasma.

Meerwassertrinkkuren sollen sich bei Erkrankungen des Magens, der Leber und der Gallenwege, bei Fettsucht, Diabetes mellitus, bei Erkrankungen der abführenden Harnwege, der Atmungsorgane und der Haut bewähren. Methodisch einwandfreie vergleichend-therapeutische Beobachtungen liegen nicht vor. Die bisherigen Mitteilungen geben nicht viel mehr als Hinweise und Anregungen. Ein großer Teil der dem Meerwasser zugeschriebenen Heilwirkungen erklärt sich aus seinem Gehalt an abführenden Sulfaten und Kochsalz. Aber sind damit alle erklärt? Wenn sich bei der Gewinnung und Bereitung des Meerestrinkwassers Verunreinigungen nicht mit Sicherheit vermeiden und pflanzliche und tierische Schädlinge nicht zuverlässig entfernen lassen, dann ist das Meerwasser-Trinkverfahren überdies hygienisch keineswegs unbedenklich.

VI. ANHANG

Hilfsmittel zur Bestimmung des Grundumsatzes

Zur Bestimmung der Oberfläche wird mit einem Lineal die Körperlänge in cm (linke Skala) mit dem Körpergewicht in kg (rechte Skala) verbunden. Der Schnittpunkt der Verbindungslinie mit der mittleren Skala ergibt die Oberfläche in qm. Über Körperoberfläche und Grundumsatz s. S. 74.

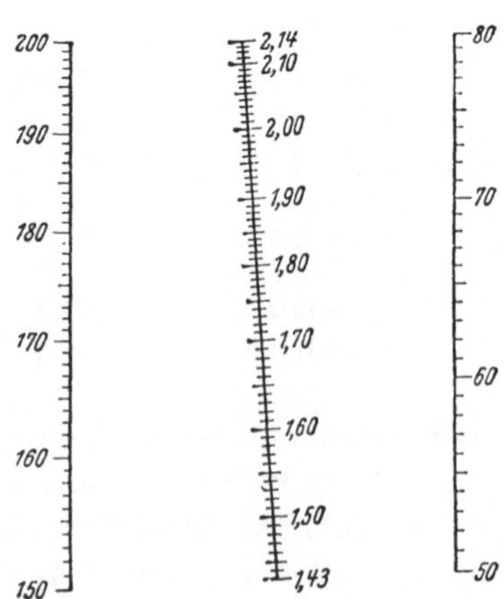

1. Nomogramm zur Bestimmung der Körperoberfläche aus Größe und Gewicht (aus *Rein*).

2. Sollwerte der Wärmebildung im Ruhe-Nüchternzustand je qm Oberfläche und Stunde (aus *Boothby-Berkson-Dunn*).

Männer				Frauen			
Alter	cal/qm/ Std.	Alter	cal/qm/ Std.	Alter	cal/qm/ Std.	Alter	cal/qm/ Std.
6	53,00	$18^1/_2$	42,70	6	50,62	15	40,10
7	52,45	19	42,32	$6^1/_2$	50,23	$15^1/_2$	39,40
8	51,78	$19^1/_2$	42,00	7	49,12	16	38,85
$8^1/_2$	51,20	20—21	41,43	$7^1/_2$	47,84	$16^1/_2$	38,30
9	50,54	22—23	40,82	8	47,00	17	37,82
$9^1/_2$	49,42	24—27	40,24	$8^1/_2$	46,50	$17^1/_2$	37,40
10	48,50	28—29	39,81	9—10	45,90	18—19	36,74
$10^1/_2$	47,71	30—34	39,34	11	45,26	20—24	36,18
11	47,18	35—39	38,68	$11^1/_2$	44,80	25—44	35,70
12	46,75	40—44	38,00	12	44,28	45—49	34,94
13—15	46,35	45—49	37,37	$12^1/_2$	43,58	50—54	33,96
16	45,72	50—54	36,73	13	42,90	55—59	33,18
$16^1/_2$	45,30	55—59	36,10	$13^1/_2$	42,10	60—64	32,61
17	44,80	60—64	35,48	14	41,45	65—69	32,30
$17^1/_2$	44,03	65—69	34,80	$14^1/_2$	40,74		
18	43,25						

Das Alter ist vom letzten Geburtstag an zu rechnen.

3. Nomogramm zur Ermittlung der Abweichung des beobachteten Grundumsatzes von der berechneten Norm (aus *Lehnartz*).

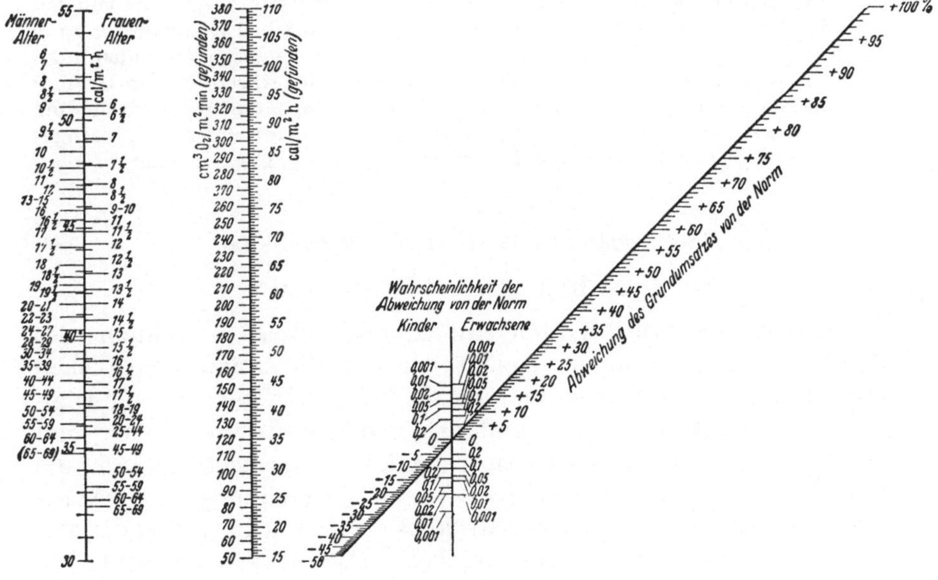

Legende siehe Seite 444

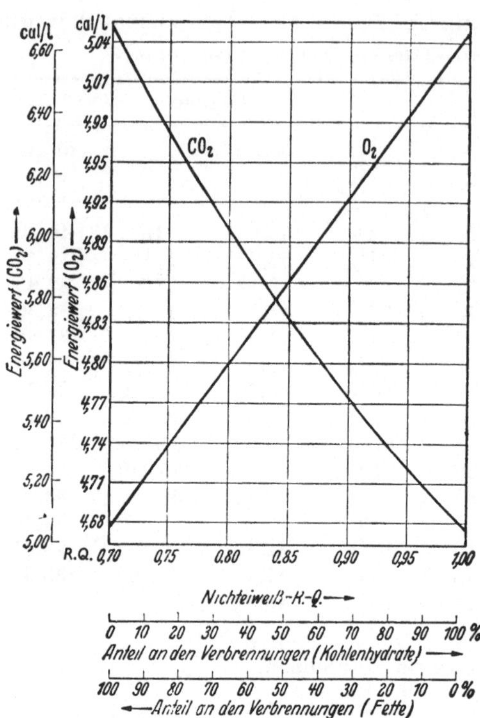

Man verbindet den gefundenen Grundumsatz mit dem Alter und kann dann auf der schrägen Linie die Abweichung des Grundumsatzes von der Norm ablesen. Ferner läßt sich auf der kurzen Senkrechten die Wahrscheinlichkeit ablesen, mit der ein derartiger Wert beim normalen Individuum erwartet werden kann. 0,02 bedeutet, daß das bei 100 normalen Menschen zweimal der Fall ist. Als Erwachsene gelten Menschen ab 20 Jahre. Bei Berechnung des Alters wird der letzte Geburtstag zugrunde gelegt.

4. Kalorischer Wert (Energiewert) von Sauerstoff und Kohlensäure (O_2 u. CO_2) bei verschiedenen Werten des respiratorischen Quotienten (R.Q.). Darunter: Anteil der Kohlenhydrate und Fette an den nach Abzug der Eiweißverbrennung verbleibenden Verbrennungen bei verschiedenen Werten des Nichteiweiß-R.Q. Der Nichteiweiß-R.Q. ist das $CO_2 : O_2$-Verhältnis, das sich ergibt, wenn man von den CO_2- bzw. O_2-Beträgen der Gesamtverbrennungen die auf die Eiweißverbrennung entfallenden CO_2- bzw. O_2-Beträge abzieht. Diese werden gefunden, indem man aus der N-Ausscheidung im Urin die Größe der Eiweißverbrennung in Gramm berechnet (1 g N = 6,25 g Eiweiß) und in Ansatz bringt, daß bei Verbrennung von 1 g Eiweiß im Organismus (bis zur Harnstoffstufe) 962 ccm O_2 aufgenommen und 774 ccm CO_2 abgegeben werden (Abbildung aus *Lehnartz*).

Nahrungsmitteltabellen und Küchenmaße

5. Nahrungsmitteltabellen

Tabellenwerte gestatten nur eine näherungsweise Berechnung des Nährwertgehaltes, weil der Gehalt der tierischen und pflanzlichen Nahrungsmittel von Rasse und Sorte, Klima, Fütterung und Düngung, Zeitpunkt der Ernte und des Schlachtens und Dauer und Art der Lagerung abhängt. In Notzeiten verschlechtert sich die Qualität aller Nahrungsmittel so sehr, daß Berechnungen der Nährwerte der Kost auf Grund von Tabellen kein zutreffendes Bild der tatsächlichen Verhältnisse mehr ergeben. Für Untersuchungen, die wissenschaftliche Genauigkeit beanspruchen, sind Tabellenwerte unbrauchbar. Hier lassen sich Analysen der tatsächlich verzehrten Nahrungsmittel nicht umgehen. Für praktisch-diätetische Zwecke dagegen genügt die näherungsweise Berechnung nach Tabellen.

Die Zahlen der beifolgenden Tabelle für Kalorien, Eiweiß, Fett und Kohlenhydrate gelten für die genießbaren Nahrungsteile nach Entfernung des Küchenabfalls. Maßgebend für den ernährungsphysiologischen Wert ist aber nicht der analytisch bestimmte Nährstoffgehalt, sondern der nutzbare Anteil der Nährstoffe. Bei der Benutzung der Tabellenwerte muß also noch die Ausnutzung der Nährstoffe berücksichtigt werden.

Die Tabelle gibt den Gehalt an Eiweiß, Fett, Kohlenhydraten, Vitamin A, Vitamin B_1, Vitamin C, Vitamin D, Kochsalz, Kalium, Eisen, Calcium, Phosphor und Wasser — an jenen Nährstoffen also, die diätetisch das Hauptinteresse beanspruchen. $+$ bedeutet Vorhandensein des Nährstoffs, aber Fehlen zuverlässiger quantitativer Bestimmungen, $\varnothing$ bedeutet Fehlen des Nährstoffs, — bedeutet Fehlen zuverlässiger Analysen. Die Angaben bezüglich des Eiweißgehaltes beruhen auf Bestimmungen des Stickstoff-(N)-Gehaltes. Diese Berechnung bedingt einige Fehler, weil nicht alle N-haltigen Verbindungen der Nahrungsmittel Eiweißkörper sind. Die N-haltigen Nahrungsbestandteile bestehen teilweise aus niedermolekularen N-Verbindungen (freie Aminosäuren, Amide, Purinbasen, Alkaloide u. a.). Nur zu rund 50% besteht die Gesamtheit der N-Verbindungen, das „Roheiweiß", von Kartoffeln und Rüben aus „Reineiweiß". Fleisch hingegen enthält rund 90% des Gesamt-N als Eiweiß-N.

Ähnlich verhält es sich mit den Kohlenhydraten. Im „Kohlenhydratgehalt" der Tabellen, d. h. der Fraktion der „stickstofffreien Extraktivstoffe" sind außer den verwertbaren Sacchariden noch andere Stoffe enthalten (Gummistoffe, Schleimstoffe, organische Säuren, Zellmembranen), die ernährungsphysiologisch wenig Wert besitzen. Die „Rohfaser", d. h. der nach Behandlung mit Säuren oder Laugen unlöslich bleibende Rückstand, repräsentiert keine einheitliche chemische Substanz; sie besteht größtenteils aus Zellulose und Lignin. Über die Berechnung des Kochsalzgehaltes ist S. 170 das Notwendige vermerkt. Ergänzende Angaben finden sich im Text: Puringehalt S. 156, Oxalatgehalt S. 159, Säure-Basenüberschuß S. 207. Die Zahlen für küchenmäßig zubereitete Gerichte am Ende der Tabelle können naturgemäß nicht mehr sein als grobe Anhaltspunkte.

Die Werte für Kalorien, Eiweiß, Fett, Kohlenhydrate, Mineralien und Wasser sind größtenteils den *Schall*schen Tabellen entnommen; ein großer Teil der Mineralanalysen beruht auf eigenen Bestimmungen. Die Vitaminwerte entstammen den Tabellen von *Daniel-Munsell* und *Droese-Bramsel*.

100 g	cal	Ei-weiß g	Fett g	Kohl.-hydr. g	Vit. A (Carot.) mg	Vit. B$_1$ mg	Vit. C mg	Vit. D γ	Koch-salz mg	Ka-lium mg	Eisen mg	Cal-cium mg	Phos-phor mg	Was-ser g
Ungeschältes ganzes Korn von Weizen	348	12	2	69	(0,285) +	0,470	∅	∅	10	—	—	—	—	13
Roggen	344	11	2	69	(+)	0,320	∅	∅	—	—	—	—	—	13
Gerste	339	10	2	69	(0,001)	0,445	∅	∅	—	—	—	—	—	13
Hafer	336	10	5	60	—	0,510	∅	∅	—	—	—	—	—	13
Buchweizen	313	11	3	59	—	0,200	∅	∅	—	—	—	—	—	13
Reis, rot	322	5	1	71	(0,034)	0,150	∅	∅	55	155	—	111	685	13
Mais	362	9	4	69	(0,350)	0,250	∅	∅	19	—	—	—	—	13
Mehle														
Roggenmehl Type 610	351	5	0,5	79	∅	0,072	∅	∅	—	—	—	—	—	15
Roggenmehl Type 997	349	7	1	76	∅	0,150	∅	∅	—	—	—	—	—	15
Roggenmehl Type 1370	354	8	2	74	∅	0,225	∅	∅	—	—	—	—	—	15
Roggenbackschrot Type 1800	341	9	2	72	∅	0,300	∅	∅	—	—	—	—	—	15
Weizenmehl Type 405	353	11	1	73	∅	∅	∅	∅	4	190	0,7	—	—	15
Weizenmehl Type 630	360	12	2	71	∅	0,080	∅	∅	—	—	—	—	—	15
Weizenmehl Type 1700	351	13	2	68	∅	0,300	∅	∅	—	850	3,8	—	—	15
Gerstengrieß, grob	355	12	2	69	—	0,250	∅	∅	—	484	—	41	422	14
Hafermehl	395	14	7	67	∅	0,550	∅	∅	203	345	5,2	72	202	10
Haferflocken	392	16	6	66	∅	0,300	∅	∅	203	345	—	72	202	10
Buchweizenmehl	355	8	2	75	—	—	∅	∅	20	132	—	10	131	14
Grünkernmehl	366	9	2	76	—	—	∅	∅	40	—	—	—	—	11
Maismehl	362	10	3	72	(0,250)	0,480	∅	∅	66	—	—	—	—	13

100 g	cal	Ei-weiß g	Fett g	Kohl.-hydr. g	Vit. A (Carot.) mg	Vit.B$_1$ mg	Vit. C mg	Vit. D γ	Koch-salz mg	Ka-lium mg	Eisen mg	Cal-cium mg	Phos-phor mg	Was-ser g
Weizenstärke	352	1	∅	84	∅	∅	∅	∅	24	12	—	8	44	14
Maisstärke	370	0,5	∅	90	∅	∅	∅	∅	66	140	—	15	118	10
Echter Sago	343	2	∅	82	∅	∅	∅	∅	190	—	—	—	—	16
Polierter Reis	356	8	0,5	78	∅	∅	∅	∅	30	120	—	27	62	13
Brote Weißbrötchen	270	7	0,5	58	∅	0,063	∅	∅	790	126	—	29	141	34
Gröberes Weißbrot	246	8	∅	51	∅	0,200	∅	∅	500	125	2,6	—	—	39
Graubrot	246	8	∅	52	∅	0,110	∅	∅	560	95	—	11	121	39
Roggenbrot 80%	249	6	0,5	54	∅	0,125	∅	∅	—	290	—	44	163	38
Knäckebrot	348	11	2	69	∅	0,170	∅	∅	290	410	—	65	238	8
Pumpernickel	230	7	1	48	∅	—	∅	∅	—	111	—	60	117	42
Grahambrot	251	8	1	51	∅	0,260	∅	∅	—	—	—	60	147	37
Kartoffel ohne Schale, frisch	96	2	∅	21	(0,032)	0,093	13,000	∅	82	550	0,7	16	179	75
Topinambur	77	2	∅	16	—	—	—	—	74	460	—	27	171	80
Rote Rübe	34	1	∅	7	(0,013)	0,060	10,000	—	60	100	1,0	30	31	90
Möhre	40	1	∅	9	(5,300)	0,075	6,000	—	60	440	0,8	59	41	88

100 g	cal	Ei-weiß g	Fett g	Kohl.-hydr. g	Vit. A (Carot.) mg	Vit. B₁ mg	Vit. C mg	Vit. D γ	Koch-salz mg	Ka-lium mg	Eisen mg	Cal-cium mg	Phos-phor mg	Was-ser g
Teltower Rübe	62	4	∅	11	∅	0,030	26,000	—	80	—	0,5	—	—	82
Schwarzwurzel	69	1	1	15	∅	0,075	5,000	—	50	240	—	45	107	80
Sellerieknolle	45	1	∅	9	(0,010)	0,025	7,500	—	250	740	—	87	53	87
Meerrettich	80	3	∅	16	—	0,055	70,000	—	26	422	—	97	56	77
Rettich	43	2	∅	8	(0,003)	0,080	23,000	—	120	320	--	9	25	87
Kohlrübe	38	1	∅	7	(0,190)	0,060	28,000	—	50	214	--	33	45	89
Pastinake	70	1	1	15	(0,030)	0,200	20,000	—	49	385	—	47	62	81
Zuckerrübe	82	1	∅	19	∅	—	—	—	57	316	—	31	38	80
Spinat	20	2	∅	2	(8,500)	0,080	44,000	—	210	745	3,0	59	165	93
Sauerampfer	16	2	1	∅	—	—	30,000	—	112	740	—	39	73	92
Rhabarber, geschält	16	1	∅	3	∅	∅	14,000	—	53	292	--	42	37	95
Grünkohl	71	5	1	10	(7,400)	0,200	87,000	—	98	474	2,2	81	116	81
Weißkohl	25	2	∅	4	(0,890)	0,075	50,000	—	92	475	—	50	95	92
Sauerkraut	25	1	∅	3	(0,015)	—	15,000	—	730	—	—	—	—	91
Wirsing	36	3	1	5	(0,030)	0,130	42,000	—	.12	236	—	41	45	90
Kopfsalat	16	1	∅	2	(1,300)	0,050	8,000	—	130	75	0,5	107	41	95

100 g	cal	Ei-weiß g	Fett g	Kohl.-hydr. g	Vit. A (Carot.) mg	Vit. B$_1$ mg	Vit. C mg	Vit. D γ	Koch-salz mg	Ka-lium mg	Eisen mg	Cal-cium mg	Phos-phor mg	Was-ser g
Endivie	19	2	∅	3	(1,200)	0,054	13,000	—	276	382	—	103	16	94
Gartenmelde	15	2	∅	1	(1,730)	—	68,020	—	—	—	—	—	—	94
Lauch	41	3	∅	7	(0,030)	0,120	22,000	—	82	254	—	57	57	88
Spargel, geschält	19	2	∅	2	∅	0,025	25,000	—	69	164	—	13	35	94
Zwiebel	45	1	∅	9	(0,025)	0,020	9,000	—	45	130	—	31	24	88
Gurke, geschält	8	1	∅	1	(Spur)	0,040	6,000	—	61	174	—	20	23	98
Kürbis	32	1	∅	7	(0,160)	0,045	9,000	—	28	67	—	23	60	90
Melone	30	1	∅	6	—	0,036	13,000	—	14	72	—	11	3	92
Tomate	26	1	∅	4	(2,250)	0,060	24,000	—	110	270	—	43	41	93
Erbse, grün	83	7	1	12	(0,510)	0,190	21,000	∅	60	320	1,3	33	125	78
Schnittbohne, grün	38	3	∅	6	(0,550)	0,100	15,000	∅	100	215	2,3	42	23	89
Erbse, gelb	330	23	2	53	(0,110)	—	0,500	—	100	810	7,8	83	377	14
Weiße Bohne	315	26	2	47	—	—	0,500	—	93	1080	—	110	532	14
Linse	341	26	2	53	(0,170)	—	1,000	∅	138	525	—	82	288	12
Sojabohne	428	33	17	28	(0,130)	0,340	20,000	—	—	380	—	—	—	10

100 g	cal	Eiweiß g	Fett g	Kohl.hydr. g	Vit. A (Carot.) mg	Vit. B_1 mg	Vit. C mg	Vit. D γ	Kochsalz mg	Kalium mg	Eisen mg	Calcium mg	Phosphor mg	Wasser g
Soja-Kraftmehl	448	40	20	24	—	0,125	—	—	12	380	—	164	560	11
Entöltes Sojamehl	328	52	1	26	—	—	—	—	—	—	—	—	—	12
Pfifferling, frisch	30	3	ø	4	+ (—)	0,050	7,500	8,30	40	340	—	7	43	91
Steinpilz, frisch	47	5	ø	5	+ (—)	—	2,500	8,30	36	580	—	27	112	87
Steinpilz, getrocknet	317	37	3	35	+ (—)	—	—	—	250	—	—	—	—	13
Trockenhefe	316	48	4	17	− (0,110)	2,000—7,000	ø	ø	—	—	18,2	0,9	1,5	10
Apfel, frisch	59	ø	ø	13	− (0,046)	0,020	5,900	ø	2	250	0,3	8	10	84
Birne, frisch	59	ø	ø	14	− (0,014)	0,065	3,000	ø	31	147	—	18	22	83
Pflaume, ohne Kern	76	1	ø	17	− (0,080)	0,100	5,000	ø	2	250	—	13	25	80
Kirsche, ohne Kern	72	1	ø	16	− (0,225)	+	7,700	ø	100	68	—	16	19	82
Apfelsine, ohne Schale	61	1	ø	13	− (0,125)	0,060	50,000	ø	7	190	0,4	148	42	84
Zitrone, ohne Schale	37	1	ø	8	− (0,120)	0,060	45,000	ø	7	456	—	130	50	83
Banane, ohne Schale	100	1	ø	23	− (0,170)	0,095	10,000	ø	200	266	—	16	43	74
Pampelmuse, ohne Schale	45	1	ø	5	+	0,070	50,000	ø	—	361	0,3	—	—	86
Erdbeere, frisch	45	1	ø	8	− (0,060)	(Spur)	58,000	ø	23	105	—	29	38	85
Himbeere, frisch	40	1	ø	7	+	0,090	28,000	ø	3	178	—	50	46	84

100 g	cal	Ei-weiß g	Fett g	Kohl.-hydr. g	Vit. A (Carot.) mg	Vit. B$_1$ mg	Vit. C mg	Vit. D γ	Koch-salz mg	Ka-lium mg	Eisen mg	Cal-cium mg	Phos-phor mg	Was-ser g
Johannisbeere, rot, frisch	46	1	∅	8	—	0,080	26,000	∅	7	110	—	9	10	84
Stachelbeere, rot	47	1	∅	9	+	0,150	30,000	∅	2	282	—	10	38	86
Heidelbeere, rot	56	1	∅	12	(0,830)	—	6,500	∅	8	31	—	13	2	84
Weintraube, rot	79	1	∅	18	(0,015)	0,002	2,900	∅	25	450	—	33	74	79
Hagebutte, rot	131	4	∅	25	(5,000)	—	400,000	∅	—	—	—	—	—	42
Ebereschenfrüchte, rot	84	2	∅	17	—	—	52,000	∅	--	—	—	—	—	75
Apfel, getrocknet	251	1	1	55	—	—	0,300	∅	20	—	—	—	—	31
Pflaume, getrocknet, ohne Kern	277	2	1	62	(0,500)	—	0,500	∅	21	—	—	—	—	28
Aprikose, getrocknet, ohne Kern	258	4	∅	56	(2,100)	—	5,000	∅	78	—	—	—	—	33
Dattel, getrocknet, ohne Kern	318	2	1	73	(0,600)	0,045	∅	∅	210	620	—	53	50	19
Feige, getrocknet	270	3	1	59	(0,048)	0,060	∅	∅	70	960	—	161	116	26
Rosine	295	2	1	66	(Spur) ∅	0,050	44,000	∅	170	790	—	83	155	25
Banane, getrocknet, ohne Schale	305	4	1	69	(0,170)	—	3,500	∅	—	—	—	—	—	22
Apfelsaft, frisch	59	∅	∅	13	(0,046)	0,020	—	∅	—	—	—	—	—	84
Traubensaft, frisch	79	1	∅	18	(0,015)	—	1,700	∅	33	210	--	18	22	80
Apfelsinensaft, frisch	61	1	∅	13	(0,350)	—	49,000	∅	—	—	—	—	—	84

100 g	cal	Ei-weiß g	Fett g	Kohl.-hydr. g	Vit. A (Carot.) mg	Vit. B$_1$ mg	Vit. C mg	Vit. D γ	Koch-salz mg	Ka-lium mg	Eisen mg	Cal-cium mg	Phos-phor mg	Was-ser g
Tomatensaft	14	1	ø	2	(0,480)	—	—	—	—	—	—	—	—	95
Marmeladen i. D.	250	1	ø	60	—	—	—	—	—	—	—	—	—	40
Pflaumenmus	237	2	ø	55	—	—	—	—	—	—	—	—	—	40
Gelée	310	ø	ø	75	—	—	—	—	—	—	—	—	—	24
Kochzucker, weißer Z.	400	ø	ø	99	ø	ø	ø	ø	9	ø	0,1	ø	ø	ø
Sirup	303	10	ø	65	—	—	—	—	(Spur)	—	6,7	—	—	23
Blütenhonig	334	ø	ø	81	—	ø	2,000	ø	(Spur)	—	0,9	—	—	19
Kunsthonig	302	ø	ø	74	—	—	—	—	—	—	—	—	—	26
Marzipan	480	8	23	58	—	—	—	—	—	—	—	—	—	10
Walnuß, trocken, ohne Schale	666	17	59	13	(0,540)	0,480	16,700	—	170	44	—	144	410	7
Haselnuß, trocken, ohne Schale	682	17	63	7	(0,265)	0,460	6,000	—	110	620	—	284	356	7
Erdnuß, trocken, ohne Schale	591	28	45	16	(0,138)	0,540	—	—	190	580	1,9	146	466	8
Mandel, trocken, ohne Schale	637	21	53	13	(0,175)	0,110	6,500	—	66	830	—	383	458	6
Kastanie, frisch, ohne Schale	226	6	4	40	—	0,135	30,000	—	—	515	—	33	97	47
Olive, Fruchtfleisch	417	3	40	9	—	—	—	—	5	1060	—	—	—	26
Butter, ungesalzen	785	1	80	1	1,140 (0,734)	ø	6,300	4,00	690	52	0,2	23	21	18
Butterschmalz	903	ø	97	ø	—	—	—	—	ø	—	—	ø	—	ø
Schweineschmalz	925	ø	100	ø	—	—	—	—	—	35	ø	1	3	ø
Rindertalg	915	1	98	ø	(0,185)	—	0,600	—	—	—	—	—	—	1

100 g	cal	Ei-weiß g	Fett g	Kohl.-hydr. g	Vit. A (Carot.) mg	Vit. B_1 mg	Vit. C mg	Vit. D γ	Koch-salz mg	Ka-lium mg	Eisen mg	Cal-cium mg	Phos-phor mg	Was-ser g
Margarine, ungesalzen	791	1	85	∅	∅	∅	—	—	100	4	—	3	1	12
Oliven- und Erdnußöl	925	∅	99	∅	—	—	—	—	170	185	—	—	—	∅
					63,000									
Lebertran	928	∅	100	∅	—	—	∅	1200,00	—	—	—	—	—	∅
					0,022									
Rindfleisch, ohne Fett-gehalt	98	22	1	∅	—	0,170	1,500	—	110	276	2,8	12	242	65
Rindfleisch, fett	307	19	25	∅	—	0,039	—	—	—	—	—	—	—	55
					0,025									
Kalbfleisch	145	19	7	∅	—	0,040	—	—	130	320	—	17	244	71
					0,025									
Schweinefleisch, fett	254	17	20	∅	—	0,740	1,500	—	110	325	—	57	229	50
					0,200									
Hammelfleisch	335	17	28	∅	—	0,180	—	—	170	353	—	15	230	54
Kaninchenfleisch, fett	220	21	14	∅	—·	—	1,900	—	84	398	—	19	255	63
Pferdefleisch	115	22	3	1	—	—	1,200	—	—	326	—	13	206	74
					8,400									
Leber, Rind	115	18	4	3	—	0,460	35,000	4,50	140	205	12,1	32	282	72
Hirn, Rind	115	9	8	∅	—	0,180	18,000	—	290	—	—	—	—	81
Zunge, Rind	225	16	17	∅	—	0,285	6,600	—	—	466	—	20	268	66
Bries, Kalb	115	27	1	∅	—	0,090	—	—	200	—	—	—	—	70
Blut	77	19	∅	∅	—	—	3,800	—	460	75	—	8	31	81
Schinken, roh	320	24	24	∅	—	0,325	—	—	5000 bis	573	—	22	135	49
Schinken, gekocht	410	24	34	∅	—	0,690	—	—	7000	—	2,5	—	—	29
Speck, gesalzen	655	6	68	∅	—	0,360	—	—	1270	152	0,8	6	95	10

100 g	cal	Ei- weiß g	Fett g	Kohl.- hydr. g	Vit. A (Carot.) mg	Vit. B$_1$ mg	Vit. C mg	Vit. D γ	Koch- salz mg	Ka- lium mg	Eisen mg	Cal- cium mg	Phos- phor mg	Was- ser g
Mettwurst (Schwein)	544	18	40	ø	— (0,140)	0,450	—	—		—	—	—	—	35
Bratwurst	295	13	26	ø	(0,015) —	—	—	—	2000 bis 10000	—	—	—	—	42
Blutwurst	210	10	10	20	(0,100) 0,400	—	—	—		—	—	—	—	60
Leberwurst	385	16	33	3	(0,450)	0,300	—	—		—	—	—	—	42
Salami	564	28	48	ø	—	—	—	—		—	—	—	—	17
Hase	100	22	1	ø	—	—	—	—	160	—	—	—	—	74
Reh	100	20	2	ø	—	—	—	—	110	—	—	—	—	76
Huhn	120	19	5	ø	—	2,100	—	—	140	470	1,9	11	255	74
Gans	365	16	30	ø	—	—	12,900	—	200	—	—	—	—	40
Ente	130	20	5	ø	—	—	7,800	—	140	—	—	—	—	73
Hering, frisch	125	15	7	ø	0,064 (—) 0,095	0,030	—	1300,00	270	220	1,0	—	—	75
Bückling	165	20	9	ø	(ø) +	0,100	—	1300,00	380	—	—	—	—	68
Sprotten	235	21	15	ø	(—) +	0,030	—	250,00	310	—	—	—	—	60
Schellfisch	75	16	1	ø	(—)	0,110	—	—	390	340	—	23	165	82
Flundern, geräuchert	100	23	1	ø	— 1,600	—	—	—	—	—	—	—	—	72
Aal, geräuchert	305	18	25	ø	— -0,380	—	1,700	—	—	—	—	230	132	51
Karpfen	140	16	8	ø	—	0,180	1,000	—	100	262	—	42	167	74

100 g	cal	Ei-weiß g	Fett g	Kohl.-hydr. g	Vit. A (Carot.) mg	Vit. B$_1$ mg	Vit. C mg	Vit. D γ	Koch-salz mg	Ka-lium mg	Eisen mg	Cal-cium mg	Phos-phor mg	Was-ser g
Miesmuschel, Fleisch	82	16	1	1	0,180 — 0,060	0,015	—	++	—	—	--	—	—	81
Vollmilch (Kuh)	67	4	4	5	(0,033) 0,068	0,042	1,650	0,21	160	160	0,07	126	94	87
Ziegenmilch	69	4	4	4	(0,035)	—	5,500	—	—	145	—	129	104	87
Schafmilch	109	6	7	5	—	—	6,000	—	—	—	—	—	—	81
Stutenmilch	41	2	1	5	— 0,006	—	—	—	—	—	—	—	—	91
Magermilch	37	4	∅	5	(0,005) —	0,043	1,000	—	180	196	—	114	62	91
Buttermilch	37	4	1	4	(0,012)	0,030	0,800	—	160	151	—	106	98	91
Molke, süß	26	1	∅	5	— 0,320	—	—	—	110	112	—	61	33	94
Rahm	124	4	10	4	(0,320) 0,171	0,060	0,900	5,00	130	126	—	91	52	82
Vollmilchpulver	504	25	27	37	(0,223)	0,250	1,800	—	—	—	0,17	—	—	5
Kondensierte Milch ohne Zucker	164	8	9	11	+	0,150	1,900	—	130	293	—	—	—	70
Quark	90	16	1	4	— +	—	1,100	—	250	175	—	63	194	77
Magerkäse, ungesalzen	205	37	6	∅	(—) 1,000	0,050	1,000	—•	560	515	**0,57**	112	367	40
Rahmkäse, ungesalzen	315	17	26	1	(—) 2,380	0,055	1,000	—	200	230	--	—	—	50
Hühnerei, 100 g (1 Ei = 45 g ohne Schale)	166	13	12	1	(2,580)	0,090	∅	10,00	210	154	2,7	68	224	74
Weißei 100 g (1 Weißei = 30 g i. D.)	58	12	∅	1	∅	∅	∅	∅	310	163	∅	38	22	86

100 g	Ei-weiß	Fett	Kohl.-hydr.	Vit. A (Carot.)	Vit. B$_1$	Vit. C	Vit. D	Koch-salz	Ka-lium	Eisen	Cal-cium	Phos-phor	Was-ser
	cal	g	g	g	mg	mg	mg	γ	mg	mg	mg	mg	mg	g
Gelbei, 100 g					1,190									
(1 Gelbei = 15 g i. D.)	362	16	32	∅	(1,290)	0,270	∅	30,00	46	136	7,2	136	565	51
1 Gänseei (nicht 100 g!)	269	20	20	∅	—	—	∅	—	—	—	—	—	—	71
1 Entenei (nicht 100 g!)	114	8	9	∅	(0,120)	0,180	∅	—	—	—	—	—	—	70
Volleitrockenpulver	544	38	42	∅	—	—	∅	22,00	—	—	—	—	—	7
Kakao, wenig entölt	465	22	27	31	—	∅	—	300,00	53	980	—	81	862	6
Kochschokolade	536	7	28	62	—	—	—	—	200	45	—	36	185	1
Milchschokolade	575	9	35	53	—	—	—	--	200	260	—	204	142	1
Pralinen	450	3	15	73	—	—	—	—	—	—	—	—	—	8
Kaffeebohnen, geröstet	204	14	14	4	—	—	—	—	46	162	—	139	183	3
Tee	173	24	8	—	—	—	—	—	132	1480	--	464	320	9

100 g	Ex-trakt	Alko-hol	Kohl.-hydr.	Vit. A (Carot.)	Vit. B$_1$	Vit. C	Vit. D	Koch-salz	Ka-lium	Eisen	Cal-cium	Phos-phor	Was-ser
	cal	g	g	g	mg	mg	mg	γ	mg	mg	mg	mg	mg	g
Apfelwein	52	3	4—5	1	—	—	∅	—	10	66	11	11	6	—
Deutsche Weine i. D.	62	2	7—8	∅	—	—	∅	—	7	63	—	9	18	—
Malaga	163	22	12—13	18	—	—	∅	--	—	166	2	7	19	—
Sekt, trocken	81	2	10	1	—	—	∅	—	4	122	(Spur)	(Spur)	20	—
Kognak	336	—	48	∅	—	—	∅	—	—	—	—	—	—	—
Benediktiner	403	—	39	33	—	—	∅	—	—	—	—	—	—	—
Bier	45—70	5	3—5	5	—	0,009	∅	—	15	86	1	6	42	—

Küchengerichte

100 g	cal	Eiweiß g	Fett g	KH. g	Wasser g
Fleischbrühe	—	1	2	1	96
Gemüsesuppe	58	1	5	3	91
Mehlsuppe	42	1	2	5	91
Grießsuppe	54	1	1	8	90
Hafergrützensuppe	40	1	2	5	91
Kartoffelsuppe	45	2	2	5	91
Spiegelei	215	14	17	∅	68
Rührei	200	10	17	1	71
Omelette	255	11	21	4	62
Eierkuchen	285	8	12	20	60
Mehlklöße	85	3	3	12	81
Nudeln, gekocht	110	5	2	18	75
Reissuppe	44	1	1	5	92
Nudelsuppe	34	1	1	6	92
Rindfleisch, mittelfett, gekocht	210	32	8	∅	58
Beefsteak	227	31	10	1	56
Kalbskotelette	231	29	12	∅	57
Schweinebraten, fett	431	24	36	∅	34
Kalbsleber, gebraten	178	20	8	6	—
Rehbraten	150	28	3	2	65
Huhn, gekocht	176	34	4	∅	59
Huhn, gebraten	109	21	3	∅	75
Gans, fett, gebraten	391	16	35	∅	46
Schellfisch, gekocht	91	21	∅	∅	76
Schellfisch, gebraten	105	23	1	1	71
Scholle, gebacken	228	20	14	3	59
Fleischklöße	135	18	5	3	—
Hackbraten	120	13	4	6	—
Brei aus Mehl, Grieß, Reis	115	5	3	18	72
Kartoffelbrei	115	3	3	18	75
Bratkartoffeln	200	3	10	25	58
Kartoffelsalat	100	2	9	18	70
Brei aus Hülsenfrüchten	97	4	3	14	77
Gemüse i. M., zubereitet	70	2	5	6	85
Gemüsesalat	20	1	2	2	—
Aufläufe, Puddinge	215	6	9	25	60
Kompotte	60	1	∅	14	76
Kuchen (Obst-)	380	5	12	37	43

6. Küchenmaße

1 Eßlöffel Milch oder Wasser	wiegt etwa	15 g
1 Kinderlöffel Milch oder Wasser	„ „	12 g
1 Tee- oder Kaffeelöffel Milch oder Wasser	„ „	5 g
1 Eßlöffel Mehl gehäuft	„ „	20 g
1 Eßlöffel Mehl gestrichen	„ „	15 g
1 Eßlöffel Zucker gestrichen	„ „	20 g
1 Eßlöffel Milchzucker gestrichen	„ „	8 g
1 Eßlöffel Malzextrakt	„ „	40 g
1 Kinderlöffel Mehl gehäuft	„ „	15 g
1 Kinderlöffel Mehl gestrichen	„ „	10 g
1 Kinderlöffel Zucker gestrichen	„ „	15 g
1 Teelöffel Mehl gehäuft	„ „	9 g
1 Teelöffel Mehl gestrichen	„ „	5 g
1 Teelöffel Zucker gestrichen	„ „	6 g
1 Würfel Zucker, mittelgroß	„ „	6 g
1 Messerspitze Kochsalz	„ „	2 g
1 Prise Kochsalz	„ „	$^1/_2$ g
Inhalt eines Suppentellers	„ „	200 g
Inhalt einer Tasse	„ „	150 g

VII. SCHRIFTTUM

Es ist nicht beabsichtigt, Quellennachweise für alle Angaben des Textes zu geben. Das Verzeichnis soll lediglich eine eingehendere Orientierung über Einzelfragen ermöglichen.

I. Zusammenfassende Darstellungen des ganzen Gebietes

Bertram: Die Grundlagen der neuzeitlichen Ernährung des deutschen Menschen. Leipzig 1939.

Cruickshank: Food and Nutrition. Baltimore 1945.

Davidson-Anderson: A Textbook of Dietetics. New York/London 1946.

Demole: Diätetik in *Gordonoff*, Handbuch der Therapie III, 45. Bern 1948.

Glatzel: Allgemeine Diätetik in *Stepp*, Ernährungslehre; 485. Berlin 1939.

Heupke: Diätetik. Die Ernährung des Gesunden und Kranken, 5. Auflage. Dresden und Leipzig 1950.

Kühn: Richtlinien der diätetischen Therapie. Stuttgart 1947.

Lang-Schoen und Mitarb. *(Diemair, Dean, Fähndrich, Jürgens, Koller, Kühnau, Lehnartz, Mellinghoff, Nitschke, Vannotti):* Die Ernährung. Berlin, Göttingen, Heidelberg 1952.

Middelmann-Hürter: Die Ernährung des Kranken. Stuttgart 1947.

v. Noorden: Alte und neuzeitliche Ernährungsfragen. Berlin 1931.

Schlayer-Prüfer: Lehrbuch der Krankenernährung, I. und II. 4. Aufl. Berlin und Wien 1951.

II. Allgemeine Grundlagen der Krankenernährung

a) Hunger und Durst

Dennig-Breitzke: „Instinktgemäße" Krankenernährung (Hippokrates 1931, 31).
Glatzel: Hunger (N. dtsch. Klin. 1945, 18: 591).
Kunstmann: Über die Wirkung der Zufuhr großer Wassermengen auf den Organismus (Naunyn-Schmiedebergs Arch. 1933, 170: 701).
Lauter: Hunger, Appetit und Ernährung. Leipzig 1937.
Marx: Der Wasserhaushalt. Berlin 1935.

b) Gestaltung nahrungs- und wasserknapper Kostform

Buchinger: Das Heilfasten und seine Hilfsmethoden. Stuttgart 1936.

c) Bekämpfung von Hunger und Appetitlosigkeit. Gestaltung einseitiger Kostformen

Flaschenträger: Über die biologische Bedeutung der Mineralstoffe, insbesondere der Spurenelemente (Schweiz. med. Wschr. 1942: 949).
Mahler-Nonnenbruch: Fettresorption im Darm (Med. Klin. 1932, II: 1380).
Meyer-Gottlieb: Die experimentelle Pharmakologie. Berlin und Wien 1922.
Tillmans: Gewürze in Handbuch der Lebensmittelchemie VI. Berlin 1934.

d) Hygiene der Ernährung

Barthel: Ernährung und Düngung. Leipzig 1938.
Bleuler: Das autistisch-undisziplinierte Denken in der Medizin und seine Überwindung. Berlin 1927.
Brandt: Der akute Blähdarm infolge Fehlernährung (Med. Klin. 1947: 539).
Detlefsen: Der Nahrungsmittelileus (Z. ges. Inn. Med. 2, 1947: 466).
Domenjoz: D. D. T. (Schweiz. med. Wschr. 1944: 952; 1946: 1210).
Dost-Schotola: Säuglingsernährungsversuche mit verschieden gedüngten Gartenmöhren und Tomaten (Ernähr. 1940: 37).
Dost-Schuphan: Über Ernährungsversuche mit verschieden gedüngten Gemüsen (Ernähr. 9, 1944: 1).
Feist: Obturationsileus durch grobe Pflanzenkost (Ärztl. Wschr. 1947: 534).
Gerson-Cohen-Sha y-Fels: The relation of meal temperature to gastric motility and secretion (Amer. J. Roentgenol. 43, 1940: 237).
Hansen: Allergie. Leipzig 1943.
Kemper: Die Nahrungs- und Genußmittelschädigung und ihre Bekämpfung. Leipzig 1939.
Lenzner: Gift in der Nahrung. Leipzig 1931.
Menzel: Zum Wesen der Tagesrhythmik (Ärztl. Wschr. 1947: 705).
Nyrop: Ernährung und Zahnkaries. Leipzig 1943.
v. Pein: Über Krebsentstehung bei chronischer Arsenvergiftung (Dtsch. Arch. klin. Med. 190, 1943: 429).
Schuphan: Düngungsversuche mit Tomaten und Gartenmöhren im Hinblick auf ihren biologischen Wert (Ernähr. 5, 1940: 29).
Ziegelmayer: Unsere Lebensmittel und ihre Veränderungen. Dresden und Leipzig 1933.

e) Küchentechnische Hinweise

Bausi-Ludwig: Die Aminosäuren und ihre Bedeutung für Ernährung und Therapie. Ergeb. physikal. u. diätet. Therapie 4, 1. 1951.

Boemer-Juckenack-Tillmans: Handbuch der Lebensmittelchemie. Berlin 1933 bis 1937.

de Boor: Kleine Küchenalchymie. Kassel. Bärenreiterverlag.

Brupbacher-Bircher: Das Wendepunkt-Kochbuch. Zürich-Leipzig-Wien. Wendepunkt Verlag.

Diemair: Die Verarbeitung der Nahrungsmittel in *Stepp*, Ernährungslehre: 196. Berlin 1939.

Diemair: Die Verarbeitung der Lebensmittel in Lang-Schoen, Ernährung. Berlin-Göttingen-Heidelberg 1952.

Dienst: Rationelle Küchenwirtschaft und Gesundheit. Berlin 1940.

Droese-Bramsel: Vitamin-Tabellen. Leipzig 1941.

Glatzel: Krankenhauskost in *Stepp*, Ernährungslehre: 521. Berlin 1939.

Heimatgerichte. 10 Bändchen. Franckhsche Verlagshandlung, Stuttgart.

Nebelthau: Vom heiteren Kosten. Berlin 1936.

Schlayer-Prüfer: Lehrbuch der Krankenernährung II. Berlin, Wien 1937.

Schneider: Kochkunst und Küchentechnik. Dresden-Leipzig 1937.

Thienemanns Diät-Kochbücher. 13 Bändchen. Stuttgart, Thienemanns Verlag.

Volhard-Borkeloh: Die kochsalzfreie Krankenkost. 8. Auflage. Leipzig 1940.

Ziegelmayer: Die Ernährung des deutschen Volkes. Dresden-Leipzig 1947.

III. Die Formen der Krankenkost

1. Brennwertreiche und brennwertarme Kostformen

a) Brennwert- und eiweißreiche Kost. Kräftigungskost

Achelis: Stoffwechselprobleme (Klin. Wschr. 1944: 215).

Achelis-Nothdurft: Über Ernährung und motorische Aktivität I. (Pflügers Arch. 241, 1939: 651).

Berg: Die Spuren-Elemente in unserer Nahrung und in unserem Körper. Leipzig 1940.

Block-Bolling: The amino acid composition of proteins and foods. Springfield 1945.

Droese-Bramsel: Vitamin-Tabellen. Leipzig 1941.

Flaschenträger: Die biologische Bedeutung der Mineralstoffe, insbesondere der Spurenelemente (Schweiz. med. Wschr. 1941: 949).

Frey: Einfluß der Mangelernährung auf den Gesamtstoffwechsel von Männern und Frauen (Med. Klin. 1947: 408).

Glatzel: Über den Eiweißbedarf (Med. Welt 1936: 39).

Glatzel: Ernährungskrankheiten in Hdb. Inn. Med., 4. Auflage (im Druck).

Herken-Remmer: Untersuchungen über das neugebildete Serumalbumin bei Ödemkranken (Klin. Wschr. 1947: 211).

Kaller-Reller: Körpergewicht und Grundumsatz bei der jetzigen Ernährungslage (Klin. Wschr. 1947: 682).

Kollath: Der Vollwert der Nahrung und seine Bestimmung durch Wachstum und Zellersatz (Z. ges. Inn. Med. 2, 1947: 31).

Kraut: Der Nahrungsbedarf des körperlich Arbeitenden (Ärztl. Wschr. 1948: 499).

Kühnau: Eiweißmangel als Ernährungsproblem (Ärztl. Wschr. 1946: 161).

Lang: Die physiologischen Aufgaben des Nahrungsfettes (Klin. Wschr. 1948: 257).

League of Nations. The problem of nutrition. II. Report on the physiol. bases
    of nutrition. Genf 1936.
Lehnartz: Nahrungsbedarf in *Stepp*, Ernährungslehre, 1. Berlin 1939.
Nothdurft: Über Ernährung und motorische Aktivität. II (Pflügers Arch. 242,
    1939: 700).
Schall: Nahrungsmitteltabelle. Leipzig 1941.
Scharrer: Biochemie der Spurenelemente. Berlin 1941.
Wachholder: Unser Energiebedarf und seine Einschränkbarkeit bei herab-
    gesetzter Nahrungszufuhr (Z. ges. Inn. Med. 1, 1946: 129).

b) Brennwertarme Kost

Cooley: Iß dich schlank. 5. Aufl. Zürich 1951.
Glatzel: Fettsucht und Magersucht (Hdb. Inn. Med. VI/1. Berlin 1941: 477).
Hauser: Bleibe jung — lebe länger. Stuttgart/Hamburg 1951.

c) Rohkost

Bircher-Benner: Eine neue Ernährungslehre. Zürich-Leipzig-Wien 1933. Wende-
    punktverlag.
Bürger: Ernährungsstörungen. Ernährung als Heilfaktor in Hdb. Inn. Med. VI/2,
    Berlin 1944: 655.
Ehrismann: Die Bedeutung der Magendarmbakterien für den Vitaminhaushalt
    des Organismus (Dtsch. med. Wschr. 1944: 233).
Gericke: Untersuchungen über die Mineralstoffversorgung der Berliner Be-
    völkerung (Ärztl. Wschr. 1947: 899).
Glatzel: Aufgaben und Bedeutung der Mineralstoffe (Klin.Wschr. 1938: 793, 833).
Heupke-Schülein: Die Verdauung der Nahrungsmittel im Dünndarm des Men-
    schen (Dtsch. Z. Verdauungs- und Stoffwechselkrankh. 1, 1938: 20).
Jordan: Physikalische Grundlagen der Ernährungslehre von Bircher-Benner
    (Ernähr. 1939: 8).
Keller: Der elektrische Faktor der Ernährung. Berlin 1936.
Klinke: Der Mineralstoffwechsel. Leipzig-Wien 1931.
Leonhardi: Über die Resorption von Karotin aus Gemüsen beim Menschen
    (Z. ges. Inn. Med. 2, 1947: 376, 477).
Stepp-Kühnau-Schroeder: Die Vitamine und ihre klinische Anwendung. 4. Auf-
    lage. Stuttgart 1939.
Waerlands Monats-Magazin und Waerlands Schriften. Waerland-Verlag, Ham-
    burg/Rahlstedt,

d) Saftkost

Heun: Rohsäftekuren (Ther. Gegenw. 1937: 385, 442).

e) Das Fasten

Benedict: A study of prolonged fasting (Carnegie. Inst. publ. 1915: 203).
Buchinger: Das Heilfasten und seine Hilfsmethoden. Stuttgart 1936.
Schenck-Meyer: Das Fasten. Stuttgart 1938.

2. *Kostformen mit Entzug einzelner Nährstoffe*

a) Eiweißarme Kost. Lactovegetabile Kost

Heilmeyer: Die Polyglobulie und Polycythaemie (Hdb. Inn. Med. II, 1942: 298).
Herzog: Ergebnis der Diätbehandlung in 19 Fällen von Polycythämie (D. m. W.
    1939: 719).

Marx: Thyreotoxikose (Hdb. Inn. Med. VI/1, 1941: 9).
Müller: Zur normalen und pathologischen Anatomie und Physiologie sowie all-
   gemeinen Pathologie des feinsten Gefäßabschnittes beim Menschen. Stutt-
   gart 1937.
Ratschow: Die peripheren Durchblutungsstörungen. Dresden-Leipzig 1939.
Wiebel: Ernährung und Leistungssport. Leipzig 1941.

b) Fettarme Kost

Bürger: Die Lipoidosen (Hdb. Inn. Med. VI/2. Berlin 1944: 807).
Hotz-Rohr: Sprue (Erg. inn. Med. 54, 1938: 174).
Keele-Bound: Sprue in India (Brit. med. J. 4437, 1946: 77).

c) Kohlenhydratarme Kost. Diabetikerkost

Auler: Ernährung und Krebs (Ther. Gegenw. 1942: 250).
Berning: Taschenbuch für Zuckerkranke. Stuttgart 1943.
Bertram: ABC des Zuckerkranken. Leipzig 1947.
Brentano: Kohlenhydratreiche Ernährung beim Diabetiker (Verh. dtsch. Ges.
   inn. Med. 1937: 75).
Calvo Peña-Glatzel: Über ketogene Kost (Z. Klin. Med. 128, 1935: 684).
Constam: Leidfaden für Zuckerkranke. Basel 1952.
Grafe: Der Diabetes mellitus (Hdb. Inn. Med. VI/2, 1944: 406).
Grundsätzliches zur Diabetestherapie. Diskussion zu einem Merkblatt von
   Bertram. Unter Mitarbeit von *Bürger, Grafe, Grote, Jores, Katsch, Läpp,
   Mártini, Reinwein* und *Steigerwald.* Stuttgart 1950.
Katsch: Gegenwärtige Therapie der Zuckerkrankheit (Med. Klin. 1947: 705).
Kretz: Die krebsfeindliche Diät. Leipzig 1939.
Macleod: Kohlenhydratstoffwechsel und Insulin. Berlin 1927.
Mellinghoff: Wegweiser für Zuckerkranke. München-Berlin 1944.
Rausch: Der Einfluß der Kriegs- und Nachkriegszeit auf den Diabetes mellitus
   (Ärztl. Wschr. 1947: 681).
Reinwein: Neuzeitliche Behandlung des Diabetes mellitus. Stuttgart 1946.
Stolte: Kindlicher Diabetes (Verh. dtsch. Ges. inn. Med. 1937: 69).

d) Purinarme Kost

Gudzent: Gicht und Rheumatismus. Berlin 1928.
Lichtwitz: Pathologie der Funktionen und Regulationen. Leiden 1936: 143.
Llewellyn: Gout. London 1920.

e) Oxalatarme Kost

Krehl: Behandlung innerer Krankheiten. Berlin 1933: 278.
Oettel: Oxalurie (Hdb. Inn. Med. VI/2. Berlin 1944: 1023).

f) Gewürzarme Kost

Glatzel: Leistungssteigerung durch Aroma- und Extraktivstoffe (Volksernährung
   und Kochwissenschaft 1944, Folge 18).

g) Allergenfreie Kost

Berger-Hansen: Allergie. Leipzig 1940.
Urbach: Klinik und Therapie der allergischen Krankheiten. Wien 1935.

h) Kochsalzfreie Kost

Glatzel: Das Kochsalz und seine Bedeutung in der Klinik (Erg. inn. Med. 53, 1937: 1).

Glatzel: Aufgaben und Bedeutung der Mineralstoffe (Klin. Wschr. 1938: 793,833).

Herrmannsdorfer und *Herrmannsdorfer:* Anleitung zur kochsalzfreien Ernährung Tuberkulöser. Leipzig 1929.

Herrmannsdorfer: Diätetik in der Chirurgie. München 1936.

Hildebrandt: Zur Technik der Knochennaht und Grundsätze für die Ernährung der Operierten (Zbl. Chir. 1936: 1826).

Martini: Kochsalzentziehung bei Hochdruck (Dtsch. Arch. klin. Med. 183, 1938: 109).

Schneider: Salzlose Diät. Berlin 1931.

Volhard-Borkeloh: Die kochsalzfreie Krankenkost. 13. Auflage. Leipzig 1952.

i) Kaliumarme Kost

Rynearson-Snell-Hausner-Victor: Kaliumarme Kost bei M. Addison (Z. Klin. Med. 134, 1938: 11).

k) Trockenkost

v. Pein: Die physikalisch-chemischen Grundlagen der Oedementstehung (Erg. Inn. Med. 56, 1939: 461).

Schenck-Benz: Durst- und Fastenkuren mit besonderer Berücksichtigung der Schrotkur und des Teefastens. Stuttgart 1940.

3. Basenüberschüssige und säureüberschüssige Kostformen

Berg: Einfluß der Mineralstoffe auf den Eiweißstoffwechsel (Ernähr. 1942: 217, 248).

Dennig: Über künstliche Steigerung der körperlichen Leistungsfähigkeit (Arch. exp. Pathol. 195, 1940: 258).

v. Gaza-Brandi: Säurebasengleichgewicht und Wundheilung (Arch. klin. Chir. 148, 1927: 636).

Glatzel: Aktuelle Fragen der Volksernährung. IV. Basenüberschüssige Kost (Med. Welt 1937, 10).

Glatzel: Basenüberschüssige Kost. Bemerkungen zu der Entgegnung *R. Berg*s (Med. Welt 1937: 33).

Herrmannsdorfer: Diätetik in der Chirurgie. München 1936.

Hoff: Experimentelle Beeinflussung des menschlichen Gefäßsystems durch verschiedene Diätformen (Verh. dtsch. Ges. inn. Med. 1936: 262).

Klinke: Der Mineralstoffwechsel. Leipzig 1931.

Silwer: Säurebasengleichgewicht und Eiweißstoffwechsel (Acta med. scand. [Schwd] LXXIX, 1937).

Straub-Beckmann: Krankheiten des Wasser- und Salzstoffwechsels (Lhb. Inn. Med. II, 1. Berlin 1942).

4. Kostformen bei Krankheiten der Verdauungsorgane

Ehrismann: Die Bedeutung der Magendarmbakterien für den Vitaminhaushalt des Organismus (D. m. W. 1944: 233).

Glatzel: Magengeschwür und Tabak (Ärztl. Wschr. 1947: 645).

Glynn: Nutrit. Abstracts and Reviews 16, 751. 1947.

Herrmannsdorfer: Diätetik in der Chirurgie. München 1936.

Heupke: Diätetik (N. dtsch. Klin. 18, 1942: 106).

Kalk: Ulcus pepticum (Hdb. Inn. Med. III/1. Berlin 1938: 510).

Kantorowicz: Sozialhygienische Betrachtungen zum Kariesanstieg im 19. und Kariesrückgang im 20. Jahrhundert. Zahnärztl. Mitt. 1951, 381.

Katsch-Brinck: Krankheiten der Bauchspeicheldrüsen (Hdb. Inn. Med. III/2. Berlin 1938: 1019).

Krehl: Behandlung innerer Krankheiten. Berlin 1933.

Lapp-Neuffer: Diätetik bei chirurgischen Erkrankungen. Wien-Berlin 1932.

Lehnartz: Einführung in die Chemische Physiologie. Berlin 1942.

Meulengracht: „Meulengracht-Diät" (M. m. W. 1937: 1565).

Meulengracht: Arch. int. med. 80, 1947: 697.

Porges: Darmkrankheiten, ihre Diagnose und Therapie. Berlin und Wien 1935.

Hoagland-Labby-Kunkel-Shank: Hepatitisdiät (Amer. J. publ. Health 1946: 1287 ref.: D. m. W. 1947: 333).

Störmer: Postdysenterische Magen- und Darmerkrankungen (Med. Klin. 1946: 145).

Teaylor: Perfor. peptic ulcer. treated without operat. (Lancet 6422, 1946: 441).

Visick: Cons. treatm. of acute peptic ulcer. (Brit. med. J. 4485, 1946: 941).

Witts: A review of the dietetic factors in liver disease (Brit. med. J. 4487, 1947: 1; 4488: 45).

Zintel: Preoperative and postoperative care of patients with lesions of stomach and duodenum (Surg. Clin. N. Amer. 1944: 1353; ref.: Med. Klin. 1947: 38).

5. Künstliche Ernährung

Braunschwig-Bigelow-Micols: Intravenous nutrition for 8 weeks; partial enterectormy, recovery (J. amer. med. Assoc. 129, 1945: 441; ref.: Klin. Wschr. 1946: 58).

Pfau: Zur Physiologie der Aminosäuren und über die therapeutische Verwendung von Aminosäuregemischen (Med. Klin. 1946: 249).

Schwartzer: Über den Wert der Traubenzuckerklysmen (Med. Klin. 1939, 8).

IV. Die Ernährung des Kindes, der Schwangeren und des Greises

1. Kinderernährung

Adam: Fortschritte in der Pathogenese und Therapie der Ernährungsstörungen. Ärztliche Forschung 1952, 59.

Baech-Baernstein-Hoffmann-Teague-Macy: Verteilung von Eiweißstickstoff und Aminosäuren in der Milch von Mensch und Kühen (J. biol. Chem. 139, 1941: 57).

Beumer: Über die Ernährung des Säuglings. Leipzig 1937.

Czerny-Keller: Des Kindes Ernährung (Ernährungsstörungen und Ernährungstherapie I. Leipzig und Wien 1935).

Kleinschmidt: Zeitgemäße Vereinfachung der künstlichen Säuglingsernährung (Ärztl. Wschr. 1946: 23).

Jochims: Über den heutigen Stand der vorbeugenden Rachitisbekämpfung (Med. Klin. 1947: 755).

Tiling: Sojamilch als vollwertiger Ersatz für Kuhmilch (Med. Klin. 1947: 632).

Nitschke: Physiologie und Pathologie der Ernährung des Säuglings in *Lang-Schoen:* Ernährung. Berlin-Göttingen-Heidelberg 1952.

Rominger-Lorenz: Richtlinien für die Ernährung des gesunden und kranken Kindes. Berlin 1935.

Spitz: Hospitalism. The Psychoanalytic Study of the Child 1, 53. 1945.

Spitz: Anaclitic Depression. Ebendort 2, 313. 1946.

2. Die Ernährung der schwangeren und stillenden Frau

Gaehtgens: Grundlagen der Schwangerenernährung. Dresden und Leipzig 1940.

Heinemann: Die Eklampsieprophylaxe und ihre Ergebnisse (Z. Geburtsh. 127, 1946: 145).

League of Nations: The problem of Nutrition. II. Rep. on the physiol. bases of nutrition. Genf 1936.

Lund: Nutrition in pregnancy (J. amer. med. Assoc. 128, 1945: 344).

3. Die Ernährung des alten Menschen

Lichtwitz: Pathologie der Funktionen und Regulationen. Leiden 1936.

Müller-Deham: Die inneren Erkrankungen im Alter. Wien 1937.

v. Noorden: Ernährung im Greisenalter (Hdb. Ernährungslehre I. Berlin 1920: 1087).

V. Von den Nahrungsmitteln

Behre: Kurzgefaßtes Handbuch der Lebensmittelkontrolle. Leipzig 1935.

Bickel: Über die Stoffwechselwirkung zusätzlicher kleiner Eiweißmengen durch den Genuß von Trockenkasein, Trockenhefe, Süßlupinenmehl und Sojabohnenmehl bei dem Stand der Eiweißernährung des deutschen Volkes im ersten Kriegsjahr 1939–1940 (D. m. W. 1941: 569).

Bömer-Juckenack-Tillmans-Bames-Bleyer-Großfeld: Handbuch der Lebensmittelchemie. 9 Bände. Berlin 1933–1941.

v. Bronsart: Weizen oder Spinat.

v. d. Decken: Entwicklung der Selbstversorgung Deutschlands mit landwirtschaftlichen Erzeugnissen. Berlin 1938.

v. d. Decken-Metzdorf: Europas Ernährungswirtschaft. Halbjahresberichte zur Wirtschaftslage, herausgegeben von *Wagemann*, Deutsches Institut für Wirtschaftsforschung. 1944.

Diekmann: Fluorumsatz im menschlichen Körper. Ärztl. Praxis vom 13. IX. 1952.

Diemair: Die Verarbeitung der Nahrungsmittel (in *Stepp*, Ernährungslehre. Berlin 1939: 196).

Diemair: Die Haltbarmachung der Lebensmittel. Stuttgart 1947.

Diemair: Die Verarbeitung der Lebensmittel in *Lang-Schoen:* Ernährung. Berlin-Göttingen-Heidelberg 1952.

Dienst-Schwamborn-Winter: Rationelle Küchenwirtschaft und Gesundheit. Berlin 1940.

Doxie-Heilmeyer-Pirwitz: Die Zerstörung der Trephone durch Verdauungsfermente. Die Medizinische 1952, 1094.

Glatzel: Nahrung und Ernährung. Berlin 1939.

Glatzel: Das Kochsalz und seine Bedeutung in der Klinik (Erg. inn. Med. 53, 1937: 1).

Hotovy: Zur Frage der Giftigkeit der Bucheckern (Klin. Wschr. 1947: 635).
Lebensmittel und Rohstoffe vom Wal. Herausgegeben von der Reichsarbeitsgemeinschaft für Volksernährung. Dresden-Leipzig 1939.
Mangold-Columbus: Die Eiweiß- und Kalorienverluste für die menschliche Ernährung beim Umweg des Nahrungseiweißes über die Fütterung der Nutztiere (Dtsch. Gesdhw. 1946: 700).
Mielck: Die Fettquellen der Welt. Die Zeit, vom 13. V. 1948.
Pendl: Verträglichkeit und Verwertung von Holzzuckerhefe-Mischpräparaten bei Inanition und Rekonvaleszens (Klin. Wsch. 1946: 179).
Pfau: Zur Physiologie der Aminosäuren und über die therapeutische Verwendung von Aminosäuregemischen (Med. Klin. 1946: 249).
Rank: Unsere Lebensmittel von A bis Z. Stuttgart 1952.
Ries: in *Saller*, Kampf dem Hunger. Stuttgart 1948.
Rudolph: Ernährung und Rohstoffe aus dem Meer. Stuttgart 1946.
Rudolph: Nahrung und Rohstoffe aus dem Meer. Stuttgart 1946.
Russel: Boden und Pflanzen. Dresden-Leipzig 1936.
Schellong-Kaestner: Die Verwendung der Sojabohne in der Heilkost. Dresden-Leipzig 1935.
Schmidt: Kariesprophylaxe durch Fluortherapie. Heidelberg 1951.
Schmidt: Fluormedikation und Blut. Med. Mschr. 1952, 429.
Schmitt: Kochsalzersatzmittel und Gewürze in der Diätetik. Stuttgart 1947.
Schuphan: Das Gemüse als Eiweißquelle in der menschlichen Ernährung im Vergleich zu Getreide und Kartoffeln (Ernähr. 1943: 4).
v. Sengbusch: Pflanzenzüchtung und Rohstoffversorgung. Leipzig 1937.
Stooff: Normale Zusammensetzung gewöhnlicher Trink- und Brauchwässer und die Grenzwertfrage bei Mineralwässern (Z. Kurortwiss. 2, 1932: 91).
Tornau: Verbrauchsstatistik und Ernährung. Leipzig 1938.
Vogt: Lehrbuch der Bäder- und Klimaheilkunde. Berlin 1940.
Vogt: Die Meerwasser-Trinkkur. Berlin 1938.
Woermann: Europas Nahrungswirtschaft (Nova Acta Leopold. (D.) 14, 1944: 99).
Ziegelmayer: Unsere Lebensmittel und ihre Veränderungen. Dresden-Leipzig 1933.
Ziegelmayer: Die Ernährung des deutschen Volkes. Dresden-Leipzig 1947.

VI. Anhang

Du Bois: Arch. int. Med. 17, 1916: 863.
Boothby-Berkson-Dunn: Amer. J. Physiol. 116, 1936: 468.
Bowes-Church: Food Values of Portions commonly used. Philadelphia, College Office Press 1951.
Daniel-Munsell: Vitamin content of foods. Washington 1933.
Droese-Bramsel: Vitamintabellen der gebräuchlichsten Nahrungsmittel. Leipzig 1941.
Lehnartz: Einführung in die chemische Physiologie. Berlin-Göttingen-Heidelberg 1952.
Lehnartz: Nahrungsbedarf in *Stepp:* Ernährungslehre, 1. Berlin 1939.
Rein: Einführung in die Physiologie des Menschen. Berlin-Göttingen-Heidelberg 1951.
Schall: Kleine Nahrungsmitteltabelle. 2. Auflage. Leipzig 1939.
Schall: Nahrungsmitteltabelle. 13. Auflage. Leipzig 1941.

SACHVERZEICHNIS